U0840784

澄江医学丛书

澄江医案

花海兵　严　峥◎主编

學苑出版社

图书在版编目（CIP）数据

澄江医案 / 花海兵，严峥主编. -- 北京 : 学苑出版社，2025. 3. --（澄江医学丛书）. -- ISBN 978-7-5077-7101-5

Ⅰ. R249. 7

中国国家版本馆 CIP 数据核字第 2025L9R025 号

责任编辑：付国英
出版发行：学苑出版社
社　　址：北京市丰台区南方庄 2 号院 1 号楼
邮政编码：100079
网　　址：www.book001.com
电子邮箱：xueyuanpress@163.com
联系电话：010-67601101（营销部）　010-67603091（总编室）
印 刷 厂：廊坊市都印印刷有限公司
开本尺寸：787 mm × 1092 mm　1/16
印　　张：38
字　　数：589 千字
版　　次：2025 年 3 月第 1 版
印　　次：2025 年 3 月第 1 次印刷
定　　价：288.00 元

■澄江医学丛书

澄江医案

花海兵　严　峥◎主编

學苑出版社

图书在版编目（CIP）数据

澄江医案 / 花海兵，严峥主编. -- 北京 ： 学苑出版社，2025. 3. --（澄江医学丛书）. -- ISBN 978-7-5077-7101-5

Ⅰ. R249.7

中国国家版本馆 CIP 数据核字第 2025L9R025 号

责任编辑：付国英
出版发行：学苑出版社
社　　址：北京市丰台区南方庄 2 号院 1 号楼
邮政编码：100079
网　　址：www.book001.com
电子邮箱：xueyuanpress@163.com
联系电话：010-67601101（营销部）　010-67603091（总编室）
印 刷 厂：廊坊市都印印刷有限公司
开本尺寸：787 mm × 1092 mm　1/16
印　　张：38
字　　数：589 千字
版　　次：2025 年 3 月第 1 版
印　　次：2025 年 3 月第 1 次印刷
定　　价：288.00 元

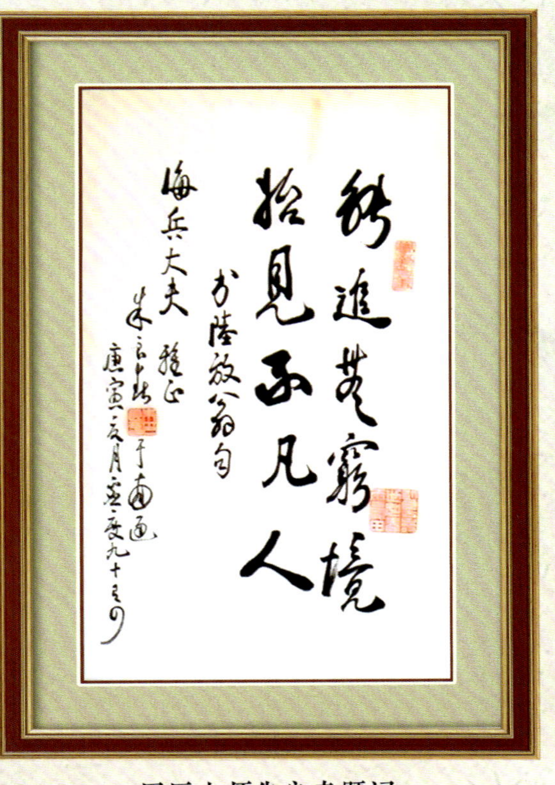

国医大师朱良春题词

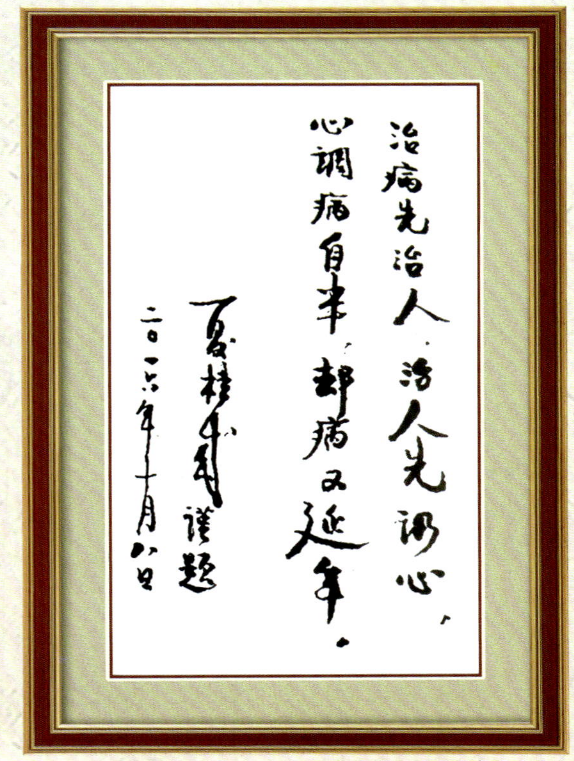

国医大师夏桂成题词

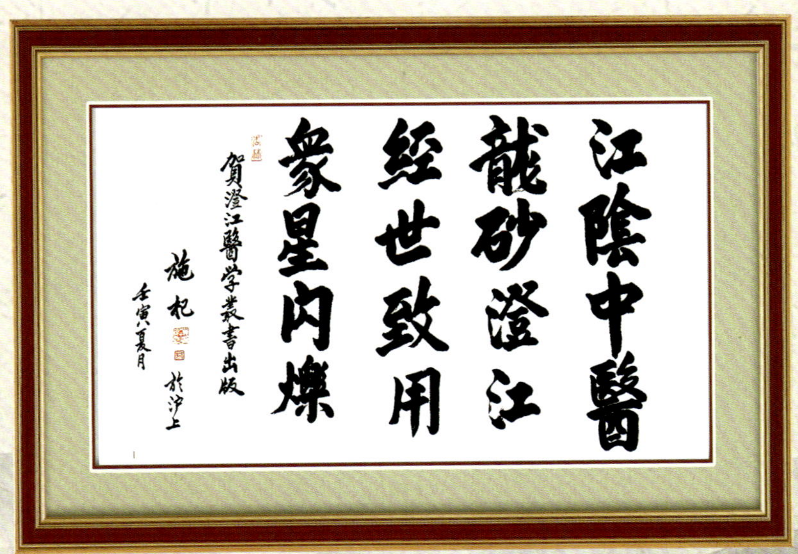

国医大师施杞题词

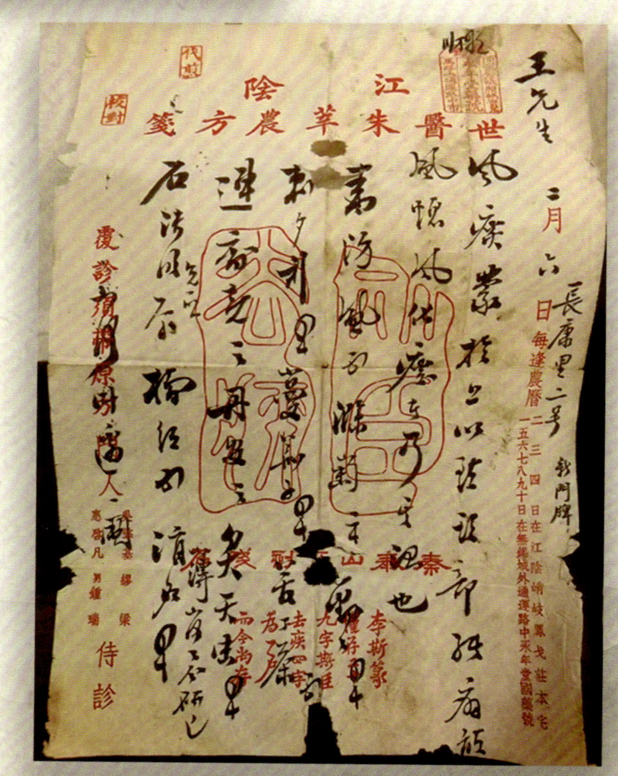

朱莘农处方签

《澄江医学丛书》

编 委 会

顾　　问　夏桂成　王新陆　施　杞　徐福松
徐荷芬　黄　煌　顾植山　袁士良
陈正平　方祝元　黄亚博　朱方石

总 主 编　花海兵　严　峥　严海东

执行主编　花海兵

主　　审　陈仁寿　张效霞

副 主 编　王家豪　顾晓飞　匡宇娟

编　　委　（按姓氏笔画排序）
王家豪　龙佳瑜　代秀娟　冯　玉
匡宇娟　朱丽叶　刘　婷　花海兵
严　峥　严晓双　严海东　李　玉
冷子妍　张　肖　张宇峰　张丽叶
张效霞　张雅坤　周静洁　承　诺
柳鹏飞　钟晓锋　俞　悦　姚星烨
顾珂溢　顾晓飞　桑穆惠　缪黎玮

《澄江医学丛书》

夏　序

我是江阴籍人，离开江阴已经六十余载，虽已是鲐背之年，然每每听到故乡之事，总是激动不已。近悉《澄江医学丛书》即将问世，并邀我作序，欣然提笔，为此说些感受。

世人都知晓中医药学是国宝之一，在中华文明的历史长河中历经风霜雨雪的考验，经久不衰，傲然挺立，其因何在？翻开《周易》也许会使人豁然开朗，其中蕴含的深邃哲理，经过多少载仍然熠熠闪烁，不仅仅是医理，天地人之间的道理皆释然明了。

《澄江医学丛书》，以古称澄江的江阴为区域基点，将江阴中医有关的医史、医事、医案、医理、医论、文化以及师承等纳入研究体系。书中很多资料是未曾刊刻的抄本、孤本，系首度公开，弥足珍贵，这是中华医学瑰宝之一粟，流传下来，推广开来，极有意义！

抚今追昔，我早年在老师夏奕钧门下寒窗三年，打下《内经》《伤寒论》《金匮要略》《温病条辨》等古医籍的基础，后来有幸考入江苏省中医学校（现南京中医药大学）系统学习中医知识，毕业后留校在江苏省中医院一直工作至今，从内科改妇科，拜黄鹤秋老学习，受命编写教材、办师资班，并有幸接触协和葛秦生，多年来我面对复杂的病例苦苦钻研，不断探索，方在妇科领域有所成绩。澄江水哺育了一代代江阴人，江阴人也要一世世惠赠中华大地，今之以《澄江医学丛书》为契机，我们不只是撰写文章、书籍，更重要的是要去思考！中华民族要在世界上立于不败之地，我们肩上的重任则是发展中医药学，要活态传承，用现代科学技术和方法说清其中的科学道理。

新年伊始，习近平总书记要求我们发展中医药，我们是一定要响应的！同时我也借此序，向我家乡江阴的中医药父老兄弟们发出誓言，为了继承江阴中医之精粹，弘扬澄江医学，我们必须踔厉奋发，赓续前行，奋楫澄江！

国医大师　夏桂成教授

2023 年元旦于金陵

《澄江医学丛书》

王　序

“澄江”是江阴的代称，至今还设有澄江镇。不仅文人墨客将自己的著作冠以“澄江”作为书名，而且江阴医家也常以“澄江”标注自己的籍贯。“澄江”在江阴民众的心间打下了深深的烙印，大家以“澄江”为荣。

“澄江”自古为泰伯化育之邦，季子躬耕之地，文化源远流长。宋时即设贡院，元代创立“澄江书院”，清代改为“暨阳书院”。自明万历四十二年（1614）始，江苏（时为南直隶）学政即移驻江阴，按试八府三州秀才；至清光绪三十二年（1906）裁撤，共驻节钦命特任学政一百二十四任，江阴一时人文彬盛。清光绪八年（1882），江苏学政、兵部左侍郎黄体芳倡建“南菁书院”，光绪二十四年（1898），学政、左都御史瞿鸿机奏请照省城书院例将“南菁书院”改办高等学堂，其是创办最早的近代高等学堂之一。一省之学政不设于抚署之地，实属特例，少之又少。江阴以其特有的地理、交通、经济等优势，成为明清时期江苏的文化中心，真可谓“门墙桃李，布满天下”。受书院文化、学政文化的熏陶与浸润，江阴民众自古即有注重文化教育的传统，正所谓“以文化之”也。

江阴人杰地灵，代有才人，各领风骚；瑰奇灵秀，代生名医，乾嘉年间即有华士叶德培、姜学山、王钟岳等为代表的“龙砂八家”。江阴医家或以儒通医，或家传，或私塾，或师承，更是参与创立了现代中医函授和院校教育模式。柳宝诒是继叶、薛、吴、王之后的温病学家，完善伏气温病学说，创立“助阴托邪法”；曾设私塾教授门徒，受业者近百；《柳选四家医案》更是成了中医的案头书、教科书。

近代，薛文元、郭柏良、曹颖甫、章巨膺等江阴医家侨寓上海滩。薛文元、郭柏良先后担任上海中国医学院院长，培养莘莘学子近四百人，首批国医大师朱良春、颜德馨即毕业于该校；曹颖甫肄业于“南菁书院”，在丁甘仁创办的上海中医专门学校（后改为上海中医学院，现上海中医药大学前身）任职多年教务长，现代名医秦伯未、章次公、程门雪、张赞臣、严苍山、黄文东等，均为其门人；章巨膺为柳宝诒的再传弟子，不仅参与筹建上海国医学院，协助恽铁樵举办中医函授事务所，并受聘新中国医学院教务长，何任、王玉润、钱伯文、凌耀星等，均为其弟子。

现代，承淡安出任江苏省中医进修学校（后改名江苏中医学校，今南京中医药大学前身）校长，编写出版了二十七种教材，积累了中医课堂教学的经验，该校被誉为新中国中医高等院校的“摇篮”，后来成立的中医学院，基本上是借鉴该校的教材和教学经验。首批国医大师王玉川、周仲瑛、夏桂成、程莘农、颜正华等即毕业于该校；张灿玾、班秀文毕业于1959年南京中医学院第二期教学研究班。有些中医学院专科老师还是从该校调去补充的，尤其是支援北京中医学院的教师竟达四十位之多，他们大都成了全国一流的中医专家，如董建华、杨甲三、王绵之、刘弼臣、印会河等。

如今，江阴依然医星璀璨。全国名中医徐福松，是中医男科学奠基人，提出“腺性精育”四证纲要；全国名中医黄煌“经方医学”，享誉全球；顾植山“龙砂运气学说”，独树一帜；还有很多名医扎根基层，培养了一批又一批中医后学。重视经典研习、善治温病时疫、注重五运六气、擅于因时而变，是江阴医学的学术特色。不为良相，即为良医，江阴名医有一个共同的身份，那就是他们都是中医界的教育大家。

江阴中医的发展史，既是一部医学史，更是一部教育史。江阴后学花海兵、严峥、严海东等承上启下，将江阴中医的有关医人、医史、医事、医案、医理、医论收集整理，编辑为《澄江医学丛书》，其中很多资料是未曾刊刻的抄本、孤本及近代报纸杂志所登载的文章，是极其珍贵的地方中医药文献史料。故乐为序！

（签名）

壬寅年冬月二十八

《澄江医学丛书》

黄　序

我生长在江阴，我了解并热爱江阴。我从事中医学工作50余年，而且起步于江阴，曾在江阴工作六年，江阴中医的博大、精深、多元、进取等元素，早已在自己身上打下了深深的烙印，并让我以此为荣。

“一方水土养一方人”。家乡中医人很聪明，善于总结规律、注重调查、致力创新，创立了“伏气温病学说”“夹阴伤寒学说”“助阴托邪法”；他们很务实，脚踏实地、学用结合、注重实效，提倡“实学、实习、实用”，心怀病人，根植于临床，有了“经方实验录”“致和堂丸散膏丹”“膏滋药制作技艺”“咽喉诊脐腹诊”等；他们有情怀，志存高远、胸怀天下、经国济世，“务当世之务”，勇于任事，注重传承，涌现了柳宝诒、曹颖甫、承淡安、章巨膺、薛文元等中医教育大家，他们的弟子也遍布海内外。

我看到的《澄江医学丛书》所呈现的是一部江阴的医学史、一部江阴的人物志、一部江阴的生活史、更是一部江阴的医学专著。它涵盖了江阴中医人有关的医史、医事、医案、医理、医论、文化以及师承。其中很多资料是未曾刊刻的抄本、孤本，系首度公开，弥足珍贵。那一张张方子，一个个医案，让我们吸吮了前辈的精华，追寻着前辈的足迹。他们对伤寒的认识理解，对温病的精到用药，对内科杂病的绝技验方，对针灸强调简便廉验、疗效卓越，对临床各科的尽善尽美，让我们重新认识了中医药的魅力。他们对中医事业的热爱，对病人情同手足的关心，纳于言而敏于行的医风，让我们重新认识了江阴中医人的传统，这传统还将一代代传下去。

《澄江医学丛书》出版是一件很有远见很有意义的事，必将璀璨耀眼，对传承创新发展江阴中医药起了非常积极的作用。江阴中医既有龙砂医学，还有澄江医派，更有经方、有五运六气、有调周法、有男科四大证……但又不局限于此，让我们以更包容的态度，来阐述更美更真实的江阴中医。一座城造就一种医风，兼容并蓄、海纳百川，中医也成了江阴这座城市靓丽的名片。

家乡的中医人高瞻远瞩、砥砺前行，青年才俊投身其中、乐此不彼，我乐见其成，爰为序。

黄　煌

2023 年 6 月

《澄江医学丛书》

前　言

“澄江”，江阴之古称。因长江东流至江阴，江面骤宽，流缓沙沉，江水由浑浊而变清澈，故有此称。自西晋太康二年（281）开始设县，历史悠久，人杰地灵，钟灵毓秀，文化积淀深厚。尤其是医药昌盛，源远流长。唐置暨州时，即“设医学博士，掌疗民疾”。宋设医目，宋末有博通医学及经史百家的陆文圭。元设医学教授，负责掌管医之政令。元初，设立惠民药局。历代名医辈出，史籍记载的著名医家达百余人，南宋及明代有御医七人。清康熙年间，澄江峭岐（今江阴市峭岐镇）凤戈庄世医朱氏，家学渊源，历传九代，代代出名医。雍正、乾隆年间，以澄江华士（今江阴市华士镇）叶德培、姜学山、姜健、王仲岳、贡一帆、孙御千、戚云门、戚金泉为代表的“龙砂八家”，历盛二百余年。近代以来则涌现出柳宝诒、朱莘农、曹颖甫、承淡安、薛文元、章巨膺等名垂青史的中医大家。

江阴，宋代俞巨源曰：“大江自京口（今江苏镇江）来，委折而南，浩荡澎湃，势益壮越，数百里聚为澄江之区。”县城北门旧称“澄江门”，宋、元时曾置“澄江驿”于此，又有“澄江河”经城北门外流入长江。乾隆年间，任江苏学政的李因培在《兴建书院记》中说：“暨阳有书院，自元始，州人蔡以忠创之，修西山之学，闻于朝，赐名澄江书院。”清代陆次云（1636—1690）曾官江阴知县，故将其诗集名为《澄江集》。《四库全书总目提要》曰：“是集皆古今体诗，盖其官江阴时所作，故以澄江为名。”近代徐再思（1890—1947），江阴城内西横街人，将江阴风土民情、名人轶事、地方古迹、人物传奇、奇闻趣谈等撰文发表，后辑成《澄江旧话》一书，于1930年出版。不仅文人墨客将自己的著作以“澄江”作为书名，而且江阴医家也以“澄江”标注自己的籍贯，如明代庄履严所撰《妇科百辨》，自署为“澄江庄履严著”；承淡安所著《经络要穴歌诀》《针科学讲义》《灸科学讲义》，署名为“澄江承淡安编撰”。

“龙砂”是江阴所辖华士（古称花市，逐步演变为华市、华墅）镇的别称，因其境内有白龙山和砂山，两山东西迤连，故代以“龙砂”之称。江阴市华墅镇人王家枚（1866—1908）撰有《龙砂志略》，王氏家谱则称为《华墅龙砂志》，涉及地域为清光绪年间的华墅镇境，即今华士镇白龙山、砂山南半部及陆桥乡瓠岱村、周庄镇山泉村一带。显而易见，“澄江”可以是江阴的别称，但“龙砂”只能是华士镇的代称。如吴文涵在为吴士瑛《痢疾明辨》所作的“序”中说：“澄江之东南隅有龙砂山，瑰奇灵秀，代生名医。”承淡安撰写的《铜人经穴图考·序》，落款为“民国二十五年秋承淡安书于江苏澄江龙砂山麓之蛰庐”；《新著中国针灸外科治疗学·序》，题名为“民国二十五年岁在丙子菊有黄华之月承淡安书于澄江龙砂山麓之蛰庐”，即为其证。

江阴地处“吴门医派”和“孟河医派”交汇点，学术互有交融而又独立自成体系，从而形成了一个以江阴为地域、具有浓厚而鲜明的地方特色、内涵丰富、影响深远的中医流派——澄江医学流派。为全方位展示澄江医学的历史文化、传承脉络、学术思想、临证经验、特色技术、医德医风，为中医药学术传承、文化弘扬、临证实践提供综合的具有系统性、创新性的史料和学术资料，我们拟编纂《澄江医学丛书》（包括《澄江医话》《澄江医论》《澄江医案》《近代澄江八家医案》），从医话、医论、医案的角度新解澄江医学。

医话，是古今医家用以表述一得之见的散文小品，取材最为广泛，可以涉及中医药学的所有领域，说理、论病、议法、阐方、述药、课徒，以及医史考校、典故诠解、人物评说等等，皆可成为医话的题材。

医话大致可分为四类：心得类医话，是医家潜心于临床或文献研究中，对一病、一法、一方、一药等有较深或较新的认识，并通过临床实践印证是正确的，或从失败的教训中获得的体会，或一时灵机取得的效果等，为了不忘却的记忆所撰写的医话；札记类医话，又称笔记式医话，是医生临证随感笔录或教余随笔，尔后加工整理而成的医话；考证类医话，是对某一理论、某一问题或某一经典字句研究较深，或在读书和研究中发现某些道理或史实与事实不符，认为有必要加以阐发而突出自己的观点或研究成果并以正视听所撰写的医话，但一般指论题小而篇幅短者；争鸣类医话，是对尚未定论或有争论的问题，发表自己的看法以参加或挑起争鸣而撰写的医话。

医论，也是古今医家用以表述一得之见的散文小品，但与医话有所不同。医论为篇幅短小的医学论文，或阐发经旨，或辨别是非，或提出新论，或质疑旧说，均为专题讨论文章，重在探赜钩深，发人深省；医论的主题是学术探讨，如脏腑经络、病机诊法、治疗原则、处方用药、临床各科证治等，偶亦论及医德医事、医家医著，但所论亦多围绕学术；医论主题明确，一论一题，各自独立成篇。医论多散见于各种医籍之内，除医论专著外，医经、诊法、本草、方书、医案、医话，以及临床各科医著中，均夹有大量医论。

医案，最早见于《史记·扁鹊仓公列传》，其中有西汉时期淳于意的治验记录，后世称之为“诊籍”，实际上是验案的简要记录，后来才逐步发展成为有案有论具有某种学术价值的文体形式。一般来说，明清以前多为总结式医案，明清以后则多改为交待式医案。总结式医案，是医者通过对病情的回顾和追溯所写出的记录，多简单记述治疗经过和经验，缺乏深入细致的具体内容，且无分析和治疗体会，不便他人学习和把握，但可给人以思路和揣摩余地；交待式医案，是在诊治疾病时写出，并经过事后整理而成，将病情、治疗经过、病机、诊断、立法，以及选方用药等，一一记载于病历，其文字经过加工润色，说理透彻，层次清楚，语言精练，逻辑性较强。

医话、医论、医案是古今医家进行经验交流、传播学术时应用最为广泛的传统文体。因其题小灵活，一事一议或一案一议，能够较好地体现辨证审机论治的精神，又能适应分散行医、独立思考的历史条件，故在中医学术史上曾发挥过重大作用。

《澄江医话》《澄江医论》《澄江医案》三书，资料来源以近代报纸杂志所登载的文章为主，间有从澄江医家著作中摘出。以医家为纲，以文章或医案为目，每位医家之前均有生平简介，每篇文章之后均标注出处。《近代澄江八家医案》收录了朱镜镕、朱少鸿、柳宝诒等八位近代江阴地区的医家验案。其中朱镜镕、马泽人、缪柳村、包昭兹、张宿辉五家医案为首次公布；朱少鸿、柳宝诒、方耕霞三家先前曾有《朱少鸿医案》《惜余医案》《倚云轩医案医论医话》等专著出版，但此次收录的为近年来民间搜集到的三位医家的未刊医案，可与已出版内容相互补充。但由于我们水平有限，虽经多次审改，仍不尽完善，对书中的错误和不足之处，恳请同仁和读者批评斧正。

编　者

2024 年 1 月

整理说明

《澄江医案》收录了戚云门、王钟岳、姜学山、柳宝诒、曹颖甫等19位澄江医家（其中王钟岳、姜宇瞻、姜恒斋、高憩云、曹颖甫以其字更为人所熟知，故在章节标题中选择以字称之）医案，其中大部分医案已有点校本出版。全书按医家生辰进行排序，生辰不详者，根据其与其他医家的师承、辈分关系排序。本书旨在系统汇编澄江名家医案，为澄江医派的传承与临床研究提供文献基础。

不同于一般的古籍专著的点校，本次整理以近代报刊登载的医家医案为主要底本，将繁体字竖排改为简体字横排，加现代标点符号。对底本中的异体字、古今字及通假字等径改为现代通行字体，对底本中药物名称径改为现代同行名称。底本医案无病名者，根据医案内容增加病名。底本无目录者，重新编排目录。

限于学术水平不足等因素，书中难免有不妥之处，还望各位读者不吝指正，以期早日完善。

编　者

2024 年 6 月

目　录

戚 云 门

戚云门，字楚山，一说字楚三。江苏江阴人。生卒年不详，生活于清乾嘉年间。医承家学，自幼聪颖，群览博学，刻意方术，尤精岐黄之术。凡治病，必探究病源，明辨慎思，详审症状，拟方用药，无不应手而愈。疗贫病，不计酬，患者纷至，深得群众爱戴，以医名世。有《戚云门先生方案》存世，收录于《龙砂八家医案》。

戚云门先生方案

长泾程子能

少腹冲气，从左上逆，血即随气咳吐，时复喉燥唇红。此肝阳左升太过，皆因肾阴收摄少权。治宜滋养三阴，壮水制火。但血气无骤充之理，仍从血脱补气之法。

人参　茯神　枣仁　熟地　山萸肉　阿胶　芡实　女贞子　白莲肉

青旸沈荆山

久咳失血，寒热似疟，脉弦细，自汗过多。系营卫两虚，心肺不足之候。

黄芪　白芍　桂枝　麦冬　紫菀　橘红　甘草　北沙参　大枣

江邑高方锡令郎

金水二脏俱亏，不能滋养肝木，木燥生火，自左胁至胸脘，气逆升腾，上泛欲吐，交秋冬更甚。秋为燥令，不能制木，反助木之燥也。今拟早用保肺和肝，晚服养阴纳气之法。

北沙参　麦冬肉　旋覆花　杜苏子　沙蒺藜　牡蛎粉　川贝母　广橘红　白芍　青铅

晚服丸方，用六味加牛膝、白芍、磁石、沉香。

徽州吴端侯

诊脉虚滑，右大于左，两尺空豁，少年阳道不举，溺浊遗精，寐多汗泄。属真阴内亏，肾虚不固，未可徒作相火治也。

人参　茯神　枣仁　菟丝子　莲肉　芡实　五味　枸杞　益智仁

夏港夏两时令郎

脉虚数，两关坚锐。阴虚复多火郁。治法心肾宜补，肝脏宜疏。

生地　阿胶　丹皮　牡蛎　麦冬　川贝　夏枯草

江邑李希贤

久嗽失音，漏卮不实，金水二脏损伤，寝食已不安和。滋则碍脾，燥则伤肺，用保和法。

北沙参　茯神　苡仁　干百合　阿胶　款冬花　橘红　麦冬　枇杷叶

大兴邢奇功

诊脉左弦涩右弱，肺主出气，肾主纳气，咳嗽气虚，阳不下达，金不制木，木反乘金，致身半以上，先病浮肿，继以失血。治宜滋肝益肾，纳气归元，未可徒作相火治也。

生地炭　紫菀　牛膝　郁金　沉香　麦冬　杏仁　橘红　桑皮

江邑赵玉圃

风温初起，即发谵妄，自汗多卧，不发热，而大便结。据述脉沉细数促，已经半月，犹以汗、下劫夺，焉望向安。今诊左脉细乱，右脉断续，口开目闭，唇板舌焦，不语失溲，头项强直，手足拘挛。种种恶象，皆成坏症，立法制方，殊为棘手。至细按胸胁、脐下、少腹宗筋上，凝滞不和，时复冲逆。此非动气，亦非燥结。因思六旬高年，津液已枯，素多操持怫郁，夏秋省墓，强涉高巅，触山岚时气，越数十日而病发，乃阴气不荣，阳邪郁伏，少阴少阳，开合不司，枢转不利，而清浊升降失度，经络机窍不灵，即《内经》所谓“精不能养神，柔不能养筋”也。考古法中，阳陷入阴，气血顽钝，每取味中之气，浊药轻投，从阴引阳，开之通之，清之泄之，补以运之，都以督之。冀其流利转运，关钥渐通，庶可斡旋于万一。

地黄饮子，用羚羊一钱、北细辛三分、玉竹三钱、茯神三钱、益元散三钱，煎汤代水，人参一钱，另煎冲入，温服。

徽州倪瑞周令郎

时感湿温之气，阳明蓄热发黄，非疸症可比也。今脉数无神，便闭已及二旬，肠胃枯燥，腑气不通，心荣肺卫，悉被阳邪劫伤，内不守，外不固，神昏、头汗有之。但延久正气日溃，邪火固踞，有正邪交脱之虞。

人参　鲜生地　大黄汁　鲜首乌　黑山栀　茵陈　麦冬　瓜蒌　川连　枳实汁　菖蒲汁　滑石

茂墅墩陆

风温见证，脉躁神狂，胸腹胀闷，身半以下，痛难转侧。此邪风被火，搏击营分，致血气流行失度。妊娠五月，际此危险，难免胎堕之虞。

川连　黄芩　焦栀　犀角　丹皮　甘草　玉竹　鲜生地

马御天令政

失汗过经不解，邪热郁蒸肺胃，致发颐毒。险症，且以辛凉清解。

连翘　柴胡　牛蒡子　桔梗　元参　赤芍　花粉　马勃　生甘草　研石膏末二钱

张维贞子

邪陷膻中，心阳散越，蒙蔽神明，天君不能主持矣。

天竺黄　贝母　郁金　竹沥　海浮石　元参　姜汁

姜宇瞻令郎

脉左关弦结搏指，两尺微细欲绝，齿舌喉闭，腹痛吐蛔。皆少阴、厥阴见症，其脉俱循喉咙，而气至则为齿舌。夫肾脏虚，水无坐镇之权，斯肉瞤而筋惕矣。此时不以回阳为治，虚虚之祸，将何所底止。

人参　附子　肉桂　白术　益智仁　白芍　陈皮　干姜　吴萸　甘草

杨库典程

脉数口甜，善食易饥，渴饮便数。多因过啖肥甘，积久酿热致病，发为脾瘅。子和云：消烁万物，莫甚于火。脾阴亏，邪火亢，肾元五液少司，而背为之痛。脾土主诸阳之本，而肢节为之酸也。议玉女煎合经义辛香荡涤陈气立法。

玉女煎加人参三钱、省头草八钱，煎汤代水。

吴恂若

心脉涩，胃脉滑，两尺微，胸胁烦闷，气升兀兀，鼓动咽喉，窒塞多痰，嘈杂吞酸，汗多面赤。心阳虚，火上浮，肺燥令其贲郁，清肃不得下行。子和云：气火炎烁而道路不利，津液日消。拟嘉言清燥汤法。

桑叶　麦冬　阿胶　牡蛎　炒石膏　杏仁　川贝　橘红　枇杷叶

沙友林

肝为至阴之脏，故痛发必交阴分。疏肝佐以养阴。

苁蓉　归身　白芍　桃仁　金铃子　延胡　茯苓　广皮　木香

徽州方时和

耳鸣重听，健忘泄精，心肾久属两虚；食后胃翻欲吐，语多即喘促，中土亦已大亏。近复增咳，咽喉不清，属心火刑金，脾弱失运。宜早用心肾交通补养，晚以和中育脾、清气化痰之味佐之。

早服丸方

熟地　茯神　远志　枣仁　枸杞　石菖蒲　芡实　菟丝　麦冬　益智仁

蜜丸。冬加羊外肾四具。

晚服丸方

橘红　川贝　莲肉　于术　茯苓　川连　牡蛎　沉香　藿香梗

用枇杷叶汤泛丸。

玉岐苏逸美

左脉细弦，右寸关短滑，睾丸漏卮有年，腰脊牵引酸痛。肾精肝血，已自内损。今食减咳逆多痰，脾肺之阳亦亏。先崇土固金，后用补益下焦之法。

煎方

人参　茯神　枣仁　麦冬　北沙参　芡实　枸杞　百合　枇杷叶

晚服

百花琼玉膏　大生地　枸杞子　麦冬　干百合　阿胶　款冬花

法制熬膏，滤清，入人参末一两、茯苓末一两半、琥珀末三钱、沉香末三钱，同炼蜜，收贮磁器，用绵纸箬叶封固，隔汤煮一昼夜，再用冷水浸一宿，开水服。

休宁程公宾

酒湿酿热，多饮则肝浮胃胀，咳血半月，脉已弦细。皆酒客伤中，阳络损伤，致血逆不归经络，病在肝、胃二脏。

活水芦根　鲜生地汁　苏子　丹皮　郁金　麦冬　山栀　射干　苡仁

张皋木令孙

血症脉弦大空豁，少年阳亢阴亏，血随气火升动。急宜凉肝滋肾之品，以引血归经络，再商进退治法。

大生地　犀角　阿胶　麦冬　牛膝　紫菀　苏子　橘红　茜草　藕

孟瑞占令政

头目眩晕空痛，脉虚弦无力，两尺微涩。此皆木郁生火，风自火出，虚风郁火，上乘高巅。《经》云：脑为髓海。而肝胆之络，又皆络于脑。因平昔精髓内枯，肝郁血燥所致。非外感温散可解，法宜滋肝养阴，息风降火，尤当情怀开畅，善自调摄。

九制首乌　茯神　远志　甘菊　柏子仁　白蒺藜　元参　丹皮　活滋石煅，研，绢包，三钱

程又恒

脉左细涩，右虚滑，肢节酸疼，腿足麻木不仁，患偏于右。凡男子中年后，精血易枯，肝风鼓动，脾失健运之机，浊痰凝聚清阳，而胸脘噎塞，此偏风血槁之渐也。

天麻　归身炒　牛膝炒　半夏　云苓　桂枝　鲜首乌打汁　炮淡干姜

服四剂稍减，照方去天麻，加木瓜、天虫、川芎。

无锡钱绍尧

精以养神，柔以养筋。元气损，血液不能灌溉诸经，痹痛频作，寒热交争，所谓“阳维为病，苦寒热”也。

鹿角霜　黄芪　当归　白芍　桂枝　牛膝　桑枝尖　枸杞　鳖甲　炙甘草　萆薢

丸方

前方去白芍、甘草，加虎潜、白术。

黄土岩戴士周

右体酸疼麻木，迎风流泪失明。是肾肝精血交损，致内风习习鼓动，头目冒昧，所谓“下虚必盛”也。

六味丸加龟胶、紫河车、茯神、远志。

长泾方玉祥

诊脉弦滑，右关独大，头目眩冒，腿股酸痛。此风痰郁滞，经络郁久生火，火与风合，上凌空窍，蒙蔽清阳，致神不健爽。急者先治，降火豁痰，而风自愈。

钩钩 甘菊 玉竹 半夏 橘红 茯苓 甘草 薄荷 菖蒲汁 姜汁 竹沥

张参可

脉数弦滑，痰火内滞，风邪外触。

半夏 橘红 茯苓 甘草 杏仁 薄荷 蔻仁 桔梗 滑石

城中刘友陆

虚风偏中，调治两月，手足已能运动，误用熏药取汗，梦泄食减。悬拟一方，服二三剂。复延诊视，用都气丸作煎料，如饮子煎法。

又，劫夺强汗，木燥火炎，营血耗，君相动，则精泄不固矣。今交长夏，火土司升而烦躁，面庞精采外越，须预防狂乱变幻。不然，曷不观乎仲景“太阳”条中，火迫劫汗亡阳之惊狂起卧不安者乎！仿复脉汤意。

人参 桂枝 麦冬 生地 阿胶 炙草 牡蛎 龙骨 茯神

加姜、枣、小麦、玉竹、金器、益元散煎服。

无锡蒋尊之

脉左弦数，右关滑大，善饥肉脱，诸药不应。因思风横脾胃，煽灼中土，致谷食不能荣长肌肉，精力日衰。《经》云：二阳之病发心脾，其

戚云门
王钟岳
贡一帆
孙御千
戚金泉
叶德培
姜学山
姜宇瞻
姜恒斋
吴 达
缪 岐
柳宝诒
方仁渊
高憩云
薛文元
曹颖甫
郭柏良
章巨膺
醉 樵

传为风消。可知子病必累其母，脏病必连及腑也。仿河间法。

黄芪　人参　生地　牛膝　附子　川断　茯苓　五味　石斛　玉竹　钩钩　地骨皮　枳壳

服十剂小效，又照前方加羌活、防风，晚服。

早服丸药方

人参　天冬　麦冬　续断　生地黄　玉竹　地骨皮　钩钩　山药　茯苓　石斛　牛膝

蜜丸。煎丸药前后守此法，四旬而痊。

城中刘声远夫人

右脉微弱，左弦细，木燥血枯，肾阴虚损，肝风内动，火灼津液，气壅生痰，阻塞隧道，机关不利，项强肢挛，筋脉不营，神倦流涎，语言艰涩。《内经》：诸风掉眩，皆属肝木。木失水滋，母病而累及乎子也。顾质弱病延，大伤神气。治本则痰水未清，治表则本元耗散，风浮所胜，治以甘寒，中土不伤，标本兼施矣。

玉竹　钩钩　茯神　天麻　当归　白芍　牡蛎　炙草

又，神脉稍清，语言略爽，痰涎挛痛，仍复如前。《经》云：肝痹善痛，大筋软短，小筋弛张。肾痹善胀，尻以代踵，脊以代头。肝肾血痹，筋骨焉能流利。仍从前法加减，缓调多服为宜。

早服

人参　玉竹　茯神　远志　牡蛎　钩钩　天麻　紫石英

晚服

人乳　竹沥　姜汁　汁梨　桑枝嫩尖汁

各一小杯，煎膏，调入血珀末二钱、羚羊角末二钱、胆星末二钱，同炼蜜二两，熬收厚，不拘时，开水冲服。

扬州程

大凡阳主动而阴主静，烦劳耗血灼精。风自火出，则喜饥而消，惟静养百天，不致暴中失血为妙。

人参　天冬　熟地　黄柏　知母　龟板

又，冬令失藏，肝风内动，忽然眩晕，心烦腹痞便血。盖五行变动，风火煽灼尤甚，阳扰乎中，脾肝俱失藏聚之功。所谓“阴络伤则血溢于下”也。

制首乌　柏子仁　地榆　乌梅　木瓜　白蒺藜　生白芍　茯神　枣仁

又，左脉短数，较甚于右，肢体虚浮，倦卧痿弱。因去血过多，气亦无附。交夏至节前后，阴阳升降之大关，吉凶由此而系，宜加意慎之。

用逍遥去柴胡、薄荷，归脾去木香，二方合剂，加阿胶、龟胶、鹿胶。原注：此诊与上未符，似讹。

杨纶宣

诊脉沉而有力，舌焦身汗，神昏壮热发斑，晦滞坚满，二便闭结。适合伤寒下格，邪气内盛，脉反郁伏之说。羌、防辛散，徒耗其阴，于里症无与也。急当治苦以泄之。

大黄　厚朴　枳实汁　川连　山栀仁　黄芩　犀角尖磨汁　鲜生地

筑塘叶彩生

左脉细弱，右寸滑大，向患腰痛，近因风热客邪，袭伤肺络。先议清凉清上。

桔梗　杏仁　半夏　薄荷　桑叶　沙参　橘红　茯苓　甘草

程汉平

寒热胁痛，脉弦细数，系邪郁少阳不清。

小柴胡加桂枝、郁金、赤芍。

东庄陶

风火内郁，日久客邪外触，表里不和，寒热头痛胁痛。解表为先。

青蒿　紫苏　连翘　山栀　半夏　橘红　甘草

马嘶桥陶女

病过两候，脉不缓和，舌干鼻鼾，上唦下泄，非退象也。

川连　黄芩　半夏　广皮　干姜　炙草　竹茹　生姜　大枣

长寿方

脉弦浮，寒热头痛，经脉不舒。此风热外客两阳之象。

秦艽　葛根　赤芍　广皮　桂枝　半夏　炙草　生姜　大枣

倪振功

脉弦滑，右关独大，寒热似疟，肢体麻木不舒。虽外感风热，然中虚向有积痰，尤宜兼顾其里。

清脾饮去柴胡，加玉竹、钩钩。

常熟王

脉数浮弦，风伤肺胃之络。

杏仁　桔梗　郁金　苏梗　桑皮　川贝　防风　橘红

张应天徽州

喉痛目胀，里热外寒，痰咳浊饮。此系伏气为病，名曰风温。过服温散，夺液伤阴，致寐中躁扰多烦。《经》云：卫气行阴，乃得安寐。今少寐即躁，显系阴不交恋而动越也。节庵云：过时而发，病不在表。已经汗、下，亦不在表。其忌于辛温表散可知。

复脉汤加天冬、茯神、玉竹、鲜生地，去麻仁、大枣。

顾村徐九官令政

脉细涩，少腹胀如覆杯，舌燥渴饮，躁狂便闭。乃心阳火炽，脏病连腑，气不宣化，致手足太阳之腑，俱热结也。议桃核承气汤。

筑塘张荫堂

客寒犯胃中，气关乖隔，蛔厥则呕，腹痛则泻。病属厥阴肝脏，肝性喜酸，蛔以苦下，取仲景乌梅丸法，合乎“厥阴”条中下利吐蛔论治。

乌梅　干姜　附子　川椒　当归　桂枝　黄柏　人参　川连　炙草　白术　苦酒冲，三匙

北新桥赵

肝脾内伤致病，气血交涸，孤阳死阴，尽为干枯之象。宗经旨调寒热之逆，冷热并用，进连理汤法。

人参　附子　炮姜　川连　木香汁　白术　云苓　当归　炙草　郁金汁

顾山周价人侄女

脉虚滑数，两尺细微。久病羸弱，肝肾式微，阴不交阳，心神不聚，胞络空虚，痰火内迷，乘虚厥动，精识蔽蒙，虚中夹实，语言失绪。早安神志心肾为宜，晚涤痰火不失病机。方阙。

泰兴李琴先令郎

病后虚风柔痉，精气内灼，漐漐汗泄，乃卫阳失护，气易外浮，筋脉不得滋荣，而手足振掉，神志失其内守，而口噤不语。所谓“精不能养神，柔不能养筋”也。但脉涣无神，直视失溲，脉症俱系散脱，势已难挽，再请高明裁酌。

生脉散频灌。

后谷桥卞楚珍令郎

脉涩细数，两尺无神，初起咽喉肿痛，阴气下虚，阳浮上结。近因五火挟痛亢胃，乘虚暴中跌仆，口噤呕吐黑血，气机不宣，唇燥舌干。古称肺为水之上源，主司五声；肾为关钥闭藏，主司五液。水源不清，

则关门不禁，遗溺便泄，有由来矣。今则痰火秘结于上，本气衰脱于下，际此险途，难保其无变端也。

天竺黄　川贝　麦冬　石菖蒲汁　乌犀尖　细辛　竹沥　生姜汁

徽友张声远

努力负重伤中，气结不舒，脘痛按之有声，脉左细右弦，两尺空豁。因痛久肝脾两伤，气血痹阻其经，遂致水饮溢膜外而为病也。且调气和络，冀病缓再商。

槟榔汁　白芍　苡仁　郁金　半夏　旋覆花　紫檀屑　绛绢屑

又，服调气药胀痛稍缓，但按左胁下，气鸣响仍然不止。要皆饮邪外裹，脾胃不舒。所谓“最虚之处，便是容邪之地”。

外台茯苓饮加白蜡三钱。

徽友顾御六

关脉弦，尺脉弱，腰脊痛，少腹胀，气从左胁下绕脐攻逆。浊阴凝聚，下焦见症，皆属肝肾。议温柔通剂。

当归　白芍　肉桂　熟地炭　郁金　牛膝　桃仁　大红花绉纱

丸方

肉苁蓉　补骨脂　归身　牛膝　小茴　熟地　川断　肉桂

又，胁痛脘闷，气塞不通，日晡烦热，小便赤色而脉弦数。都因水亏木张，肝火上乘脾土，交春夏，木火升腾，前病复来矣。暂拟疏泄。

孙团士

病起左胁，上及中脘，下趋少腹，脉弦结歇止。此胆阳不舒，肝邪用事，则气血痹阻冲突乎其间也。宗“通则不痛”之意。

当归　香附　丹参　青皮　通草　附子　茯神　新绛　青葱

许公安令媳

脉数弦芤，肝肾真阴内损，阴虚阳搏，血动下溢淋漓。固当滋益肾阴，引血归肝，但肝病必然乘脾，又当佐以植土。又，脉缓弱，火渐降，血自得引归经，但汗多食减色夺，此阴虚阳无所附也。急宜补气以通血，勿徒见血投凉。

洋岐徐

《经》云：血脱补气。以有形之血，不能速生；无形之气，所当急固。即太仆所谓“无阳则阴无以生，无阴则阳无以化”也。今年高体弱，阳络伤而血外溢。治病之初，但以滋阴降火为事，不知周身之血，悉统摄于脾，脾恶湿而喜燥，过服归、地、芩、连，壅于脾胃，则中州窒塞，升降无由，遂成胀满之候也。况元气素虚，平昔思虑多郁，肝胆之阳，久已不和。去冬先患肿毒，后即继以血症，血去则脾损而气愈弱矣。今诊脉虚弦不和，两关尤大而涩，可知起恙因由，皆关肝脾两脏。是时，急于寒凉止血，遂致屈曲之木，愈陷于壅塞之土。时当春令不复，焉有畅茂条达之机？急者先治，莫过调脾和胃一法，则州都运化，决渎宣通，而胃气自能下行，脾气游溢，上可散精于肺，以通调水道，斯清浊自分，上下无不条达；中土既和，精悍得以四布，又何必拘拘于开鬼门，洁净府，逐水消肿之验剂，而胀始释者哉！

补中益气汤去黄芪，倍人参，加茯苓、泽泻、姜、枣，煎。

云葶李乾一

胀久气日益衰，致胸腹、脐下渐硬，食下便甚。虽云脾病善胀，要亦肝肾少司摄纳使然。医家专事辛燥，罔顾下元虚损，多见其不知量也。

金匮肾气丸

恬庄程

咳逆浮肿，脉得弦数。宗仲景汗出恶风，用越婢汤法。

越婢加茅术、桑皮、细苏梗、大腹皮、姜皮。

又，脉缓嗽减，风水已退，从脾肺两经调养。

葶苈子　茯苓　苡仁　广皮　白术　车前子　姜皮

戚云门
王钟岳
贡一帆
孙御千
戚金泉
叶德培
姜学山
姜宇瞻
姜恒斋
吴　达
缪　岐
柳宝诒
方仁渊
高憩云
薛文元
曹颖甫
郭柏良
章巨膺
醉　樵

宋大年令政

脾病则九窍不利，以至阴之脏，不得阳和舒布，斯水谷入胃，传送不行，清浊混乱，遂成腹满、肿胀之病。此经旨所谓“脏寒生满病”。三阴结，谓之水也。病者胎前即患喘咳，产后继以肿胀，经今百日有余，脉来微弱无神，在右尤甚。可知气血式微，中焦窒塞，升降无由，州都失职，决渎不宣，日居月诸，灌入隧道、津液脂血，浸淫洋溢，悉化为水。总由中央孤脏无气，不能灌溉四旁，以镇流行，则水湿泛滥而难支矣。读“病机一十九条”，所以胀病独归脾土，盖脾损不能散精于肺，则病于上；胃损不能司肾之关钥，则病于下。三焦俱病，以肾纯阴之剂投之，求其向愈，岂可得乎？勉拟东垣脾宜升胃宜降，合以回阳，不失乎人事之当尽也可。

真武汤加肉桂。

顾山李

脉弦细，左胁亦坚大如盘。痰裹气凝血结，此五积症中之肥气也。

蒸白术　枳实　茯苓　厚朴　白蔻仁　白芥子　木香　青皮　煨生姜

施村蒋

神色痿弱，上下睛明穴黑滞，脉浮弦，腹痛喜食香味，寐则肠鸣。此虫积为患也。

白术　茯苓　广皮　榧子　槟榔　木香　厚朴　郁金

丸方

去木香、厚朴、郁金，加雷丸、沉香，水泛丸。

方子臣

脉沉细，肾肝交损，阴中之阳内离，健运不司，食减腹胀，乃脏之寒生满之渐也。宜用温通宣补。

白术炭　茯苓　广皮　肉桂　附子　熟地炭　益智仁　炮姜　炙草

邹日乾令堂

向多痰嗽，食下噎塞欲吐，胸脘痰闷不舒。高年阳气，难复易亏，徒理其阴，焉中病之肯綮？拟肺胃清阳论治，所谓“离照当空，阴霾必散”也。用大半夏汤加干姜少许，大效。

半夏　白蜜　人参　干姜

黄载阳

胃痛气逆，上引胸胁，纳食则胀痛猛甚，脉迟弦滑。此多思郁结，气陷于土，脾不升，胃不降，致水谷之海壅闭，所谓“不通则痛”耳。宜疏木以达之，取乎《内经》胜克治病之旨。

逍遥散合四磨饮。

峭岐赵湘远

人身气血，流布经俞脉络，全赖中州施化，得以纳谷生津。考之《内外伤辨》，所以独取脾胃立论也。今诊脉弦细而迟，胁痛嗽血，得自力伤，不独金水交亏，缘土衰少生化之权，致吞酸脘痛，妨于饮食。此即东垣所谓“戊无火不运，而痛斯作”。宜温中辛散，佐苦甘淡以泄之。若徒补下元，则太阴之脾脏愈窒矣。

川朴　橘红　炙草　北沙参　茯苓　干姜　木香　草蔻仁

又，痛缓嗽减血止，饮食渐加。坤土健运已行，木火亦能和敛，然水弱难以骤补，宗缪仲淳脾肾双补法。

茯神　扁豆　沙参　蒺藜　芡实　生地炭　麦冬　白芍　枇杷叶

施村蒋献夫令郎

肾为藏精之腑，木为相火之官，真阴亏，相火动，而梦泄不固，所谓“精不能养神，阳虚阴必走”也。夫耳者，少阴、少阳寄窍，脉络所主之地，精不守则龙雷不宁，上扰乎清空，以致耳鸣震动，上实下虚。法当厚味填阴，介类潜阳，取经义下病治下之旨。

紫河车　牡蛎　大熟地　龟胶　肉苁蓉　人乳粉　菟丝子　秋石

金樱膏　锁阳

蜜丸，开水下。

徽友程

心脉细数劲，两尺微弱，乃阴不交阳，心君妄动，耳鸣失聪，梦多遗泄。盖肝阳左升太过，由肾母收摄少权耳。以填补下元，导引静镇为主。

熟地　山萸肉　山药　茯神　远志　麦冬　龟胶　芡实　牡蛎　金樱子　磁石

蜜丸，开水下。

徽友方

久泄必伤肝肾之阳，腰痛脉数，皆水亏不能制火。

细生地　龟板　知母　云苓　萆薢　甘草梢　牡蛎　欠实

钱维宁

脉细弱，气衰力倦，淋浊便溺作痛，得之劳倦伤中，所谓“中气不足，溲为之白”也。

归身　白术　益智　茯苓　泽泻　牛膝　萆薢　生甘草　芡实

唐墅王

脉数大，按之微弦，湿热交蒸，脾阳不舒，浊阴下陷膀胱，致便浊精遗溺痛。淡以渗之，苦以泄之。

茯苓　泽泻　知母　远志　滑石　山栀仁　菖蒲　淡竹叶

日茂店徽友程

疾走远行，则肾肝损于内；冒暑临深，则热湿蒸于外；积久乘虚，从外至内，交互郁结，注肾成淋，著肝为疝，致溲浊睾肿，痛引少腹，虑成疝瘕之累。

赤苓　延胡　茅术　阿胶　乌药　川楝子　牛膝　泽泻　青木香

周尔元

小便淋沥，精随溺泄，脉至弦数，两尺细涩，乃少阴肾脏有亏，致太阳腑气不化。用滋肾丸方法。

川连　肉桂　菟丝子　车前子　生地　杜仲　生甘草

蔡港李位卿

脉症气结在上，中脘阻塞吐涎，男子中年后，阴气先亏，津不运行，聚液成痰，闭遏胃阳，稍食阻痛欲呕，漉漉有声，老年噎膈之渐。

旋覆　代赭　新绛　淡姜　半夏　白蔻　云苓　橘红　炙草

苏州枫桥顾

脉左涩右滑，酒客伤中，胃阳痹阻，营血内枯，燥火易动，气逆胸痞吐痰，食入噎塞，大便燥结。所谓“上焦不通，则上下脘不行”。老年阴液已亏，怕延关格。

人参　半夏　茯苓　白蜜　麻仁　鲜生地　活水芦根

陶介如

久嗽气损，未有不扰动乎肾者。入秋，气而逆善嗳，肺胃之清阳已漓，胸脘刺痛，会厌抑塞。今则食下阻隔多噫，白沫自下泛上，脐右动气筑筑，乃气伤血槁，肺不降，肾不纳，已成痛膈重症。宗仲景噫气不除，用旋覆代赭汤法。

旋覆花　代赭石　人参　甘草　半夏　干姜　大枣　制川附　姜汁临服，冲白蜜数匙

丸方

金匮肾气丸，用生脉散加白蜜汤送下。

施村徐

食下噎塞，痛连胸腹，脉左搏右平，由恚怒伤肝，肝厥必乘胃腑，血不藏聚，致呕吐见血，而阳明之大络亦损，所谓“阳络伤则血外溢”

也。用柔剂缓调。

半夏　人参　枣仁　炙草　陈皮　竹茹　阿胶　白蜜　生姜　大枣

泰兴张来雍

积怒动肝损营，亢乃燥气乘复，上噫气，下泄气。由血少藏聚，流而不行，痹阻厥阴，循经之所致，喉不利，胁痞痛也。况脉至右滑左涩，涩为肺象，滑为阳盛，金刑木位，胆阳不舒，脘中迷痛，食减液消，有自来矣。但今值疟后，余邪未尽，先宜清暑和标，再商治本之法。

麦冬　云苓　半夏　扁豆　橘红　丹皮　石斛　花粉　枇杷叶

服三剂后，用清燥救肺汤加减，又服二剂，进归脾、越鞠法。

无锡严艺舫

人在气交，法乎天地。值长夏，火土发泄，脾肾两亏，不耐炎暑，食减脘闷，喉燥音低，当流金烁石，离能灼物，尤宜加意于保真。

四君子汤合生脉散

无锡邹太和令侄

神伤于上，精损于下，药力难补其空匮，林泉清处，心旷神怡，天真可图来复。

芡实　建莲　远志　天冬　元武板　人参　苁蓉　茯神　熟地

江阴北门陆

咽喉肿胀，气塞眩冒，心烦汗泄，食减便溏，脉至细小涩数。此心脾之亏，由肝肾内损，致阴心亢逆，上凌少阴循经之地。归脾虽当，泥于心脾，于少阴肾脏有间矣。

人参　茯神　归身　白术　紫石英　麦冬　枣仁　益智　青铅一两

太平桥李

久淋久带，必伤肝肾之阴，致奇脉交损，腰脊垂痛，维纲不振，寒热交作。女科以肝为先天，宜柔剂缓调，以和八脉。

人参　牡蛎　龙骨　五味　归身　白芍　阿胶　炙草　紫石英　鹿角霜

江辅臣

咳血脉弦。此肝血失藏，肺气不降。从清阳治法。

桑叶　阿胶　紫菀　麦冬　川贝　郁金　杏仁　丹皮　生苡仁

又，血脱日久，阴气难以骤复，过劳脊膂微痛。此因营虚失守，致督脉亦伤。平旦口苦舌干，脉反见数，可知阴液内损，则君相之火，易以升动也。

生地　茯神　枣仁　紫菀　天冬　女贞子　阿胶　芡实　丹皮　麦冬　枇杷叶

镇江程

左脉小弱，右寸滑大，髫年喘症，数载不痊，遇劳感寒即发，即风痰结于肺底，积久竟成窠囊，阻塞空窍，清肃不令下行矣。且肺病善咳，咳久未有不传至三焦者。故每交少阳气分用事，喘促更无止息也。早用化痰定喘，晚用复脉和阴。

海浮石　马兜铃　杏仁　桑皮　橘红　川贝　紫菀　苏子　北沙参　枇杷叶

晚服复脉汤。

本镇沈

髫年体弱，咳嗽失音，阳虚必盗汗，阴虚生内热。近因春升发泄，风热乘虚袭入肺络而咳，更无停止。宜以清上为先。

补肺阿胶汤加元参、地骨皮、茯神、枣仁。

高汝明

少腹冲气上逆，从左旋右，上攻胸脘刺痛，皆肾阴少司收摄，肝阳升发横肆，血即随气咳吐。盖相火不宁，未有不挟君火而扰动。欲使气纳归元，仍宜静药导引。

人参　熟地　阿胶　补骨脂　萸肉　茯苓　柿霜　秋石

浒泾口

久嗽脉数，食减骨蒸，得自产后，阴亏蓐劳之渐也。

地骨皮　金石斛　百合　人参　麦冬　紫菀　当归　桑皮　炙草

丸方

乌鸡丸，开水下。

锡邑上山朱

性善躁郁，相火易动，忽祟朝而诸症交作，致潮热，已至四旬，舌干便燥，胸痞胀满，坚硬不食。此以无形气病，渐成有形结痰，所以虚而不受补也。滋则助胀，燥则伤阴，惟丹溪宣补并用，既能宣壅，复可通津，适合此症揆度。

生地汁　川贝母　郁金汁　肥知母　苦杏仁　麦冬汁　左牡蛎　瓜蒌皮　广陈皮　白蔻仁　香谷芽

王圣清

病后失调，胃阳窒塞，中脘痞结，阻隔上焦，烦渴善饮，二便闭结。即《内经》“二阳结谓之消”也。法当养金生水，软坚消痞，俾得清升浊降，胃津游溢于上，肺气通调于下，病可内全矣。虽然，渴而能食，必发疮疡；渴不能饮，易成中满。失调久延可虑，莫道赠言不详。

麦门冬汤合四苓散。

门村张

大凡胀满，脉多沉迟，然按之有神，方为有胃气也。今诊得沉细如丝，寸关歇止，知谋虑伤肝，积久延及心脾。心病血不流，脾病食不化，胶滞凝结中脘，先成痞块，从微至著，暴腹胀大如蛊。医家不明肝喜疏达，脾升胃降，治法非苦降即温补，致脏腑气血日钝，胃阳困厄，无怪乎愈治愈剧也。但经百日以来，精神日以告匮，即进药饵，亦如杯水沃燎原矣。姑进参附理中，冀谷食渐进，再商。

人参　附子　于术　炙草

凤凰山朱

诊脉左弦劲而右细涩，气逆从左上升，引胸脘而闷痛，食下噎塞，高年精血内枯，恼怒动肝，横逆中土，上凌肺，下侵肾，致咳呕便闭，清阳不升，浊阴不降，关格之渐。拟缓肝润燥双开，通其经隧。

生地　阿胶　桃仁　茯神　半夏　广皮　郁金　归身　生姜汁　芦根汁

大石桥

酒湿酿热，味归于脾，气归于肺，内蕴日久，干肺则痰咳喉燥，乘脾则食少便溏。先从肺胃调治，用保和汤。

茯苓　芡实　百合　胡莲肉　麦冬　桑皮　乌梅　枇杷叶

苏州程逸超

操持谋虑，怫逆内伤肝脏，致脾胃氤氲之气，乾健之阳，失司宣化，纳食艰涩，积痰覆溢呕吐，渐成噎膈重症。虽高年液槁忌燥，然投阴柔润剂，壅湿助痰，又窒碍脾阳夺食。宜顺气平痰，滋液养肝，以调其升降而导引之。

人参　炮姜　生于术　麦冬　橘皮　炒木瓜　炙草　云苓　海粉　半夏曲　白蜜　生姜汁

程逸超令郎

《经》云：怒则气高。阳气薄厥于上，必致神蒙窍蔽，且向有厥症，包络之痰，易随气火上冒，胸闷口噤，耳聋神愦。今发五六日，心下痞满不舒，脉微色脱，两颧时显红赤，乃气未平而神已耗。下虚本实先拨，从少阴、厥阴两治。

人参　茯神　枣仁　麦冬　牛膝　五味子　附子　龙齿　菖蒲　小麦　化下紫雪一钱五分

——《龙砂八家医案》

王　钟　岳

王钟岳，名相，字钟岳。江阴龙砂镇人。生卒年不详。于《内经问》《难经》及金元四大医家之书，无不披览，遂医术益精、医名益显，求诊者甚众。其医德高尚，于贫病交困者，不惟免收诊金，且代付药费，故颇得病家崇敬。曾寓吴门，赁居叶天士宅旁，有叶氏难治而辞之患者，就王氏诊治而愈，叶天士大奇之。著有《蓉城医案》《龙砂八家医案》，亦录有《王钟岳先生方案》。

王钟岳先生方案

顾山周敬立令郎

痢久不止，脉见细数，少阴肾虚，亡血失精之象也。又不能食，脾火不化，相火侵凌，上炎下夺，津液告竭，故又作渴。惟专救欲脱之真阳，兼能复返其阴，俟一阳来复之期，冀转回生发之气，则治矣。为拟三阴煎及三物桃花汤，间服之。

人参一钱　熟地三钱　白芍酒炒，一钱半　五味子三分　炙草三分　当归炒焦，一钱　益智淡盐水泡，六分

又方

赤石脂煅，研，三两　炮姜二钱

上，为末，用香粳米打糊丸，每服三钱，参汤送下。

山东周客

少年火盛，心肾不交，梦多走泄，或无梦自遗，颧赤脉数。全属阴虚，精气不固，玉关不闭，相火妄动之故也。则宜壮水制之，不再动其火，自然痊安矣。

大熟地三钱　煅牡蛎　莲须　龟板炙　芡实　茯神　枣仁　沙蒺藜去刺，一钱　建莲一钱

泰兴李家襄

太阴、厥阴之络，寒气引痛，致项强舌卷，语言似乎蹇涩。其邪由腑及脏，气不外卫，血不内营，致风之所袭，并入于心者，沉著于络，无阳以煦之，故不条达也。当治八脉为病。

归全　淡附子　甘菊　远志　肉苁蓉　枸杞　鹿角霜各一钱　熟地三钱

黄

六脉弦大搏指，足征平素火必有余，肝强胃盛，以内伏之火，挟外来之风，致口眼歪斜，头目不明，清阳之分，经络为之所中也。然在上之风，乃实邪，缓散自出。

茯苓　首乌各二钱　黄芩　天麻　防风　川贝　蒺藜　甘菊　僵蚕各一钱

江阴三官殿马腹膨症

腹胀甚于少腹，按之坚急，大便泄，小便少，脉虚细。皆阴寒凝结，厥气在下而单腹膨满。当用温通之法。

淡干姜　熟附子　乌药　益智　车前子各二钱　吴萸三分　煨木香五分

苏州枫桥姚

小腹宽痛，呼吸俱甚，且上为咳逆。皆属二阴之邪，久积于中故耳。

桂枝五分　当归一钱　白芍　通草　乌药　青皮　紫朴各一钱　吴萸三分　生姜一片

汪维敬如夫人

肝脾素郁，气血素亏，致清浊之混乱，窒塞中焦及小腹，足膝脉络不仁，食减吞酸，乃木来侮土之象，寡于畏耳。按脉皆微，真阳不运，阴凝阻遏，致腈郁不宣。当辛通达下之法，复以苦泄，胀可减矣。

吴萸盐水炒　干姜　白蔻　半夏　枳实　广皮　川楝盐炒　苏梗

又，大凡脉微腹胀，小腹上逆者，即《经》云：厥气在下，营卫留上，真气逆上，正邪相攻而为胀也。况乎产后下焦空乏，寒从此入，致不行也。拟方宣通之法，兼温下元，自能释然。徐之才云：宣可去壅，通可去滞，温可去湿。因仿而用之。

吴萸　干姜　益智盐水炒　当归　官桂　广皮　故纸盐水炒　于术　丹参　神曲丸服三钱，参汤送下

无锡杜凤山

肾脾久虚，水湿下陷，致足肿、阴囊无缝。本属阳虚，非温通下元不可，以复脾中之阳，兼复肾中之阳，日能雪消春水，冲和之致，渐可复矣。

上肉桂　淡附子　泽泻　茯苓　益智仁　破故纸　神曲　白术　木香

无锡上山朱大伦

咳嗽半载，兼之脾不运化，金土二脏，皆虚可知也。所赖本质素足，未见其形色尽槁，虽虚阳上浮，咽燥音哑，似觉津液内夺，不过一时易退，而中土转运之轴失司，所必然也。然此时入秋燥令，火必伤肺，复土不用事，脾土益衰，食不化而上泛，便则泄，咳则燥而内生烦火，此又必然也。大率治法，调金水两脏，抑肝培土，以复其元，约方之法，可附于后。虽未必有补天之力，方冀奏绩于将来。

川贝　麦冬俱拌炒　茯苓　扁豆　广皮白　谷芽炒　南枣　枇杷叶

又，琼玉膏、加减资生丸。

无锡上山祝振声夫人

大凡病之来，必由于调理失宜，风寒起居不节，日就耗损而然也。始因小产后，经则淋漓不断，甚至杂秽。今复春夏之交，遂崩漏不止，下元衰弱可知矣。况本质又属阳虚，血无所统，散失无度，积而不行，血必大下，而无留恋归经之日，致血与气两不维附，渐成抽丝引絮，日夜无度，为之索然。夫心主血，肝藏血，脾统血，虽属冲任所司，其源在此。今拟上益心脾之阳，下滋肝肾之阴，隶以涩可固脱，勿使病内苦结，阳归其宅，可望气血冲和，自能霍然。

熟地四两　当归三两　白芍二两　赤石脂煅，一两半　鹿角霜　芡实　海螵蛸酒炒　枸杞各一两　黄柏八钱　元武板刮净，一两半　五味子五钱

少夫人

三疟之后，中脘痞结，气郁生痰，痛呕少食，兼之经水愆期，来时作痛且呕，甚至经逆不调，而脉细并涩，视其形气未弱，血则有余，而气太郁，色虽紫而有寒，乃因血积胞门，或凝子宫，致冲任不荣，经年不孕。今取义于震阳也，一索而得长男，更欲求其虚灵不昧之性，使三气混合，自然一举而得子矣。

熟地　川芎　白术　肉桂　菟丝　归身　白芍　艾绒　吴萸　枸杞　川断　香附

金匮陶叔和年五十外少腹有块

少腹是二阴所处，今少腹若有形质，其势日甚，上冲至胃。皆由平素胃阳有余，肾阴不足，湿热痰饮，日渐下趋，遂使阳不通阴，升降失职，非痃非痹，无所定名，潜匿其间，时或隐现。投以温治则热，凉治则寒，究竟下焦之邪，不因有形之蓄积，始来然耶。

茯苓　瓜蒌霜　山楂肉　半夏　飞滑石　延胡　青木香　川楝子　白蛳螺谷

水泛为丸。

吴载旸小腹痛症

二便俱闭，小腹形如覆杯，手不可按，浊气上逆，则烦闷不舒，暴怒趋急，渐至如此。膀胱气不化行，精液复伤，脂胰凝滞，闭塞下元。宜通达气血之滞，瘀散胀消，二便始快矣。

川连五钱　牛膝二钱　郁金　木通　枳壳各一钱　车前　桃仁一钱半　韭汁一小杯，调琥珀末二钱

又，脉象略和，少腹痛处高突亦平，但交阴气冲，乃浊阴之邪，上干犯胃。尚宜渗利，以清肃上焦。

茯苓　泽泻　广皮　川连　山栀　知母　麦冬　石斛

江城东门外张腹胀症

少腹有形，似疝非疝，汩汩有声。此寒湿结于膀胱之络，非温不通。

肉桂　吴萸　干姜　小茴　香附　白术　茯苓　川附　半夏

苏载舆令政咳血泄泻症

夫人之症，由肝及脾，由脾及肺，致左胁呼吸引痛，中脘嘈杂，呕吞酸水，甚至脾虚上泛，面目色黄，燥咳动络，血随上溢。三者之恙，总不离乎燥火内伏，气逆上膈。故肝邪犯胃，且肺之清肃失司，不能平木，肝气上涌无制，变生不测。今和脾胃，滋肝木，俾气火之燥逆渐平，再商后治。

枇杷叶　冬桑皮　丹皮　天冬　谷芽　白芍　生鳖甲　穞豆衣

又，大凡阴虚则火亢，内劫其津液，致咳无痰；又复脾虚，大便多泄，元气津液，亦从下走，且肝之燥逆，横格于中，上凌肺，下侵脾，以致咳泻不止。因思古人云：肝苦急，急食甘以缓之。又云：治肝必先实脾。况脾为肺之母，万物赖土以生。今拟养脾保肺和肝，不燥不滋，固本为先，庶几有合于病情。

麦冬　茯苓　白芍炒　人参　扁豆炒　谷芽　北沙参　南枣

殷家庄朱堃官时感症乾隆甲申五月初三日

身热十余日，头有汗而热不解，口苦耳聋，自利不止。即此已为

上厥下夺之症，前医所用辛凉达表不应。今细按脉皆浮弦，舌苔白滑，气弱神倦。治法宜从一表一里和之。用柴苓法，俾两阳之邪，自然解散矣。

茯苓三钱　柴胡　淡芩　猪苓　泽泻　半夏各一钱　桂枝五分　葛根二钱　生姜

［初六］脉浮弦略减，自利稀少，里邪欲和；反恶寒者，表邪亦欲和也。身热，漐漐汗出，口渴，有转退少阳之象。用温胆法以清余热。

半夏　茯苓　甘草　枳实　花粉　黄芩　广皮　竹茹

马

脉数细少神，瘟毒之邪，郁而未散，一身斑疹隐然，症非轻候。

镑犀角　赤芍　豆豉各二钱　葛根一钱　连翘　山栀各一钱半　贯众去泥　芦根各一两　大力子生，研　滑石各三钱　茅根五钱

第三日方

荆芥　赤芍　牛蒡　元参　小生地　干葛　贯众　芦根

第五日方

左脉微而无神，甚属可虑；右脉数实，十余日不大解，颇有下证；但烦躁不宁，未敢轻下。且以竹叶门冬饮，止其烦乱为第一。

竹心五分　川连五分　麦冬三钱　茯神三钱　鲜生地打汁，五钱　犀角一钱半　甘草三分　知母一钱　灯心三尺

第七日方

少阴之为病，但欲寐，躁不得卧者，不治。舌卷或唇焦，不大便，脉微欲绝，用苦辛入肾救逆。

阿胶二钱　川连五分　大生地五钱　鸡子黄三枚　天冬一钱　犀角尖一钱

第二剂，症稍减，去犀角，加当归一钱、麻仁（炒，研）三钱、白蜜三匙，调服。

第九日方

焦谷芽　麦冬　茯神　石斛　小生地　阿胶　丹皮　地骨皮

十一日方

大生地五钱　犀角一钱半　元参　丹皮　山栀仁　黄芩各一钱　茅根五钱

十三日方

诸症悉退，余热未尽。

大原生切片，水浸，打烂，绞汁，入煎，五钱　麦冬　谷芽炒　石斛各三钱　川贝　知母　元参各一钱　竹心五分　灯心三尺

程载光时感症

冬温邪伏，起于吐泻之后，致中气不和，热不减，神昏谵语，口渴恶心，苔白厚，左胁呼吸不利，肺气不清，时咳。总之，热邪为害。按脉浮大，且无汗，邪尚在经，未入乎腑。宜先理阳明，邪散乃愈。

广皮　半夏　云苓　楂肉　杏仁　石膏　豆豉　芦根

［二诊］脉浮大而数，因得微汗，势已略减，外热稍清；舌苔黄黑干燥，大便有转矢气，结燥未下，胃不和。前方再为加减，此时里热重于表矣。

广皮　茯苓　半夏　滑石　杏仁　石膏　前胡　生楂肉

［三诊］脉症俱减，里热未尽，胃不和，大便未通，小便赤色。再用通利下焦，以生津液。

茯苓　滑石　瓜蒌皮　淡芩　泽泻　生楂肉　生谷芽

晚，齿痛，用清胃散一剂。

［四诊］脉象略减，热亦稍清。此系余邪，不足虑，惟左胁痛处，大如手掌部位，乃肺之经络，痛且拒按，系积伤气血，非细故也。用和伤之法。

川连　桃仁　滑石　瓜蒌皮　牛膝　红花　骨碎补　柏子仁

［七诊］

当归　川芎　桃仁　骨碎补　三七　丹皮　郁金　瓜蒌　刘寄奴　桑枝

［八诊］

生地　紫菀　川贝　地骨皮　桑皮　丹皮　麦冬　花粉　生苏子

［九诊］胁痛少减，时复寒热，痛处发出白疹，隐现不定。此系从前留滞之余邪，因虚不能外达，所幸日饮糜粥，藉谷气渐充而见。忌用升提，只宜和胃养阴为法。

炙鳖甲　茯苓　丹皮　川石斛　小生地　广皮　制半夏

——《龙砂八家医案》

贡　一　帆

贡一帆，江苏江阴人。生卒年不详，约系清乾隆时期医家，与叶天士同时。工医，精岐黄，为人治病有神效，求治者众，均无闲日。曾以“瓜蒌薤白半夏汤”治愈一胸痹患者，并标有“请叶天士先生看过，不效。乾隆五年六月”字样。有《贡一帆先生方案》存世，收录于《龙砂八家医案》。

贡一帆先生方案

本镇某

食物化精，胃火盛，津液蒸变浊痰，逆阻气道，清肃之令不行，膈闷吐酸，痰多咽噎不利。见症在上部，宜甘寒清降。

活水芦根五钱　全瓜蒌打碎，三钱　甘草三分　水飞滑石三钱　橘红一钱半　枇杷叶一钱半

陈尔华请叶天士先生看过，不效。乾隆五年六月

行血无瘀，通则复痛，病起于忧思郁结，症属气分，非干阴血瘀凝。由脾胃之阳，郁遏四肢，故为厥冷。阳不降，阴上逆，暮夜则痛，乃胸痹之沉痼。仲景每使辛温之药，开通郁遏之阳，仿以为法。

瓜蒌　薤白　半夏　白酒

黄遇春头痛症

遇兄之症，至今廿载。据述，发时必先不寐，而后头痛发热。诊得脉左细弱，右弦大，乃阴虚阳盛，卫气不得下行之故。从阴引阳治法。

制半夏竹沥拌炒，三钱　秫米炒，五钱　甘草五分　夏枯草一两

——《龙砂八家医案》

孙 御 千

孙御千，江阴龙砂镇人。生卒年不详，行医于清乾隆年间。性颖悟，博学宏书，刻苦励学，尤精医术，诊治有奇验，每临证即着手成春，名驰邻境。有《孙御千先生方案》存世，收录于《龙砂八家医案》。

孙御千先生方案

——先生自记原本

丁亥正月二日，夏万隆子傅生，年七岁，卧床月余，身如燔炭，无汗干咳不食，儿科屡治，病益增，因请予视之。病热日久无汗，肌肉瘦削，扪之热愈炽。近复增干咳不食，纳谷无味，腹痛，按之虚软，诊脉左小右大而皆数。此肝胃之热已深，昼静夜剧，渐积为虫，有自来矣。再以去冬亢旱，风燥之邪，乘虚上受于肺，咳频而愈增其因耳。用内外兼治法。

鲜地　骨皮　丹皮　玉竹　甘草　花粉　芦根

甘蔗汁一杯，冲服。四剂后，热退汗出食进，继用肥儿丸一料，大效。

丁亥清明前三日，予至洋岐徐葆中姨丈处，其兄潮音女，适无锡北门内杨蒻霖者，病甚笃，拉予往视，因述其概。

瘕聚少腹，偏左有形，发亦从左，升至胃脘，累累然满腹，便溺为之阻塞；顷之，腹中气喧胀消，仍归少腹。医有乎肝若左金之属，温补者肾气之属，论奇脉辛香苦温之属，寒热杂投，历治三载，日夜发作愈剧。今交春分节后，寒热大作，望之面如渥丹，而仍洒淅恶寒，骨似蒸苏。究则上热下冷，况兼头汗淋漓，气怯神倦，种种虚候，所共睹矣。从前脉象，据云细弱，今左弦而右大，中虚无神，阴阳有离脱之兆，可惧之甚。所幸，经水届期不爽，生生未绝。大凡此症虽由肝郁起见，目今病久体虚，下焦脉海乏气，络虚气阻，易于聚结耳。今以峻补之剂，培其阴阳根本，敛其阳光下潜，仍不离通络之结也。

人参　鹿茸　北五味　熟地　紫石英　阿胶　当归　小茴香　牡蛎

丁亥六月，侄患痢极重，治疗月余已愈，然不能戒口戒气，复发。延至闰七月二十日外日没时，人事昏沉，更定后方苏。余诊脉细弱无神，右关为最，腹如仰瓦，脐右动气大如鸡卵，震跃不息。中虚已极，生气索然。投以建中法，次日病势不减。延姜体乾诊之，案云：

久痢亡阴，以致肉削形夺，神迷如厥。申酉属阳明时分，肠胃津液久亏，故现症若是。姑以养阴清燥之法治之。

真阿胶　大沙参　生白芍　炙甘草　冬桑叶　天门冬　生白扁豆

二剂后，下午神思不昏，再请戚向书、姜体乾同诊之，向书案云：

痢下肠垢，五十余日，犹腹痛抽掣，憔悴尪羸殆甚，几几欲脱矣。虽胃口有滞，势难消导，急救其阴，以恋其阳，仿佛复脉汤之意。

天冬　麦冬　生地　阿胶　麻仁　炙草　白芍　南沙参

药无过煎，三五十沸即服，取义乎浊药轻投也。

八月初六日，脐旁动气已平，腹亦渐厚，痢减腹不掣痛，惟所下黏中有白点不已，众皆望其向愈矣。予与姜、戚再诊之，案云：

诊左脉弱，右较有神，连进复脉汤，中宫柔和，而神乱烦躁俱止，有津回液转之机。此时不问其虚，安问其余。

大生地　麦冬　生扁豆　炙草　大沙参　清阿胶　白芍　大白藕片五钱

井水煎五十沸，服。

自此之后，又服消积去滞丸药缓攻一法，余症俱减，而痢终不止。家贫不能服参，胃中邪火燔灼，日啖羊肉厚味斤许方快。凡除中能食，大约不过数日。此竟有月余不辍，但利不止，身亦不能转侧，面浮足肿，脉息俱绝，又延二三日方死，亦事之罕见者。是役也，虽未收功，医法另出一种，亦堪传也。

浦景文暑症治验

丁亥七月，浦景文患暑症，愈而复发，壮热不退。医者先发散，继则重用犀、羚、连、石等药，连服数剂，身热渐退，舌苔反煤黑，两脉沉而数细，手指牵掣不停，眼目定，人事一毫不省，以手拍额上，微有醒意。予曰：此虚邪未清，寒药遏之太过，邪已舍于神明之室，顷刻难支。正治方法，已不能施，速以奇法治之，为订一方。

钩钩　丝瓜花　竹心　鲜石菖蒲　鲜荷叶　扁豆花　薄荷头　竹沥一杯

另取净水一杯，碾入犀黄五厘，即以煎剂调服。服后，神思顿清。二剂后，舌上黑苔脱落，即能言语，惟两目赤翳遮满，视物一毫不见，家人咸以目损为惧。予曰：无妨。此阴虚也。须以大剂补阴药，兼粥食并进。五六日，翳退目明；调理一月，方能起床。

毛禹谟时疫症

丁亥五月，长泾镇毛禹谟患时症，本镇医家以三阳经药发表，苦寒药清火杂治。自余汗后，热不衰，神昏默沉，遍身似斑非斑，时复躁扰狂越，谵语片晌方定，胸腹按之痞满，咽嗌多痰，舌苔色白中央黄，诊脉皆数大。此时行疫邪，横连募原，不易解散。遵吴又可法，用达原饮疏利之。

槟榔　厚朴　芍药　草果仁　知母　黄芩　甘草

二剂后症减二三，但暂时有如狂之状，欲殴人，大便闭结。于前方中加生大黄三钱利之，所谓三消饮也。其病遂不劳余力而愈矣。

戚云门
王钟岳
贡一帆
孙御千
戚金泉
叶德培
姜学山
姜宇瞻
姜恒斋
吴　达
缪　岐
柳宝诒
方仁渊
高憩云
薛文元
曹颖甫
郭柏良
章巨膺
醉　樵

王仲良阳虚症

丁亥冬至前，王仲良患伤寒，宋朝宗用羌活冲和汤二剂不效。戚向书诊之，身热脉沉而头不痛，曰：此少阴症，须服麻黄附子细辛汤，发表温经。连进三服，亦无效。盖因其人生意操劳过甚，又多外宠，胃中有寒湿宿病蛰藏，与乾健之阳，素已衰微不振，直宜少阴附子汤法，细辛、麻黄，过于外散，尚非法也。次日再诊，其父缵臣初不为意，向书曰：脉中神情来往不续，病难收功。举家惊惶无措，请体乾，曰：事虽急，速进大剂参附，犹可挽回。用附子五钱、人参二钱，日夜各一服，不效，且神思散漫，口中白沫，勃勃上泛，进吴茱萸汤又不效，再拟方：

人参四钱　附子五钱　五味　龙骨　牡蛎　益智仁

连进二剂，脉象或断或续，竟无寸功。招予同王履安、姜体乾、戚向书四人共商，议用黑锡丹碾化，参汤调服。白沫始下，少顷复上，再服又止矣。煎剂仍以前方频服，无可更改。日夜服参三四钱，两日后脉象来复，有向安之兆。伊新亲唐叔文竟邀陈杏三来看，用六君子汤加减一剂，次日脉右尺又断续，左关微弱如丝，涎沫又上，危症复见。仍守前法二日，脉续涎沫可咽，而疲倦不堪，反甚于病重时矣。此后，症屡增屡退，计服黑锡丹九钱，人参三两余，后改用八味，从阴恋阳，膏子以平调上下，立春前始能起身，犹腹痛胀闷，进真武汤而泄泻胀宽，再以参剂调补平安。是症也，赖有向书之先识，体乾之主持，二人之功居多，而予与履安，商酌赞襄，他人不能生别议，方克起一生于九死，为无功之功也。

季二世兄谐禹，赘于赵室，伊妻六小姐，年十七，患利极重，乃翁韶度乘请入城，时戊子七月十九也。

利已五六日，始纯红，继白色相杂，今下纯白黏腻，昼夜四五十行，后重窘迫，多在腰尻尾闾之间，少腹不过微痛，胃口不能纳食。阅前方并未解，用硝黄重剂增剧，外邪暑热凝结，下焦无从解散，先通其壅。

川连　生姜　秦艽　枳壳　木香汁　槟榔汁　楂肉　神曲　桔梗

荷叶　陈仓米

煎汤。

服一剂，次日坠痛少减，腹中喧响，矢气甚臭，滞未尽而有粪，色赤，且喜知饥纳粥。书谓“下痢气者，当利其小便”。急开支河以通之。

滑石　茯苓　甘草　川连　青皮　扁豆花　广皮　荷叶　阿胶　白芍

初二日早诊，痢已减半，谷食渐增而安寝，脉皆和缓，右尺独劲大不平。浊邪陷于大肠之分未清。拟将欲降之，必先升之之法。

羌活　升麻醋炒　柴胡醋炒　滑石　甘草　防风根　茯苓　广皮　楂肉　槟榔　荷叶炒　南沙参　陈米

煎汤。

晚进末药一服：

地榆　银花　木香　楂肉　麦芽　茯苓　广皮　甘草

以肠胃病必滓质有形，宜散不宜汤也。

初三日，痢止便溏，肌润泽有汗，神思清爽，谷食顿加，脉细弱而数。痢后阴亏宜和。

阿胶　白芍　炙草　扁豆　建莲　砂仁　广皮　茯苓

按：戊子少阴君火主气，小满后三之气，正属司天客气，亦属君火加临。二火盘于太虚，风自火出，日日大风亢旱，自春至秋，逢风息之日，即炎蒸异常。立秋之后，上自湖广，下至江浙，皆患疫痢，色赤或五色相杂，虚者受之，不必噤口而入脏肢冷，五六日告毙矣；轻者由赤转白乃愈，疟疾绝少。夫火盛之年，木能生土旺胃，因木火同性，肝胆肆横，挹取胃中津液，肠胃中被窃空虚，暑毒乘虚内袭，故患痢者多疟疾，乃少阳经病，木旺邪不入，故少治痢之法。用往年败毒散、芍药汤、香连、泻心等法，俱不效。因肝为刚脏，宜制以柔，阿胶、白芍；胃属阳土，喜通恶塞，人参、茯苓、炙草、陈仓米，因所伤在胃，与脾无与也；荷叶升清，广皮利气，银花清少阴君火而解毒；肠中壅滞，少加槟榔汁。本年治痢之药如此。

戚云门
王钟岳
贡一帆
孙御千
戚金泉
叶德培
姜学山
姜宇瞻
姜恒斋
吴　达
缪　岐
柳宝诒
方仁渊
高憩云
薛文元
曹颖甫
郭柏良
章巨膺
醉　樵

赵羹和令堂汪氏暑症

戊子六月，赵羹和令堂因两孙布痘而夭其一，劳碌悲伤之后，骤发寒热，呕吐头痛，汗多腹中胀闷，二便不快。城中医者，先用小柴胡汤，后因其胸闷恶心，加入草豆蔻之辛温，遂困苦不堪，乃招予治。诊左脉不弦而小弱，右洪大，头偏右痛，抽掣入巅，目白赤，时泛恶心，交申酉时，则寒微热甚，口虽渴，脘痞不能饮汤，苔白，汗出淋漓，似有昏厥之象。余曰：此非少阳疟症，乃暑邪由肺入胃，暑必兼湿，而作壅阻，弥浸三焦气分，若延入营中，须防变幻。遵河间法，用宣明甘露饮。一剂症减半，二剂寒热止，改用人参、麦冬、甘草、竹叶、半夏、茯苓、五味、粳米，霍然。

祝肇文夫人痉症

祝肇文之妻，王巷徐东旭孙女也。四月归家，患时症发斑。太叔岳宗圣知医调治，先用荆、防风、栀、豉，继进犀、羚、膏、连、生地诸凉剂，二候不退。肇文作札致祖兄登士，请予往视，至已二鼓矣。进诊面光亮，目赤神思瞶瞶，手频欲缩去，舌赤齿燥，问之微微有声。余知其痉厥将至，曰：今已更深，且不服药。明早进视，已口噤目定龂齿，两手牵搐不定，身僵无汗，面赤如妆，脉弦大搏如指数，右洪大。刚痉之症悉具。此邪未发泄，凉剂遏之太多耳。为用葛根、花粉、白芷、防风、僵蚕、犀角、羚羊角、牛黄、蚌水、钩钩、竹沥，宣达阳明经分之邪，祛痰开窍，以息内风相火。服一剂，至夜半得汗遂苏。天明予欲归，时复又微厥，肇文甚恐，予曰：无妨，再服一剂，自然减可。至第二日到彼，诊脉数小而不能鼓指，虚汗津津，已现虚象。即用生地、麦冬、阿胶、白芍、炙草、玉竹、牡蛎、茯神，令服三剂。登士见方，疑补太骤，予以病久体虚液亏为虑，决不复痉，竟加枣仁、当归，补其营阴而安。

侄倩赵元复腰腿痛症

己丑八月中，先寒战一日，大汗热退，左半身痛，腰胯更甚，足不能伸，口渴面赤，溺混浊短涩，平昔脉象六阴，今觉数大。予思本年春夏，雨霪过多，酒客素多内湿，为订一方，五苓散加滑石、桃仁，通阳利湿，以疏下部血中之滞。服二剂，左半上下之痛俱减，稍能起坐，但腰痛连胯，膝屈不伸，行走伛偻苦楚。思嘉言先生治腰偻废，瘀血内痹者，用桃仁承气加肉桂。此邪尚在经络，宗其意立方。

苡仁　桃仁　牛膝各三钱　肉桂五分　大黄一钱半　地龙九条　胭脂绵一钱　麝香一分

炒黑豆煎汤，服四剂，症又轻减，大便通快，稍有血下，左足尚短一寸，不能直，每三四更腹痛，竟夜不寐。此时予虽知为血病，不知内蓄甚多，用活络丹三服。又想少阳主骨，太阳主筋，用二经之药羚羊角散一方，症不少减，但口渴不欲饮，必极滚方快，时九月天气尚热，厚褥不嫌热。元复曰：余向喜热畏冷，今服附子而病如此，真虚寒矣。余细思良久，悟曰：腹痛夜甚，卧重褥不欲饮，喜滚汤，乃血滞之候，非寒也。下之为宜。方用：

白蒺藜　茺蔚子　丹皮　赤芍　炒滑石　牛膝　归尾　郁金

服四剂，连下紫血块六七回，腰胯之痛冰释，膝筋亦伸，步履如常矣。是役也，治法虽活络丹、羚羊角散，尚属隔膜不当，余尚切病得效，其施侄新学针灸，意欲针之，予劝其勿针。其四兄怫然曰：此病无用针之理乎？予曰：针固甚妙，但无神针耳。嘻！难言矣。

太平桥季七翁令政痢疾症

戊子七月十六日，季七翁乃室患痢极重，招予与姜体乾诊视，予约体乾同去。是日，予先至，痢已半月，五色相杂。始事者令君族侄祝冀堂，为梁溪著名士。因症由脾泻转痢，为脾传肾之脏病，药用干姜、白术、赤石脂、龙骨、蕲艾、人参等，一派辛温燥涩之药，但反佐川连、乌梅，病热日重，饮食已减，面色晦滞，精神困顿已极，诊脉细涩不和，右尺激之，时又鼓指，手温足冷，又时微热，舌苔白，心中烦，腹痛后重如初。予意此非脏病下利，究为暑湿内郁肠胃，初未外达，又未内消，邪未去而阴已耗，液已亏矣。拟和阴润燥之剂。

戚云门
王钟岳
贡一帆
孙御千
戚金泉
叶德培
姜学山
姜宇瞻
姜恒斋
吴　达
缪　岐
柳宝诒
方仁渊
高憩云
薛文元
曹颖甫
郭柏良
章巨膺
醉　樵

阿胶　白芍　炙草　扁豆炒　银花　茯苓　沙参　荷叶　丹皮陈仓米汤煎

是夜只痢三次，烦痛亦减，但神倦似睡，汗微欲出，举家咸喜病减，又疑欲脱。十七日早，体乾至，同进诊。脉象虚涩，未刻交白露节，正气当倍。

人参　阿胶　白芍　炙草　扁豆花　川连姜汁炒　荷叶梗　神曲　广皮

陈仓米汤煎服，一时许即索粥饭吃，神思稍清而能安卧，惟痔痛小便涩少，口中干燥。饮以麦冬汤一次，至夜小便二次，痢竟止矣。十八日，前方去川连、神曲、扁豆花，加麦冬、小麦，以养心调理，令服四剂，饭后同体乾归。

述章兴官厥症一则

甲辰十一月，章南山次子兴官忽患头痛，面色青黑晦滞，畏寒神倦，兼有痰嗽，曾服息风和阳疏解之药数剂，身发微疹，头痛旋止，神识日呆，耳聋无汗，溺少大便不解。越三日，适交冬至节候，暮夜昏谵而遗溲。伊兄洪远邀予诊视。其脉浮而带弦，重按空虚，验其舌上无苔，不饥不渴，但有疼痛声而不知其处，询其病之所苦，而又不能鸣其状，目视瞑而神呆。予骇曰：此症渐入厥象也。变幻最多，此时尚在游移未定之际，极难图治，必须邀同姜体乾酌议，方可主持。奈又往锡未归，不获已，勉拟降厥豁痰开窍育阴息风方法挽之。服后，至夜颇安，并且得汗身凉。清晨复诊，按其脉虚象忽退，予令彼将此药再服一剂。是日，体翁适归，又邀为之诊视。就予方略为加减，更进一剂，耳聋忽闻，症反变出，多言无绪，似昏非昏，似清非清，脉变不调之象，舌色忽紫，中见微黑碎裂之纹，如蚕豆瓣大，大便久闭，小便一昼夜不解。体翁悉审视良久，曰：此症因肾虚邪凑，致在下之风火，上干而脱其志，心虚邪混，致在上之痰厥，气不降而失其神。况头疼起见，显系木失水涵，肝风挟温邪而上冒，风火煽烁不已，肝肾失疏泄闭藏之权，而魂志日离，邪阳挟相火冲突，使津液成痰，而乱其神明之主，则神不守舍矣。虽然，温症变厥，治亦何难！独不若此症之不归经络，不归肠胃，而窃踞于神志之间，如油入面，打成一局，安居于难分难解之地，冥顽不灵，所以现出狂言失志之状。《经》云：狂言者是失志，失志者死。遍考方书，前而仲景之伤寒，后而河间之温热，从无成法可求，应归不治之例。但念与病者嫡表弟兄，虽死亦须图治，莫若以灵治灵之法，望其或成为尸厥，或变为发狂，其阴其阳，归正其候，乃可斡旋于万一，亦未可知。生死关头，惟此一举而已。因与予同拟一方。

真赤苓一钱　鲜生地洗，二钱　羚羊角镑，七分　生虎骨五分　生龙齿一钱　云茯神去木，二钱　川贝母七分　炙甘草五分　远志肉炒，三分　制附子三分　麦冬一钱半　阿胶蛤粉炒，一钱　小麦二钱　玉竹二钱　归身七分　广皮七分　犀角五分　白薇五分　防风四分　牛黄调入，五厘　石菖蒲根二分　竹沥二十匙　生姜汁冲入，二匙

服此药后，至夜忽作痉状，口噤多汗，手足强，痰涎满口，不能言语。至上午时候，同体翁诊视。其脉弦急，舌苔转为白色，汤水与之能咽，不与则不知。体翁曰：此正尸厥之象也。乃照前方去犀角、川贝，加入：

钩钩一钱半　川石斛　真天虫　半夏各一钱　木瓜七分　胆星末调入　诃子肉炒，各五分　石菖蒲汁五匙　龙齿减五分　远志姜汁炒，加至五分　附子加五分　竹沥加至半酒杯　姜汁加至五匙　牛黄加至一分

服此药后，至夜半忽发狂。天明复诊，其脉弦大而数，谵语狂妄。体翁曰：症转阳分，已见发狂，可无虑也。

羚羊角　鲜生地　赤茯苓　上阿胶蛤粉拌炒　净钩钩各一钱半　净天冬三钱　云茯神三钱　川石斛　玉竹各二钱　远志姜汁炒　广皮　炙草　炒大黄　木瓜各五分　犀角汁冲入　胆星末调入　防风各三分　真天虫洗，炒　麦冬　白薇各一钱　牛黄调下，一分　小麦二钱　生铁打碎，一两　生姜汁冲下，三匙　石菖蒲汁冲下，半酒杯

服此药后，至夜能寐，狂言少减，仍照前方去生铁。

鲜生地减用一钱　牛黄减用半分　炒大黄减用三分　犀角汁减用二分　金器一件　苡仁酒炒，一钱半　炒白芍八分　当归身五分

澄江医案

自服此后，狂越渐平，寝食得安，不药而愈。予因此症变幻非常，体翁议论卓立，出口皆应，故能用药灵妙，信手而验。谁谓医家无斡旋造化之功耶！详记其治，以为来者用法之一助。

——《龙砂八家医案》

戚　金　泉

戚金泉，江苏江阴人。生卒年不详，约系清乾隆时期医家。精医理，临诊详慎，处方用药不泥古方，于时邪危疴、杂症调理均得心应手，施方多有灵验，医名甚著。有《戚金泉先生方案》存世，收录于《龙砂八家医案》。

戚金泉先生方案

施港王

弱脉神虚，肢振鼓栗，暑风内郁，药以寒凉杂进，病日益甚，体日益虚，以致神识渐有昏沉之累瘁。姑以枇杷叶散挽之。

枇杷叶　公丁香　茅根　木瓜　香薷　麦冬　厚朴　炙草　陈皮

十九日再诊，脉颇有神，鼓栗已减七八，舌苔尚白。胃阳为寒苦大伤，畏风多汗，以建中先立中宫之基。十余日不大便，此胃气不下行，必得健阳中运，化物自通，无庸攻伐。

生白芍二钱　桂枝木一钱　炙草一钱　大枣三钱　炮姜五分　黄精二钱　枸杞子一钱

井水二碗，滤去渣，加入饴糖五钱，再煎至半碗服。

二十七日三诊，左寸关脉浮弦而虚，右浮大，按之无神，舌苔白滑，鼻与环口气色青黑，面微浮，身仍发热，鼻多汗，头痛烦闷不止，心加饥，食下则眠睡。中土阳和之气不运，风木厥动，水谷与风暑郁而变幻不一，病根实深，未可轻视。仍从初诊静顺汤法，冀其中旺木和。

牛膝酒拌　木瓜　云苓　制附子各五分　炮姜　防风　诃子　炙甘草各三分半

上村朱女

咽喉堵塞，吞咽如有物碍，是为炙脔，肝气郁结所致，非清凉可解，宗仲景辛散开结之法，用半夏厚朴汤。

制半夏　制厚朴　真紫苏　赤茯苓　生姜

章

春夏阳升，忽然面目虚浮，畏寒喘息，渐渐肢胀。其为风水何疑？进分消、五皮等法，皆疏里而不及表，徒增汹涌之势。今肤光亮，邪无去路，且以小青龙汤开其膀胱。

麻黄　桂枝　干姜　杏仁　细辛　滑石　苡仁

发汗后，肿势大减，喘息渐平，但脉微神倦，恍惚惊惕。此水去而封蛰不固也，以真武镇之。

方用真武汤，服数剂后，即以此作丸料。

梅里邵七月二十七日

脉左涩结，关芤，右亦涩弱，失血十几年矣。今怒动肝伤，气逆上溢，精遗龙雷不宁，甚至无梦自泄。此阳虚阴必走也。当处熇阳发泄之候，尤贵调平气分，恰与仲淳三要，“宜降气不宜降火”符合。

青铅　柏叶　艾叶　线鱼胶　藨节　荷叶

加八味丸三钱，红绢包煎。

又初一日，大暑之第九日也。连进济生八味丸两服，而血色遂稀，精不复遗，五内之病情，亦可略见矣。切其脉，亦似前日较胜，少涩结之形，有鼓荡之致。若云不能敛气凝神，毕竟氤氲之气，与乾健之阳，总未必反失冲和也。尝考阳虚之治有二，一理中，脾宜升也；一摄下，肾主纳也。今是龙雷不肯潜伏于收藏之地，反升清阳之所，故必引之导之。咸以润之，介以潜之。在此调摄勿懈，庶几病魔可却。

龟板　苁蓉　牛膝　杞子　青铅　线胶　蔗节

送八味丸三钱。

壬辰秋分夜半起，今已四月。发热左胸胁痛，难以转侧，咳吐自汗，无头痛、身痛、恶寒等症，舌无苔，大小便自可，腹中和，口渴不欲饮，先悲泣而后能嗽咳，出痰有秽气，毛际胀痛不可近，脉弦大而数，目微赤，面色滞，多叫呼，与《内经》“悲哀动中则伤魂”正合。今正值四气风木湿土令退，五气君火燥金加临，遇悲哀抑郁之境，用甘麦大枣、清燥救肺、枇杷叶散、静顺四汤意。

冬桑叶　净枇杷叶　飞滑石二钱　杏仁一钱半　南沙参　炙草五分　麦冬肉一钱半　瓜蒌皮一钱　麻仁　小麦三钱　南枣二枚　茅根二钱　木瓜三分　丁香一分　厚朴五分　杞子五分　牛膝五分　云苓五分

——《龙砂八家医案》

叶 德 培

叶德培，祖籍浙江省金华兰溪乡，后迁至江阴华士。叶氏祖上三世皆工医学，曾祖叶慎南晚年立下“悬壶济世，德技双馨”之家训。叶培德为叶氏从医第四世，清乾隆时期人，因用药分量甚重，故有“叶钵头”之称。有《叶培德先生方案》存世，收录于《龙砂八家医案》。

叶德培先生方案

阳明瘀热发黄，胸膈拒按，胁肋胀满。陷胸汤深为切当，再加以渗湿利浊之味，服之一剂可也发黄。

一人年将五十，身体肥健，素患肠风下血，已十余载矣。去冬因思虑忧郁，忽然下血数斗，后又下如尘水，或如猪脂状，延至今春，所纳之食，汩汩下行，不得停留变化，甚至直出如箭，以致肛门脱出数寸，每以热汤浴之，睁叫托入，顷之去后，其肛复脱，一昼夜下痢二十余行，苦不可言，面色浮肿，夭然不泽，唇焦口干，鼻孔煤黑，右寸浮大，重按无力，脾脉软弱痢。

昨服一剂，药后内邪消去，但手太阳之脉洪数，此胃气未服也。今宜扶胃养脾为主，勿亟亟于治痢，痢亦自止。

白术炭　白蔻　紫朴　黄柏　广皮　木香　甘草　茯苓　神曲　锅

巴　建莲　泽泻

脉渐缓弱，嗽减痛止，胸脘亦宽，平昔木旺土衰，久患脾泄，中气大亏。若饮食杂投，诸症复增，愈难调摄，须慎之嗽。

橘红一钱　杏仁一钱半　枳壳一钱　柴胡八分　黄芩一钱半　花粉一钱半　知母一钱　楂炭三钱　六曲一钱半　灯草三尺

肝脉渐平，胃脉反见滑大，此皆饮食不调之故。

麦冬三钱　元参一钱　花粉一钱半　山栀仁一钱半　橘红一钱　杏仁一钱　枳壳一钱　楂炭一钱　灯心三尺

服二帖，去楂肉，加泽泻。

徐商珍令媳左腰膝足肿流走疼痛麻木乾隆六年

六脉迟弱，两尺尤甚，左腰膝足肿，关节间疼痛麻木，遇温暖即稍止。此系三阴经之恙，治宜温肾养肝活络为治。

当归三钱　川芎一钱半　肉桂五分　秦艽二钱　川熟附八分　牛膝二钱　独活一钱　南仲二钱　川断二钱　桐皮二钱　桑枝炒，二钱

左三部细弱，右三部滑大。此系病后失调，肺未清，胃为痰食所阻，而畏饮食。拟平淡药几味服之，自能渐愈痧后。

通州老相公姓胡

六脉弦数，外见寒热往来，间日而作，两额巅顶微痛，舌现黄苔，饮食不贪，小便通调，大便艰涩。此统属少阳、阳明两经疟症之象。今治宜用小柴胡汤主之，加入阳明之药一二味。服之两剂，再议损益可也疟。

柴胡　黄芩　枳壳　知母　花粉　甘草　橘红　杏仁　桔梗　竹青　灯心

尊翁，六脉弦数，身热如烙，舌起黑苔，中脘按之而痛，大便自利，小便赤色。邪热郁伏，值此高年，属在大险。拟方服之一剂，若能稍减，即是生机时感。

石膏八钱　川连一钱　连翘三钱　柴胡三钱　葛根二钱　黄芩二钱　枳实二钱　甘草五分　知母二钱　山栀三钱　竹叶十片　灯心三尺

服之大效。

又，六脉洪滑有力，舌燥唇焦，胸满胀痛，手不可按，口渴无汗。此阳明夹食之候，法宜先用解肌，后议清里可也。

粉葛三钱　石膏二钱　豆豉二钱　山栀一钱半　枳实二钱　甘草三分　薄荷一钱　姜二片

又，初八日晚，诊得右寸关滑大，肝部浮数，腹痛虽平，而肌表之热未退，主解肌清表。

干葛三钱　石膏三钱　桔梗一钱　甘草三分　黄芩一钱　蒌仁二钱　泽泻一钱　丹皮一钱　芦根五分　姜二片

七元泾陶世揆九月，吐酸

呕吐酸水，连饮食俱出酸味，觉刺心而痛，系好饮酒之人，服四帖愈。

茯苓三钱　桂枝木一钱　泽泻一钱　黑山栀姜汁炒，二钱　橘红二钱　苍术一钱半　楂肉二钱　砂仁一钱　甘草五分　半夏二钱　姜汁二匙　铁锈水三匙

三疟之发，由风邪痰饮伏于营卫至深之处，始以散邪为主。若病久又必崇土为先，兼和营卫，脾土健，营卫和，其邪自不能留矣。

炒白术一钱半　嫩黄芪一钱二分，酒炒　归身一钱二分　炒白芍一钱　茯苓一钱半　川桂枝五分　广皮一钱　半夏一钱半　炙草六分　秦艽一钱半　大枣三枚　老姜二片

清晨河水煎服四剂，后去桂枝，又十剂，戒力作，忌发物。

钟狱处陈老老

左胁中痰气结成痞块，按之汩汩有声，服之大效。

半夏姜汁炒，三两　白术土炒黄，一两　上肉桂去皮，不见火，五钱　炒山楂二两　姜黄晒，一两　炒白芥子一两　瓦楞子煅，二两　醋炒青皮一两　广皮括去白，二两　炒茯苓二两　生木香五钱

共制为末，醋打神曲糊丸，如绿豆大，每服三钱，姜汤送下。

——《龙砂八家医案》

姜学山

姜学山（生卒年不详），讳宗岳，字岱瞻，江阴华士人。有弟，字宇瞻，活跃于清代康熙至乾隆时期。兄弟二人同为医者，笃行仲景学派，擅长内科，是姜氏世医第三代传人。华士姜家被柳宝诒称为“吾邑多名医，而华士姜氏为犹著”。曾著《论诊治验》，《龙砂八家医案》收录了《学山公方案》十则，包含了伤寒、时气等治验。

学山公方案

王业侯令政伤寒治验

业侯令政素多郁怒，因产后嗽咳未除，口干喜饮，至春夏之交，忽恶寒壮热，身重头疼，其上则时欲饮水，水入即吐，下则气痛泄泻，小水全无。所服皆柴胡、黄芩、桔梗、竹茹、泽泻、猪苓等药，外热似减，诸症转甚。予忝在相知，为越俎而代庖焉。诊脉两寸浮大，关尺弦数，且闻嗳气频加，并见上气难忍，不得不略陈一二，以辨症定治。大凡伤寒之来，始太阳而终厥阴，在一经则有一经之症，有一经之症必有一经之脉，以符合之。虽其错综变化，自不可执，要不外乎同中察异，所谓“有者求之，无者求之”是也。故有时上病不必治上，下病不必治下，从乎中治；有时上病而反治下，下病而反治上，运用存乎一心。夫当头痛治头，脚痛医脚，遂以毕神奇之用，而称大方家哉！即今外显恶寒发热，头疼吐逆，是太阳表证未解也。喜饮汤水，仍不能饮，非热邪之入里，乃津液结聚于胸中也。肺主气，水出高源。故《经》曰：膀胱者，州都之官，津液藏焉，气化则能出矣。胸中为津液结聚，兼以素多郁怒，遂使肺失其职，不能通调水道，下输膀胱，须开其水饮，达阳和，则上之口干，不治自愈，而下之小便不利，亦多矣。因请立方，遂以小青龙减麻黄、细辛、五味，加茯苓、前胡、紫朴、苏梗、广皮，一剂立效。嗳气未除，两寸尚浮，此气逆上也。再加益智、香附，服后向安。但下午微寒，寒过又热，至天明始退，如是者二日。此客病已去，本病犹存。因用调理脾胃，兼养血分之品，投之乃愈壬寅初夏。

桂枝　白芍　炮姜　炙草　半夏　茯苓　前胡　紫朴　苏梗　广皮

陆绳武令政产后发热论治

产后之症，以补养气血为先，虽有他患，以末治之，所以内热口干者，不得任用寒凉，用寒凉则新血不生，而胃阳受困；头疼恶寒者，不可专行发散，行发散则气随汗出，而精神告匮。前六七日时见脉势涩弱，饮食不入，乳汁全无，频频自汗，以为平素体虚，而产后过伤气血，用阳阴平调之剂，从缓治也。目今寒热时发，神气不清，脉来涩数而弱，左关略旺。大抵皆阳阴二气，自为乘侮，非干外邪所致。其神气不清者，一由于血室空虚，留瘀得以随热势而入；一由于胃阳不固，心神因以随自汗而伤。法宜生血以退热，养气以安神，开胃以加食，乃能全愈也。

俞君爰令郎危症治验

今春三月中旬，周庄俞君爰次子来，述其兄病症危笃，坚请一诊。至则见其面黧神瘁，口噤自合，脉来软弱。沉思半晌，因诘之曰：是病外无六经之邪，内无五脏之患，莫非负重远行，枵腹任劳乎？何厥状之困顿，至于此极也。其家人曰：兴工筑岸，半月来勿得休息，继又到贵镇探视，食生冷难化之物，归至中途，呕吐频作，胃中由是胀痛。三月前服导滞丸，大便行过数次，然终饮食不思，胀痛自若，转觉神气愦乱，今病危矣。原先生有以救之。乃恍然曰：劳苦旬余，过伤脾胃，复食以难化之物，其不能容而吐出也宜矣。一吐则脾胃愈伤，从前困倦之态，始显呈于外。药贵半养神而半和胃，乃能奏效收功。服下二剂，果不爽言。

戈道士劳伤发热咳嗽治验

戈道士，年二十余，先患伤风咳嗽，旬日后，勉力负重，发热卧床，于是口渴痰盛，自汗胁疼，兼下血水数次，微利便黄。前医四剂不效，加以气短食减，来延予诊。予见其面色浮红，三言三止，早已知属虚者半矣。乃诊之，则弦数浮滑，左大于右，一似有余者然，然按之豁如，且不耐久诊，久则手动作振动之势。告曰：乃知内伤外感并发，由下虚而上盛，气怯而神露也。若纯用下气、清热等药，症将不起矣。方用丹皮、花粉、桔梗、桑叶、橘红、薄荷、甘草、茯苓、白芍，加倍灯心为引。一剂热退，二剂气平；再服二帖，去花粉、薄荷，加麦冬、苡仁，遂获愈。

陆久凝三公郎寒热胀痛治验

泗港陆九文昆仲，夙年相知也。仲秋之月，久凝三公郎忽寒热头疼，从胸至腹，胀闷不堪。久文知医，先服解肌消导之剂，不效。来镇相邀，值予在云亭曹氏，乃请承调元往诊。用小柴胡加石膏，头疼虽止，诸症转甚，加以恶心。使者相望于道，适又他出，不得已延余弟宇瞻诊视。云是结胸，主以瓜蒌、山栀、枳实、竹茹、黄芩等药。服后，胸腹愈痛。伊兄允升，躬叩予门。同仲儿寻至慕义庄，飞掉归家，薄暮始得抵彼。病者闻声，欣然曰：先生其救我乎，盖望之久矣！予因思结胸成于下早，否则日久邪陷亦成。今疾作而痛随起，定非结胸，细按右脉，弦中带紧，其间必有寒物阻住升降，以寒凉治之，所以胀痛日甚。况是日阴雨两旬，天时之湿，感召极速，必平胃散加藿香、腹皮、苏梗、半夏、柴胡、乌药，始得破其壅塞。忙服一剂，下咽后恶心顿止，觉腹有声如雷，顷刻胀痛若失，遂能安卧无虞丙申仲秋存案。

苍术　陈皮　厚朴　甘草　藿香　腹皮　苏梗　半夏　柴胡　乌药

蒋天祥令郎伤寒危症治险

蒋天祥令郎，年十三，今秋患伤寒，更数医调治，有用麻黄发汗者，有用石膏泻火者，更有用牛黄、大黄清心行滞者，鲜获一效。后市医以启脾为主，自谓妥当得法矣，亦卒无成功。比及四旬，势病转剧，将治后事。乃延余诊，涕泣哀告，请决行期之早晚，非以望愈也。余观大肉已脱，面赤唇红，时时干咳，午后发热尤甚，六脉浮数，两寸兼大。知其精液被药久伤，肺金为火所烁，是为阴虚阳盛之极。不速治之，必变成痨瘵。虽勿即毙，亦难望愈。所喜者，三部中无弦急不和之状，犹有生机。遂慰其父曰：是病虽重，可以不死。予且勿忧，从前之药，悉属误治，倘能坚信予言，数剂必获全效。方用门冬、青蒿、沙参、秦艽、白芍、丹皮、甘草、薄荷、桔梗、桑皮、橘红。一剂热退，再剂身凉，咳犹未除，去薄荷、秦艽，加五味九粒、石斛一钱。连进四服，气平咳止，即思饮食。是余独有确见，所以立方用药，得心应手，因笔之以志一时之见云。

方裕远政伤寒发痉将危治验

方裕远政，寒热如疟，柳仁和以解肌清热之法治之。数剂后，神昏口噤，手足拘挛。有蔡松涛者，江宁人也。近居吾乡，新与方结为秦晋，迎归调治，见势危急，束手无策，遂辞去。于是，遣使相招。进诊时，力持其手，乃可切脉。观松涛所定药案，议论似是，用药实非，犹以一杯水救一车薪之火也，安能起一生于九死哉！即索笔纸，立书数行，大约谓风、寒、湿三气杂合难解，正虚邪盛，以至此极。当遵太阳刚痉法，用桂枝、天麻、钩钩、秦艽、木瓜，通其经络；茯神、菖蒲、半夏、甘草、丹皮，开其心神。频频灌下，半日人事稍清，三宿手足亦舒。见胃虚神困，加人参、归身，平调四剂。裕远以为无事，不复医治。半月后神呆气滞，语言恍惚，就商于予，为用清心消痰之药，遂获愈。

又伤寒后神呆气滞语言恍惚论治

裕老夫人，秋间患伤寒，濒于死，余为起之，实未全愈也。迄今神呆气滞，语言恍惚，目不停瞬。请约略言之，以定主治之方。《经》曰：言者心之声也。又曰：心藏神。是故心气实，则神完气固，可以虑周万事，而应变无方；可以答对如流，而秩然有序。伤寒之来，津液先耗，邪气内陷，昏愦累日，不语经旬，知清阳之受困者深矣。所以饮食如故，形体如故，而其神明之地，久为余邪所据，生火生痰，已非一日。非有以抉去之，则厚味之人，适足以资盗粮；非有以镇固之，则游子之归，恐难期之岁月。且《经》曰：木属肝，肝能生风，风主摇动，目得血而能视。由此观之，肝气虚，肝血亦亏矣。今当养心补肝，兼以消痰，斯为合法。

沙瓯瞻二媳时气治验乙卯二月

瓯瞻次媳，缪氏女也。缪无子，止生此女，性多躁，久患三疟，春初归探母病，维持而调护之，寒热交作。有程姓蒙师，属在比邻，亦稍知医道，服发散药，热已渐退，连食腐浆、大枣等药，胸前遂觉胀闷，热又复作。乃延余诊，因用和解清导一帖，已自减可。程不思彼体虚，加入三棱、蓬术，嗳气转加，吐痰不已，酌方主和营卫，兼清气化痰，寒热乃止。但汗出过多，反觉恶寒脉细，且所吐者皆清水，而小便全无，少腹肿满。余思脾气又虚之人，土不制水，水泛为痰，土不生金，金难化气，惟纳其气以归肾，燥其脾以培元，则水不患其无制，金不患其失司。遂以五苓散加益智、半夏、广皮、车前，外用杉木皮煎汤熏洗，病即全愈。

六娘娘

胎前寒热，以致小产，去血过多，精困神昏，语言不出，寒热仍来，势亦险矣。勉拟于下小产后。

当归三钱　丹参二钱　茯神一钱半　泽兰一钱　青蒿一钱　炙草五分　炮姜四分　菖蒲三分　浮麦三钱

大效。

得病六七日，转觉头疼壮热，咳逆烦渴，诊脉右滑大，左弦急。此系风热郁遏三阳，当凉解为法风热咳。

石膏　杏仁　甘草　桑皮　前胡　麻黄　薄荷　橘红

——《龙砂八家医案》

姜宇瞻

姜宇瞻（生卒年不详），名宗鲁，字宇瞻，其兄为姜学山，兄弟二人同为医者，笃行仲景学派，尊崇《内经》，擅长内科，是姜氏世医第三代传人。活跃于清代康熙至乾隆时期，其著皆散佚，现仅存两则医案于《龙砂八家医案》。

宇瞻公方案

徐云上令郎忽然吐泻症

吐泻，六脉微弱，面青肢冷，气脱神疲。中气衰而脾阳欲脱，已成慢脾风候，拟参附理中一法。

人参六分　附子三分　广皮八分　藿香六分　半夏八分　茯苓一钱半　乌梅一枚　炮姜三分　陈米一撮

服一帖，去乌梅、参、附、姜、米，茯苓减去五分，加炙草三分、白术一钱半、益智仁五分，三帖全愈。

产后脉涩而数，形羸气怯，腹痛腰疼，潮热心悸。将成蓐劳，症非轻可，宜建中汤。

黄芪　云苓　白芍　甘草　桂枝　枣仁　丹参　广皮　香附　煨姜

——《龙砂八家医案》

姜恒斋

姜健（1734—1793），字体乾，号恒斋，清代江阴人，名医姜礼孙。健继祖业，好学深思，直造仲景之室，广萃群书，兼资博采，按脉施治，洞见症结，他医束手，健治之辄能活。晚年好《易》，于五运六气、阴阳变化阐发甚精，故能投剂如神，决死生不爽，为一时名医之冠，里中业医者，多得其指授。同邑名医缪问从其处得见陈无择《三因司天方》，遂成《释宋陈无择〈三因司天方〉》一书。姜氏著有《本草名义辨误》《三因方论》，已佚。

恒斋公方案

常熟萧宅女

上则喉口糜烂，下则腹痛便溏，病由去秋延及今夏，时作寒热如疟，缘劳心体质，夏气失长，秋冬收藏，今至暑气，为之内伏。今诊脉左尺寸俱紧，右关重按见涩，面色赤黑晦滞，舌苔腻厚黄白。睹色切脉，见症情形，明明肾水郁及丙火，三焦失司宣化耳。河间云：膀胱移热于小肠，膈肠不便，心胃壅热，上为口糜，主以柴胡地骨散。奈病久食减亏虚，虚火易以升动，用药以此为棘手，不获已，小其剂，缓其制以进之。

柴胡去苗、地骨皮，二味等分为末，水一盏，煎至八分，去滓，食前服。每服药末，或二三钱可也。进三服，大效。

门生戚孟扬室胎前痢

龟板　牛膝　炮姜　白芍　炙草　夏枯草　麦冬　沙参　薄荷梗

女人年二十四岁，难产旬日不下，请稳婆割下，割伤内里大肠，以致粪皆从小便出，所喜饮食如故。

真黄绢（如无，以黄茧代之）、猪大肠，二味煨熟，吃猪大肠。如此吃三日，即愈矣。

治血痢

细生地　归身　山栀　白芍　知母　牛膝　薄荷　炙草　荷叶　夏枯草

瘀血不下，用司天升明汤。紫檀、野蔷薇根、半夏、枣仁、青皮、车前子、生姜、甘草，加归尾而下。

刘某口臭，用地骨皮、石决明、牛膝、冬桑叶等愈。

张某肿胀症，用司天升明汤。紫檀、车前、青皮、半夏、枣仁、蔷薇、生姜、炙草、茅术、白术、槟榔、厚朴、防己、生地、泽泻，愈。

肝气痛秘方

制川附　归全　焦白芍　赤苓　陈皮　丹参　远志　制半夏　炙草

内虚热，加川楝子。

彭元瑞，小便不通，姬妾多而服春药之故。案云少年误服丹药，以致小便不通。

金汁芦根汤冲服。

——《龙砂八家医案》

吴　达

吴达，字东旸，号澹园，清嘉庆二十一年（1816）生，卒年不详。壮年因患病误于医，产业因之而废，故发奋学医四十余载。吴氏业医不随习俗，力辟时弊，主张医术“不可不求其至理，而至理究出于辩论”，吴达于《治霍乱赘言》中写到“吾乡柳冠群明经、章履甫茂才，均究心医学，不随俗尚，余尝以《霍乱论》及《温热经纬》赠之”，由此可推吴达与柳宝诒相识，年长于柳氏，柳氏亦在《医学求是跋》中称赞吴氏“其理正而纯，其辨明以晰”。吴达晚年行医于上海，著有《医学求是》一书。

宝山王杏生茂才令似伏暑阳明经证

宝邑真如镇王杏生先生，己卯馆于海上，闻予治病多效，特来访之，一见如故，即订知交。至庚辰九月三日，令郎有疾邀诊，病已数日，服药罔效。余至，见其额痛如劈，汗出如油，身熟如烙，唇燥口渴，目赤鼻干，不寐，小便赤，大便泻，泻时直喷而出，脉象涩数，舌无苔垢。余以为外邪传于阳明之经证，惟脉之涩、便之泄，秋病必夹湿邪。治法先理外邪为急，用白虎、白头翁汤两方合参，增入清三焦而渗湿浊之品。诘旦，先生至寓云：病已尽退，且进粥食，求调理方。余以为外邪暂退，内蕴暑浊决难骤解，一剂而解者，惟春病有之。况邪在阳明经进退，其经达于胃腑，粥食早进，邪必复聚，未嘱戒食，此乃予之疏忽也。固求万药，不得已以清解之法应之。先生归，其病果复作，惟头痛少减。余嘱前方加柴胡，预和少阳，佐以黄芩泄其上火。三剂而外邪解，惟内蕴暑湿未清，余热未净，便泄未止，但泻时不似前之喷溢矣。余改方以轻清宣解之法，应变而施。

延至旬日，病退而尚未能起，群疑病后虚证，拟进补药，先生不能决。乃延淞南世医张君诊，亦视为伏暑未清，万不可补。索阅余方，以为深得治伏暑之法，认路极清，方极稳惬，坚嘱迎余一手治愈。余之得奏全功者，张君之力也。

余见时医见症象错杂，先以险语动人，预留成则有功、败则无过之地。岂知病家闻病之险，有力者即多延医士，共议方药，及群医既聚，藏拙者多，即使有深明症情，别具胆识者，其势亦不肯违众力争，以邀谤议，致症有可治而不治者良多；其无力多延医士者，闻病之难治，束手待毙者有之。果能察脉观色，症情雪亮于胸，断不愿故作险语，以乱病家之心。若胸中本无把握，亦不得不以险语为护身符也。

吁！医术以济人为急，徒思避谤议保名，不愿深求至理，于心安乎？有深悉俗情之友，每以必用权术相勖，余以为此心偶涉于私，诚恐渐没其自有之天良也。然耶否耶？

王姓妇秋时误治证

清和里王姓妇，己卯秋病迎诊。知其前服苦寒而病殆，余用法挽救，胸发疹瘖而平。

庚辰七月请诊，乃发热而服痧药，加以挑刮，忽然大泻，热势极重。询知腹无疼痛而气坠，泻时直射而出。即书白头翁汤，去川连，加淡芩、白芍、丹皮、通草、滑石等。一剂泻止热退。诘朝乃郎至寓改方，调理而安。

此症若用治泻套药藿香正气、六和汤等，不明清三焦、和少阳、泄湿利窍之法，势必延绵床席矣。

李慎三伏暑证

衣庄李慎三兄，庚辰七月请诊。病见发热甚重，而不恶寒，自服苏梗、姜、糖而大泻。脉象沉数有力，右尺独大。缘是年夏令，天无酷热，汗孔常闭，是以秋病卫郁其营，而见但热不寒，与春温之症相似。然热甚不渴，究属秋病夹湿，与春温不同。询其腹不痛而气坠肛门，泻时直喷而出。用白头翁汤，增入二陈，佐以滑石、薏仁之类，因素体有痰湿也。亦一剂而诸恙悉平，明日即请调理。

夫白头翁一方，每利于春温。因春温发热口渴，木火内焚，火先犯肺，大肠为肺之腑，肺急而移热大肠，是以见热泻之症。

今诊秋病，见其但热而不恶寒，热邪亦移入大肠而用之，佐以渗湿利窍诸品，究与春病有别，同中实有不同也。

予谓习医者，于熟玩成方之时，将方中药味一一精求其性，再参悟所列症情，前人因症立方之义，至临证时深究病情，察脉视色，因症用药，求其针孔相对，并不知方之所由来，症自速愈。若并未明至理，但知拘执成方，见此等医方，反以师心自用，未按成法，可慨也已！

刘佑年时邪误成咳血证

辛巳孟夏，义和成药号，刘佑年兄请诊。脉象右涩左滑，右胁胀疼，咳痰呛血，寒热未清，呼吸痛不可耐，病廷旬日。予询其初起时病象，答云初起寒热，右耳后项肿，服前医之药，项肿平而胁胀甚，咳痰见血，咳时胁痛，刻不可忍。予曰：此乃风邪由项后入于风府，郁于少阳之经，而咳血胁痛者，大都药误所致也。出方视之，果川贝、麦冬、旋覆、蛤壳之类。予用薄荷、前胡、杏仁、象贝、紫菀、丹皮、茜根、牛蒡、桔梗、苏叶、柏叶等。两进而血止嗽减，改方去茜根、柏叶，加用半夏、陈皮、苓、草之类。三易方而病如失，调理即安。

盖血症必探其源，断不得一见视为虚劳，骤用补涩。如此症之风邪外袭，误成血症，若不察病情，拘于阴虚火动之见，则病象变更，不堪设想矣。世之因此而误治者，指不胜屈也。

至若劳伤血络，血不循络，而有暴吐之症。仲景有柏叶汤，取柏叶之敛肺，止其血之上溢，艾叶温通血络，使血由络而行，炮姜温其脾土，马通汁又能敛血下行，用得其宜，效速而无后患。世以滋阴降火、凉血止血求效于目前者，岂知血去中虚，气机不运，阴凝之药积于中宫，致离经背道之血瘀结于络，络不得流行，一旦崩决，血之上溢也更甚。中气为阴腻所滞，脾阳不振，无痰之体渐生痰涎。足太阴脾以湿土主令，手太阴肺从令而化湿。肺受湿邪，又增咳嗽，从此肺气窒塞于上，而失其收敛下降之权，肝血郁陷于下，而失其升达上行之性，至春木性怒发而血升，交秋肺气收敛而咳甚。病者信为虚证，愿服补药；医者视为劳损，投以滋阴。体弱者多服滋补药，一二年间，遂成扁鹊难医之症；体强者不过带病延年，余所见者多矣。寓沪以来，遇误治未深之症，每用淡以渗其脾湿，辛以降其胃浊，疏肝木以清风，逐瘀滞以通络，藉此挽回者恒多，用特书之。

朱秀宝热入血室证

辛巳仲秋六日，有宁友屠云甫，谓久安里朱秀宝者，青楼中翘楚也，近得奇疾，请诊之。至则见其仰卧，两人坐于傍，而各执其手，面微红，唇赤色，吻时时辟翕如吮物状，两手时一跃，或左或右，跃则目珠上窜，舌时伸出而自笑。问之则谵语昏沉，但云有人压我。诊其脉，两关搏指，尺寸皆微。舌心苔浊而黄，舌尖红润，口不喜饮。询知前夜偶发寒热，挑痧后即成此症。余以为挑痧不过略伤营血，何至于是？再询知病前一日，天癸已行，今尚淋漓不绝。予曰：是矣，此乃邪入血室也随定一方与之，令连服两剂。诘朝往诊，病人正在酣睡。侍者云：进药至二剂，即诸病退而熟卧矣。诊脉尺寸已起，天癸未止，改用和中养血，调理而安。

客有谓于予曰：朱病之险恶，人皆危之，尔时亦窃为先生恐，而先生不假思索，援笔立书，药进而病遂霍然，殆神乎其技者乎？予曰：无他，不过认症明确，知为邪入血室耳！其寒热之来也，内有暑湿伏邪，被新凉外逼，犯三焦手少阳之经，足少阳被邪阻遏，不得化相火下行，遂致逆乱于上焦，但先一日天癸已至，血室空虚，少阳、厥阴表里同气，是以少阳扰乱之邪，乘厥阴之虚而陷入矣。夫足厥阴肝木，内胎君火，其性上升，合少阳之邪而火益炽，手足两厥阴同气相求，肝、胆二火犯于手厥阴心包之位，是以有惊痫之象。舌为心苗，故谵语、舌伸；心又主喜，火烁胞络故自笑；口唇属胃，木克胃土，故呪嗕不休；目为肝窍，肝合少阳胆火之邪，怒发于上，故目珠上视也。脉见两关搏结，知为邪郁之象。予用柴、芩、芍和解少阳，丹皮泄肝和营，茯神，麦冬、甘草调其脾胃，半夏降其浊邪，重用碧玉散泄湿利窍，以解凝郁，病自解矣。夫伤寒之热入血室也，在六经传遍之后，乃病邪由外传经而入内，唯伏暑之邪，首犯三焦手少阳之经，若血室空虚，其陷入也亦较易。斯证也，倘未明其邪入厥阴，并未知厥阴之邪所由入之理，均未能随时取效也。问者唯唯而退，遂援笔书此。

张葵卿腹痛泻痢证

绪泰杭庄，张葵卿兄，苏垣人也。壬午正月杪请诊，见其面白瘦弱之躯，前有痰喘之恙，今患头痛、发热、少汗、不欲饮水，且有腹痛、泻痢之证。予用桂枝汤加豆卷、杏仁、苓、泽为君，加橘、半、砂仁、姜、枣为佐。一剂汗出热退，经邪尽解，而赤痢未除，少腹疼痛，里急后重，至圊不爽，改用苓、泽、苡仁、车前，重用桂枝、丹皮、焦楂、苁蓉，略佐羌、防、升麻、炙草。两剂而诸病失，翌日亲自来寓，调理而安。

余于此症药进效速，爰有解焉。其人素有湿痰，咳呛气促，乃中阳不足，肺胃上逆之体，兹因春感外邪，发热、头痛、无汗，病邪在经，因内蕴湿邪，故不口渴。虽在春令，较春温之燥火内应者不同，故用桂枝汤加豆卷、杏、陈，仿仲景之法，治其经邪。惟中宫久有水气，今被外邪闭郁，冲突于下窍而痢作，故用苓、泽渗脾湿以清其源，暂用姜、砂以温脾阳，佐橘、半以降胃浊，炙草、大枣以和中。盖脾湿之体，不温中宫，外犯之经邪不易解也。至已成之痢，缘内蕴湿邪，郁其木火而色亦，故易方用苓、泽、苡仁、车前以理脾湿，桂枝、丹皮疏其木火之郁陷，佐羌、防、升麻逆挽其下陷、顺升其清阳，重用焦楂利腑气而消滞，加苁蓉以滑肠，炙草和调诸味以安中，其病自不难治矣。

予于治痢之法，已愈多人，然症之寒热虚实变现不一，果能悟其理而审症明确，投无不效也。

李桂泉腰痛证

泸城桂泉兄，李观察之少君也。患腰痛，至夜痛不可忍，坐卧难安，脉象弦数，两尺空大，舌苔黄燥，素无痰涎。余初用温肾、达木、渗湿之方，未能骤止，缘方中有桂枝、附子，似有畏其燥烈之意；改用通经、理湿、驱风之方，其痛或作或止。后细述因公远出，重受湿邪，偶有房后冒风之事。审脉验症，乃肾寒土湿，风湿留经，因经气阻塞，致有燥火上炎之象。方用阿、归、苓、泽、苡、斛、防己、萆薢、羌、防、桂枝、附子、前胡、川贝、紫菀、麦冬、炙草，两进而愈。法用苓、泽、苡、斛淡以渗其脾湿也；附子温肾寒而通经；桂枝疏肝木；用阿、归滋养者，因肝木已生风燥也；防己、萆薢驱经中之湿邪；佐羌、防以通太阳寒水之经；前胡和少阳，降其上逆之火；川贝、紫菀、麦冬和其肺胃，取其胃阴润下，则肺气自然右降，上飞之火亦有下行之路矣。

马贡三中风证

泸城内红栏杆桥，马贡三丈，仁厚诚朴，君子人也。面苍黑而表实，耳微重听，素日少痰，年已七旬有三，精神尚旺。客秋有鼓盆之戚，事多亲操，不耽安逸。春仲五日，肩舆至寓求诊，忽得偏枯之疾，左手足不能运用。诊脉右部滑大，左手冰冷，脉象沉细。余用理中加附子、桂枝、阿胶、归，芍、羌、防等。两进效如桴鼓，改方仍以前法增减治之。越数日，忽遣价至寓请诊，惟请诊之地，非翁宅也。至则翁迎于舆前，喜形于色，始知翁之弟媳有恙而邀诊也。便索调理之方，随以温脾、暖肾、滋水、清风之药与之。

又令弟妇时邪兼吐蛔证

马贡翁弟媳之恙，初诊其势颇重，发热、头重、无汗、面赤、足冷、呕吐不休、勺水不得下咽，且吐蛔虫，三日不纳谷矣。询知素不服药，前有脾泄之恙，大便不调者三月，脉象弦细而紧。余用仲景乌梅丸意，寒热之品并用，参入小柴胡汤，加浮萍以泄卫气。不觉方列二十余味，令其先服二煎，恐药入仍吐而不受也。诘旦遣人至寓，谓药入尽吐。余嘱其将乌梅咬定齿上，急以前药进。翌日复诊，汗已解而呕吐平，惟寒热未清，少阳经症未罢也。即书小柴胡汤加味与之。越二日复诊，病人云余无病矣，惟有肌肤作痒耳！改用轻清宣解而安。

马贡三寒热证

贡翁忽于三月望前召诊，余疑为偏枯之恙复作也。至则见其仰卧床席，发热汗出，胸脘不畅，身如束缚。询如夜半忽起大寒大热，举家惊骇，疑为重症。余诊脉象鼓指，汗已遍体，知系高年不避风邪，不善节劳所致。病情于将解之时，断不可重用发表攻里之味，宜以轻清和解，泄少阳而肃肺金，兼涤上焦陈腐。药进而病全瘳。数日后，乃郎骏甫兄因他事来寓，谈次，谓贡翁以余为着手成春云！

顾阿庆霍乱证

浦东人顾阿庆，壬午五月，忽得霍乱转筋之恙，上吐清水，下利赤水而带血，腹中气块攻触，痛不可忍，口渴，溺短而赤，饮热汤则腹痛愈甚，两足挛急而疼，外象畏寒无汗，身痛如缚，脉左大右小，两尺皆空，舌苔白腻。此乃内蕴暑浊，外闭寒邪而发。方用苓皮、益元、苡仁、藿香、砂仁、薄荷、柴胡、豆豉、山栀、通草、灶心土煎汤代水。药进热发于外，旋即汗出热退，呕吐俱平。越日雇车来寓云：诸恙已平，惟脐间隐痛，腹中尚鸣，不思纳谷。随书豆豉、山栀、杏、苡、苓、泽、半夏、滑石、柴胡、砂仁、丹皮、元参，调之而平。

余诊此症，见其险恶，以为难治。察其脉不沉伏，亦无弦强不和之形；其右小者，乃气机之不利；中宫既郁，自然两尺皆空。爰将病情细书方首，循脉象症情，因症检药。见其畏寒，拟用桂枝以和营血。既而思之，卫外之气尚闭，内蕴暑邪，必有郁火团结，否则何以热饮而腹痛加甚？至于腹中气块游行，绕于脐旁而鸣，知系木为湿郁而动，动则风火并发，并非食积。身痛无汗，乃外受寒邪，伤其营血，卫气束缚，皮毛偶闭，外无宣泄之机。闪蕴之暑火湿浊，因闭而郁，郁则冲击于中宫，致有挥霍撩乱之作。肺主卫气，乃一身气化之原，肝主营血，为五内生阳之本。肺为寒束，不得下降而制木；肝为湿郁，不得疏泄而生风：是以有两足转筋之症也。惟有重用薄荷泄其外卫，佐柴胡疏解少阳，苓、苡、滑石清上郁而利下窍，藿香、砂仁芳以逐秽，且开中焦郁结，豆豉、山栀有交通水火之义，叶氏以为能涤胸中陈腐，加灶心土镇治中宫脾气，方极平淡，而奏效甚奇。虽其人尚在壮年，未必尽在药力，然病去之速，亦可见立方之妙矣。设若误用寒凉、辛热，发表、消导，药病相左，有不坤吟床席者乎？

大凡霍乱一症，变现无穷，用药早晚各异，临诊必察内外之邪孰微孰甚？症象之现谁实谁虚？若遇虚体，一经吐泻，四肢厥冷，脉沉伏而多汗者，固用理中汤为主。盖外无闭郁之邪，孔窍尽开，中宫大乱，乱后中阳散越无归，将见阳根脱离之症，是以有回阳等汤诸法。若上吐下泻，肢冷脉伏，腹中搅痛，外闭无汗，此乃外闭内郁之症，内有暑火、湿浊、食积等邪，因郁而动，冲突于中，生风生火，而成霍乱之症也。若中宫但有湿寒，而无暑火秽浊，再无外邪闭结，所见之症，不过痛于脐下，肠鸣泄泻，即使胸脘不和，无非恶心上泛。若见吐泻骤作，胸腹烦搅，两足转筋，虽外见肢冷脉伏，畏寒无汗，不可视为虚寒，必察其外邪之重轻，即深悉夫病来之迅速。

盖五行之速，莫如风火。内发之风火，无非中气阻塞，肝胆两火升降无路，故怒发也。此时之泄外闭、解内郁、遂秽渗湿、消滞和中、清火熄风诸法，医当全备于胸中，而为应变之用，断无成方之可拘也。

椿记栈赵客秋燥证

椿记栈赵客，至寓请诊。脉象弦数，舌少苔垢，畏寒畏风，似有战栗之状，面鼻红润，目珠赤色，口不渴，喉间不爽。此秋燥证也，用清燥救肺汤加减治之而愈。时值深秋燥气外逼，略受风寒，卫气一闭，即有战栗之形，外闭者内必郁，郁则火不下降，刑及肺金，则目赤鼻红矣。燥邪外侵，肺气上逆，喉间自觉不利，口不渴者，究系秋病，外燥者内亦有湿，非若春温之木火内动也。清燥救肺汤最为合拍，但必细审加减之法。火甚用石膏，火不甚去之。咳呛有痰加杏仁，去麦冬，或麦冬、半夏并用，阿胶易川贝。若畏寒而有外感，易象贝。痰多则苏叶、杏仁必不可少，阿胶、麦冬断不可用矣。

朱少卿痰火证

轮船朱少卿，至寓求诊。脉象两尺空，两关滑，右寸独大。其体甚坚强，内多痰湿，两目红而头胀，怔忡不寐。余用苓、斛、苡、滑，半、贝、栀、芩、前胡、元参、枳实、生草、桑叶治之而平。盖关滑尺小者，痰郁火飞之象也。火被湿阻，不得下降，上刑肺金，自见右寸独大而目赤矣。火扰于肺胃，肝、胆两火与痰湿相搏击，因见怔忡之证。肺主卫气，肺金受克，卫气不入于阴则不寐。此证如见不的确，误用温补，则痰火益炽；肆用寒凉，则灭其真火；若用滋阴，则助其湿邪。故燥脾、润肺、降浊而导火下行，不易之法也。

金陵吕秋樵孝廉癃闭证

壬午小春既望，夜将半，顾容斋先生命舆邀诊。至则所诊者，乃金陵吕秋樵孝廉也。秋翁患淋沥，医云湿热下注，方有生地八钱，畏未敢服，因自服五苓去桂加制军之方，小溲点滴不通，至晚胀急愈甚，坐立不安，不得已绕屋而行，足不停趾，因延予治。诊其脉尺大寸小，濡涩不调，用胆草、苓皮、猪苓、车前、苡、斛、黄柏、生草，佐以桂枝、防风、羌活、柴胡、杏仁、陈皮，以姜皮、枇杷叶为引。诘朝秋翁乘舆自来，小便通调，淋浊亦止。易以渗湿达木之方，调理而安。

夫淋浊癃闭等证，举世皆用利湿之法，而不思达木。岂知利湿之品，其性趋下，有愈利而风愈闭者。经云：肾司二便，其职在肝。若不达其风木之郁、脾气之陷，下窍焉得通调，湿火何能两解乎？故余用渗湿之品，而佐柴、桂以达木，下陷已结之火，用胆草、黄柏、生草梢等以清之，再得杏、陈利其肺胃升降之气，有不霍然而愈者乎？

周少愚淋沥证

周少愚，湿热淋痛，脉象弦细而数。夫弦为风木之象，郁而生火则数。木火郁于湿土，湿被木火蒸淫而为热；木生风火，不得上升，下注而泄于小便，则成淋浊。其下注者，风之力也；痛甚者，火之郁也。方用术、苓等以理脾；亦用柴、桂等以升木；其下陷之火，用丹皮、栀、柏以清之。两剂痛定，而余沥未清，前方去丹皮，减柴、桂，病如失。

世于湿热证，每每畏用桂枝，以为辛热。不知桂枝乃木之枝干，其性入足厥阴肝经，故肝木之下郁者，必得此以疏通之而上行，不若肉桂辛热，能入下焦，专治寒凝、气滞、血凝等症。两桂相较，其用迥然不同。故有湿郁木火之证，非桂枝不为功。至于风邪伤卫，发热无汗，又用之以和营泄卫。若遇阳明燥甚，内有木火为患，及湿郁火升者，误用之又为害不浅，所宜明辨也。

南浔张书常观察伤寒误治证

壬午仲冬十一日晚，顾容斋先生邀诊令侄倩张君书常兄之恙。诊脉数疾异常，右寸关更甚，发热无汗，喘急气粗，咽喉闭塞，右耳鲜红，口唇红肿，面罩黑如漆，痰中带血，间吐纯红，日泻四五次，粪水直喷，小便短赤，证情危险异常。容翁谓予曰：喉证有药水可保，内病如此沉重，须设法救之。予细究病情，随立方，用青萍以开汗孔，佐薄荷泄头面之火，用青蒿、前胡和解少阳甲木之火，丹皮清风逐瘀，疏泄厥阴乙木之火，佐侧柏叶凉降，并助肺金收敛之权，淡芩清其犯肺之火，生草泻火生津，元参清胃热，滑石理三焦下陷之火而利膀胱，川贝、杏仁以利肺气，云苓以和脾土。投剂后，诘朝往诊，汗出热退，喘急亦平，耳红者白矣，舌上现细碎湿黑之苔，邪已外达矣。午前容翁来，告以证象悉平。申刻又至，因见病人熟睡，以为可虑。至晚复诊，病人云：睡醒后觉身体舒畅。盖营卫不和，久已不能熟寐也。十三日早、晚两诊，十四日晚诊，知前方未服；因胃醒思食，喜进浊滞之品，证情反复，仍见发热气粗，用法施治。十五日早诊即平，自此连日皆用疏肝、清肺、养胃、降浊之药，红痰已净，二便如常，已能饱啖。至二十日，先余远迎之费君至矣。二十二日邀予同诊，阅费君第一方，与余相似，惟病人多饮药水，项下日渐肿起。费君以为火退气和，可以不成外症。予观其食饮无碍，按之则痛，乃火毒已结于皮里膜外，决其非溃脓不愈也。月杪费君去，仍服予方。至初三日，余按其肿处，痛甚而顶软，知已成脓。随书代刀散与之。病家以予决其有脓，另延外科，贴以膏药，以为三日可溃。岂意药上不及三时，而溃出之脓碗许。余随用排脓补托之品进之，敷贴之药，外科任之。予惟调其气血，得奏全功。

是证也，初起因外感风寒，内伤饮食，及延予治，已愈两候。阅前服之方，均未用发表驱浊之法，盖泥于夹阴之俗说耳！岂知初病曾见头痛项强，却是伤寒初犯太阳之证。因其体表实阳旺，温燥发散不能容受，平素又饮食丰腆，内有油腥煎炒之气，熏灼肺胃，外邪最易传至少阳，少阳火克其肺金，则喉病矣。未经发表，则风寒裹束于外而遍营血，血郁则发热而向内焚，再进呆滞之药，窒其肠胃，脏腑郁极，内火又向外逼，内外相并，致少阳之火势如燎原。少阳乃半表半里之经，经气行人身之侧，耳属少阳。病人右耳鲜红，乃少阳郁火上飞，不得右降，此其明征也。若外不达表而开皮毛，内不和解而清郁火，渐至精液枯涸，其证不堪设想矣。

予立方时将每味药性注明，并释所以对症之义，至浮萍尤为沪地医方罕见，每有疑畏不敢服者。不知浮萍浮于水面，其性轻清，易开汗孔，内火既郁，而欲求其汗解，非此不能为功。倘以风燥辛温之药，欲发其汗，非特汗不能出，先助郁火之威，故予已屡言之，而于此更明辨以释群疑。所喜者容翁信予之深，毫无疑义，乃能收此全功，故乐得而志之。

嗣书常兄知余有二集之刊，并深赖其赞助云！

吴调梅邻人伤寒误治证

是月念一日，苏友吴调梅兄，邀诊其邻右周姓之恙，年甫成童，病已旬日。其证象与上案张君之恙略同，惟咽喉不肿，且烦躁而时尚恶寒。盖张君乃伤寒失表，火郁少阳；此则病入少阳、阳明，而太阳之证犹未罢也。余于表药亦用浮萍，越日晤调梅兄云：余方已将煎服，适病家有至戚某过之，见方有浮萍，坚执以为不可，另医用珠粉、犀角等味，服后热已轻减。余笑而颔之，不与辨也。越数日，再晤调翁云：已告毙矣。

相与悼惜者久之。

夫浮萍，其性轻清，利于发表，凡内火既郁，外卫未解之证，投之无乎不宜。余已屡言及之，毋庸赘述。特观世俗之医，于荆、防、羌、独、豆卷、桂枝等，则肆意用之，以为发表，迨温燥既投，内火益炽，则又用寒凉以遏之，以至病变莫测。乃用者并不细审病因，见者亦毫不为怪。独于浮萍则畏之，以为同于麻黄，是诚不可解矣。

观于此，而知余治张君之恙，第一方即重用浮萍，时则满座亲朋，罔不欲郑重出之，而卒无有梗其议者，固由于信予之深，而其时病势甚亟，当许助赈及各善愿数千金，活人即以活己，理有固然，特假余手以挽之耳！

张浩卿痰中见血证

张浩卿，浙人也，癸未春来诊。脉象右关独大，已知肺胃之郁；舌苔白腻，痰多咳呛，偶有带血，胸中懊浓莫名，乃劳伤脾土，浸生痰涎；土湿则木郁，春令肝木发荣，郁则生火而冲动络中之血，火既上炎，刑及肺胃，则胸中懊怅。治以理脾湿为主，降胃、肃肺、和火、通络，均佐使之法也。方用苓、斛、苡、滑淡渗脾湿，半夏降其浊痰，炙草和中，加丹皮泄木清风，疏其络中之瘀，茜草通其离经背道之余血，杏、陈润肺利气，助其下降之权，浮火克其肺金，朋淡芩清之，再用前胡开少阳相火下藏之路。欲其脾旺胃和，肺敛而络无留瘀，火降而血自归经。服至十剂，诸恙尽平。

俞惠斋温热证

俞惠斋，癸未四月来诊。右寸关滑数，舌苔薄白满布，舌本边红尖赤，头胀畏寒，发热多汗，口燥面红。症因外感风邪，病于春末夏初之时，内有木火相应，实为温热，是以脉见浮滑洪大，毫无紧象也。议用凉营泄卫法。方用薄荷清在上之风邪，青蒿、前胡和解少阳内郁之火，佐白芍平木面和中北之阴；元参、连翘、麦冬清上火而保肺胃，盖温热之邪，无不犯及肺胃也；丹皮清木火而熄风，生草和调诸味；引用姜泄其卫，枣镇于中。服之旋愈。

华韵香痰血证

顾寿康丝栈，华君韵香，初夏就诊。脉象右关独大，舌苔白腻，舌质淡红，痰多咳呛，血现痰中，胸中懊侬，莫可名状。余以为多思伤脾，脾上湿郁，湿郁则木郁，肝木性不受郁，郁而怒发，怒发则生风火，风火冲突，犯及络中之皿，故血见于痰中，火发于上而刑肺金，甲木不降而克胃土，则胸脘失其冲和，而胸中懊侬，右关之脉独大矣。盖谷入于胃而传脾，脾气输谷精于肺胃，化气血而散布诸经，由经及络。经谓阳络伤则血上溢，所谓伤而溢者，缘血不能循络而行，则络伤。用苓、术燥脾，杏、陈润肺利气，成其收敛下降之功；上有浮火烁肺，用淡芩清之；前胡开少阳相火下行之路，意在燥脾、和胃、降肺。俾络无留瘀，血尽归经而已。

余于血症，不惮反复烦言，因每见治血者，多以为火盛，骤用寒凉，当时血亦暂止，迨离经之血凝结不解，渐至气道日窒，肺气不降而生痰，相火不藏而上燥，不悟其理，再用滋阴，遂成不治者，指不胜屈。故又书此案，而不厌重复焉。

张惠昌痰血证

浙宁张惠昌，四月下旬就诊。自述去秋痰中见血，申地名医求治迨遍，至正月即吐纯红，旋服止血之药，血已暂止，午后寒热交作，热退无汗，黎明冷汗极多，咳痰不爽，声喑气促，两胁拘挛而痛。持所服医方甚多，余亦不暇检视，盖不阅已可知也。病情至此，变端百出，医者病者，皆以为宜于用补。人以为虚，余以为实，非实也，乃气道之闭塞也。脉象弦数，细而无神，一派郁象，不得以为虚也。舌上薄白之苔，湿而不浮，乃郁象之明证。苔如地生之草，中气调和，苔必升浮，不至紧闭也。两目白睛已现红黄之色，岂非少阳郁火，干犯肺胃。盖阴阳之升降，在子午之时，气道被补药填塞，升降不得自如，寒热因作于午后；黎明乃寅卯之交，木气当权，木气升于子位，故冷汗出，木为心火之母，汗为心之液也；两胁乃肝胆游行之路，升降窒塞，故拘紧而痛；甲乙两木之火，升降不调，郁于少阳，而克肺胃，肺胃之气不得下降，自然痰出不爽、气促声嘶矣。

病至此，颇非易治，但其人体瘦，颇类木形，本质火旺，尚能纳食，症情之重，究为药误，故立方以治之。因此而忆及苏城潘友庄兄，游沪时，谈及曾患血症。余问所服方药，友翁云：寒家列祖相传，惟血症不准服药，故至今未发。予笑曰：诚哉是言！余设医于市，遇问病者，每以不服药为中医相诫。盖一经医手，得其中者，犹或寡矣，能不慨哉！

杨廷兰暑邪证

绍兴友杨廷兰，六月初求诊。病已三日，发热，恶寒，少汗，头重，脘闷，咳呛有痰，大便直泻，小便短赤，脉象濡涩，右大左小。方用薄荷、柴胡、淡芩、砂仁、杏仁、陈皮、半夏、苓皮、苡仁、滑石、秦皮、黄柏、浮萍。两剂诸恙悉平，尚有微咳，易方清肺而全。

大凡脉之右大左小者，无不由于少阳相火熏蒸肺胃也。遇痰喘之症，其象必见浮滑，火升不得降也。惟暑邪之症，每见濡涩，暑必夹湿也。

白头翁汤一方，春温之木火犯肺，肺急，移热于大肠，而见泄泻，用无不验。因春温木火内蕴，故用川连。今仿此意，用薄荷清其头面，不用白头翁，而用柴胡和解少阳，淡芩救肺，砂仁逐秽，热邪陷于庚金，用秦、柏清之，杏、陈治上逆之呛哕，半夏降胃浊之上泛，暑必夹湿，与春温之燥火伤液者不同，必用苓皮、苡仁、滑石清上渗下，加生草和中，引用青萍以泄外闭，外解即内平，治效颇捷。

窃见世之治暑者，见外有寒热，兼见泄泻，以为表里同病，不易立方。不知苟明其理，效如反掌，何尝有伏半年之说哉？

姜巽甫误服热药证

老闸养德堂药铺，姜巽甫病，六月二十八日，老介福绸号叶月槎兄代邀往诊。病因宝善街火警，早起受寒，又啖瓜果，以致腹痛，挑痧后，手指麻木。邀孟河医治之，方中用川朴、丁香等味，初进水泻，继而便溏，再进而大便硬结矣。第三剂仍用丁香等味，并未审太阴之湿已去，而阳明之燥将作也。服后烦闷异常，内火益炽。另请沪上所称名医者治之，方首即书云湿温夹暑夹阴，有发为斑疹之虑等语；且有鸽麝熨脐之法，方用附子理中丸，兼北细辛等味。服之面赤气粗，两足如烙，证益加剧，始经予诊。予笑谓之曰：此症乃药病，非真病也。与一清解方，嘱其连进二剂，可向愈矣。越二日，早晨，予正应门诊，而巽甫至，亦即就诊。予因一面之故，已不能记忆，犹询姓氏，渠乃微哂曰：余即昨日请诊之姜某也，先生竟忘之耶？顷间叶月翁亦至，相与一笑云！

医术以效为常，此案本不足存，且近于扬人之短，非吾素愿。惟学术粗浅者，认证不清，往往有之，岂有负一时之盛名，而阴阳背谬，一至于是乎？医为仁术，为之者宜何如慎之又慎耶！

青浦吴有君误药兼受暑湿证

吴有君，青浦人也，七月下旬就诊。脉象模糊，舌苔白腻，询其平素，不喜茶饮，口淡无味少纳，本太阴湿郁之体，客岁九秋，忽患衄血齿血。此乃深秋燥气外侵，卫闭营郁，内有暑湿积中，阻塞相火下纳之路，火克肺金则衄血，火扰膻中则齿血。延医一派滋凉，遂至独邪愈结，而上升之火愈不得降，故至期年未瘳也。兹届新秋，酷暑犹复炎蒸，必用清暑渗湿以治其本，和火逐瘀以治其标，中气和而疾可愈矣。即以苓、苡、斛、滑、半夏、橘皮、元参、白芍、丹皮、麦冬、茅根、柏叶投之血愈。

此案本无可志，因血症而用滋阴之剂，几于千乎雷同，故又书此以说明之。

马春源暑邪证

马春源，六月就诊。脉象左涩右滑，舌苔黄浊，寒热往来，微汗，头胀，脘闷，口渴，溺赤，四肢酸软。盖湿郁于中，则左脉濡涩；火郁肺胃，则右脉数滑；邪犯少阳，则见寒热；湿浊迷漫，则头胀、脘闷；胆木不降，三焦火陷，则口渴、溺赤矣。用轻可去实法，所谓治上焦如羽也。大凡暑邪初起，将成暑疟，必用轻清泄浊，和解少阳。此症三易方而愈。药用薄荷、青蒿、前胡、云苓、杏仁、花粉、苡仁、象贝、通草、滑石、生草、荷叶边等味。易方宗此增减。旬日之后，食饮如常，来求调理。余告以年轻体旺，元气已复，毋庸求药。彼亦欣喜而去。

闻沪上时医有言：医者但知治病，不知骗病，其术必不能行。余谓人以病来，我以术应，果能应手取效，何快如之。若因循玩误，以售其欺，居心尚可问耶！

陈友卿三阴久疟证

陈友卿，脉来虚大，舌苔白腻，质有裂纹，久疟伤中，脾不统血，偶吐鲜红，右胁有块，将成疟母。立法理脾降浊，和解少阳而逐瘀结。方用醋鳖甲、鳖血柴胡、云苓、麦冬、归身、丹皮、延胡、半夏、杏仁、陈皮、炙草、夏枯草、侧柏叶。服四剂复诊，脉大已和，惟右尺尚露，盖少阳相火未能蛰藏也；疟母已消，足肿亦减，寒热干咳气促俱平。深喜三阴疟缠绵八阅月，已有愈期，续求调理。药用参、斛、苓、草、杏仁、麻仁、陈皮、丹皮、前、柴胡、鳖甲、淡芩、延胡、蒌皮、桑叶、生姜、元枣与之。至第三次就诊，诸恙悉平，改用和中法，嘱其饮食调和，毋庸认真求药矣。

余业斯道，每谓人不必求药，且作《补药误病论》。人或视以为偏，不知药能治病，亦能致病，病愈服药，无益有损，且有病人元气未漓，邪退自然正复，未尝服药，病亦向愈者。设病已全去，尚欲求药，无病转足致病，再有误投，必至变病增病，或成为难治之病，岂非不药为愈乎？吾见世之本无大病，因多药而误成病者实伙，故不惜谆谆告诫焉！

室人霍乱证

癸未六月，天时酷热，余侨寓海上，房屋逼窄。荆人拘守楼头，多受暑热，晚间天台纳凉，饱受风露，素体腠理紧密，从无点汗。初九日忽患水泻，自早至晚已十数次，畏药而不我告。至戌刻，陡觉心腹烦搅，上吐下泻，身冷如冰，汗出如雨，额间更多，发为之洗，顷刻声喑腮缩，目陷睛圆，足胕筋紫，手心泛红，指起皱纹，左手罗心尽陷，气火上升，两耳聋闭，两足转筋，右足更甚，身冷而自觉甚热，不许住扇，脉象由小而微，至于沉伏，舌苔薄白满布，紧贴不浮。初进人参、苓、连、良姜、附片，服之呕而不受；继进胃苓汤，口稍渴而小便见；再进人参、石膏、知母、粳米、竹叶，加姜、附，吐渐止而口渴，舌苔变黄，尚未浮起，再进而呕吐止，黄苔浮而渴甚，脉象惟呕吐时觉其一露，旋即沉伏。至初十日午后，脉象乃起，因参王氏蚕矢、解毒两方，用蚕沙、苡仁、吴萸炒川连、地丁、益母、银花、连翘、香豉、黑栀、通草、丝瓜络、菖蒲，两剂而平。十一日口渴已止，小便尚少，口泛清涎，乃改用温胆加杏仁、川朴、淡苓、柴胡、碧玉散，至晚小便已通，乃进稀粥。十二日前方减枳、朴，加洋参、石斛、扁豆进之。十三日舌苔腻浊已退，黄色较淡，不欲饮水，仍服十一日方半剂，因其倦怠特甚，再进独参汤加豆蔻、煨姜，诸症悉平。自此多进参汤，调理数日，十七日已能下楼矣。

是症也，余见其危险之象，无可措手，初进连、附，继进胃苓，病势正盛，随服随吐。既而思之，乱者乱也，人身不过阴阳，阴阳相郁，错乱于中，中宫升降之机尽窒矣。余向谓霍乱有汗为虚症，无汗为闭症。今则汗出淋漓，头额更甚，明明气火上飞，不得下降，清窍尽闭，火既刑金，又克胃土，此乃火发之汗，非虚寒之微汗也。观其畏热，开窗不能停扇，其理可知。故用人参白虎以救肺胃，然身冷脉沉，两足转筋，火上飞而下寒，下寒而木郁矣。所谓乱者，原因火不下降，水不上升，阴阳相背而乱于中也。欲温下寒，必以干姜温脾，附子暖肾。肝木生于水而栽于土，木得土燥而水温，顺其上升之性，转筋可免；火必就燥，上飞之火亦因水温土燥而可就矣。药进后，苔黄，口渴。《金匮》云：呕吐渴甚，甚呕必止，因肺胃液伤故也。故用轻清宣解之法，而以萸、连、栀、豉交通水火，以司升降之机，地丁、益母凉营，银花、连翘清肺，蚕沙、苡仁降浊升清，通草、丝瓜络通络利窍，无非轻可去实之义。盖大乱初定，一进重药，则偏倚立见，既现口泛清涎，知湿邪未清，必以和中渗湿为调理之治。

余至此，愈信霍乱一一证，竟无成法可拘，必得验表里、察虚实、辨燥湿、别阴阳，洞明症情，用药无一味虚设，庶几投无不效也。

又补己未岁霍乱证

咸丰己未岁，室人因丧女悲郁，天癸不行，起居、饮食如常，疑为有孕。至新秋，偶食西瓜，止泻交作，四肤厥冷，一昼夜大肉尽脱，十指罗心皆陷。予投以参附汤，吐泻渐稀。适有挚友谓予曰：秋病最多伏邪，参药岂可叠进？惑其言，遂停药。至晚，病人自云不起，嘱备后习。予问其胸中如何？但言懊侬，莫可名状。予想如有秽浊，胸腹宜见胀痛；果有伏邪，必见口渴等热象。疑而不决，遂仿景岳进探虚实之法，取熟地二两，浓煎与服。服后安寝，醒后懊侬略平。乃用十全大补，去川芎，加附子，重用参、芪、熟地，大剂进之，渐觉神清气旺。越五日，天癸大行，疑为半产，则悚然惧。知其并无腰痛，乃经行而非半产也，则翻然喜。调理月余，参用数斤，熟地用至四五斤。素有夜热等旧恙，从此悉除。两手指甲，已枯者上透，而下生新，向日瘦骨珊珊者，渐形肥晰，精神壮盛，且能任劳，不啻又一世人也。

是证迄今癸未，已越二十四年。同是霍乱，前在壮年，则纯系虚寒，今渐衰老，则反多实热，病因不同，治法迥异，医其可以成见拘乎？前案书就后，追忆及此，并志之。

门人曹绛人时邪证

癸未中秋后四日，门人曹绛人请诊。病象头重而痛，寒热往来无间，口渴微汗，四肢疲软乏力，不能强起。余定方后，其尊人问曰：此证欲成伤寒大病否？余曰：以脉象、病情揣之，外邪即一时难解，不过成疟；经余早治，疟亦未必成也。越日视之，进药后，已能起矣。余嘱其停药一日，观其少阳经之变现，再议处方。乃诘朝已能自来复诊，虽内邪未清，而外闭已解，略与调理而安。

余之志此，非因效之速而自夸也，实见夫时方之不按病情，惯用劫夺津液之药耳！

沪地五方杂处，行医者不止千人，而所称时名者，四季中但是寒热时症，无方不用豆卷，竟有一倡百和之风；脉案必有谨防发斑等语，服后如其言者，亦十居八九。其有阴津未竭，斑现如云者，虽不至于致命，然气体受亏，复原已觉匪易；若阴液内涸，斑出形如细粟，紧密不散者，一见即成不救。此非症之果欲发斑，实因药误。岂有四季时症，但见发热，即系瘟疫，必至发斑者乎？

夫豆卷，乃麻黄所制，能治寒伤营血之病，仲景治风伤卫用桂枝汤，寒伤营加麻、杏，所谓营病治卫，卫病治营之法。麻黄用于伤寒正病则宜，若春温、夏暑、秋燥，误用于太阴湿甚者，尚属不宜，误用于阳明燥甚者，其害何可胜道哉！况今岁节交白露，犹复酷热异常。语云：秋热伤人。人伤于热，而用治寒伤营血之品，有不逼而为发斑者乎？

余于自夏入秋，遇有时证，察其燥湿火郁之孰微孰甚，治效甚速。因白露酷热，至秋分前两日，天气骤寒，人受秋热，忽被新凉外逼而病发，故病象约略相似。其寒热之来也，如风雨之骤至，头痛如劈，目赤面红，两足酸疼或冷；其重者，或见鼻血，两足瘫软，不能起立。推原其故，缘深秋酷热蒸淫，而又当燥气司权，较夏令暑热多一秋凉外束，暑伏于内，伏则火动，火无发泄；而乱于少阳，少阳之火克其肺金，燥敛之邪侵其外卫，肺气窒塞，有升无降，相火逆升于上则上见热病，肺气不降于下则下见足病。不悟其理，并有称为吊脚痧者矣。

余治愈多人，不过内理其湿，外泄其闭，润肺金，和少阳，再察其燥湿火郁之胜负，随症变通，往往一药而平，曾未见有一人发斑者也。因同时之发斑者实多，余不嫌烦复而再辨之。

马贡三伏暑证

马贡三丈，年逾七旬，数载之间，病辄就诊，皆获捷效，举家信之，谓其有药缘也。笃信之深，得以穷其技耳！中秋后三日来诊，脉象右涩左滑，已见肺胃不和。是岁白露节后，犹有非时酷热，高年吸此蒸淫之气，迷漫三焦，时值燥金司权，外卫渐束，腠理渐闭，闭则内郁，郁则外燥内湿，两不相和而互斗，证见寒热往来、头重、脘闷、咳痰不爽、胸胁吊疼、身痛、溺赤矣。夫三焦乃手少阳之经，少阳受邪，因见寒热、胸闷、溺赤之象；署浊逆郁于上则头重，所谓因于湿者首如裹也；肺乃清虚之脏，浊邪犯之，故生咳呛；手少阳之火既不循经，致足少阳之火亦不得和调而下降，扰乱于肺胃之间，而痰出不爽、胸胁吊疼矣。治以渗湿、肃肺、和解少阳之法。方用苓、苡、滑石，淡渗脾湿而利下窍；半夏、高粱米，降其浊邪；杏、陈、瓜蒌、象贝、淡芩，润燥金而利肺气，且清其犯肺之火；青蒿、前胡，疏泄少阳升降之机；少用生、熟草，和胃安中。服数剂而病如失。此方不犯汗下攻补之弊，看似平淡，实则神奇也。

陈聘臣庶常秋令感证

同乡陈聘臣庶常，癸未秋锦旋，道出沪止。至即过访，因鼻窍不和，涕浊腥臭，嘱予诊治，随药即愈。越两旬，忽发寒热，兼见泄泻，亦两剂而平。愈后谓予曰：设非素信之深，阅方几不敢服，殆以方为不伦也。

予因其木火素旺，乃阳明燥体，偶感外邪，兼有积滞，仿白头翁汤意，时在秋令，爰以青蒿代白头翁，以淡芩代川连，加茯苓以渗脾，薄荷以泄卫，佐楂炭、麦芽以通腑，用秦皮、黄柏清下郁火湿之邪以止其泻。看似不伦，实则丝丝入扣也。因思陈修园之出诊也，遇其家案头有景岳、立斋、《本草从新》等书者，不问其病，即掉头而去。盖泥于补正，则不知搜邪，拘于成方，则不知应变尔！

每见病家延医，一方之出，逐一吹求，以为某药应入何经，某书无此成法，其实未识病源，但拘成见，设方中一二味不合时宜者，遂弃而不用，致医亦不得展其长。于是好为逢合者，必先探病家口吻，择药而施，而病已误矣。因聘翁信余之深，事后而偶辨之，不禁有所感而言此。

李寿山春温少阴经证

五马路英昌照相馆，李寿山兄，年未三十，身面俱长，乃木形之体。病延旬日，前医治以风温之法，而加豆卷等味，药进罔效，病势甚危。余诊脉象，其细如丝，沉数有力，此乃邪传少阴之候；舌干少苔，热重，额间微汗，喉痛甚，喜冷饮，两颧红晕，两耳赤色，唇微肿而燥，口渴，溺涩，善寐，明明病邪已传少阴矣。夫人身病入于少阴，无不是寒，而惟内伤发为春温者，无不是热。缘人身手足两少阴，一水一火对峙，惟水能灭火，故见病是寒。在伤寒则用四逆汤之类，而冬伤其寒水蛰藏之令，发为春温者，木火先盛于内，正在欲发未发之时，一经春风外袭，风火相因而病。初传三阳，腑中之津已伤；传至太阴，脏中之阴告竭；再传少阴，少阴之水立涸矣。余因重用生地，佐以元、丹、麦、芍、知母、天冬、滑石、浮萍、淡芩、花粉、竹叶、蔗皮之类。三日三易方，一以养阴泄卫为主。至第四日，脉象忽起，洪滑而和，喉病先止。第五日，热已退清。七日后，不复求药矣。

此病见其善寐，而不知病传少阴，再进发泄寒凉，欲其发斑，势必咽喉胀塞，火亢水涸，即成败症。叶氏谓温病以存津为主，即是此症。虚谷谓银翘散等方，但治风温时行之症，若冬伤于寒，水不蛰藏之症，则非所宜。此为定论。

青浦潘镜波明经令似干咳证

青浦县潘镜波先生，前年令少君患干咳，诸医视为劳，以为不可救药矣。偶于坊间，得余《求是集》，因买舟至江相访，抵青阳，知余已游沪，即移舟来诊。乃郎年仅十七，瘦弱白皙，身已长成。余谓此乃相火刑金之嗽，因发身而作也。人当发身之时，及于长定，五内运行之火，正值流动充满，升极于上，将下纳于肾中。白嫩之躯，肺金柔弱，火烁其肺，故见干咳，焉得谓之劳病乎？用润肺降火之药，半月全瘳。今岁又来，谓其毕婚后苦志攻读，时患中气不足。余因授以久服之方而去。镜翁颇觉感余，并谓病经余治者，即为有幸。未免誉之过情，惟治病贵能识其原，岂得因其瘦弱，而漫曰虚劳，以误人哉！

张桂亭一家三霍乱证

晋泰杭庄，张君桂亭，秋季深夜请诊。至则一家三人均患霍乱，云因食蟹而作也。余各与一方，投之均愈，毋庸复诊矣。其夫人吐微泻甚，方中用吴萸倍于川连；其令姊泻少吐多，方中用川连倍于吴萸；其令郎呕吐特甚，以温胆汤加味与之：效如反掌。余向谓治霍乱之方，必不可拘于呆法。执理中以为圣法者，每多误事。再有初起慌张，香燥混用者，亦多不治。务深悉其致乱之由及已乱之象，对症发药，手敏心灵，斯为治乱之道，慎勿以其易疗而忽之也！

陈竹坪大善士邀治倪姓童误药证

陈竹坪先生，沪上大善士也。常以活人为心，专治服生鸦片，经其挽救者千百人，遇贫且病者，恒代延医给药，施以钱米，人甚德之。曾诊其夫人之恙，因而识予。癸未四月，邀诊一倪姓童，年甫九龄，因父病，家不举火，乞食于邻，邻人伺以冷粥，遂腹痛、泄泻。沪上有时医子，全未读书，仅执数方以袭父业。以耳为目者多延之，以为名医后，必名医也。被其戕害者，不可胜计。是症适先延之，乃进以发散消导之剂，旋即饮食不进，头汗淋漓，呻吟不绝。问之，但云胸中难受，莫名其状耳。余谓童年并无七情六欲之感，冷粥停滞，乃最易治之证。用参、苓、归、芍，加调气之药，一方而愈。原其头汗出者，误服豆卷发散之品也。再有桂、曲、麦芽、槟榔、枳实，枯肠馁腹，何以克当，必至中气日伤，归于不救，直是无端索其命耳！

余见此君之仅用数方，以应万病者屡矣。欲面规之，窃恐水火不入，故尝为论说，登诸日报，深冀此君见之，知以人命为重也。

王耀廷痰喘证

甲申春季，诚济堂王耀庭兄请诊。诊得脉象浮大无伦，两尺沉伏，舌有薄白之苔，平铺满布，咳痰盈碗，喘息肩耸，喉声呴呴然，气短语言不续，小便点滴不通，起卧均不适，举家惶然。余以为湿痰中郁，外感风邪也。大凡人有外邪感冒，初起必有白苔满布舌边，至于舌边无苔，湿苔在中而毛，此乃外邪渐解，或系久病变象。至于杂症，舌苔变现无定，又不能拘泥，不得与外感初起之舌并论也。此症因时交春令，外感风邪，皮毛闭郁。缘风为阳邪，鼓动营卫，触其当令之木火，风火相击，湿痰在中，又因风火冲击而升，不得下降，以致风、火、湿三邪，共犯肺胃，是以异常喘急，证情危险矣。治法用薄荷、前胡、半夏、杏仁、橘皮、淡芩、茯苓、泽泻、苡仁，石斛、滑石、生草等。一剂平，二剂愈。

宝山人伤寒证

立春后五日，有宝邑人，在沪寓患病。诊得脉紧，无汗，恶寒发热，舌有薄白满布之苔，唇燥口渴，不欲饮水，咳嗽有痰。投以二陈汤，加薄荷、青蒿、浮萍、元参、杏仁、姜、枣，汗解而愈。余见症象，实系伤寒，无奈已交春令，木气正在发泄之时，唇燥口渴之象互见。又值岁气春寒逼人，外寒束缚，而内火必郁，郁则木火更炽，断不能拘于伤寒成法，用麻桂之方。然拘于春温治法，而以养阴忌汗为治，又非所宜。

大凡感症，所见寒热燥湿之象，非特四时不同，人各有异，即历年所见，亦属变现无常。惟有熟读《伤寒》《金匮》、温热诸书，深明其理，再验天时有不正之气，人事有不谨之时，按经应变，立方施治，乃有捷效。若胸有成见，药病相左，每至轻者重，而重者败矣。余因今春所治温病，渴不喜饮，而发热畏寒者恒多，用法既当因时致宜，又必细察症象。特书一案，以明天时人病之不可执一也。

谢松庭令堂中风证

三月下旬，徐萍波先生至寓，请诊谢松庭萱堂之恙。年近六旬，忽患中风，因恼怒伤肝而厥，厥后左半身偏废，不能转侧，口眼歪斜，神识模糊。已服时医一方，方案云谨防再厥，举室惶然。余诊其脉，右三部滑大，左脉虽小，尚觉流利，验其神色，体质坚强，兼夹痰湿，且有外感，决为可治。人皆危之。余用温胆汤加薄荷、苡仁、泽泻、滑石、青蒿、淡芩、前胡等，和中而理少阳。盖少阳为中气之枢纽也。服后外邪透达，发热无汗。余将前方去泽泻、枳壳，加元参、丹皮、浮萍，嘱其服后取粥饮助汗。翌日汗出卫泄，温邪已解，神识亦清，渐思食饮。嗣后每用和中为主，渐进驱风养血、流利经络之品，如归身、白芍、川芎、秦艽、红花、海桐皮、片姜黄、五加皮、苍耳子、紫荆皮之类，相间迭进。至四月中旬，六易方，而起居、饮食如常矣。

此症虽因郁怒内伤肝木，而外有风湿之邪，闭其卫而郁其营，内外相触，以成斯症。余故初用和中，兼转运机枢；继用宣泄外卫，解其表郁；再用和中兼滋养营血、流利经络：得以奏功。是症不用中风成法，桂枝、附子从未沾唇，但验脉象、症情，随意用药，六次之方难以悉记，因志其大略焉。

张叔和观察太夫人中风证

张叔和观察，请诊其太夫人之恙。年已七旬有四，辰起饮人乳一杯，倦怠而卧，忽然动风，口歪于左，舌卷不能言。诊其脉，右寸独大，尺极微，左三部如丝不绝。余诊病，向不肯作险语，此真年高病重，恐难奏功，因嘱其另延高手。叔翁强予为治，勉用理中加化痰、疏木、熄风之品。服后右寸渐平，左脉略起。叔翁孝思纯笃，偶择一鲜花娱亲，太夫人因接而嗅之。知其神识稍清，叔翁喜甚。余谓脉虽稍起，而语言不发，诚恐无功。且风病亦有传经之义，至第六日传至厥阴，恐有变象，不可不防！第五日，右寸脉忽大，左脉忽小，与起病时脉象无异。第六日右寸更大，左脉愈小，深以为虑。后果症象大变，痰涌气脱，至第八日，手足牵引，呼吸渐促，无可挽回矣。

人以中气为主，中气不立，则升降无权。是症偏废在右，而口歪于左。左主升，右主降。若偏废于左，犹可升泄；偏废于右，其根虽在于左，而欲施升降并行之法。其如中气无主，枢机终塞。何前案谢母之症，同是偏废，惟其患于左，而口歪于右，且年周花甲，元气未漓，尚易奏效。兹则中权已伤，余每次往诊，均未许其可治，竟至无可挽回。兹特连类以书之。

倪珊如喉证

五月之望，怡和洋行公和船陆炳章兄，请诊倪珊如之恙。咽喉胀塞，难于言语，诊脉短数，舌苔白腻，寒热头汗，口渴，溺赤，乃肥体多痰，太阴湿盛者。湿郁于中火越于上，故见是症。方用云苓、川斛、花粉、半夏、薄荷、桔梗、僵蚕、白芍、前胡、淡芩、生草、姜竹茹、竹叶治之。两剂喉胀减半，余邪未能尽彻，易方用青蒿、滑石、金果兰（川产）、苦甘草、半夏、薄荷、花粉、桔梗、僵蚕、淡芩、前胡、枳实、竹茹、竹叶。数剂后诸恙悉平。

恒人里热病误药证

六月初九日午后，赵君寅桥，请诊恒人里友人之病。至则见其居室湫隘，床前垂布幔，病人身着夹衣，脉象洪大无根，舌燥唇焦，面目俱赤而神呆。吾谓时正酷暑，病人何堪受此大热？曰：前医谆嘱，斑未发透，不可受寒也。解视其胸，红斑殆遍，且起瘰而灌浆。问其如此酷热，汗出如何？云前日汗出淋漓，今日已无汗矣。且前日口渴异常而溺赤，今日口不渴而溺白矣。缘病已两候，服沪城世医之方，豆卷、生地已十余剂。以热治热，豆卷发其暑火也；以湿治湿，生地助共暑湿也。前日口渴汗多时，急救其阴，尚可挽回，今则内液尽涸，阳已离根，是以汗不见、口不渴、溺不赤，而神呆不语矣。际此酷暑炎蒸，犹畏其受寒，而蔽以幔、衣以衣，不愧为专治伤寒发斑之世医也！

《二集》之刻，其中论说及所志各案，每多辨论发斑之证。非好辨也，实因世医自谓得治伤寒之诀，而未究治温治热之理，一见发热，断为发斑，所用之药，遇热症斑发更捷，自以为灵。发之而阴津未竭，或遇湿重之体、湿甚之年，可望收功，遂乃自鸣得意；发之而遇燥体、燥盛之年，阴津立涸，又以为是年病深，药难救治，并不自知药误，屡多败症，漠不关心。余于两月中，见夫壮盛之体，近则一候，远则两候，发斑告毙者多人，所服之药，并无改易，故不禁又哓哓致辨焉！

陈雨田左半偏枯证

余来申江，寓仪和栈，初欲为游览计，不以医自鸣也。偶见栈壁悬一医生牌，上书“治一切凝难杂症”，误“疑”为“凝”，予甚异之。及询此医，已自申往游武汉，斯道中真无奇不有矣。栈主钱士标，谂余知医，言其外舅陈雨田，患中风已三月，遍请名医，愈治愈剧，因延余治。见其左半偏枯，左手足及半身皆令如冰，寸步不能行动，脉沉痰郁，惟右半身尚温暖，脉亦和滑，以为可治。方用温脾土、暖肾水、降浊痰、清肺胃、升乙木、振中宫。自夏徂秋，服药数十剂。时当酷暑，附子用至斤许，苓、泽等渗湿之品倍之，其余降浊升清、清暑火、利三焦，随症变现而施之，越两月，乃奏全功，步履如常矣。

山东客坠水汗闭证

又有山东茧绸客数人，甫到栈，内一人有重病，发热烦渴，无汗，唇生黑翅，舌木不能动，为延医，辞不治，栈主邀余诊治。知其途中乘舟，误坠于水，因得是证。余曰：易易也。用发散清邪药，分两加倍。余谓齐鲁人体质坚实，与吴越人不同，且症情险恶，立法因循必殆。一药汗解热退，三日后食面饼如常矣。同人因怂恿行医，余因留沪。兹因《二集》刊就，追忆及此，志余在沪之缘起云！

黄心庄伏暑误治证

小南门外陆家滨，黄心庄兄，八月下旬邀诊。年逾不惑，体肥素多痰湿，病已浃旬。初起寒热、呕吐，服药后汗多、热甚、面赤、肌肤甲错，脉皆沉伏，苔现裂纹。病人见汗多而虑汗脱。余曰：此病初起，乃伏暑轻证，若用和解少阳、渗湿降浊，数剂可愈。乃不明秋燥外受，夏湿内伏，火扰少阳，误用表药，是以致此。定方后索前方观之，果用麻黄、桂枝、细辛之类。余用润肺为主，和解为佐，兼理湿邪。两方而脉已起，苔亦平，汗亦敛，两太阳现黑点如细粟。病家问瘰何名？余漫曰：燥瘰也。实则少阳郁火，因服燥药而火上炎，得润肺而养胃之品，燥火透发，现于少阳之位，皮毛之外也。惟木火未平，黎明时尚见发热烦躁，改用凉营、滋木、养胃、清金。两剂而病失，易一方调理而安。

余因时人不求温暑精微，但执伤寒成法，药病相左，误人实多，敝不厌烦复，又志此案。

潘叔仪吐泻证

潘镜波先生，以医相识也。其少君叔仪世兄，年甫弱冠，体质素柔，屡来就诊。今九月中，又偕潘醴翁、金兰翁寓申就诊。脉象濡浮，舌无苔垢，脾阳失运，不饥少纳者，已两旬矣。余初用和中渗湿、鼓运脾阳之法，继增苦辛泄降之品。五剂后欣喜殊甚，食饮多进矣。是夜过半，忽肩舆促诊。来者云：潘客病甚。余殊骇异。至则见其吐泻交作，吐出之水酸秽殊甚，胸腹疼痛，按之有形，畏寒烦扰，呻吟床席，转侧不安。询知至申后，未能节劳，饱啖酒醴腥厚，且食生蟹。兰翁等见此病状，相顾错愕。余曰：此食郁霍乱，不难愈也。但易去者实邪，难旺者脾阳耳！方用制夏、云苓、砂仁、陈皮、焦楂、麦芽、枳实、鸡巨子、雅连、干姜、吴萸，引用百炙灰，药调服。越日金兰翁来云：病已霍然矣。又一日，自来复诊，余邪未清，腹尚微痛，大便尚溏，易方理余邪而兼调理，但脉象尚弦，面色带青，缘肝木扰乱脾土之故。坚嘱其节劳、慎饮食，药饵可以见功，否则内多思虑，外更劳形，饮食不调，中气难复也。人可不慎疾乎？

陈竹坪大善士邀治呕吐证

北泥城桥下，保婴局间壁，有铁作店主，因讼罚锾得释。当被拘时，其赘婿远出，其女情亟，遂服阿芙蓉膏，经大善士陈君竹坪救治而愈，愈后情复抑郁，得呕吐之恙。陈君固乐善不倦者，因其父再三之求，为延医治之，越七日罔效。陈君来余寓，余适他出未面，遂复述之他医，医乃授法其徒往治之，亦不效。陈君仍为之邀余往诊。见前方用旋覆代赭法，是未审呕已经旬，水谷不入，复伤其中气也。诊脉寸大尺伏，乃呕病正脉，且年正轻，体亦实，并无错杂难治之证，惟呕吐不止，浆水不进，进即吐更甚，面赤火升，无汗。时保婴局绅见之，亦以为危。余曰：易治也。用苦辛泄降，兼凉散法。缘证属厥阴，肝木以水为母，以火为子，非苦寒辛热并用，不能和解。其面赤无汗，外卫尚闭，外卫愈闭，内火愈郁，郁甚则火升，而肺胃亦不能降，故用泄卫之品以佐之。药两进而病如失。陈君令其父诣余寓，称谢不绝云！

——《医学求是》

缪　　岐

缪岐（1821—1885），清常熟西徐墅成佳桥（今江苏张家港杨家桥）人，江阴东兴缪氏阚庄派第十八世，字凤山，号柳村。例捐候选布政司理问。承家学，从刘晓山学医，为高秉钧再传弟子，精于疡科。秉承“广行善事，造福桑梓”之志而一心利人，太平天国战争时期挺身而出与起义军头目谈判，保护百姓。其孝友乐善，曾于乡筹建缪氏支祠，光绪九年（1883）捐田五百亩建义庄。喜藏金石书画，精于鉴赏。著有《寿康居方案》《本草津笺》《脉案百例》《缪氏外疡医案》等，其中《缪氏外疡医案》有清代手抄本藏于南京图书馆。

缪氏外疡医案

太阳

郁火上扰，太阳结疔，疔根未化，肿形散漫，脉来郁数，舌苔白腻，于势颇剧，拟以清解。

小川连四分　羚羊角一钱半　黄防风一钱半　粉丹皮一钱半　金银花三钱　赤芍药一钱半　净蝉衣一钱　大贝母三钱　制僵蚕三钱　牛蒡子三钱　焦山栀二钱　池菊二钱　冬桑叶一钱　香薷叶一钱　芦根五钱

龙泉

重感风温上扰，龙泉结疔，疔根未拔，肿形散漫，疼痛势甚，寒热脉弦滑，舌厚白腻，防其加剧，拟先疏解化毒法。

牛蒡　蝉衣　花粉　池菊　大贝　焦栀　制蚕　赤芍　丹皮　连翘　荆芥　防风　茅根

鼻管

鼻管疔毒，根坚肿蔓，脉数舌白，虑有走黄之变。

牛蒡子四钱　荆芥一钱半　金银花三钱　大贝三钱　焦栀二钱　连翘三钱　冬桑叶一钱　鲜沙参五钱　赤芍一钱半　粉丹皮一钱半　花粉三钱　蝉衣一钱　池菊三钱　竹叶廿片

虎须

虎须疔根坚肿甚，脓泄未化，脉来弦数，防其走黄生变。

牛蒡　荆芥　钩勾　大贝　连翘　蝉衣　银花　赤芍　淡芩　焦栀　花粉　丹皮　竹叶

翻唇

翻唇疔毒，已经走黄，热灼头汗，脉左数右沉，势属难挽，勉拟追疔夺命汤为治，冀图于万一。

小川连一钱　防风一钱半　草河车二钱　羌活一钱半　金银花三钱　细辛三分　当归二钱　鲜首乌三钱　青皮一钱半　大贝母三钱　制蚕三钱　泽兰叶一钱　葱白头二个

颧骨痈

重感风温，阳明气化失宣，颧旁焮肿成痈，寒热交作，脉来弦数，恙之成脓象也。拟以清解为治。

羚羊角一钱半　荆芥一钱半　大贝母三钱　钩勾四钱　制僵蚕三钱　丹皮一钱半　赤芍一钱半　牛蒡子三钱　秦艽三钱　夏枯草二钱　连翘三钱　冬桑叶一钱　当归二钱　竹叶廿片

唇疳

暑风上扰，阳明气化失司，唇内腐烂肿甚，脉来弦数，舌根白尖红，此邪热蕴积上焦，治宜轻扬解上。

川石斛三钱　薄荷一钱　象贝母三钱　知母一钱半　益元散三钱　淡芩一钱半　花粉三钱　焦山栀二钱　青蒿一钱半　净连翘三钱　香薷一钱　水芦根五钱　西瓜翠衣一钱

牙疳

风热挟胃火上扰，阳明气化失司，牙龈及上腭腐烂成疳，脉来虚数，舌薄白腻，此体亏质弱，邪热易袭，胃阳易亢，恐延走马疳毒之虑，拟先疏解化热，视其渐松为要。

薄荷　牛蒡　青蒿　连翘　焦栀　知母　花粉　丹皮　石斛　大贝　荆芥　桔梗　芦根

脑门痛

肝阳上扰，颊车漫肿酸痛，脉来弦滑，殊非小恙，拟以疏泄为治。

石决明八钱　羌活一钱半　大贝母三钱　防风一钱半　左秦艽三钱　钩勾四钱　刺蔾三钱　蔓荆子三钱　丹皮一钱半　灵磁石三钱　冬桑叶一钱

口糜

温邪重感，阳明气化失司，口糜舌腐成疳，壮热无汗，渴欲冷饮，脉来郁数，舌白苔腻，症延半月，邪有化火之象，拟以清泄化毒。

生石膏　花粉同薄荷打　牛蒡子　橘红　生山栀　知母　乌犀角　甘中黄　荆芥　连翘心　象贝　竹叶

又少阴阴液不足，阳明胃火有余，邪热郁久太少二阴，口疳腐烂，未能霍然。昨投清解化毒，火逆稍平，秽腐略退，仍从前法增损，方可渐次而愈矣。

生石膏　知母同薄荷打　连翘心　白薇　生山栀　花粉　甘中黄　淡黄芩　杏霜　元参心　灯心

又秽腐已退新肉渐生，胃纳颇可，脉亦安和，症势可冀收功，惟安闲慎调，庶无反复耳。

霍石斛　麦冬　淡黄芩　丹皮　天花粉　连翘　肥知母　蜜炙桑叶　元参　炙甘草　芦根

烂喉痧

体形素亏，近感时温，咽喉红紫腐烂，里热脉数，腮颔蔓肿，头眩掣痛，肝阳亦动，拟以清凉解散，兼佐泄热和阴法。

牛蒡子　焦栀　荆芥炭　连翘　薄荷头　白薇　麦芽　江枳壳　丹皮　玉桔梗　元参　茅芦根

又昨投鲜散泄热法，喜得微汗，上半体赤痧隐约不达。咽喉腐势昨依然，热又不解，脉来弦细而数，舌苔灰黄，渴而欲饮，此正亏邪郁，防其闭闷之虑。

鲜石斛　山栀　甘中黄　连翘　肥知母　荆芥　白薇　川贝母　桔梗　大豆卷　花粉　茅芦根

病经三候，寒热不时，舌尖绛根白。脉来弦郁，咽腭胀痛，君火上越也。胸胀嗳气，肝郁不畅也。津津汗出而热不解，症始发热，经水适至，热入血室也，殊恐营亏液涸火陷之险，从严氏法图之。

羚羊角　青蒿　鲜石斛　淡芩　广郁金　山栀　钩勾　范志曲　青皮　制香附　芦根　竹叶

喉痹

肺火上升，咽喉掣痛成痹，痰黏口干，脉数苔腻，宜清宜解。

鲜沙参五钱　射干五分　桑白皮一钱半　大贝三钱　生山栀二钱　川柏一钱半　知母一钱半　山豆根二钱　连翘三钱　牛蒡子四钱　花粉三钱　广郁金一钱半　橄榄二个　芦根五钱

重感风温，肺胃气化失宣，咽喉肿痛，管外及胸膺并胀，咳逆痰黏，脉来郁数，舌厚白腻，此邪郁上焦，气分蕴遏，尚防变幻，拟先透解，望其渐松为要。

牛蒡　焦栀　豆卷　马勃　象贝　杏仁　射干　甘草　薄荷　荆芥　桔梗　连翘　枳壳　茅根

去春失血，阴分已伤，浮阳亢逆，太阴气化失宣，咽喉结痹，音哑声嘶，气粗痰鸣，脉虚芤，舌粉白，于势非轻，勉方。

清阿胶二钱，蛤粉炒　杜苏子三钱，浸研　杏仁霜三钱　生蛤壳四钱　北沙参三钱　马兜铃一钱半　生甘草四分　净连翘三钱　象贝母三钱　元参心二钱，盐水浸　肥知母一钱半　牛蒡子三钱　广橘红一钱半　枇杷叶二片　水芦根五钱

虚火喉痹，音呖不扬，脉弱苔白，势属棘手之候，拟清滋养阴为治。

清阿胶二钱，蛤粉炒　马兜铃一钱　牛蒡子三钱　生甘草四分　杏仁霜三钱　广橘红一钱半　地骨皮三钱　麦冬肉二钱　玉桔梗一钱　元参心二钱　肥知母一钱半　川贝母二钱，去心勿研　桑白皮一钱，蜜炙　北沙参三钱　枇杷叶二片，去毛

烂喉温痧已逾两候，外喉腭新肉已生，新皮未经全结，痧痕脱皮尽化，六脉虚数，舌薄白于苦，两耳鸣响，良由津液大亏，肝阳亢逆使然，并两足入暮浮肿，是属气虚少运也。然大症愈后最宜细心调理为要，拟清泄养阴法。

鲜石斛　青蒿　石决明　元参　鲜生地　白薇　钩勾　北沙参　刺藜　天花粉　泽泻　川贝母　丹皮　知母

火疖

暑风上扰，头旁发瘰，肿胀而成火疖疮毒，脉数内热，宜清宜散。

六一散三钱　香薷八分　金银花三钱　丹皮一钱半　京赤芍一钱半　蝉衣一钱　钩勾四钱　池菊花一钱半　荆芥一钱半　大贝母三钱　防风一钱半　冬桑叶一钱

重舌

风热蕴袭心脾，舌大肿胀，转掉不仁而为重舌。脉数苔腻，拟先清热为要。

牛蒡子三钱　荆芥一钱半　瓜蒌仁四钱　木通一钱半　炙甲片三钱　钩勾四钱　全虫三只　象贝母三钱　连翘三钱　广橘红一钱　薄荷五分　茅根肉四钱

另用含口药、生蒲黄二钱、五灵脂一两，醋煎。

牙疳

风温郁久，冒火上炎，牙龈碎腐成疳，腹鸣便燥，小水短赤，治以清解化热法。

薄荷头五分　空口连翘三钱　甘中黄八分　焦栀二钱　胡黄连一钱　花粉二钱　知母二钱　瓜蒌仁五钱，元明粉二钱同打　枳实一钱半　六一散五钱　赤苓三钱　元参心二钱　芦根一两

盘头痛

暑风上扰，咽外蔓肿，盘头结痛，寒热脉弦，苔白咳嗽，邪由肺胃，且先疏散治之。

牛蒡子　香薷　鸡苏散　荆芥　粉丹皮　防风　钩勾　夏枯草　杏仁　冬桑叶　枳壳　鲜荷叶

肝阳

肝阳上扰，耳后胀痛牵引头项，口眼歪斜，头额掣痛，治以熄风和阳法。

羚羊角　丹皮　明天麻　钩勾　夏枯草　刺藜　池菊　石决明　防风　连翘壳　冬桑叶

耳后掣痛稍止，口眼亦正，风阳已化之象，仍以前法治之。

羚羊角　丹皮　粉归身　池菊　炒刺藜　钩勾　连翘　象贝母　焦栀　夏枯草　天麻　冬桑叶

郁痰

情忘失畅，木火亢逆，右项结核成痰，面唇麻木，痛痒无知，延绵

一载，脉来虚细，此少阳阳明肝风、痰痹入络，恙之难以痊愈也。拟以泄木和阳为法。

煨天麻八分　灵磁石三钱，煅　大贝母三钱，打　粉归身二钱，酒浸　炒白芍一钱半　广橘红一钱半　二原地四钱，明矾二钱烊炒　蔓荆子三钱　石决明一两，煅　夏枯草二钱　法半夏一钱半　炒刺藜三钱　天葵草一钱半　桑椹子三钱　双钩勾四钱

疬痰

痰疡脓滋渐清，根坚未和，时有掣痛，漫肿不已，皆属营亏痰火逆络使然，除根不易，拟以养阴化痰为治。

瓦楞子三钱　白芍一钱半　粉归身二钱　橘红一钱　夏枯草二钱　牡蛎四钱　钩勾四钱　桑椹子三钱　丹皮一钱半　川贝母三钱　茯苓三钱　冬桑叶一钱

脑后火疳

暑热上扰，脑下结肿成毒，头额窜发火疳疮痍，寒热少汗，防其转惊之虑，拟以清暑解毒法。

夏枯草二钱　荆芥一钱半　大贝母三钱　香薷八分　益元散三钱　钩勾四钱　僵蚕三钱　京赤芍一钱半　当归二钱　净蝉衣八分　连翘三钱　粉丹皮一钱半　冬桑叶一钱

虚痰

阴气不足，风阳上逆肝胆两络，头项结痰，牙咬坚急，头额掣痛，痛引两耳，耳内时鸣，脉来浮弦，舌白痰涎，势非骤效。须怡情安养，可冀静则生阴，阴充而阳渐降矣。

大熟地附子炒　败龟板　夏枯草　肥知母　云茯神辰砂拌　活磁石　左牡蛎　石决明　炒川柏　海浮石　粉归身　蛤壳　炒刺藜　台白芍　松萝茶

脑疽

暑邪挟肝阳上逆，循经入络，脑下偏左焮肿结疽，腐脓稍化，痛势不减，夜不安卧，两脉沉细，痛引头额，时有咽语，渴欲饮少，良由营卫素亏，情志积郁所致。法当泄木清营，解热扶托，冀痛减腐脱为幸，否则恐有变幻。

乌犀角　丹皮　羚羊角　赤芍　炒刺藜　当归　钩勾　川贝母　角刺　云茯神　豆卷　益元散　芦根

脑疽脓腐渐化，根坚漫肿，防其加大加重之虑。

制半夏　当归　炙甲片　制蚕　金银花　大贝　石决明　京赤芍　丹皮　杭菊花　荆芥　鲜首乌　角刺　茄蒂

湿热挟肝阳上逆，脑下偏左结疽，根坚顶塌，脓腐未化，脉虚弦数，舌厚白腻，症届一候，疼痛不已。高年犯此，虑有三陷之变。

制半夏　广皮　江枳实　制蚕　大贝母　当归　角刺　石决明　刺藜　大豆卷　丹皮　炙甲片　首乌　防风　竹二青姜汁浸　茄蒂

又脑疽脓腐渐起，根坚未化，仍虑变端。

羚羊角　川连　金银花　当归　石决明　防风　角刺　炙甲片　刺藜　杭菊花　首乌　茄蒂

发背

发背方届一候，顶高焮肿，根坚散漫，脓稍化，寒热交作，舌苔白腻，姑从清营和解。

豆卷　角刺　丹皮　当归　苏梗　半夏　广皮　制蚕　滑石　银花　赤苓　赤芍　荷梗

发背方届一候，根坚顶塌，脓腐不化，焮肿势甚，寒热脉数，防其加剧，慎之。

制半夏　枳实　老苏梗　角刺　炙甲片　制蚕　当归　大贝母　赤芍　金银花　香附　鲜首乌　竹茹

又发背腐肉已脱，新肉未满，再以营卫并顾。

粉归身　白芍　焦白术　茯苓　炙黄芪　谷芽　丹皮　新会皮　大

贝　制半夏　砂仁　川石斛　芦根

发背腐脱新生，服药断续，致阴液大耗，虚火亢逆，咽喉红赤疼痛，脉细如丝，舌白口甜作腻，于势不妥，附方候裁。

洋参一钱半　黄芪二钱　麦冬二钱　归身二钱　知母一钱半　白术一钱半　茯苓三钱　五味三分　元参一钱半　新会一钱半　白芍一钱半　蛤壳四钱　谷芽四钱　芦根五钱

捧心痈

抑郁伤肝，肝邪乘脾，脾气不能运行，邪气蕴滞上脘，营卫失和，捧心高肿结痈，皮现红色，内脓将成，脉左细右芤弱无力，于势颇重，未可泛视，姑拟和营通络，冀其获效乃吉。

旋覆花　新绛　建神曲　赤苓　制半夏　香附　苏梗　瓜蒌仁　枳壳　延胡索　秦艽　广陈皮　当归　泽兰　竹二青　葱管

乳痈内吹、外吹

风温挟肝阳逆阻阳明胃络，左乳房结核成痈，寒热少汗，舌苔白腻，胸脘痞胀，干恶频频，怀孕六月，诊脉弦滑，湿浊混扰中宫，尚防热增胎堕之虞，姑拟疏肝保胎，佐以和中化气法，冀呕止热减为要。

川楝子　柴胡　青陈皮　枳壳　制香附　茯苓　归身　制半夏　苏梗　蒲公英　淡芩　淡豆豉　橘核　焦栀　竹二青姜汁炒

又前进疏化法，胸脘畅适，寒热亦减，呕恶已止，惟乳核坚硬仍然，皮现红色，两脉弦数，舌边白尖红，口渴少饮，大便不解，系气食交阻，胎火上蒸逆络，恙之消散，势颇艰难，仍宗导滞化痰法图之。

川楝子　柴胡　带叶苏梗　青皮　制香附　大贝　枳实　全瓜蒌　麦芽　制半夏　橘核　蒲公英　刺藜　木通　粉归身　竹茹

又纳增刺穿，脓多热止，用加味逍遥散。

又肝胃不和，嗳气频频，胸膈失畅，乳痈脓溃，硬块未和，仍从泄木和营为治。

老苏梗　归身　制香附　谷芽　瓜蒌皮　枳壳　橘核　川楝子　抚

芎　淡黄芩　白芍　云茯苓　砂仁

湿火挟肝阳上逆阻络，乳房焮肿成痈，脉数苔白，以清营疏泄法。

川楝子　橘核　王不留行　老苏梗　青皮　制香附　当归　云茯苓　枳壳　蒲公英　粉丹皮

又木火未平，风温郁阻阳明胃络，乳房焮赤愈甚，肿势稍宽，寒热不时，症来半月，成脓象也。

川楝子　柴胡　王不留行　青皮　制香附　当归　枳壳　瓜蒌皮　橘核　蒲公英　苏梗　粉丹皮

产后营亏，瘀凝气阻，蕴郁阳明胃络，乳房结肿成痈，按之坚硬，寒热不已，脉来弦数，舌薄白腻，症之恐难消散也，拟和解化滞为法。

川楝子　柴胡　老苏梗　当归　王不留行　白芍　川通草　全瓜蒌　麦芽　制僵蚕　橘核　蒲公英　丹参　制香附　小青皮

产后瘀凝痰阻阳明胃经，两乳房结肿成痈，寒热脉弦细，苔白腻，防其成脓之象，拟以和解化痰为治。

细柴胡　川楝子　炙山甲　江枳壳　全当归　大贝母　蒲公英　童木通　生麦芽　炒青皮　制香附　紫丹参　制僵蚕　全瓜蒌

乳痰

营亏肝亢，乳房结核成痰，延绵两载，时胀时消，脉来弦细，舌薄白腻，宜从养营泄木为治。

川楝子　大贝　制香附　橘核　江枳壳　归身　炒白芍　制半夏　橘红　石决明　刺藜　夏枯草　青皮

乳痰已延两载，今已穿溃，将及成岩，脉虚弦小，舌薄白腻，此症急宜怡情自爱，方可带病延年。

生洋参一钱半　粉归身二钱　台白芍一钱半　大贝母三钱　广橘红一钱半　制香附三钱　川楝子三钱　云茯苓三钱　炒刺藜三钱　石决明八钱　小青皮一钱半　砂仁末五分

肝郁痰阻阳明胃络，右乳房结核，延绵数月，渐渐鸱张，须怡情自爱，不过带病延年。

川楝子三钱　柴胡四分　荜澄茄三钱　橘核三钱　白芥子三钱　钩勾四钱　归身二钱　胡芦巴三钱　白芍一钱半　制首乌四钱　郁金一钱半　沉香片二钱　香附二钱　公英二钱

肺痿

风温久郁，化火刑金，频咳，痰黏带红臭秽，气粗痰鸣，咽喉疼痛，舌干口渴，脉虚细无神，势有棘手之候。

马兜铃一钱半　川贝三钱　荆芥炭一钱　甘草四分　牛蒡子三钱　紫菀一钱半　焦栀二钱　杜苏子一钱半　元参一钱半　莱菔子三钱　杏仁三钱　冬瓜子仁三钱　知母一钱半　米仁三钱　干百合三钱　茅根肉三钱

肺痈

风温久郁，化火刑金，频咳，痰黏臭秽，脉虚数，舌薄白腻，肺痈之款象也。

北沙参三钱　橘红一钱　甜葶苈七分　桔梗一钱　白芥子三钱　紫菀一钱半　杏仁三钱　杜苏子三钱　前胡一钱半　牛蒡子三钱　菔子三钱　枇杷叶三钱

嗜酒伤肺，肺气室痹，咳吐痰血，醒秽稍退，气海疼痛，痛引胁肋，脉虚芤，舌微黄尖红，恙之非旦夕可能取效耳。宜清之泻之，冀能松减为吉。

清阿胶一钱半，蛤粉炒　白及一钱　冬瓜子仁三钱　紫菀一钱半　海浮石二钱　米仁四钱　杏仁三钱　熟石膏五钱，冰糖炒　桃仁一钱半　葶苈子六分　甘草五分　茜草根二钱　川贝三钱　百合三钱　马兜铃一钱半　水芦根五钱

又前进泻肺清滋法，咯血已止，惟咳逆不已，咳多则痰黏带红色，醒秽亦清，脉仍虚细，舌尖红润，此肺肾两亏，痰火未平，再以保肺养阴，摄纳肾气。

清阿胶二钱，蛤粉炒　紫菀一钱半　五味子五分　川贝三钱　生洋参一钱半　知母一钱半　甘草五分　马兜铃一钱半　桔梗八分　南沙参四钱　茯苓三钱　丝瓜子三钱　苏子三钱　芦根五钱

肚角痈

湿食交阻，脘旁板硬成痈，寒热，脉弦滑，舌薄白腻，防其成脓之虑，拟以宣络化滞法。

旋覆花一钱半　新绛八分　制香附三钱　枳实一钱半　炙甲片二钱　延胡一钱半　归须一钱半　山楂炭三钱　木香五分　老苏梗二钱　建曲三钱　焦茅术一钱半　砂仁五分　葱管尺许

大肠痈

病后湿热积滞，肚腹高肿，大便下如赤豆水，脉虚沉伏，舌苔粗白，于势险极。勉方。

小川连四分　木香五分　制香附三钱　山楂炭三钱　焦六曲三钱　小朴一钱　淡芩一钱半　旋覆花一钱半　新绛五分　海金沙二钱　葛根一钱半，煨　益元散三钱　青葱管尺许

肠痈内溃，势非轻恙。

生苡仁五钱　香附三钱　全瓜蒌五钱　归须二钱　冬瓜子三钱　枳实一钱半　赤芍一钱半　焦白术一钱半　桃仁三钱　山楂炭三钱　砂仁五分　佩兰叶一钱

瘀凝浊阻，内结肠痈，已经穿溃，大便脓泄，时多时少，脉弦滑，舌白尖红，须宜慎之。

冬瓜子仁三钱　山楂炭三钱　制香附三钱　桃仁三钱　瓜蒌仁三钱　淡芩一钱半　赤芍一钱半　焦白术一钱半　归须一钱半　粉丹皮一钱半　滑石四钱　赤茯苓三钱　砂仁五分　佩兰一钱

小肠痈

缩脚肠痈已溃，脓来清稀，脉虚弦小，舌光绛，此营卫大亏，胃纳困顿，殊恐滋变，姑拟养营扶胃为治。

川石斛　归身　生黄芪　白芍　大贝母　谷芽　丹皮　新会皮　茯苓　土炒白术　白薇　佩兰叶　砂仁

囊痈

湿热留滞，营卫失和，始起腿胀发泡而痛，继则延及囊张，焮肿成痈，寒热汗少，小水短赤，脉数苔白，姑先和解和营，佐以分利，冀其水通肿退，始可望散。

川楝子　青皮　粉草薢　豆卷　茯苓皮　当归　猪苓　淡竹叶　滑石　甘草梢　泽泻　车前子　通草　麦柴管

素体亏弱，肝肾不足，湿热乘隙入络，肾囊肿胀成痈，少腹攻痛，痛引腿股，甫今月外，痈脓已溃，两脉弦数太旺，舌干红绛，舌根罩灰黄，良由津液内耗，湿邪留滞，以致小水红赤混浊。夜卧不安，尚宜加慎调摄，庶无变幻，拟以扶胃养阴，仍兼宣络，望其谷纳渐增为要。即候高裁。

鲜石斛五钱　茯苓三钱　旋覆花一钱半　新绛四分　粉归身二钱　白芍一钱半　通草三分　鲜生地四钱　谷芽四钱　广橘红一钱　青蒿一钱半　淡竹叶二钱

湿热下注，肾囊结肿成痈，脉数弦滑，舌白腻，拟疏肝导滞法，冀其稍松，可卜金散。

川楝子三钱　柴胡四分　淡吴萸八分　青皮一钱半　龙胆草六分　橘核三钱　通草一钱　粉草薢三钱　滑石四钱　制香附三钱　当归二钱　山楂炭三钱　荔枝核三钱

脱囊

脱囊腐烂已落，脓滋尚多，肿胀不已，脉虚数，舌微红，此湿热渐化，阴液内耗，且从养阴分化为治。

鲜生地六钱　归身二钱　焦白术一钱半　泽泻一钱半　白芍一钱半　丹皮一钱半　茯苓三钱　川石斛三钱　谷芽四钱　制香附三钱　通草五分　淡芩一钱半　砂仁末五分

肛门痈

气虚下陷，肛旁腐烂，肿痛势甚，渐延海底，脉来虚细，难许速效，尤虑成管成漏之虞。

西党参　归身　土炒白术　新会皮　象牙屑　柴胡醋炒　槐米　炙黄芪　茯苓　水炙升麻　粉丹皮　炒白芍　甘草

肛痈大腐已脱，新肉未满，脓滋尚多，脉仍虚细，舌薄白腻，仍虑纠缠，再以升举法为治。

西党参　升麻水炙　地榆炭　白芍土炒　粉归身　槐角　甘草炙　炙黄芪　柴胡醋炒　象牙屑　茯苓　淮牛膝　白术土炒　泽泻　干荷叶蒂

肛痈脓稠渐少，疼痛复加，寒热脉虚数，苔薄白尖红，此虚气虚湿注使然，漏管之渐也。仍宗东垣益气补中法加味图之。

西党参　柴胡醋炒　川萆薢　白术土炒　地榆炭　升麻水炙　槐米　炙黄芪　归身　象牙屑　白芍土炒　新会皮　茯苓　甘草　香砂仁

淋浊

淋浊管痛，小水红赤，治宜分泄。

制生军四钱　川连四分　细生地三钱　萹蓄三钱　粉萆薢三钱　瞿麦三钱　木通一钱半　龙胆草一钱　猪苓三钱　甘草梢五分　滑石四钱　淡竹叶三钱　山栀二钱　灯心卅寸　车前子三钱

鹅肫疳

湿热下注，龟头肿亮而成鹅肫疳毒，脉来弦数，小水赤痛，防其腐烂之虑。

龙胆草一钱　木通一钱半　金银花三钱　猪苓三钱　焦茅术一钱半　柴胡四分　泽泻一钱半　粉萆薢三钱　滑石四钱　车前子三钱　淡芩一钱半　淡竹叶三钱　赤苓三钱　灯心卅寸

广风

触毒延久，遍发广风，唇旁碎烈，未易速痊。

白鲜皮三钱　丹皮一钱半　川石斛三钱　当归二钱　金银花三钱　花粉三钱　连翘三钱　川贝母二钱　赤芍一钱半　黑山栀二钱　土茯苓五钱，洗

少腹痛

气阻邪滞，肝木横扰，少腹板痛，痛引环跳，脉虚弦小，舌薄白腻，防其成痈之虑，拟以温经宣络为治。

川楝子　木香　鸡槟榔　苏梗　童木通　延胡　大桃仁　五灵脂　归须　生蒲黄　香附　台乌药　山楂炭　青葱管

托盘疔

托盘疔毒，脓出不爽，未易速痊。

鲜生地　川连　金银花　丹皮　大贝母　赤芍　当归　地丁草　池菊　甘草节　防风　大豆卷　竹叶

虎口疔

虎口疔毒，脓泄肿甚，脉数舌白，防其走黄之虑，拟清营化毒为治。

鲜生地　淡芩　金银花　丹皮　地丁草　赤芍　当归　大贝母　防风　池菊花　竹叶

湿火腿痈

胎毒挟暑湿下注，腿股湿烂而成腿痈，寒热交作，防其变端。

青蒿　金银花　香薷　大贝母　丹皮　米仁　赤芍　滑石　淡黄芩　萆薢　川通草　当归　竹叶

鹤膝风

暑湿下走入络，左膝漫肿酸痛而成鹤膝风症，寒热交作，脉弦滑，舌厚白腻，防其加剧，拟先和邪宣络为治。

大豆卷八钱　独活一钱半　川萆薢三钱　米仁五钱　川牛膝三钱　秦艽三钱　防风一钱半　炙木瓜二钱　滑石四钱　川桂枝四分　当归二钱　焦茅术一钱半　赤苓三钱　桑枝五钱

流痰

营亏阴寒湿痰流走入络，右腿胯结肿坚硬而形流痰，延已月外，寒热脉数弦滑，未易速痊，宜从温通和络为治。

白芥子　桂枝　炙木瓜　归身　法半夏　白芍　橘红　旋覆花　新绛　焦茅术　牡蛎　制香附　全虫　独活　细柴胡　桑枝

游火

胎毒挟暑湿注脾走络，左膝焮肿散漫而形游火，寒热脉数，宜清宜解，望其窜止肿退为妥。

羚羊角　淡芩　大贝母　香薷　益元散　丹皮　赤芍　黑山栀　连翘　香青蒿　当归　池菊　金银花

脚发背

脚发背腐已脱，新肉未平，脓滋不少，脉虚细，舌白腻，口渴，此营卫大亏，脾阳失健，年老恐难支持，拟清营扶胃为治。

生黄芪二钱　白芍一钱半　粉归身二钱　赤苓三钱　焦白术一钱半　米仁四钱　泽泻一钱半　西党参二钱　通草五分　绵茵陈一钱半　大贝三钱　金银花三钱　砂仁末五分

穿拐毒

湿热下走入络，右拐焮红蔓肿成毒，酸痛不时，寒热交作，治以和解分利。

焦茅术　萆薢　大豆卷　赤苓　左秦艽　米仁　当归　广陈皮　赤芍　黄防风　滑石　川通草

膝疮

鹤膝风愈后，余毒走络，两膝盖及腨臁发穿，皮色紫黑，根脚坚硬，脉虚弦，舌薄白，症之殊难收功耳。

淮牛膝　当归　金银花　白芍　川萆薢　米仁　防己　炙木瓜　大

贝　制半夏　土茯苓木杵

花毒

花后余毒走络，遍体结疡成毒，溃来半月，脓尚未清，腮领处似有成脓，但体质亏弱，最虑窜发，热甚转惊痉厥之险。

小川连姜汁炒　连翘　甘中黄　丹皮　金银花　当归　荆芥　穞豆衣　秦艽　水芦根

游风毒

血枯营热，风湿注皮走络，遍发细瘰，燥痒非常，脉细弦数，舌边白心红，头痛胀闷，营亏肝亢显然，姑拟养营熄风为治。

海桐皮三钱　归身二钱　细生地三钱　白芍一钱半　石决明八钱　钩勾三钱　刺藜三钱　地肤子三钱　秦艽三钱　小抚芎七分　苦参三钱　黄防风一钱半　豨莶草三钱

湿热挟风毒注脾走络，遍发疮痍湿烂，脉来滑数，舌厚白腻，拟以泻热清营治之。

海桐皮　滑石　生绵纹　龙胆草　萆薢　防风　当归　地肤子　丹皮　金银花　豨莶草　羌活　赤芍

重感风毒，面部湿烂而成游风毒症，宜从清化疏泄法。

海桐皮　防风　金银花　荆芥　净蝉衣　丹皮　赤芍　大贝母　苦参　淡黄芩　当归　池菊花

暑风上扰，太阴气化失宣，面部发瘰而成游风，脉数内热，宜疏宜散。

防风　荆芥　丹皮　赤芍　大贝　蝉衣　淡芩　杭菊　苦参　钩勾　连翘　桑叶　西瓜翠衣

重感暑风，脾肺受之，遍发游风疮毒，脓滋尚多，于势非轻，宜从疏解。

海桐皮　羌活　海风藤　丹皮　金银花　赤芍　当归　大豆卷　苦参　川萆薢　滑石　黄防风　豨莶草

疬疖疯

营枯风湿阻痹入络，四肢酸痛成疯，延绵半载，脉虚弦小，症之未易除根也。

制首乌五钱　羌独活一钱半　片姜黄六分　秦艽三钱　制南星七分　归身一钱半　川牛膝三钱　炙木瓜二钱　川萆薢三钱　白芍一钱半　大豆卷七钱　刺藜三钱

营枯风湿痹阻入络，四肢发瘰成风，症虽初起，难许速效。

海风藤　防风　大胡麻　丹皮　地肤子　赤芍　当归　海桐皮　秦艽　焦茅术　苦参　豨莶草　羌活

营亏风寒湿三气袭阻入骱络，四肢节骱酸痛，漫肿而成历节风痹，绵延数载，时发时愈，脉虚弦，舌白腻，恙之除根不易，拟以养营宣络，兼之运湿化痰为治。

海风藤　归身　制首乌　白芍　巴戟肉　桂枝　秦艽　焦白术　萆薢　羌独活　玉竹　川牛膝　竹沥　姜汁　制南星　桑枝

风寒湿三气袭阻入络，遍体四肢节骱中酸麻掣痛而形历节风痹，延绵三月，未易霍然，姑拟温散宣络，兼化湿痰，冀其由渐松减为妥。

制南星一钱　大豆卷八钱　巴戟肉二钱　左秦艽三钱　川桂枝五分　煨天麻八分　羌独活一钱半　制首乌五钱　炙木瓜二钱　黄防风一钱半　粉归身二钱　北细辛三分　片姜黄五分　川牛膝三钱　嫩桑枝五钱，酒炒　竹沥二匙　姜汁二匙

痛风

营亏风湿痹络，两膝及足肿胀酸痛，脉形虚滑，舌薄白腻，宜从宣络养营为治。

大豆卷六钱　秦艽三钱　羌独活一钱半　米仁五钱　炙木瓜二钱　归身二钱　白芍一钱半　焦茅术一钱半　萆薢三钱　丝瓜络三钱　巴戟一钱半　晚蚕沙三钱　桑枝五钱

前进宣络和营，风痹酸痛依然，脉弦滑，舌白腻，究系风湿相搏，

最为纠缠之候，姑拟当归拈痛汤加味图之。

当归三钱，酒炒　羌独活各一钱半　升麻五分　粉葛根一钱　防风一钱半　焦茅术一钱半　泽泻一钱半　茵陈一钱半　炙木瓜二钱　秦艽三钱　川牛膝三钱　白芍一钱半　巴戟肉一钱半　刺藜三钱　桑枝一两　丝瓜络三钱

黄疸

湿热黄疸，四肢浮肿，头痛气逆，势非浅恙，治以上下分清。

桑白皮一钱半　青蒿二钱　绵茵陈一钱半　羌活一钱半　法半夏一钱半　泽泻一钱半　猪苓三钱　蔓荆子三钱　白术一钱半　新会皮一钱半　滑石四钱　大腹皮四钱　豆卷五钱　赤苓三钱　黑山栀二钱　通草五分

流注

流注已行四处，色白坚肿，寒热凛寒，脓已成也，拟和解攻托为治。

大豆卷四钱　柴胡四分　制僵蚕三钱　当归二钱　炙甲片一钱半　角刺一钱　枳壳一钱半　羌独活一钱半　滑石四钱　川萆薢三钱　米仁四钱　左秦艽三钱　延胡一钱半　桑枝五钱

暑邪阻痹入络伤营，遍发流注，已行五处，色白蔓肿，酸痛坚硬，微微日作，恐难全散，姑拟和营温散法。

大豆卷六钱　当归二钱　羌独活一钱半　细辛四分　川牛膝三钱　秦艽三钱　米仁四钱　炙木瓜一钱半　制蚕三钱　晚蚕沙三钱　滑石四钱　焦茅术一钱半　防风一钱半　桑枝五钱

暑邪阻痹入络伤营，遍发流注，已行五处，色白蔓肿，寒热少许，脉弦滑，舌白腻，宜从温散宣络为治。

大豆卷八钱　桂枝四分　羌独活一钱半　细辛三分　制僵蚕三钱　当归二钱　秦艽三钱　川牛膝三钱　防风一钱半　制半夏一钱半　米仁四钱　老苏梗一钱半　滑石四钱　桑枝五钱

湿热相搏，疔毒痹络，遍发流注已行五处，色白蔓肿，防成脓也，拟东垣拈痛汤法加味图之。

升麻四分　羌独活一钱半　葛根一钱　焦茅术一钱半　当归二钱　制僵

蚕三钱　秦艽三钱　防风一钱半　片姜黄五分　延胡一钱半　嫩桑枝五钱

暑邪阻痹入络，腰间及肩骱酸痛而形流注，寒热脉弦滑，舌白腻，宜从宣络和营为治。

大豆卷六钱　秦艽三钱　羌独活一钱半　归身二钱　老苏梗二钱　广皮一钱半　刺藜三钱　法半夏一钱半　滑石四钱　桑寄生三钱　防风一钱半　片姜黄四分　桑枝五钱

气阻湿郁肝肾两亏络，左腰间漫肿板硬而形流注，脉来虚细，舌根白尖红，宜从宣络和邪为治。

旋覆花一钱半　新绛五分　川楝子三钱　苏梗二钱　制香附三钱　杜仲三钱　羌活一钱半　广木香五分　延胡一钱半　炙甲片三钱　秦艽三钱　法半夏一钱半　制蚕三钱　当归二钱

肾俞

左肾俞流疡溃脓渐少，右肾俞复起酸痛，痛引腿股，脉虚细，舌微红口渴，此营卫两亏，肝肾气不宣扬，症之恐难全佳也。

大熟地三钱　归身三钱　淮牛膝三钱　肉桂三分　鹿角胶二钱　炮姜三分　杜仲三钱　制香附三钱　白芍一钱半　广木香四分　麻黄四分，蜜炙　白芥子三钱　木瓜炙，一钱半　桑枝五钱

暑湿痹阻入络，右肾俞色白蔓肿而形流注，酸痛不已，脉来弦滑，舌根白尖红，防成脓也。

旋覆花一钱半　新绛六分　制香附三钱　枳壳一钱半　老苏梗二钱　青皮一钱半　制僵蚕三钱　制半夏一钱半　泽兰三钱　羌活一钱半　大豆卷五钱　左秦艽三钱　当归二钱　桑枝五钱

肾俞流注渐形高肿，内脓已成，脉弦细，舌白腻，以和解攻托为治。

旋覆花一钱半　新绛六分　大豆卷六钱　细辛四分　炙甲片二钱　制僵蚕二钱　杜仲三钱　老苏梗二钱　角刺一钱半　制香附三钱　泽兰二钱　川羌活一钱半　葱管

环跳

先后天俱不足，三阴亏损，络道空虚，风邪阴寒乘隙入络，右腿骱及环跳酸痛，痛引膝骱，脉来虚细，舌薄白腻，拟以温经宣络为治。

川桂枝三分　当归二钱，酒炒　晚蚕沙三钱　秦艽三钱　川牛膝三钱　米仁四钱　独活一钱半　炙木瓜二钱　黄芪二钱　桑寄生三钱　木香三分　嫩桑枝五钱，酒炒

体质亏弱，阴寒风邪乘虚入络，脉络失和，环跳及腿股酸痛，痛引膝骱，脉细小，舌薄白，症之殊难速愈也。拟以温经通络，宣达阳和，仿全生阳和汤加味图之。

大熟地三钱　麻黄三分，蜜炙　制首乌三钱　肉桂三分　白芥子二钱　独活一钱半　木瓜一钱半，炙　巴戟肉一钱，酒炒　秦艽三钱　川牛膝三钱　米仁四钱　鹿角霜二钱　桑枝五钱，酒炒

寒凝湿阻，营络失和，右环跳漫肿坚硬酸痛而形附骨流注，脉来细弦，舌薄白腻，防成脓也。拟以温散宣络为治。

桂枝三分　大豆卷八钱　制蚕三钱　晚蚕沙三钱　独活一钱半　川牛膝三钱　当归二钱　木香五分　炙木瓜一钱半　秦艽三钱　炙甲片三钱　萆薢三钱　焦茅术一钱半　桑枝一两

环跳流注肿势稍退，坚硬依然，酸痛略止，成散未卜也。

柴胡五分　独活一钱半　细辛四分　炙甲片三钱　制蚕三钱　桂枝四分　晚蚕沙三钱　全虫三只　当归二钱　丹参三钱　川牛膝三钱　泽兰二钱　桑枝五钱

络伤湿阻，营道失和，右臀旁漫肿酸痛而形流注，寒热有汗不解，舌薄白腻，脉来弦滑，防其成脓之虑，拟先和营和解。

大豆卷八钱　独活一钱半　焦茅术一钱半　秦艽三钱　川牛膝三钱　米仁五钱　制蚕三钱　炙甲片二钱　萆薢三钱　炙木瓜二钱　当归二钱　晚蚕沙三钱　延胡一钱半　泽兰二钱

流注色白漫肿，寒热，脉弦滑，舌白腻，宜从攻营宣络为治。

大豆卷五钱　秦艽三钱　炙甲片二钱　独活一钱半　川牛膝三钱　米仁四钱　制蚕三钱　炙木瓜二钱　延胡一钱半　川萆薢三钱　滑石四钱　全当归

二钱　泽兰二钱　桑枝五钱

湿温

湿食交阻，痰浊上蒙清窍，神识昏迷，牙关紧急，干恶频频，两脉沉伏模糊，热壮少汗，良由邪火炽甚，热甚生风，深恐陷入心胞，有痉厥之险。勉方速候高裁。

淡豆豉四钱　黑山栀二钱　制半夏一钱半　广橘红一钱半　益元散三钱　广藿香一钱半　赤茯苓三钱　江枳实一钱半　焦六曲三钱　象贝母三钱　石菖蒲汁二匙　姜汁二匙

先用万氏牛黄清心丸一粒、陈胆星三分、石菖蒲汁化服。

昨进芳香宣泄法，颇得神气已清，热势渐止，脉来虚数，左部细小，舌根白尖红，此湿温浊邪由红汗而泄，阳明之余邪留恋，还宜清化育阴，兼彻余邪法图之。

鲜生地五钱　白薇一钱半　黑山栀二钱　连翘三钱　青蒿一钱半　丹皮一钱半　淡苓一钱半　冬桑叶八分　花粉三钱　益元散三钱　茆芦根四钱

气分浊邪未楚，嗳气频频，胸脘失畅脉左小数，右关弦滑，舌心红绛，此秽浊阻遇三焦，气机失化，宜和中开泄上焦，冀气分渐和为妥。

鲜石斛四钱　蔻壳六分　新会皮一钱半　枳壳一钱半　广藿香一钱半　佩兰叶八分　黑山栀一钱半　青蒿一钱半　焦六曲三钱　赤苓三钱　益元散三钱　茆芦根四钱

湿浊留滞三焦，气机失畅，热势时止时作，脉来细小，舌薄白腻，少渴，管节酸痛，热来神识仍觉不清，皆属体弱，浊热不能一时尽化，再以疏和化滞为治。

淡豆豉三钱　苏梗一钱半，带叶　制小朴八分　连翘三钱　佩兰叶八分　蔻壳六分　焦曲三钱　鲜生地四钱，全打　广皮一钱半　黑山栀一钱半　赤苓三钱　益元散三钱　枳壳一钱半　藿香五叶

牙疳

牙疳已经旬外，屡进疏散法，汗尚未得，喉腐依然，脉来细数，舌

白口渴，势防液涸陷闭之险，拟用清解育阴，望其腐去为幸。

羚羊角　鲜石斛　牛蒡子　川贝母　净连翘　焦山栀　甘中黄　玉桔梗　薄荷头　南花粉　青橄榄　水芦根

牙痈

温邪郁久，化火袭入阳明胃络，始起牙痈，溃脓半月，渐形骨槽重症，今诊右脉弦大而数，左脉稍软，舌根黄白尖红，唇干齿板，渴饮冷饮，胃火烁也。头旋目胀耳鸣，虚阳上越也。左颊车胀及耳门，邪郁不彻也。微汗虽得，里热未清，深恐液烁阴伤，有内陷之虑，姑从清解疏泄，冀其肿退纳增为妥。

生石膏三钱　川石斛三钱　羚羊角一钱半　香青蒿二钱　甘中黄五分　净连翘三钱　薄荷头五分，同打　生山栀一钱半　肥知母一钱半　左秦艽三钱　南花粉三钱　青防风一钱半　益元散四钱　元参心二钱　嫩藿香一钱半　嫩香薷五分　水芦根四钱

进清泄和阳法，颇得喉间宽爽，惟龈脚流脓不已，颊车仍胀，牙咬坚急，耳内亦鸣，舌苔边黄心绛，口渴不能饮汤，大便溏泄，脉来右弦大稍和，左脉仍细软，症延已久，形体愈亏，肝阳易亢，邪久恋易于化火，火必上循逆络，唇干齿板，水亏火旺显然，殊恐水涸龙飞脾败神迷之险。

人参须一钱　川石斛三钱　石决明八钱　焦白术一钱半　元参心二钱　炒米仁四钱　骨碎补二钱　玉桔梗一钱　白扁豆四钱　刺蒺藜三钱　左秦艽三钱　台白芍一钱半　益元散四钱　荷叶蒂一个

走马疳

病后余邪郁阻阳明胃络，牙龈腐烂势甚而成走牙疳，形势将及穿唇，棘手之症也。

乌犀角　鲜生地　粉丹皮　西赤芍　天花粉　肥知母　净连翘　焦山栀　甘中黄　双钩勾　香青蒿　象贝母　水芦根

疟后走马疳毒，黑腐臭秽，面颊肿胀，穿腮之象，脉数内热，症之

棘手显然矣。

生石膏　乌犀角　鲜生地　元参心　甘中黄　肥知母　薄荷头同打　小川连　淡黄芩　粉丹皮　焦山栀　金银花　水芦根　篾竹心

囊痈

屡进分利泄热法，肾囊腐烂已止，肿坚亦松，脉数内热，舌根白腻尖红，再以清营化毒法。

龙胆草八分　大豆卷五钱　福泽泻一钱半　全当归二钱　金银花三钱　大贝母三钱　鲜生地五钱　小川连四分　粉萆薢三钱　焦白术二钱　车前子三钱　川通草五分　滑石块四钱　淡竹叶一钱半

肠痈

肠痈延来两月，已今刺泄，脓滋太多。脉虚细小，舌尖光绛，防其虚陷之险。

炙黄芪三钱　潞党参三钱　鲜石斛五钱　土炒白术二钱　粉归身二钱　土炒白芍三钱　云茯苓三钱　炒谷芽四钱　佩兰叶一钱　砂仁末五分

中脘胀

病经半载，中脘渐及张满，两腿亦胀，脉来细小，舌根薄白，此湿热遏阻，难以痊速也。治以分消化湿法。

大腹皮四钱　川椒目七分　桑白皮一钱　广陈皮一钱半　猪苓片三钱　带皮赤苓三钱　焦白术一钱半　白蔻仁六分　制小朴一钱　川桂木四分　广木香五分　福泽泻一钱半　细麻黄四分　大豆卷四钱　生姜皮四分　陈小麦管卅寸

撬舌托腮

伏邪内蕴，凉风外袭，撬舌托腮并发，肿胀势甚，寒热脉数，冀其脓泄乃安。

羚羊角一钱半　海浮石五钱　全瓜蒌五钱　牛蒡子四钱　川木通一钱

双钩勾四钱　制僵蚕三钱　净连翘三钱　焦山栀二钱　象贝母三钱　南花粉二钱　鸡苏散四钱　夏枯草二钱　茅根肉三钱

肺痈

风温久郁，化火刑金，频咳，痰黏带红臭秽，气粗痰鸣，咽喉酸痛，舌干口渴，脉细无神，势属棘手之候也。

马兜铃一钱半　紫菀茸一钱半　川贝母三钱　莱菔子三钱　干百合三钱　冬瓜子仁三钱　牛蒡子四钱　元参心二钱　杜苏子三钱　生甘草五分　光杏仁三钱　焦山栀二钱　荆芥炭一钱半　肥知母一钱半　茅根肉五钱

耳根痈

肝风上扰，颊车漫肿酸痛，脉来弦滑，症非小恙，拟以疏泄为治。

蔓荆子三钱　石决明八钱　灵磁石三钱　川贝母二钱　杭菊花二钱　左秦艽三钱　川羌活一钱半　刺蒺藜三钱　双钩勾四钱　青防风一钱半　粉丹皮一钱半　冬桑叶一钱

骨槽风

营亏肝阳上逆，牙咬酸痛，头眩耳鸣，防有骨槽之变。

制首乌五钱　左牡蛎五钱　粉归身二钱　台白芍一钱半　元参心二钱　左秦艽三钱　石决明八钱　细生地四钱　杭菊花二钱　肥知母一钱半　双钩勾四钱　冬桑叶一钱

腹胀

寒食袭阻，腹中胀满，腹部皮色渐红，大小便不通，脉来细小，舌干无液，势非浅症。

制小朴五分　广桃仁二钱　生米仁四钱　生蒲黄八分　五灵脂三钱　冬瓜子仁四钱　广木香六分　大腹皮四钱　杜红花五分　江枳实一钱半　瓜蒌子仁三钱　带皮赤苓三钱

陈小麦柴管煎汤代水。

疬痰

颈项疬痰延绵日久，脉虚细，舌薄白，内热势甚，疡之殊难霍然耳。

瓦楞子三钱　香青蒿二钱　粉归身二钱　广橘红一钱　刺蒺藜三钱　双钩勾四钱　桑椹子三钱　夏枯草二钱　台白芍一钱半　光杏仁三钱　大贝母三钱　天葵草二钱

曲鳅

络伤湿热下注，左腿委中结成曲鳅，延近一月，已今刺泄，脓色粉红，肿坚未退，治以清营化毒法。

生黄芪　粉归身　台白芍　大贝母　炒谷芽　广陈皮　川淮牛膝　焦白术　川石斛　云茯苓　生米仁　砂仁末

游火疽

游火疽毒，肿甚寒热，疼痛脉数，势防增变，拟先清解化毒治之。

羚羊角　鲜首乌　大豆卷　制半夏　粉丹皮　西赤芍　金银花　大贝母　淡黄芩　净连翘　全当归　广陈皮　姜汁炒竹茹

流痰

流痰溃来月外，浓滋渐少，腐肉未清，治以清解化痰法。

制首乌　焦白术　川石斛　云茯苓　粉归身　台白芍　广陈皮　大贝母　生黄芪　佩兰叶

花毒

花后余毒走络，遍体结疡成毒，溃来半月，脓尚未清，腮颔处似有成脓，但体质亏弱，最虑窜发，热甚转惊，痉厥之险。

小川连　稽豆衣　甘中黄　荆芥穗　粉丹皮　金银花　净连翘　左秦艽　全当归　全芦根

［复诊］用黄连温胆汤。

［再复］呕恶止，寒热退，唯质弱元亏，恐难支持耳。

川石斛　金银花　甘中黄　粉丹皮　净蝉衣　双钩勾　连翘壳　广橘红

烂喉痧

风温时疠，触目口鼻发于肺胃，咽喉肿赤腐烂，身热红痧所由来也，津津汗出，而寒热不解，渴而欲饮，法当辛苦解上，宗河间法治之。

牛蒡子　粉葛根　荆芥穗　玉桔梗　焦山栀　净连翘　淡黄芩　薄荷头　茅芦根

喉腐已退，舌尚红赤，渴不欲饮，脉来弦数，此宫中之热尚恋，丹痧未能尽达，拟清解法，呈政。

犀角尖　鲜生地　粉丹皮　西赤芍　玉桔梗　焦山栀　甘中黄　净连翘　光杏仁　天花粉　茅芦根

痰毒

气滞不宣，项间结核坚硬，耳根肿胀，痛及脑角，治之非易。

柴胡　当归　秦艽　蛤壳　杭菊　海浮石　石决明　桑叶　郁金　竹沥半夏　丝瓜络

疬痰

项间痰核成串，胀及耳根，痛酸并作，系肝郁气滞不宣，宜怡情慎调为主。

细柴胡　海浮石　左秦艽　川贝母　制僵蚕　青陈皮　醋半夏　台白芍　全当归　旋覆花　川郁金　夏枯草

双乳蛾

双乳蛾疡，肿胀寒热，吞咽不下，甫今四日，势防咽闭痰塞之险，极宜慎之。

牛蒡子五钱　淡豆豉五钱　象贝母二钱　前胡一钱半　玉桔梗一钱　竹沥半夏　山豆根二钱　金果榄八分　制僵蚕三钱　杏仁三钱　薄荷头五分

冬桑叶一钱　金锁匙八分

骨槽痈

骨槽痈疡，溃经日久，势难速效。

上肉桂六分　白芥子三钱　大熟地三钱　细麻黄三分　炮姜炭二分　鹿角霜三钱　石决明八钱　粉归身二钱　骨碎补二钱　大贝母三钱　刺蒺藜三钱　制僵蚕三钱　双钩勾四钱

营亏肝阳上亢，颊车酸痛，牙龈肿突，已经脓溃，内有多骨，脉浮弦而数，舌苔薄白，近感新邪，以致咳嗽痰黏，头痛腮胀，纠缠之象也。

石决明一两　刺蒺藜三钱　鲜石斛五钱　穞豆衣二钱　双钩勾四钱　象贝母三钱　左牡蛎四钱　煅龙骨三钱　粉归身二钱　净连翘三钱　左秦艽三钱　牛蒡子三钱　冬桑叶一钱

紫云风

紫云风症，药难奏效。

制首乌六钱　海桐皮三钱　巴戟肉一钱半　苦参片三钱　粉归身三钱　川羌活一钱半　制南星七分　海风藤三钱　川断肉一钱半　左秦艽三钱　刺蒺藜三钱　青防风一钱半　西赤芍一钱半　竹沥姜汁各二匙　桑枝一两

痛风

营亏风湿阻痹入络，右膝骱酸痛，痛引臂骱，延绵日久，防成痛风。

川桂枝　左秦艽　海风藤　广木香　刺蒺藜　全当归　片姜黄　威灵仙　大豆卷　青防风　川羌活　台白芍　嫩桑枝

风寒湿袭阻入络，左膝骱中酸痛，痛引足背俱有肿胀，延来月外，两脉弦数，治以宣络和营法。

羚羊角　川桂枝　桑寄生　川独活　左秦艽　炙木瓜　大豆卷　制首乌　川牛膝　生米仁　青防风　川萆薢　汉防己　全当归　嫩桑枝

风瘰

血枯营热，风湿注脾走络，遍发细瘰，燥痒非常，脉细弦而数，舌边白心红，头痛胀闷，营亏肝亢显然，姑拟养营泄风为治。

细生地　粉归身　小抚芎　台白芍　苦参片　地肤子　石决明　海桐皮　左秦艽　双钩勾　刺蒺藜　青防风　豨莶草

风疹

乳痈已溃，脓滋未清，四肢窜发风疹，燥痒非常，脉来弦数，宜先疏化和营为治。

海风藤三钱　大胡麻三钱　大豆卷四钱　金银花三钱　大贝母三钱　全当归二钱　苦参片三钱　荆芥穗一钱半　青防风一钱半　粉丹皮一钱半　西赤芍一钱半　豨莶草三钱

缠腰游风

温邪挟湿注皮走络，缠腰窜发干游风毒，寒热汗少，舌白苔腻，高年防其滋变。

大豆卷　老苏梗　制香附　粉丹皮　制小朴　青防风　制半夏　范志曲　左秦艽　赤茯苓　广陈皮　炒谷芽

流痰

流痰溃久，难许霍然。

生黄芪　制首乌　云茯苓　台白芍　制香附　生米仁　粉归身　川石斛　旋覆花　甜冬术　川贝母　江枳壳　炙甘草　砂仁末

疔毒流注

龙泉疔毒渐愈，余邪走络；窜发流注，已行三处。酸痛蔓肿，寒热交作，脉来弦滑，舌厚白腻，疡之恐难消散，姑报宣络和营为治。

大豆卷　左秦艽　羌独活　全当归　青防风　广木香　制僵蚕　威灵仙　川萆薢　川牛膝　炒米仁　大贝母　嫩桑枝

牵藤流注又名并足藤

暑湿挟痰阻络，营卫失和，遂发牵藤流注，联结数枚，蔓肿酸痛，内热脉数，防其攻窜增剧。

大豆卷　羌独活　制香附　炙甲片　全当归　炒米仁　旋覆花　真新绛　丝瓜络　小青皮　青防风　泽兰叶　青葱管　砂仁末

流注

流注已行十余处，难免成脓之累，溃后恐有支变。

大豆卷　羌独活　左秦艽　滑石块　广木香　全当归　川桂枝　北细辛　焦茅术　川牛膝　生米仁　制僵蚕　炙甲片　皂角刺　嫩桑枝

络伤湿阻，营卫失和，右腿胯色白蔓肿而形流注，坚硬酸痛，甫今两月，难许消散。

大豆卷　川独活　广木香　左秦艽　当归尾　晚蚕沙　炙乳没　鸭脚草　炙甲片　皂角刺　川牛膝　泽兰叶　川萆薢　制僵蚕　嫩桑枝

流疡痛楚不已，夜不安卧，寒热交作，脉细弦而数，症经匝月，营阴已亏，浊邪上阻入络，坚硬仍然，最虑液烁成脓之险，且拟挟托养胃和营攻逐之品，又须慎之。

潞党参　生黄芪　云茯神　川抚芎　延胡索　全当归　鲜石斛　香青蒿　老苏梗　小青皮　川通草　泽兰叶　左秦艽　晚蚕沙　嫩桑枝

脑疽

脑疽候余，根坚肿甚，寒热疼痛，势有加大加重之象。

大豆卷　川羌活　杭菊花　大贝母　刺蒺藜　全当归　石决明　双钩勾　炙甲片　制僵蚕　皂角刺　粉丹皮　鲜首乌　白茄蒂

附：江阴柳冠群方案

内风

接读手毕，并贵友病原，具领壹是。兹就所述各节条答如左：

提前每遇劳心等事，即头面发热，汗出肢冷，此肝阳不藏，易于浮越之象，肝为将军之官，谋虑出焉。肝阳升则气浮肢厥，本属重证，况用心稍勤，即有头目胀痛等病，皆肝木化火生风，上扰于头之象，用药当以潜阳熄肝为主。近年稍觉劳心，即通宵不寐，亦属肝火不潜所致，每睡偏着一边，即觉胀痛，此肝经络不舒之见端，其甚于左半者，以左属肝经之部分也。其扰及周身者，肝横而肺不足以制之，则升多降少，窜及旁络故也。通观所见各证，悉缘肝木不柔，风阳上越所致。而肝木所以不柔者，则由乎肾水不充，水不涵木，则燥而化风生火，亦理势所必至。调治之道，惟有滋水生木，前人所谓乙癸同源之治，与此症最合。肝气和则胁痛自止，不必泥于寒凉滞络之说。况于滋养中仍可佐通络之品乎？兹就鄙见所及，悬拟一方，仿滋肝潜阳，取乙癸同源治法，呈候少翁裁正。

西洋参　大生地　干首乌　东白芍　左牡蛎　潼蒺藜　刺蒺藜　沧龙齿　紫丹参　湖丹皮　制料豆　广橘络　池菊花　酸枣仁小毛连二分煎汁拌炒　当归须　竹二青

另用濂珠粉，每服三分，空心，临睡用西洋参汤送下。

五脏性情，肾喜温，肝喜凉，古人用药，温肾必兼凉肝，职此故也。承示之证，悉属肝病，其推及肾者，乃阴虚不能生木之病，与肾阳虚而浮越，可用温摄之证，迥不相侔。故拟方以熄肝为主，而不及乎肾。未识高明以为然否？

羚羊角　石决明　大生地　元参心　朱茯神　刺蒺藜　西洋参　甘杞子　制首乌　左牡蛎　穞豆衣　湖丹皮　东白芍　竹二青

神志

惊风入心，痰涎内结，肝木郁而化火，移热于肾，始则悸忡振动，继则如狂如癫，今则神志糊惑，吐沫不已。肾气上泛，廉泉不收，用清心熄肝摄肾化痰之法：

灵磁石煅　代赭石煅　白石英　沧龙齿　左牡蛎　远志炭　小川连酒炒　法半夏　云茯神　广陈皮

另用雄黄一钱、明矾一钱、郁金四钱、辰砂一钱为丸。

病起产后，始则狂笑，继则呆木，瘀热流于厥阴，兼有浊痰蒙冒，病历多年，灵明渐锢，此非轻剂所能奏功。

礞石滚痰丸，每服一钱半，空心，临卧两服。

丹参　桃仁　苏木　降香

右四味煎汁，分二次送丸。

痰火

尊嫂之恙，自属痰火留于肝胆包络所致。惟肌肤干燥，服去痰药反坏。此两层想因阴液耗铄，治痰之药，未免嫌燥烈耳。鄙见用滋肝之药为主，佐以清神化痰，取药品之纯润而不燥烈者用之，或能与病机相合。仿道藏补心法，孔圣枕中丹，磁朱丸，三方复合，呈请采择。

太子参　生地黄　熟地黄　紫丹参　元参心　小川连　远志肉甘草水浸　西琥珀　玉桔梗　大麦冬　川贝母　东白芍　粉归身　沧龙骨煅水飞　左牡蛎煅水飞　灵磁石煅水飞　辰砂末水飞　黑山栀　酸枣仁猪胆汁拌炒　九节菖蒲

共为末，竹沥和姜汁泛丸，辰砂为衣，每临卧服三钱，灯心汤送下。

木火内郁，挟痰涎蒙扰厥阴，神烦语错，肢痉少寐，脉象左关弦搏，右关浮大，病因两厥阴痰火用事，治宜清泄。

羚羊角　鲜生地　山栀仁　丹皮炭　远志炭　紫丹参　元参心　云茯神　净枣仁川连三分煎汁拌炒　川贝母　天竺黄　菖蒲根　竹二青　白金

丸一钱　当归龙荟丸二钱

临卧时竹叶汤送下。

咳喘

前承手示，读悉一切病原，细审贵恙情状，此病盖不在肺而在肾矣。内经所谓内夺而厥则瘖痱，少阴不至者厥也。是失音一证，固有由于肾气之虚者矣。呼吸之气，呼出心与肺，吸入肾与肝，从前多言伤气，勉强提振，吸入之气，不能归藏于肾，肾气日耗，致少阴之气不至于咽而瘖，稍说话即觉吃力，不过因肾气之虚，而无力以下吸耳。至咽痛则吸动，虚火循络而升，故转不觉其虚，盖其病更深一层矣。其看书亦觉吃力者，前人以不能近视，责之水亏，看书则目光专力于近，亦能吸动肾阴故也。作文则劳心，行动则劳形，皆不专关于肾，故于病无增损耳。平日因看书说话而受伤，所损者无形之气，与精血枯槁者不同，故能起居饮食，一切如常，病经久淹，不至摇动其根本也。似此推求，则治肺之药，确与病原不合，其数年服药而不效者，得无以此故乎？兹姑就刍见所及者，拟方录呈，以便采择。

潞党参　大熟地　败龟板　左牡蛎　怀牛膝　潼沙苑　川石斛　巴戟肉　淡苁蓉　天冬肉　枸杞子　菟丝子　车前子　远志肉

咳嗽

承示华君失音病原一纸，再四推度，此证因伤风而起，发言即觉气促吃力，其为肺气之不利可知，看书即心错，动气心火升而肺气不降也。当伤风动咳嗽之时，其因不忌油腻，至热痰胶结，肺窍不利而然乎。否则风邪化热，外为寒气所遏，或骤进冷物凉饮，与痰热搏激，亦能致此，若系大实大虚之证，则绵历年余，必有变动，不应若此之安然也。治疗之法，既非虚证，自不应补，病久肺阴渐伤，更不宜燥，即与清火化痰，似乎中病，而不能疏涤肺窍，则久结之痰，嵌于肺隧者，仍不能化，而音仍不能出也。鼻准发红，即肺有痰火之据，肺痰火壅而肺津渐烁，故喉间喜食清润，而不宜燥辣，延久失治，肺液日涸，亦将致重。刻下忌饮酒以助热，忌食油腻浊厚之物以助痰，再用清涤肺窍之物，制膏常服，俟一月以外，观其效否若何。

西洋参　甜杏仁　苦杏仁　广橘络　南枣肉　白通草　石菖蒲　鲜竹茹　蜜炙百部

右药煎浓汁，滤净六碗，加入鲜生地汁两碗，鲜沙参汁两碗，人乳两碗，白蜜六两，熬至稠厚，入血珀末六钱，川贝末一两二钱，成膏。每用两许，含入口中，细细咽之，用枇杷叶汤过口，早晨、临卧服两次。嫩芦根（去节）泡汤代茶，燕窝汤常服。

涂氏外症遗方

久嗽，脉数大，痰血屡见，防成肺痈，症非易治。

冬瓜仁　山栀仁　白苡仁　白杏仁　桑白皮　象贝母　玉桔梗　嫩芦根

温邪袭肺，化火蕴酿成痈。痈者壅也，痰气醒秽，胸次偏右隐痛，为日已久，调治非易。

葶苈子　杏仁霜　白苡仁　冬瓜子　桃仁泥　玉桔梗　粉前胡　甘草节　嫩芦芽

脉虚数，舌黄，身微热，久嗽咳逆，年老液枯，渐成肺痿，难治。

紫菀茸　杜苏子　大玉竹　冬桑叶　炙甘草　软白薇　南花粉　地骨皮　嫩芦根

怒则肝气逆而血菀于上，章门结块硬痛，寒热脉数，小便短少，咳吐脓血症属肝痈，防其内陷。

旋覆花　新绛屑　酒当归　桃仁泥　炙甲片　广郁金　忍冬藤　降香屑　青葱管

病起微寒热，右胁章门穴隐隐疼痛，延过两月，痛处略肿，而食少便溏，面浮足肿，腰脊疫楚，种种相因而至，两脉沉细，此系脾有湿热，瘀凝积滞，症属脾痈重候。

潞党参　甜冬术　白茯苓　酒归身　大川芎　淡吴萸　淡干姜　广木香　广陈皮　焦神曲

敷药方

川乌片　白肉果　淡干姜　白芥子　乳香末　羌独活　没药末　生南星　当归尾

共为末，每敷用药一钱，酒调熟敷之。

大肠痈疡，已经内溃，喉间臭气，当脐痛硬，下多血块，非轻症也。

酒大黄　酒归尾　元胡索　忍冬花　忍冬藤　全福花　湖丹皮　生甘草

脐之下小肠交结之处，水分穴也，此处作痛，小便色赤，口腻，是湿热内阻，气化不通，防成小肠痈险症，先以疏通为要。

淡吴黄川连三分煎汁炒　川桂枝　小青皮　金铃子　延胡索　黑山楂　福泽泻　淡乌药　赤茯苓　川通草

寒气入于厥阴，湿热随经下注，睾丸肿胀，少腹结硬肿痛，防成缩脚小肠痈症。

金铃子　淡吴萸　江枳壳　当归尾　楂肉炭　粉萆薢　延胡索　小茴香　广橘红　荔枝核　葱白头

遗精淋浊

胃不和食难，少寐心悸，梦泄频频，心肾不交故也，宜清心寡欲为要。

制半夏　炒秫米　酸枣仁　穞豆衣　云茯苓　左牡蛎　金樱子　远志炭　广橘白

［复诊］心肾不交，冲阳上逆，宜静养栽培为主。

大熟地　花龙骨　左牡蛎　白茯苓　净枣仁　沙蒺藜　杭菊花　穞豆衣　白芡实　甘杞子　湖莲肉

久咳不已，三焦受之，不独肺病也。脊背酸痛，时时遗泄，督脉亏也。但脉数无情，恐成劳损，调之非易。

大熟地　山萸肉　左牡蛎　淮山药　粉归身　小青皮　沙苑子　白茯神　金樱子　远志肉　白芡实　白莲须　上青铅

［复诊］肝木犯胃侵肺，脘中嘈杂，嗳气吞酸，咳嗽冲逆，皆水不

涵木之象，遗泄已减，仍宗前法增损。

北沙参　石决明　东白芍　川石斛　女贞子　白扁豆　大熟地　山萸肉　酸枣仁　云茯神　远志肉　金橘饼

精之藏在肾，精之主宰在心，心君火也，而相火寄于肝肾，故君火一动，相火随之，精即走泄，凡遗精有梦者，湿热相火居多，治法补肾阴，清君火，以平相火，兼化湿热而调脾胃。

大熟地蛤粉拌　小川连盐水炒　川黄柏盐水炒　牡蛎粉　白茯苓　野于术　淮山药　湖丹皮　白芡实

高年阴虚阳亢，去冬右耳鸣痛出水。今春地气上升，湿热成痰，咳嗽，舌红而碎。交秋天气下降，湿热下注，小便浑浊，凝结白块，随溺而下。近来溺中且有血意，左尺寸俱微细，关脉小数，右脉小软，此高年下元已惫，劳心过度，肾精心血皆枯，肝阳独亢，将脾胃素蕴之痰湿，上蒸下迫，肺失清肃之令，膀胱失输化之机，脾胃失健运之职，故痰咳日少，小便浑浊，久则肾失藏纳，精血亦随下矣。中无砥柱，莫障狂澜，不补精血，何能藏聚？三十年前，虽患此症，疏通渗利而痊，今则非其时矣。病虽同而治法则异，勿胶柱鼓瑟也。慎之。

大熟地　龟板胶　线鱼胶　鹿角胶　补骨脂　白茯苓　淮山药粉　萆薢　麦冬肉　炒丹皮　家韮子

阴虚风邪内恋，遗精咳嗽，寒热将及四月，病势渐入损途，未易图治。

牛蒡子元米炒　大杏仁　川贝母　云茯苓　白苡仁　麦冬肉　桑白皮　枇杷叶

［复诊］肾虚肺实淋浊兼咳，前方先治其实，今风邪已去，法当顾其虚。经云：“二虚一实者治其实，开其一面。”指暴病言也。“二实一虚者，治其虚，防生不测。”指久病言也。此病百日，不为不久，今当全顾其虚，诸事加慎为要。

大熟地蛤粉拌炒　白茯苓　淮山药　沙苑子　白苡仁　款冬花　川贝母　潞党参　厚杜仲　白果肉　胡桃肉　白芡实

淋浊三年不止，阴头不时碎痒，肾虚湿热下注，六味补肾，兼化湿热，耐心久服，莫计迟效。

大生地　云茯苓　淮山药　山萸肉　炒丹皮　福泽泻　煨益智　五味子　川黄柏　粉萆薢　建连肉

脉象两手均滑，按之微数，湿热下注，小便浑浊如膏，遇劳即发，五淋之中劳淋也。宗五淋散加味调治。

川黄柏　肥知母　赤茯苓　海金沙　福泽泻　田字草　细菖蒲

夏季赤白浊淋，继以便泄腹痛，已经三月。脉见微数，根神已馁，面黄足肿，饮食不思，始由湿热下注，今则脾肾阳衰，将有中满肿胀之虞，症难调治。

甜冬术土炒　制川朴　菟丝子　厚杜仲　赤茯苓　益智仁　粉萆薢　白苡仁　福泽泻

肾藏精，肝藏血，膀胱主疏泄，前阴一物，而有二窍不并用，水窍开则湿热常泄，相火常宁，为房劳过度，则相火旺而精血不藏，混入水窍而为血淋窍痛焉，调之非易。

大生地　败龟板　川黄柏　清阿胶　粉丹皮　白茯苓　北沙参　元精石　五味子　麦冬肉　血余炭

脉细固属阴虚，而下垂尺泽，是相火下淫，故精血下流，小便频数，溺窍疼痛，而大便干结也。补养肾阴，兼清相火为治。

小生地　败龟板　肥知母　川黄柏　甘草梢　车前子　小川连　牛膝梢　童木通　小蓟炭

有梦遗精病远年，近增尿血痛难宣，肾虚相火兼心火，脉大而弦不易痊。

小生地　朱茯神　酸枣仁川连三分煎汁拌炒　车前子　童木通　远志炭　小蓟炭　血余炭　甘草梢

肾虚湿浊不清，淋沥不痛，茎根连及睾丸，至夜必痛。此有败精阻络，相火内扰而然也，拟补肾阴，泄相火，化瘀结，疏厥络为主。

川黄柏　败龟板　大生地　牛膝梢　粉萆薢　广橘络　金铃子　延胡索　淡乌药　韭菜根

洗方

牛膝梢　元明粉　王不留行　葱白头后下

［复诊］去韭根加玄精石、威喜丸。

茎痛淋浊便闭

生大黄　西血珀　黑山栀　童木通　海金沙　车前子　赤茯苓　甘草梢

惊风附中风

肝为血海藏魂之脏，脱血过多，魂不能藏，致游魂为变，怪妄百出，宗西昌灵治灵法。

犀角尖　羚羊角　花龙骨　虎威骨　左牡蛎　天竺黄　朱茯神　石菖蒲

陡然偏右目闭，右手足不动，口噤不言，夫男子左半属血，右半属气，气不运动，络脉闭塞，风痰互阻所致，是惊风险候也。

羚羊角　胆南星　大全蝎去翅足　明天麻煨　老桂木　化橘红　天竺黄　炙蚕虫　白蒺藜

［复诊］投熄风宣窍豁痰法，右手足自能举动，唯机窍未开，仍从前方增损。

羚羊尖　大全虫　陈胆星　天竺黄　双钩勾　猪牙皂　老桂木　化橘红　鲜青果明矾三钱，仝打　白头蚯蚓

——《江阴东兴缪氏家集·中》

柳 宝 诒

柳宝诒（1842—1901），字谷孙，号冠群，江阴市周庄镇人，祖籍浙江宁波，道光年间迁居江阴。其为人敦厚，好学能文，工书。同治四年（1865），考中秀才，以优贡入京，然无意于仕途，遂归乡研究医道。其受叶天士、吴鞠通、王孟英学术思想影响颇多，临床以治疗温热病为长，重视伏气学说，首创“助阴托邪”之法。光绪十六年（1890），于江阴周庄镇董街开设致和堂药店，取义于“致力于医，饮之太和也”，4年后于江阴城东开设“柳致和堂”分店。致和堂的滋补药酒——五加皮酒、玫瑰酒，曾获1915年“巴拿马万国博览会”银奖。柳氏一生著书颇丰，著有《惜余小舍医学丛书》12种，现存有《柳选四家医案》《惜余医案》《温热逢源》《疟痢逢源》等。

柳宝诒先生医案

江阴柳宝诒先生，著有《柳选四家医案》，风行海内，脍炙人口。四明曹炳章先生更亟赏其所著《温热逢源》一书，刻于《中国医学大成》中，读其书者，咸知先生于温热证有独到之见解，前裘君吉生向无锡承梦琴君以他书交换得之，经周小农精校一次，刊入《三三医书》第一集中。按：宝诒先生，字冠群，号谷孙，其所主张治温当明伏气为病，深有鉴于嘉言《尚论后篇》；未化热者，有温经散邪一法；已化热者，有和阴托邪一法。并非出自杜撰，且证以数十年之治验，有是症而有是治法也。从此伏温一门，附庸蔚为大观，破除叶、吴辈以暴感新邪治法之套习，可为治温家之一彗星也已。顾其医案，向无刻本，民间甚少流传，故本社广求搜罗，由陈君鼎昌得之于江阴方氏，计分风温、伏温、暑病、湿热、伏暑、疟疾、痢疾、霍乱、便血、疝气等各门，总计不下数万言，吉光片羽，别树一帜，诚医林之鸿宝也。爰为分期登载，以资研究。读者诸君，幸勿交臂失之焉。

风温门

咳嗽时作，痰出不爽，痰色胶黏光亮，间或声如拽锯，口苦气短，肌肉日削。此由内热冒风，郁于肺络。肺主灌溉百脉，失其润下之性，则相火反挟诸经之火上熏耳。左寸弦数者，肝失制而木火愈张，心失养而君火遂旺也；右关细数者，肺、胃俱以下降为职，肺气郁而上伸，则胃亦失其下行之性，不降其浊热，而胃亦郁而不畅也；右寸更细者，本经既有郁热，又为诸经之火所灼，肺气郁遏不宣也；其或声如拽锯者，金实不鸣也；气短者，壮火食气也。前以清燥救肺汤加清络开郁之品，痰渐能出，声亦略清，而火势仍在，则以盛夏火令，炎蒸火位，郁伏之热蕴于中，炎蒸之气灼于外，病有助而药无助，所以无大效也。拟以麦冬、石斛、芦根之甘寒，以清肺胃之火；洋参以润燥益气；桑皮、旋覆、枇杷以疏肺通络；杏仁、川贝以开郁消痰；湿热素盛，以滑石、甘草导之。渊明归生，体适伸欢，调理月余，定能就愈。

西洋参　麦冬　鲜铁斛　川贝　杏仁　桑叶皮　旋覆花　滑石水飞　生甘草　芦根　枇杷叶

如肝火旺，则加焦山栀，甚则加蛤黛散；心火旺，则加连翘，甚则加鲜生地；胃火旺，则加重石斛，甚则加石膏，轻则减之；嗽止则去杏、贝；痰多则加瓜蒌仁、海浮石；肺气渐畅，则去旋覆花、桑叶，重加西洋参，或加吉林参以补气；苦寒之品，化火忌之。

另，甘蔗、梨肉、芦根，打汁炖热温服，人乳亦可服。

澄江医案

发热咳嗽，头痛，脉浮数。温邪发于肺胃，当用辛凉疏散。

豆豉　荆芥　薄荷　大力子　杏仁　象贝母　橘红　淡芩　前胡　连翘　茅根肉　枇杷叶

浊热蕴于肺胃，蒙及心包。热势晚重，时有谵语，咳嗽气逆，痰色干黄。姑与泄浊化热，冀得外解为幸。

鲜沙参　鲜生地　鲜石斛　生苡仁　冬瓜仁　紫蛤壳　桑白皮　粉丹皮　丝瓜络　广郁金　石菖蒲　鲜芦根　枇杷叶

壮热无汗，咳促痰多。伏热新寒，阻于肺胃。舌白尖红，中带微灰，大解不行。恐其热燔于胃，拟用疏表肃肺、清泄胃腑之法。

鲜沙参　鲜石斛　淡豆豉　广橘红　白杏仁　生枳实　瓜蒌皮　淡芩酒炒　前胡　象贝　连翘　桑白皮　霜桑叶　茅根肉　枇杷叶

［再诊］汗泄热减，但咳逆未平，舌苔白厚，心灰。肺胃浊邪，蕴结未化，仍当肃肺疏浊，乃能向松。

鲜沙参　白杏仁　前胡　苡仁　郁金　橘红　生枳实　瓜蒌皮　淡芩　豆豉　旋覆花绢包　桑白皮　茅根肉　枇杷叶

风温犯肺，咳嗽发热，无汗。法当清凉疏泄。

豆豉　大力子　杏仁　象贝　桑叶　橘红　荆芥　前胡　桔梗　连翘

时邪余热未清，蒸动肺胃，中湿浊则口甜，新邪郁遏肺气则咳嗽。脉象软细弦数。当与疏肺清胃。

南沙参　前胡　杏仁　苏子　象贝　橘红　佩兰叶　淡芩　薏仁　苓皮　槟榔　神曲　麦芽

痧后余热，留于血络，蕴热上蒸，肺金被灼，壮热喘促。姑与清阴肃肺。

鲜生地薄荷六分，同打　归身　青蒿　丹皮　荆芥　茅根　蛤壳　冬瓜仁　银花炭　紫菀　沙参　枇杷叶

热邪郁燔于肺，壮热气促，脉数如沸，更兼咳逆胸痛，络伤吐血。金郁火刑，须防喘促加重。

鲜沙参　鲜生地　丹皮　知母　滑石　淡芩　归须　橘络　桑白皮　连翘　银花　郁金　参三七　茅根肉

温邪挟痰饮上逆，肺气不得清肃。内热咳嗽，痰色带黄。法当疏降。

南沙参　杏仁　象贝　前胡　薏仁　苏子　旋覆花绢包　橘络　牡蛎　浮石　枇杷叶　茯苓

伏温门

形寒发热无汗，脉弦细，舌黄。表邪与食积，交结不化。当与表里两解。

豆豉卷　苏叶　荆芥　杏仁　枳实　瓜蒌皮　楂炭　焦曲　淡芩　连翘　青蒿　茅根　姜皮

寒热早晚间作，胀闷呕恶，邪由少阳阳明而发。病已经旬，汗出不多，舌尖将干，经水先期而来，热之内蕴者已重。便溏不爽，胃气下流。法当表里两解。

葛根　淡芩　川连姜汁炒　青蒿　豆卷　苏叶　槟榔　青皮　郁金　黑栀　丹皮　竹二青

［再诊］内蕴之热，尚未畅达。脉象弦而不畅，胀呕仍作。拟清少阳、通阳明，仍兼表里两解之意。

川连　半夏　广皮　茯苓　枳实　郁金　青皮　淡芩　滑石　蔻仁　苏叶　青蒿　竹茹　茅根

［三诊］阴分邪热未清，太阴之气，因而不化。脘腹浮满，于清阴

中兼和脾胃。

青蒿　丹皮　白薇　银花　荆芥　滑石薄荷六分，同研　大腹皮　苓皮　冬瓜皮　广皮　砂仁壳　通草　薄荷叶露　八叶露

［四诊］阴分留热未清，便溏减而未止。清热、和中两法，均宜轻用。

藿梗　广皮　采芸曲　茯苓皮　砂仁　青蒿　白扁豆　银花炭　丹皮炭　益元散　八叶露

热邪为浊阴所遏，不得疏越。红疹发于两胁，烦绞干呕，舌干。浊湿饮邪，热蕴于肝胆，侵于肺胃。上开下泄，势当两法并用，防其热窜致剧。

豆豉卷　黑栀　枳实　郁金　川连　半夏　佩兰叶　滑石　淡芩　杏仁　丹皮　赤茯苓　通草　茅根　竹二青

［再诊］舌光红起刺，郁热燔于上、中两部。当以疏透，佐以清泄。

鲜生地薄荷叶五分，同打　元参　连翘　麦冬　豆豉　郁金　川连盐水炒　杏仁　银花　凉膈散绢包　益元散　竹叶

［三诊］原方去杏仁，加犀角（磨，冲）四分。

［四诊］热炽头汗，时有谵语，热甚于阳明之证，而颧红不散，舌尖干绛。伏温之邪，尚有未经外透者，屡经下泄，热不为减，其邪之重可知。右脉弦硬搏急，热邪在气分熏灼。拟与辛凉泄热，佐以凉膈透邪。

豆豉　黑栀　玉泉散　元参　银花　凉膈散　鲜生地　知母　麦冬　胆星　茯神　芦根　竹叶

［五诊］剑兄同议：汗多面赤，属阳明证，热邪先已伤营。谵语口渴，舌光干绛。阳明气血两燔，依古法以玉女煎为正治，参以平肝化痰之意，望其渐从里化为吉。

细生地　鲜生地　元参辰砂拌　牛膝　郁金　玉泉散　川贝　丹皮　牡蛎　白芍　茯神　竹二青

［六诊］原方去白芍、郁金，加西洋参、鲜石斛、麦冬、枳实。

［七诊］冠表兄同议：蠲痰泄热，平肝清营，以冀其大有转机。

川连盐水炒　朱茯神　盐半夏　橘红　胆星　枳实　瓜蒌皮元明粉八分，化水拌烘　羚羊角　鲜石斛　橘络　丹皮　石菖蒲　竹沥

另，万氏牛黄清心丸一粒，竹沥化服。

［八诊］邪热得减，惟舌苔黄浊。痰热之留恋上、中者，尚未全见肃清。拟用清热化痰法，以熄余焰。

鲜石斛　菖蒲　橘络　鲜生地　元参　连翘　瓜蒌皮元明粉拌烘　郁金　川贝　丝瓜络　竹二青

［九诊］里热已得下泄，而痰热之郁于上部者，未得下行。咽间哽痛，两颊微肿，右关脉犹觉浮大数拥。理兼开痰泄热，专治其上。

鲜生地　僵蚕　川贝　黑栀　前胡　瓜蒌皮元明粉化水拌烘　元参　银花　连翘　生草　浮石　蛤黛散　竹二青

［十诊］

鲜生地　大生地　丹参　元参　犀角尖　丹皮　银花　赤芍　竹叶心

另，朱砂安神丸三钱。

［十一诊］咽间胀痛较减，舌蹇亦和。所蕴之痰热，渐能清澈。舌上多浊涎，右关脉数大不静。胃腑中浊热余邪，留恋未净，所谓火虽熄而器犹热也。用甘凉清胃为主，佐以化痰泄热。

鲜生地　鲜石斛　僵蚕　淡芩　知母　川贝　元参　丹皮　麦冬　橘红　益元散　竹叶

［十二诊］舌中黄灰底绛。胃中浊热，尚有留恋未净者，仍当清泄甘凉，以熄余焰。

鲜生地　瓜蒌皮元明粉五分，拌烘　花粉　元参　丹皮　麦冬　淡芩　川贝　枳实　黑栀　滑石　竹叶

［十三诊］舌上腻浊，口角流涎。虽有余热，而为痰浊所遏，不易清解。于养阴中佐以清化。

鲜石斛　盐半夏　广皮　茯苓　薏仁　瓜蒌皮　滑石　淡芩　枳实　通草　菖蒲　僵蚕　竹茹　丝瓜络

［十四诊］痰涎出于廉泉，舌蹇不和，痰热内郁于包络，神思不清，

语言谵错。痰与伏热在里，当从包络宣泄。

鲜生地薄荷五分，同打　丹皮　丹参　郁金　胆星　川贝　元参　连翘　黑栀　牡蛎　橘红　菖蒲根　犀尖　竹叶心

另，万氏牛黄清心丸一粒，化服。

［十五诊］热象已解，痰火亦平。拟用清养胃阴之法。

鲜石斛　麦冬　川贝　橘白　黑栀　益元散　丹皮　郁金　茯神　淡芩　元参心　竹叶心　西瓜翠衣

［十六诊］热病愈后，气液两亏。滋药防其生痰，于清养中仍合二陈之意。

洋参　石斛　广皮　盐半夏　茯苓　郁金　麦冬　于术　生熟神曲　荷叶

［十七诊］原方去洋参，加砂仁、太子参、益智仁。

［十八诊］气分中余热未净，用清养法。

金石斛　青蒿　淡芩　橘红　花粉　北沙参　益元散　茯苓　砂仁　白扁豆　竹叶　荷叶

伏邪由少阳、阳明而发，形寒壮热，气促神烦，病起时兼挟积滞，幸大解通畅，粪色溏黑，积热有下行之路，不致热壅内熏。脉象浮数，而左关独大，热燔于肝胆也。唇色深红干肿，脾脏有郁热也。舌苔糙白，两边尖红色，内伏郁热之势将发也。小溲赤色而痛，火腑不通也。此症热在肺胃，而脉象见于肝胆，阴液先伤，恐其热重阴劫，有内蒙之虑。议从肺胃清化，兼佐导赤养阴之意，冀其下泄为顺。

鲜皮石斛　青蒿　淡芩　黑栀　杏仁　飞滑石包　鲜生地薄荷八分，同打　木通　生草梢　生枳实　山楂炭　瓜蒌皮仁　细川连　茅根肉

始由伏邪挟积，缠绵不退，燔热化燥，已阅两旬，曾经下泄，而积垢未净，仍复烦躁渴饮，舌色干红，根苔灰黄未退，胸前红疹遍发，热势尚盛，脉象右手浮软而数，左手虚弦。推其病情，积热固未清泄，而邪热之燔于营分者，亦未清透，此所以淹留不解也。刻下却有正虚邪恋

之虞矣。然营热与腑热两燔，苟非兼与清解，则热灼而陷，势必昏痉并至。拟方仿气血两燔之法，望其营热外达，积热下泄，方可许其无碍。

鲜生地豆豉同打　丹皮　玉泉散　麦冬　花粉　元参　枳实　连翘心　银花　黑栀　茅根　瓜蒌皮　芦根　竹叶心

［再诊］前方去玉泉散，加鲜沙参、杏仁。

伏温初起，热势郁而未达。适当肝气夹发，多饮酸酢，因致小水不通者数日，耳聋神躁，足冷无汗，肢节痛强，时复昏倦，脉细弱不鼓。温邪伏于少阴，欲达不达，势恐内溃于阴，易生变幻。刻下诸窍皆闭，而小便尤急。姑与助阴托邪，佐以导赤疏腑，冀有松机，再议。

大生地制附子煎汁，拌收，去附子　元参　桂枝　淡芩酒炒　西洋参生，切　鲜生地豆豉同打　羚羊角先煎　生枳实姜汁拌烘　川独活　细川连姜汁炒　竹二青姜汁炒

［再诊］伏温发于少阴，在肾脏先虚之人，不能托邪外达。病发之初，不见三阳热象，其邪留滞阴分，每每乘阴气之虚，窜入厥阴，即成险候。此证发作数日，而表热不扬。前与透邪导腑，小便畅行，足冷转温。里气似有通达之机，而热象仍伏。腰痛脊强，脉象沉细不数，是邪机内郁，尚未化热也。其气逆作呕，舌苔灰燥，神情昏倦模糊，时或痉掣，里伏之热已窜阳明、厥阴之界。盖肾阴亏则不能鼓邪，肝火盛则易于引入。设热势蒸郁，而溃于少阴，陷于厥阴，则危候迭出，即难措手。此时邪正相持，正当吃紧关头。所难者，用透发之剂，恐邪不外达，而转助其焰；若用养阴清化，则循题敷衍，虽似平稳，而药不能胜病。且恐邪机得清凉而愈形郁伏，均非策之善者也。考伏温治法，自金元以来，诸家所论，虽各有见地，而总未能源流贯澈，惟喻氏《尚论后篇》，于未化热者有温经托邪一法，已化热者有养阴托邪一法。此证在已化、未化之间，则温经养阴，固当兼用。况厥阴已为热扰，胃气逆而不降，虽属标病，亦宜兼顾。再伤寒病本“少阴病，二三日，口燥咽干者急下”之例。盖诚恐热燔阴烁，少阴真水有立涸之势。故此证于救阴托邪中，宜兼泄热存阴之意，乃为周匝。兹拟依喻氏托邪为主，参入清肝泄热之

品，望其热邪外达，乃可着手。

大生地切薄片，用大附块煎汁，制好，去附　元参　豆豉　西洋参生，切　广皮　鲜石斛　小枳实元明粉化水，磨，冲　锦纹大黄　鲜竹茹　台参须另煎，冲服

［三诊］今诊两尺较大，尺肤热，少阴伏邪有外出之机。唯热势不盛，舌心干板微灰。此属阴热外熏，尚非腑热自燔之象。凡伏温之热，能出三阳，即属松象。此证有由阴达阳之机，而不见三阳确证，尚无把握。拟从少阴温托伏邪，佐以清肝导腑。

大生地切薄片，用大附块煎汁，制好，去附　元参　豆豉　丹皮酒炒　黑栀　瓜蒌皮元明粉化水，拌烘　小枳实生，切　西洋参生，切　鲜石斛　茅根肉

［四诊］少阴温邪，欲达不达，热势不扬，而腰脊板窒不舒，肾俞之气不通也。自觉烘热头晕，此髓热乘风木而上浮。邪热伏于至深之处，非寻常汗、下之法可解。唇齿干板，舌苔灰而不燥，大解不行。热之标见于胃，热之本仍不离乎肾也。昨方从少阴托邪，今日热势不增，脉象亦不加数，是肾气先馁，邪不速化之象。兹拟仍依温化少阴之法，参入疏营达邪之意，冀得伏邪外出为佳。

大生地附块煎汁，拌炒　左牡蛎生，打　归须炒　东白芍　桂枝　元参　丹皮炒黑　白薇　淡芩酒炒　生甘草　西洋参生，切　豆豉　茅根肉　童便

［五诊］伏温得战汗而解，兼得大便畅行，腑热亦泄，表里两通，于病机最为顺境。今诊脉象平软，是病退之象。惟舌上浊苔罩灰，唇齿尚干，胃中余热未能一律清泄。凡病退之后，本宜养阴为主。兹值胃热未净，尤宜滋养与清泄兼用，即为善后张本。

鲜石斛　西洋参生，切　瓜蒌仁皮　生枳实　南花粉　青蒿　淡芩酒炒　广皮　白薇　茅根　甘蔗

但热不寒，谓之瘅疟。古人用桂枝白虎汤，专清阳明，此必有口渴、烦热等阳明热象，方与治法相合。此证热来时，头晕耳鸣，烦绞痉挛，全属厥阴热象，是伏邪乘厥阴之亏，即由厥阴而发，《内经》谓伏气随气

而发，不知何经之动，正此旨也。但言虽引其端，而前贤未尝推论及此，故无成法可师。兹即仿桂枝白虎汤之意，而变通之，一面清肝，一面泄邪。用古法者，正不必泥古方也。

羚羊角　丹皮　黑栀　青蒿　淡芩　刺蒺藜　白芍　白薇　首乌藤　钩钩　生甘草　竹茹　茅根

时邪郁伏已久，乘小产血室空虚，脏气震动，蒙陷于里。始则狂谵，继则昏蒙，口噤戴眼，循衣撮空，种种恶候，层见叠出，势已难于挽救。所见之证，大抵在于厥阴，腑垢屡通，而病转剧，其邪机深入于脏可知。脉数弦带促，舌光红，鼻煤气逆，阴液伤而肺胃亦被燔灼。姑拟潜熄厥阴、清养肺胃，而化热托邪之意，即寓其中。然亦不过聊尽愚忱，以冀万一之幸而已。

羚羊尖　丹皮　白薇　紫丹参　泽兰叶　郁金　西洋参　麦冬　鲜生地洗，打去汁，用姜汁拌炒　黑荆芥

另，妇科回生丹一粒，化开，和入琥珀屑四分，即用药汁调服，冲入童便一杯。

［再诊］瘀热已化，神识渐清，危病转机，病者之福也。刻诊脉象软数未静，耳聋面浮，筋节麻木，寐则多梦。脏腑大热虽去，而营中之余热，经络之气机，岂能一旦清肃！当此大病伤残之候，须清其余热，和其胃气，畅其经络。凡腻补之品，尚难骤进。况偏卧痰多，脾肺之气，胎前久已失调，刻下尤宜照顾。拟清营和胃，两调脾肺之法，缓缓图复，冀其不再生波折为幸！

全当归　东白芍　小生地　白薇　丹皮　橘红络　瓜蒌皮　桑白皮　郁金　冬瓜子　洋参　石斛　甜杏仁　夜交藤　竹二青

热邪经月不退，先曾呕恶。刻下神情呆木，脉数，两关浮大，舌苔干浊不红。此由热邪流入阴经，痰浊弥漫胸脘，故久恋不退。唯正气虚伤，有不克支持之虑。姑与清阴退邪，化痰清神，冀其得松为幸！

青蒿　白薇　丹皮　连翘　川连　生枳实　瓜蒌皮　盐半夏　郁金

石菖蒲　羚羊角　竹二青

产后冒风，引动伏邪。壮热，有汗不解，咳促痰多，近旬不退。其少腹痛块，引及左胯，乃瘀血阻于经络，与热邪并结不化所致。舌质干绛，苔色灰浊，脉形数急，左脉尤浮。营热燔灼，急须清化。拟用肃肺清营，疏瘀化热之法。

鲜生地生姜同打烂，再同生地打，和炒至微黑色　丹皮　白薇　牛膝红花煎汁炒　归尾　延胡　鲜南沙参　桑白皮　蛤壳　橘络　丝瓜络　益母草

另，炙乳香、炙甲片、西珀屑（水飞），共为末，作丸吞服。

［再诊］前方去丸药，加旋覆花、瓜蒌皮、枳实。

寒热晚作而无汗，少腹滞痛，脉象细数不畅。病起蓐中，邪机留入阴分，而瘀阻结热，病经一月，营血受伤。当疏营透邪。

鲜生地生姜同打，和炒黑　丹皮　丹参　全当归　青蒿　南沙参　前胡　紫菀　紫蛤壳　白薇　苏叶　茅根肉　益母草

湿热门

病之初起，由于停积饮冷。迨寒热大发，即觉胸膈痞闷，烦扰不安。六七日来，汗便通而未畅，邪机不化。痞闷仍甚，舌苔黄腻底绛。体向多湿，复为时令湿热所侵，内外合邪，湿郁热伏，气机窒闷，故邪机愈觉不达。脉象沉细，不能应指，职此是故也。此时清热则助湿，燥湿则助热。古人治湿热两盛之病，必先通利气机，俾气水两畅，则湿从水化，热从气化，庶几湿热而无所碍。拟三仁滑石汤合泻心法。

白杏仁　白蔻仁　生薏仁　滑石　紫川朴　大豆卷　赤苓皮　制半夏　细川连干姜煎汁，炒　广陈皮　干菖蒲　竹二青姜汁炒

［再诊］昨进三仁合泻心法，右脉较畅，左部尚见沉郁，胸痞恶心，气机仍不爽快。此症因暑湿外侵，痰浊内蕴。而寒热烦扰，则引动内郁之邪，并于肺胃不得爽达也。拟栀豉泻心，佐芳香法，以泄浊开痹。

豆豉　黑栀　细川连干姜一分煎汁，炒　制半夏　豆卷　藿梗　佩兰　蔻仁　酒芩　块滑石　竹叶　石菖蒲根　瓜蒌皮姜汁炒　竹二青姜汁炒

［三诊］脉象通而未畅，胸前仍觉痞闷。拟宗仲景胸痹治例，参入泻心法。

瓜蒌皮仁酒炒　薤白干　广郁金　杏仁　旋覆花　前胡　姜半夏　细川连姜汁炒　枳壳　辰砂拌滑石　桔梗　化橘红　竹叶心　枇杷叶露

［四诊］脉象两手均觉较前流畅，寒热时较短，伏邪有外透之机。苔腻虽化，而舌底色红，胸腹仍觉烦闷。盖邪热内扰则烦，痰湿阻遏则闷。病象虽减，而湿遏热伏，仍与初起不殊。拟方疏浊化热，用苦辛合芳香法。

豆豉卷　黑山栀　细川连干姜炒　酒芩　枳实　制半夏　川厚朴　瓜蒌皮仁姜汁炒　陈皮　滑石　广藿梗　鲜竹叶　姜竹茹

［五诊］湿遏热伏，屡经疏泄，而烦闷仍未清畅。近因暑热偏胜，热象较甚。拟仿湿温治法。

小茅术　川朴　姜半夏　白杏仁　赤苓　玉泉散　滑石　酒芩　竹叶心　竹二青

湿浊阻窒，化热，舌浊有红，发热脘闷。当芳香疏泄，佐以清化。

藿梗　豆卷　槟榔　川朴　郁金　连翘　淡芩　黑栀　滑石　通草　菊花　竹二青

湿热未化，胃积未清。小溲虽利，而大解不爽，腹痛诟白。当和气化热，仍佐清利。

苓皮　木香　六曲　楂炭　枳壳　桔梗　杏仁　砂仁　滑石　通草　陈皮　竹叶　荷叶

久泻宜健脾，遗泄宜补肾，此一定之成法。但细审病情，口疮足瘰，舌有黄腻，脉象带数，胃口能纳而不佳。此脾脏必有蕴湿，蒸郁化热，外及于胃，故久泄不止；内因相火，故遗泄时作。用药之法，当就脾脏

清泄湿热，遽投补剂，转恐助邪。

野于术　小茅术　川柏　奎砂仁　白茯苓　鸡内金　豆卷　枳实　淡芩　西茵陈　薏米　生甘草　广皮　荷叶

暑邪门

暑邪郁伏而发。形寒壮热，脘闷少汗。病在初起，从三焦气分疏通。

白杏仁　川朴　赤苓皮　制半夏　广陈皮　桔梗　枳壳　飞滑石　酒芩　白蔻仁　豆豉　豆卷　苏叶　鲜藕煎汤代水

寒热兼作，脘腹不得舒畅。病由中焦而发。当芳香疏解。

豆豉卷　川朴　杏仁　赤苓　郁金　槟榔　淡芩　青蒿　知母　滑石　姜皮　鲜藕

邪由募原而发。寒热脘闷，脉象弦数，舌白底绛。当用芳香疏泄。

藿梗　郁金　豆豉卷　青蒿　川朴　广皮　丹皮　滑石　通草　淡芩　建曲　姜皮　荷叶

寒热脘闷，脉弦细而数。时邪遏伏中焦，不得疏畅。

杏仁　川朴　赤苓　豆卷　广皮　郁金　槟榔　滑石　通草　淡芩　黑栀　姜皮　荷叶

热恋已久复停，食滞气虚，邪室内热，脘痛。用和中清热法。

青蒿　淡芩　丹皮　白薇　郁金　木香　陈皮　枳壳　通草　六曲

阴热未清，肺络未肃。舌苔中心白厚。仍宜清暑疏化。

银花炭　丹皮炭　青蒿　连翘　荆芥　南沙参　广橘红　豆蔻壳　桔梗　杏仁　益元散　枇杷叶　鲜荷叶

气机不化，暑湿之邪，阻于中焦。形寒脘闷，内热少汗，更兼木火内动，嘈绞呕恶。当疏畅中宫，兼以泄木。

豆卷　杏仁　藿梗　川朴　制半夏　广皮　细川连　淡芩　郁金　块滑石　川通草　苏叶　竹茹　姜皮

暑湿余邪，留恋中焦，气机不宣，内热少纳。仿清暑益气法，兼疏暑湿。

野于术　北沙参　盐半夏　茯苓皮　陈皮　大豆卷　广藿梗　桔梗　枳壳　砂仁　六神曲　通草　荷叶

寒热脘闷，面色萎黄，脉濡数，舌白。湿邪内阻，热蕴中焦。理宜从太阴疏化。

大豆卷　茯苓皮　紫朴　枳实炭　鸡内金　青广皮　青蒿　淡芩　连翘　滑石块　通草　蔻仁　生熟神曲　荷叶

咳嗽已久，近增内热，右脉浮，舌苔中浊。痰湿停阻，兼感暑热。仿二陈合清暑法。

豆卷　盐半夏　茯苓　广皮　青蒿　淡芩　连翘　桑叶皮　银花炭　滑石　通草　枇杷叶

暑湿之邪，为新寒所引。发热咳嗽，面黄肢倦。邪在两太阴，当手足兼治。

豆卷　杏仁　川朴　苓皮　南沙参　前胡　枇杷叶　薏仁　冬瓜仁　青蒿　淡黄芩　佩兰叶

——《光华医药杂志》1937 年第 4 卷第 7 期第 28～30 页，第 8 期第 41～42 页，第 9 期第 41～44 页，第 10 期第 18～20 页

方仁渊

方仁渊（1844—1926），字耕霞，号思梅。江阴市顾山镇人。早岁曾游泮宫，笃好经史、诗文；后受业于无锡名医王旭高，逢太平天国战事乃辍学，去苏州药店为徒。为继未竟之业，抽暇攻读医典，从名医邵杏泉游，更得吴门医者循循教益。数年后，医道大成，乃开业于无锡蠡园等地。光绪初年，其移居常熟，悬壶于城内草荡街。治病宗“天人相参”之旨，每据岁运，辨证施治，进退有度。光绪庚辰（1880），岁值太阳寒水司天，太阴湿土在泉，民病多寒湿，以温燥辛开之剂，无不应手，因而医名鹊起。其不负师教，集诸验案，辑录《王旭高医案》四卷，撰写《新编汤头歌诀》一卷行世，时海内医者，无不置备之。又著有《倚云轩医案》《倚云轩医话》各二卷，虽未刊行，然医林中竞相抄藏。兼工书法，善吟咏，榜其斋“倚云咏馆”，与邵松年、俞钟颖、刘石香、陆懋宗等诗文酬和，著有《倚云轩吟草》一卷等。1922年，方氏被选为常熟医学会会长，其团结同道，共议对策，并创办《江苏常熟医学会月刊》，出版凡26期，为常熟县医学月刊之始。

倚云轩医案

外感寒热门

钱

寒热转疟，疟转为痢。病经两月，频进清补，究竟湿邪未去，阳气大伤，致渴不欲饮，舌白罩灰，痢下无度，六脉弦涩。病情重险，固不待言。所幸胃脉和缓，稍能纳谷，此为一线生机。姑进升阳益胃，以提下陷之阳。附子理中以温中焦之气，转机乃吉。

附子理中汤

升麻　柴胡　独活　陈皮　半夏　茯苓　木香　伏龙肝

单幼

身热无汗四日，干咳少痰，目赤唇红。冬温之邪蕴郁也，虑热甚生风。

桑叶　杏仁　牛蒡　玄参　黄芩　丹皮　连翘　桔梗　山栀　川贝　前胡　茅根

王

冷汗不止，此阳脱也；语言无序，此神脱也。脉左尺弦大无情，右按模糊不齐，乃阴阳俱竭之象。病虽属于湿温，凡嗜好深极之体，外邪未及内陷，每每即见虚脱。当兹危险之秋，攻邪乎？扶正乎？熟审两者之间，还当亟亟救正气，或能冀其万一。

大熟地肉桂四分拌炒，八钱　人参三钱　制附子五钱　白芍三分　炙草一钱　归身一钱　茯苓三钱　大麦冬三钱　牡蛎一两

［又］冷汗渐收，阳回之象；言语清灵，神回之象。脉两手整齐，阴阳颇有来复之机矣。惟豁大不耐沉按，仍属肾中水火两亏之象。前方既见小效，且勿更其制。

照前方去白芍，加五味子七分。

宋

湿温一候，汗出过多，表热由此而退，阳气亦由此而虚。湿邪未化，胸痞不舒；风邪未清，咳嗽不爽。嗜好之体，内虚素著，虚而恋邪，最易生变。亟亟温中开痞，佐以泄肺化邪。

人参　干姜　川连　半夏　炙草　川朴　归须　象贝　苏子　桔梗

戚云门
王钟岳
贡一帆
孙御千
戚金泉
叶德培
姜学山
姜宇瞻
姜恒斋
吴　达
缪　岐
柳宝诒
方仁渊
高憩云
薛文元
曹颖甫
郭柏良
章巨膺
醉　樵

［又］咳嗽虽减，冷汗肢冷，舌白不渴，脉濡无力。种种见端，皆属太阴、少阴之症。但太阴有腹满而无便血，少阴有便血而不腹满。今便血而不腹满者，其少阴为病乎？症已棘手，姑宗仲景法治之，须转机乃吉，否则防脱。

人参　制附子　炙草　白芍　炮姜　于术　归须　川朴　杏仁　茯苓　新绛　桔梗

金

热九日，口渴喜饮，苔黄津涸，腹按之则痛，入夜神烦，热势更盛。邪热挟积，乘入阳明胃腑，业经劫液伤营。此时若不通腑泄热，承接阴气于一线，迨液涸风动，则难为力矣。大年七十有八，虑正气不支。

凉膈散七钱，白蜜四钱，调生萝卜汁三两送下。

吴

暑湿病两候，热势起伏。面皏唇淡，里热未见炽甚，汗出亦畅，而病之所以不退者，由日吸洋烟，致腹中之积滞不行，与邪热互相胶结为患耳。少腹作痛，舌白罩灰，是其征也。法当行滞利气，得积去热亦自解。

调胃承气汤合温胆汤，加萝卜汁一杯。

张

暑湿病两候，屡经汗下，仍然渴不多饮，胸痞不寐，舌白罩灰，右弦左小，尺部更细。此中气大虚，邪恋不化也。正虚邪实，极为棘手，姑拟仲景泻心法，以冀弋获。

姜汁炒黄连　干姜　半夏　炙草　黄芩　枳壳　陈皮　茯苓　蔻仁　姜竹茹

［又］进泻心法，夜稍得寐，热势略和。然舌仍罩灰，脉仍弦小，暑湿之邪，恋而未化，当在险途。

照前方去陈、蔻，加杏仁、桔梗、荷梗。

朱

暑湿内浸，肠胃失分化之权，致腹痛泄泻，且兼咳嗽。此外邪也，勿以本虚而骤进补益。

苏梗　杏仁　川朴　炙草　木香　腹皮　车前　枳壳　桔梗　赤苓　砂仁　姜皮

孙

暑湿内侵，易于化燥，症经舌焦呓语，幸得畅汗，而外热虽解，津液未回，舌当黄厚，口仍干渴，此表退而里未退也。诊右脉濡软，足征年高而根柢当深。但暑湿化燥之后，阴液大伤，二肠为之燥涩，大便旬外不行。此时骤报通腑，正恐中气受伤。窃思暑属阳邪，始终务存津液；胃为阳土，到底宜济甘凉，兼能肺胃一清，不特天气降而地气自通，且金风荐爽，玉露濡枯，其于暑湿也，何有？

鲜南沙参　鲜藿石斛　西洋参　宋制半夏　火麻仁　芦根　蛤粉炒阿胶　天花粉　杏仁　丹皮　黑山栀　生甘草　枇杷叶

方

洞泻而舌白腻，腹膨胀，且见鼻塞。风伤表，湿伤里也。

苏叶　藿香　大腹皮　杏仁　川朴　枳壳　白术　青皮　木香　赤苓　车前砂仁　鲜荷叶

浦

寒热起伏，一候有余，解肌无汗，脉数而弦，胸痞而呕，舌腻罩灰。频进苦寒之剂，致湿热阻遏阳明。怀麟之体，深虑邪逼胎元，宗仲景法，以辛开苦降立方。

半夏泻心汤去参、草，加苏叶、豆豉、赤苓、泽泻。

［又］泻心汤一服，不特痞开渴解，且汗出甚畅，舌灰退而表热减半。仲景制方之妙，诚有不可思议者。奏效既速，再遵前法出入。

原方去泽泻，加青皮、蔻仁、生姜。

汪

厥阴之为病，消渴，气上撞心，心中疼热。兹诊与《金匮》原文相合，唯病阳脉阴，阴津苦竭，实属可虑。读瞻翁先生方，救阴化热，丝丝入扣。愚意去其散利之品，以病不在表，恐再伤津液也。拙见质之高明，以为可否？

羚羊角　鲜石斛　生地　丹皮　麦冬　连翘心　黑栀　川贝　蛤粉　炒阿胶　梨汁

蔡

还病两候，屡得畅汗，仍然表热不解，口渴胸痞，脉弦数无情，舌剥落，淡白，癖块甚大，咳嗽不扬。病经月余，太阳阳明之邪当盛，中气已虚，最虑邪正不解而滋变。今姑宣泄中宫，清利膀胱，以冀湿热分化。

五苓散去术，合泻心汤去黄芩、人参，加川朴、杏仁、黑栀。

［又］弦数之脉颇退，胸痞表热亦松，咳嗽转甚，舌心起泡而尖。此中虚之征也。病虽转机，仍未可恃以无恐。

川朴　杏仁　桑叶　桔梗　生甘草　陈皮　半夏　赤苓　泽泻　桂枝　蔻仁　山栀姜汁炒　生姜

［又］邪已转疟，胸痞未尽，昨议加减。

杏仁　川朴　陈皮　半夏　桂枝　柴胡　姜汁炒黄连　茵陈　猪茯苓　泽泻　生姜

王

冬脉宜石，春脉宜弦。以冬令而见浮弦之脉，大有水泛漂木之象。然水之无权，由于土不能制，湿热遏于中焦，脾胃失转输容纳之职。如能左升右降，崇其培楼，利其沟洫，湿热自祛。从此着想，谅与《经》意不远。

白术　防风　归身　升麻　陈皮　茯苓　黄柏　苡仁　滑石　泽泻　生草

钱

嗜好之体，肺肾两虚，一受温邪，最易劫津伤阴。刻诊表热退清，脉数急无胃，少阴涸而舌焦裂，太阴竭而胁痛气喘，邪热挟木火，内燔阴伤，液津两烁，危险在迩。当前之际，必欲外御寒侮，非偏肺所能。惟有顾其根本，亟亟阴阳并补，或能邀幸于万一。

大熟地一两　山黄肉二钱　山药四钱　丹皮二钱　泽泻三钱　栀子四钱　麦冬四钱　淡苁蓉四钱　五味子一钱　阿胶　麻仁　炙草　紫石英八钱

［复诊］从左归复脉汤出入，舌津略润，气逆胁痛大平，病情似有转机。但脉仍数急无情，郑声撮空，忌象叠见。良由阴精阳气，消耗难复，杯水车薪之效，未能有恃无恐也。仍拟峻补阴阳，收拾元气，冀其根本有所依赖，不至喘脱为幸。

大熟地一两　归身三钱　炙草一钱　洋参三分　麦冬四钱　五味子五钱　阿胶五钱　枸杞四钱　淡苁蓉四钱　杏仁四钱

［三诊］连进纯甘壮水之品，挽回精气，稍有把握。但舌灰不退，脉仍数急无情，未为稳当。王太仆云：寒之不寒，是无水也。阅从前所服诸方，治以清火撤邪之不应者，此以真水亏耳。壮水以制阳光，为虚者合治，既与相宜，仍从此意，更佐以清肃肺阴。

原方去阿胶、紫石英、叭杏仁，加玄参、川贝、蒌皮、鲜沙参。

［四诊］舌灰垢大化，脉数急渐和，病机大有生色矣。《经》谓：精不足者，补之以味：形不足者，补之以气。而张氏又谓：气因精而虚者，宜补精以化气。其法似殊，而其理即《内经》求本之意也。治虚无速效，王道无近功，仍守其法。

贞元饮、生脉散，加枸杞、玄参、川贝、鲜沙参、海浮石、燕窝屑。

［五诊］面赤戴阳，下虚故也。神倦气弱，皆属不足之象。大病而逢节候，宜其如此。拟纳养之中，参以潜阳救液法，挨过冬至不剧，方许一阳来复。

大熟地八钱　龟板五钱　萸肉五分　炙草一钱　五味一钱　麦冬四钱　枸杞四钱　川贝三分　薏仁三分　沉香汁二分　鲜沙参七钱　鲜石斛七钱

［六诊］少阳已退，脉急亦和，知饥思纳，休美叠臻。昨议既合，

宗之加减。

照前方去石斛、麦冬，加茯苓、玄参。

［七诊］舌润津回，脉急大缓。临崖勒马，已入坦途。拟补养金水，理胃调元。

西洋参　大熟地　麦冬　炙草　五味　枸杞　金石斛　谷芽　鲜洋参　鲜橘皮

顾

得汗面热不解，入夜胸闷面烦，然非热甚入营也。盖濡小之脉，胸痞，渴不多，舌白腻而边淡，皆湿热阻遏，中焦之升不利耳。辛以散之，淡以降之，略佐苦以泄之，则痞开湿化。热亦从此可解。

柴胡　半夏　川朴　青陈皮　蔻仁　茯苓　枳壳　桔梗　川连　姜皮　温六散

［复诊］苦辛开降法，果能痞开闷解，祛烦安寐。即前议而损益之。

半夏　干姜　川连姜汁炒　炙草　黄芩酒炒　蔻仁　柴胡　陈皮　枳壳　滑石　姜皮

［三诊］刻诊脉弦无力，舌淡而润，渴不欲饮，表热已退。按此类推，并非热甚入营，而夜来烦躁不寐者，乃阴气上扰阳位所致。按躁分阴阳，二者有天壤之别。今细参脉证，断非阳躁之症，然萎、附过刚，未可妄投。姑拟开泄中焦，使土中之清阳上达也。阴气不敢上犯，则烦躁可除。

川朴　半夏　干姜　白术　天麻　陈皮　朱茯神　枣仁

决明　香附　竹茹　鲜荷叶

［四诊］夜来烦躁颇减，热亦甚微。惟头汗频频不止。右脉微而少力。左手弦迟。

按：头汗一证，在伤寒门为阳越，乃三阳经蒸热上过所致。今脉证并无三阳见象，三阴惟厥阴上头至巅。入夜神烦。头眩不寐，应是此经之阴气上扰。昨与开泄辛通，以合病机。今拟仲圣吴茱萸出入之。

吴萸　人参　煨姜　白术　朱神　石决明　天麻　陈皮　枣仁

红枣

［五诊］服药后颇安适，烦躁退而知饥思食，的系厥阴之阴气上扰，再宗前法立方。

吴萸　于术　陈皮　人参　茯苓　香附　煨姜　决明　天麻　竹茹　红枣

［六诊］昨夜热退后，忽然脘痛大作。脉弦大而迟，乃中阳衰弱，肝邪横乘之象。非温胃无以御木，非疏木无以安中。

桂枝　茯苓　半夏　青皮　陈皮　香附　归身　人参　吴萸　砂仁　红枣

［七诊］脘痛已止，汗后手足亦温和，但脉虽较昨有力，而六部总少和缓之神。自觉口干舌燥，苔仍润而剥落。究竟阳气难回，而下焦之气元尚缓也，未可视为坦途。今且生津益气。佐理胃疏肝。

陈皮　吴萸　龙齿　人参　白芍　朱神　枣仁　乌药　佛手　白盏花

［八诊］病情固属向愈，脉象亦见有神，但右手仍嫌太弱。夫右关尺为火土相生之地，总系元阳不足，效宗昨议而出入。

高丽参　白芍　炒于术　龙齿　吴萸　麦冬　枣仁　宋半夏　白残花　佛手

［九诊］肝邪虽转平定，今日右脉又甚微弱。胃不知饥，病情进退维谷，良由元气虚而肝脾未能和洽也。再拟温以醒胃，辛以疏肝，甘以扶元气，即舌心光剥，亦姑舍症从脉耳。

高丽参　肉桂　麦冬　香附　乌药　枣仁　吴萸　郁金　朱茯神　佛手　沉香

［十诊］今日舌心光剥更甚，然服温补，甚为合宜。诚以木邪犯土，胃气索然，非崇土何以御木？非益火无以生土。百病以胃气为本，先所急而后所缓。古人程法具在，毋庸更事旁求。

高丽参　香附　吴萸　肉桂　乌药　砂仁　麦冬　郁金　白芍　青皮　佛手　沉香汁

［十一诊］昨夜忽又形寒发热，汗出而退，舌苔渐光，幸色未绛，

脉仍左弦右弱而稍稍纳谷，当无胀满之患。是胃气尚可望其渐醒，否则木横土败矣。

高丽参　麦冬　香附　肉桂　乌梅　青皮　白芍　炙草　沉茄　沉香汁　金柑饼

［十二诊］入夜寒热，竟成疟象，唯纳谷胃虚，舌不立苔，阳气阴津并亏，何堪再加寒热乎？久病邪恋正虚，姑宗何人饮加减。

高丽参　麦冬　香附　肉桂　乌梅　陈皮　白芍　炙草　沉茄　制首乌　鳖甲　朱茯神　白薇　归身　半夏　煨姜　红枣

［十三诊］数日来，疟虽止而胃气仍然未振，上脘有阻窒之状，大似噎症。总由七情不畅，胃口紧束之故，非温胃疏肝不效。

肉桂　高丽参　归身　香附　丁香　半夏　陈皮　香橼　桔梗　苏叶　砂仁　红枣

［十四诊］昨法既合，仍与温胃气以补肝。

肉桂　高丽参　枣仁　丁香　于术　香附　香橼　陈皮　旋覆　代赭　砂仁　红枣

［十五诊］大病后，胃虚木旺，故纳谷不馨，尚须怡情养志，药石方能奏功，否则仍虑反复。

肉桂　白芍　高丽参　炙草　归身　于术　远志　枣仁　朱茯神　砂仁　青皮　红枣

居

伏暑乃湿热病也。湿遏于外。热伏于中，故寒热起伏，渴不多饮。非化湿无以撤热，如温胆汤之走泄，杏、朴、苓之苦降，皆化湿透热之法，宗之立方，必能有效。

苏叶　豆豉　杏仁　川朴　姜半夏　姜汁炒黄连　枳壳　桔梗　茯苓　陈皮　蔻仁　竹茹　生姜

杨

肢冷汗出，发热不时，寐则谵语，醒则神清，脉弦细而迟，舌粉而腻。历考诸证，皆脾肾之元阳大虚，湿热蕴结。即跨下外疡，亦湿热之一端耳，尚不足虑。所虑汗出不止，阳气外越，不救即脱，古人谓“正气虚而邪气微”者。犹宜补正以祛邪，急急扶元温肾，佐以降湿开痞，冀其应手乃吉。

制附子五分　人参一钱　桂枝五分　干姜五分　川连四分　蔻仁五分　姜半夏五钱　陈皮一钱　茯苓三分　泽泻二分　杏仁二分　沉香汁二分

［复］冷汗颇减，舌苔渐化，脉尚细弦无力。脾肾之阳较苏，湿邪仍然未化，所以呕恶止而胸尚痞满也。再与温脾肾，以开中焦之湿。

附子四分　姜汁炒川连三分　半夏五钱　陈皮五钱　川朴八分　赤苓三分　蔻仁五分　干姜四分　通草七分　檀香汁二分　高丽参

［三诊］痞开食进，汗止阳回，由蜀道而履康庄矣。中焦湿邪未清，宜辛以化之，淡以渗之，尤须节饮食，慎寒暖为嘱。

高丽参　川朴　赤苓　干姜　半夏　姜汁　炒川连　陈皮　泽泻　车前　姜皮　红枣

［四诊］食苹婆果而中焦复闷，不思饮食。乃胃中湿浊未清，得寒凉凝滞而再阻也。脉迟而弦，拟温以运之。际此正气极虚之时，谨调尚难速愈，若再差误，恐难为力矣。切嘱之。

制附子　干姜　半夏　陈皮　草果　苏叶　杏仁　采芸曲　车前　归身　姜皮　红枣

［五诊］胸脘宽畅，已能纳食。脉尚细，舌尚腻，湿犹未清也。外疡脓多未敛，补托亦不可少。

高丽参　黄芪　半夏　陈皮　归身　砂仁　茯苓　干姜　木香　白术　红枣

戴

湿温病，身热三日，再受暑风，致热不得透，肢冷汗出，脉尺数寸濡，神倦似蒙，将有热闭痉厥之象。姑与芳香宣泄，清暑降热。

辰砂拌川连五分　香薷七分　赤苓三分　益元散荷叶包，六钱　杏仁三分　姜半夏五钱　川朴八分　生扁豆三分　桔梗五钱　鲜佩叶十片　鲜藿香十片

牛黄清心丸一丸

以石菖蒲汁化服。

徐

温邪几及两候，神蒙好睡，齿黑舌缩，左关迟数大无伦。种种见证，俱属邪入厥少，阴精告竭之象，危险已甚。唯思外邪入里，阳明为冲要之区，少阴将涸，阳明阳土必裂，少阴更虚，阳明更旺，此必然之势也。数救少阴之阴，不得不先清阳明之热，勉拟景岳玉女煎，合犀角地黄出入，以冀万一。

生石膏二两　大生地一两半　知母四钱　大麦冬六钱　磨犀角一钱　甘皮三钱　连翘心六钱　赤芍四钱　生甘草二钱　山栀三分　玄参六钱　杏仁三钱　鲜沙参一两

［复诊］舌略润，脉稍敛，证情似有转机。然厥少阴津告匮，譬之赤地千里，时雨一过，未可恃也。诊得斑疹欲透不透，矢气频转，诚以胃家实热，蕴遏邪气，欲达不能。昨方为扬汤止沸，今参以釜底抽薪，未晓有当否。

照前方去杏仁、沙参，加凉膈散六钱、大青叶三分。

［三诊］舌缩得伸，津液渐润，神情颇见爽朗，症交两候，似有转机。唯脉虽敛而仍数，液虽回而仍燥，炽热减而未尽，亟亟乘胜进攻，勿以小效而忽诸。

大生地一两　生石膏四两四钱　麦冬　玄参　羚羊角　丹皮　薄荷叶　赤芍　连翘心　甘草　山栀　黄芩　大青叶　知母

［四诊］阴津回而未足，便下黑垢甚多，热滞得寻路而出，大是善候。诊两脉仍数大，温邪未熄，尚未坦途也。温病总以存阴泄热为主，阴津存得一分，即得一分生机。宗之立方，谅能应手。

大生地五钱　鲜石斛一两　麦冬四钱　丹皮二钱　羚羊角二钱　瓜蒌四钱　枳实二钱　连翘三钱　山栀三分　茅萱根各六钱

［五诊］里热较昨渐退，知饥思纳，胃气已有醒机矣。余热尚盛，仍以养阴熄热为主。

大生地　洋参　鲜石斛　鲜沙参　玉泉散　玄参　连翘　火麻仁　黑山栀　丹皮　薄荷叶　茅萱根

［六诊］诊两尺仍弦大有力，里热化之甚迟，昨亦良光所谓“灰中之火未熄”耳。夫尺属下焦部分，热化之迟，无乃下焦之热垢未尽乎？存阴泄热之中，参以调胃通腑之法。

细生地四钱　连翘三分　山栀三分　玄参三钱　鲜斛一两　丹皮二分　麦冬三分　制军三分　玄明粉冲，三分　生甘草一钱　萱根一两　薄荷叶八分

章

风邪外闭，温热内侵，咳嗽带红，壮热无汗，世俗所谓寒包火也。病经八日，肺络伤矣。须开其玄腑，泄其郁热，庶能表里两解。

麻黄四分　杏仁二分　桑叶一钱　象贝二分　黄芩二钱　连翘三分　桔梗二钱　玄参三分　生甘草五分　黑栀二钱　葱管一枝

［复］胸痛虽减，仍然无汗。胃为热迫，倦而不寐。肺为风挚，咳而且逆。肺主皮毛，胃司肌肉，邪虽盛而尚在肌表也。《经》谓：阳之汗，以天地之雨名之。如此炎熇郁勃，苟非龙出海中，兴云布雨，将冻金烁石，其害有不可胜言矣。

麻黄四分　生石膏四钱　杏仁三分　生甘草七分　桑白皮二钱　连翘三分　川贝三分　桔梗二钱　玄参三分　薄荷叶八分　鲜沙参七钱　茅根四钱

［三诊］欲思霖雨，特起东海之龙，虽未得沛然，面油然之势已布，热减咳轻，夜能安寐，此非肺胃已能布其津乎？将见崇朝而遍，可以慰满三农矣。

冬桑叶　杏仁　连翘　玄参　瓜蒌皮　川贝　黄芩　薄荷叶　生甘草　桔梗　茅根肉后仍有

［四诊］云行雨施，品物流行，天地得用雨炎熇解，犹人身得汗而蕴热除。余热未尽，再清肺胃以化之。

杏仁　前胡　川贝　桑叶　瓜蒌皮　黄芩　连翘　桔梗　玄参　茅柴根

汤

昨日冷汗大出，脘腹布白痦甚多，今脉虚神倦，汗尚微出。窃思表热已退三日，安有无热而发疹痦者乎？此叶氏所谓表气过虚，气液大伤也。慎勿再汗，宜固扶元气，以待来复。

玄米炒洋参五钱　炙芪皮五钱　大麦冬二分　川石斛五钱　五味子十粒　炙草七分　炒白芍一钱　陈皮一钱　火麻仁三分　煨木香七分　红枣二枚

某

发热五日，神迷三日，医投芳开凉解不应。诊舌白而垢，脉尺数寸伏，齿虽板而唇不焦。此不特暑中心包，必有痰阻关窍也。夫痰为阴物，得火即张。苟其闭塞灵明，即神昏不语，如在烟雾之中，医但知清热，不解化痰，无怪病之不退耳。亟亟清暑化痰。否则风动厥脱矣。

太乙玉枢丹七分，和入牙皂末一分，以竹沥三两、石菖蒲汁三分先调服。

辰砂拌川连　益元散　川贝　枳实　蒌仁　胆星　橘红　杏仁　桔梗　姜汁炒竹茹

［又］神识已清，语言已出，病已得生。但暑热未退，痰滞未清，再与凉解。

辰砂拌川连　山栀　益元　杏仁　川贝　胆星　薄荷　连翘　枳实　瓜蒌　桔梗　姜竹茹

［又］神清后，腹痛头痛不已，按尺脉弦大而数，痰滞与热为互，壅阻于手足阳明之腑，故腹痛。蒸热上逼，故头痛。今与泄热通腑法。

菊花　杏仁　桑叶　川贝　青蒿　连翘　川连　枳实　益元　凉膈散金箔包

［又］伤寒下不嫌迟，须待其热邪结于胃腑，然后下之，斯上下表里之邪齐解。今大便两行，知饥神倦，正邪退正虚之象，切勿进补，恐灰中之烬未熄耳。

桑叶　川贝　青蒿　杏仁　枳壳　石斛　前胡　益元　连翘　西瓜翠衣

梅

寒热四日，转为红痢，腹痛神倦，舌灰而腻，脉数而滑，此新凉引动伏邪，邪已化热，不能外达，转向内攻，腐液伤阴，变为红痢。必得表邪仍向外出，最为捷径。目今营分已伤，里热颇炽，稚质体弱，虑热甚而增痉厥。然伏邪不出，犹强寇凭城，虽招来劝抚，终无益于黎元。与其靡帑养痈，何如六师压境？惟临机应变，须得一善谋者，斟酌行之。方可制胜耳。拟方候菊村先生酌议之。

败毒散去薄荷，加姜川连、木香、青皮、黄芩、白芍。

［复诊］昨服喻氏逆挽法，汗出漐漐，红痢色淡，舌灰较化，病情颇有转机。今日论治，如王润既下益州，趁此风利。须直捣石头城下，擒其枭帅，方可解甲寝师。备方仍俟菊花先生去取之。

前方加银花。

冯月庭

中下精气两虚，而或时令风温，阻于肺胃。起先身热咳嗽，痰黏不爽，遍身疼痛，便泄稀粪，延今二候。表热已退，里热未清，咳仍痰黏不爽，舌苔糙腻，气促如喘，脉软弱不匀。此见象皆中下元气大虚，不克运化其邪，邪恋肺胃不化。论治之法，只可扶持，降摄其浮逆之气，佐以泄热化痰，须得中流砥柱乃佳。拟方候高明正宗。

台参须八分，另煎冲服　生于术一钱　炙草七分　黛蛤散七钱　蛤蚧尾一对，淡盐花汤洗，略炙　炒枳壳八分　川贝三分　旋覆花新绛七分同包，五钱　海磁石打，七钱　炒黄芩五钱　赤苓三分　连翘壳三分　都气丸三分　地栗五枚

二月十九日。

［又］就动则气喘自汗、咳痰黏滞而论，居然大见轻减。软弱歇止之脉，变为浮滑促数。夫浮滑乃痰热之壅上不化，促数为肺肾之摄纳无权，中气不能坐镇也。舌苔糙厚，满布带灰，渴不多饮。昨曾吐蛔一条，合脉与苔一见，湿热痰滞壅于肺胃不清，且肠中尚有宿垢。目前未可遽下，恐中气益不能支。只宜扶降中宫之虚逆，分炼肺胃之热痰，望喘汗全平，苔化胃醒，始邪去而正可持。仍候高明正宗。

照前方加左金丸三分、瓜蒌皮三分（姜汁炒），去蛤蚧尾、连翘壳。

［又］喘汗之证，歇止之脉颇平。昨晚燥热大作，渴饮喜凉，彻夜不寐。顷诊，铺造之苔，聚而为灰腻中厚：促数浮滑之脉，转而为弦大软数。乃脱变之虚淡稍平，阳明之湿热宿诟炽张，证情尚在险途，但转虚境面为实象，似胜一层筹。然细按脉情，歇止未尽，立方虽从分化中上痰热，通其腑气，俾邪向下泄，所恐虚波再来，不得不慎防之。拟方同培才大兄斟酌。备高明正宗。

参须五分　炙草七分　川贝三分　连翘三分　黛蛤散四钱　枇杷叶一两　凉膈散七分　枳壳一钱　杏仁三分　郁金二钱　旋覆花二钱　萱根一两

［又］昨扶正通腑以泄热，见腹鸣辘辘，矢气连连，而大便尚未行。然灰腻之苔减，脉歇止全无，见数大有力，喜全无虚象，实象大著，可以再为通腑泄热。且愚意大腑一通，无邪不尽，须两三行，庶热化邪服。望明眼道长主持之。至虚脱一层，前日未脱，目前决不骤脱也。仆有西乡之行，故聊订数语，以备高正。

参须　凉膈散　川贝　黛蛤散　桑叶　枇杷叶　炙草　杏仁　旋覆　银翘　桔梗　萱根

霍乱吐泻门

俞

吐泻乃中焦实证，以壮盛之年，三四日之病，何至卧不能侧，声不敢扬，神呆目定。良以素患呕吐，中气本亏，今更重伤，木邪上逆，土无御侮之权耳。腹痛喜按，脉右弱左弦。攻伐可以从缓，姑且平其肝逆，和其中气，兼痛泻完后，再商进步。

吴萸　川连　香附　乌药　归身　白芍　赤苓　楂肉　苏叶　蔻仁　陈皮　苏合香丸一粒，另化服

俞

形寒发热，吐而且泻，邪入太阴阳明，所伏甚深，未能速效。

苏叶　藿香　川朴　豆豉　白术　半夏　木香　蔻仁　青陈　赤苓　左金丸　生姜

丁

木邪贼土，脾陷为泄，肝逆为呕，握抠而运，宜治中焦。

异功散加干姜、肉桂、吴萸、砂仁、柴胡、香附。

邹

霍乱后，仍然胸痞干哕。诊脉寸关尺微而见弦迟，舌光如镜，干而少津。乃有形湿热既去，无形湿热尚恋，中宫胃液已亏，胃阳复惫。既有湿热之实邪，复见液亏之虚证。治虚治实，斟酌颇难，勉拟芳香宣泄中上，甘凉扶益胃津，略佐苦以降浊法。同子翁先生酌议。

参须五分　石菖蒲三分　姜汁川连三分　生甘草三分　乌梅四分　桔梗八分　盐水炒陈皮八分　麸炒枳壳八分　赤苓三分　姜竹茹二钱

［又］诊右寸弦大爽，尺模糊闪烁不齐，左部弦濡，全无和缓之神，乃胃气索然，木无土载之象。唯舌津略润，尚能微黏谷气。窃恐一木之力，难扶大厦于将倾，不得已再拟扶胃疏肝，佐以开泄湿热，希冀侥幸。

人参七分　丁香五只　姜竹茹二钱　盐水陈皮一钱　麦冬二钱　茯苓三分　制半夏二钱　代赭石三分　旋覆二钱　煨姜一钱　砂仁四分

——《温病大成·第五部·倚云轩医案》

高 憩 云

高思敬（1850—1925），号憩云。江苏江阴人。年少时即酷爱医学，17岁时受业于表伯赵云泉先生，学习内科。后又师从于江阴外科名医李遇良先生，尽得其传。光绪十一年（1885），高思敬姊丈杨殿臣在天津创办养病院，多次函邀高思敬携眷来津。在养病院应诊的十余年间，高思敬诊治患者十余万，活人无数，被誉为“津门华佗”，后任养病院院长。光绪三十二年（1906），高思敬与天津内科名医丁子良先生创办天津医药研究会。次年，高思敬赴嘉兴友人之约，遇义和团运动，无法回津，便在闲暇之余奋笔著书，名曰《高憩云外科全书十种》，名虽为十种，实则七种，分别为《外科医镜》《外科三字经》《外科六气感证》《外科问答》《逆症汇录》《运气指掌》《五脏六腑图说》。

《逆症汇录》

一常姓患砍头疮，起六七日即邀予治。见其年纪不过四十上下，形神困顿，面色夭然不泽，后项自觉沉重异常，俯仰不便，转掉不能，形寒身热，纳谷不多，溺赤便溏，脉沉无力。疮头已上西药，病家深信西医，不愿揭看。察其疮口仅大如铜子，四围色黯不华，杳不知疼，此脑疽逆症。于法宜用阳和汤温化。然病者自信有火，不敢稍沾热药。予见其信而不坚，不便强为，只可先与清解，用银花、浙贝、橘叶、桔梗、青蒿、甘草、首乌、茄蒂等化其郁热。次日并未邀诊。越七八日复邀予治，询知予方仅服一剂，每日唯服外洋药水而已。斯时疮头已洗去西药，因西药内服外搽杳不奏功，似乎不信西医矣。然疮头大前十倍，上入发际，下沿背脊，横亘两耳根，浑如斜挂双茄，皮色与茄皮无异。予阅毕即皱眉蹙频，告病家曰：病势如此，无法挽回。适案头有其友人函，内附方一纸，细阅乃《回生集》三香定痛饮成方。予曰：成方虽好，应外敷鲫鱼膏，内外并用，或可奏功。今日已来不及，明早可买活鲫鱼两尾，白蜜一两，剃头铺头垢四五钱，三味一同捣烂听用。今日暂用木香、紫草、桔梗、当归、石决明、炙乳香、没药、陈皮、甘草等服一剂，次日即照上法内服外敷连三天，右耳后略见稀脓，挤不出，只可其自流。看不出疮口准在何处，于是改用参、芪、当归、银花、肉桂、甘草等大剂托之，连三剂，正脓依然不见，且胸脘板闷，气短神疲，疮色紫黯如赭。予力辞不治。病家再三央恳，不得不勉设一法，用党参、鹿茸、当归、黄芪、于术、紫草、忍冬藤、甘草。次日不但不见功效，反添气粗痰逆，声如拽锯。予至此心交瘁，坚不拟方。友方从旁怂恿，勉用生脉饮以尽人工，越日而殁。

此系险恶逆症，纵予一手经理，亦未必煞有把握，录之为后学廓一眼界。

一杨姓，年六十五，初秋患脑疽，病起匝月，易医五六位，病势垂危，始邀予治。入门见其形容枯槁，呻吟之声不绝于耳。询知昨前两日疮口仅流鲜血，成盆盈碗，两腿酸疼，不能转掉伸屈，后脑满用油纸罩护，用指揭开，血如泉涌，遂用纸沾凉水贴上，连易数次，视其疮头塌陷，宽四寸，长七寸，横亘脑后，既无正脓，亦不知疼痛，神识昏蒙，语言错乱，不思纳谷，夜不成寐，虚汗淋漓，诊得两手脉象洪大无伦，舌苔焦黑，溺短便溏。病势如此，危殆已极，万无生望。予辞不治，病家亲友一再哀求，不得已外用玉红膏油纸摊贴，内用黄芪皮、浮小麦、煅牡蛎、朱寸冬、茯神、鲜石斛、沙参、忍冬藤、丹参、当归、莲子心、甘草等煎服。次早病家来寓，喜形于色。谓予曰：昨夜能睡觉，腿不疼，汗止，疮口血亦不流，略进饮食，总算大见功效。今日务请先生早临。午后余往诊视，见病人满带晦滞，见予即伏枕稽首曰：先生救我！救我一人，即救我一家。盖病者上有老亲，下有妻孥寡媳，平日恃此一人为生计。无奈病入膏肓，不能药饵。细阅疮口，仍无正脓，虽不流血，尚津血水，实无法挽回。勉拟参、芪、银花、当归、鹿角胶、肉桂、白术、紫草、甘草等大剂托化。次日又邀予诊，见疮口依然塌陷，生气毫无，脉细如丝，呼吸间脉仅一二至，阴阳已脱，不能立方，嘱病家赶备后事，不过三两日耳。嗣闻复延他医治之，越三日而殁。

此病延予已晚，服药稍见功效，如锁投簧，随即通开，无奈锁簧已断，纵钥能通到，已成废物，有何益哉？

一王姓男子年七十六，七月间患脑疽，起越月余始邀予治，见其端坐炕头，口吸纸烟，精神矍铄，而且面赛壮年，头发间一二花者，举止言谈毫无病状。伸手就予诊脉，浮取则无，沉取细小如丝，一呼吸仅二三至。经所谓形气有余，脉气不足者是。诊毕细阅患处，见其疮口大如寸碟，平肿不高，不知疼痛，疮口中间仅流黏水，四围薄皮剥起，揭去浮皮，露如带子蜂房，难以数计。外用海浮散搀疽药掺之，用松香膏摊纸罩之。询知饮食如常，二便通利，乃用芪、党、银花、连翘、白芷、山甲、桔梗、当归、甘草等大剂托化。次日疮口见高，稍觉疼痛，仍照昨方加炙乳没各一钱，服后疮口益高，稍见稀脓，再照前方倍重服之，其带子蜂房者俱流正脓，精神饮食与常人无异。满拟此病无甚凶险。循序调之，收功在迩。忽隔三四日不通音问，予甚诧异，逆料此症决无变故。第五日早遣价相邀，详询来人究系何故，谓予曰：日来病势大不如前。予急询何故，来人吞吞吐吐，不肯直说，予一再盘问，乃告予曰：家主向嗜阿芙蓉膏，日需一二两。现在禁烟功令森严，有人唆使禁烟局查知，日夜派人梭巡，以故不敢开灯吸烟已三日，每日唯吞烟泡，遂致大便溏泄，昼夜廿余次，饮食不思，夜卧不安。现在已挪移他处，今日务请先生随往。予心中疑信相参，勉同往视，意欲考其究竟。入门见病人迥不如前，形神恍惚，言语支离，知不能治，立即告辞。病家再三哀恳，谓病势如此，不但先生知难挽回，即合家亦明知病不能起，请先生诊者，无非尽儿女之心。今日无论如何，请开方以尽人事，服药好固我一家之福，如不好我们心总尽到，与先生无涉。予不得已，勉用人参、于术、山药、扁豆、泽泻、茯苓、炙粟壳、甘草等煎服。疮口暂不揭看。次早病家又邀予诊，称今日大好，说话有精神，溏泄减去大半，务请先生早去。予曰：不必再看，枉费银钱。来人曰：我家少主人很明白病势，早知不好，衣衾棺椁业已预备多时。先生治好固好，不好亦不埋怨先生，先生何妨随往一诊？予聆其言之有理，遂偕前往，进门见病人很有精神，面色亦光润，唯不如前之丰富耳。诊其脉象和缓有神，看其疮色黯淡不华，仍难挽救，用人参、鹿茸、黄芪、于术、山药、芡实、扁豆、薏仁、甘草等，嘱服两剂。嗣闻予走后，有挚友某力荐某医能治，遂不服予方，任某医调理，不旬日而殁。

此有大烟癖，虽患外症而死，名死于病，实死于烟耳。

一王姓妇，年四十五六，深秋患脑疽，起两旬才邀予治。见其面目黧黑，若有隐忧，项如绳缚，不能转掉举扬。后脑沿右耳后约宽三寸，长四寸，上流稀脓，血水看不出。疮头但见一片紫黯，状如煮熟猪肝，疼痛不时，形寒身热，口苦唇焦，二便闭结，夜卧不安，不思饮食，常想喝冰水，脉沉数，苔焦黄。种种病情，邪已入里，殊属危险。先与黄连消毒饮化其积热，外用十宝散香油调上。次日邀诊，疮色与昨日无异，外仍上前药，形寒身热已去，亦不想喝冰水，唯大便溏泄多次。遂改用土炒白术、山药、炒苡仁、野党参、茯苓、肉桂、丁香、炮姜、莲子、红枣等煎服，后诸病若失。次日疮上仍敷前药，内用制附片、野党、生芪、炒于术、木香、紫草、当归、桔梗、甘草等连服三剂，疮色渐转红活，惟无正脓，纳谷不多，夜间睡着时常觉手足搐搦惊惕。旁人见之，转询病人，毫不觉也。遂改用生龙齿、制半夏、天竺黄、白茯苓、整广皮、竹茹、炒枳壳、琥珀、甘草、朱砂拌灯草等煎服。此方服后惊惕已愈，纳谷稍多，疮头有口略见正脓，不甚稠黏。疮口改用海浮散搀疽药掺之，内服蛤粉、炒正号鹿角胶、生口芪、野党参、土炒白术、紫草，肉桂、附片、当归、忍冬藤、甘草等。连服七八剂，疮口已露肉牙，四围顽腐已脱，第臭秽不堪，令人掩鼻。疮口改用二妙散麻酱调和，摊纸贴之，日易一次。内服党参、黄芪、白术、忍冬藤、自芷、当归、肉桂、橘叶、甘草等。连服五六剂，疮口新肉已平，胃气大开，每饭必食鲍鱼、炖火腿，无此则饭食减半。病家仰体病者之意，谓非此不能多进饮食，即不加约束，较无病时多食半碗。初二三日无妨，日久渐觉肚腹痞胀，饮食日减，遂邀里中某医治之，用莱菔子、南楂、槟榔、枳实、焦神曲等一派破气消导之药，服后大泻多次，遂不能进饮食。举家惊惶无措，复邀予诊，并详述前后情形。见疮口业已塌陷，精神疲软，气短语蹇。予顿足曰：危矣！殆矣！无法可施。疽家亲友满堂无不痛诋某医用药之孟浪。有谓宜用人参补气者，有谓宜用鹿茸回阳，众口纷纭，莫衷一是。予反慰之曰：此病予初阅时如何形色，如何脉象，在病本不能治，嗣用药投机，逐渐化险为夷，真梦想不到今遽遭此变，乃命也。不怨天不尤人，鄙见宜赶备后事，不过今晚明早，无远期也。病家及亲友均恳予立方。予曰：病势如此，纵华佗复生亦难为力，何必强投药饵，多费银钱，坚不写方而走，嗣闻次早黎明而殁。

此病本系死症，服药见效，与医生场面耳。逆症大都如是。

一汤姓，年五十一二岁，春间患脑疽，起月余始就予治，见其项间发际破口三处，大如桃，小如李，似溃非溃，挤之辄流鲜血，毫无脓意。头顶如火疖者六七枚均破，有流血者，有微津脓者。据述自起病以来昼夜不能合眼，疼痛浑如火燎，头顶如负重石，寒热不时，纳谷甚少，易动肝火，侍病者时被呵斥。诊脉左手沉细，右手如新张弓弦。舌苔灰腻，二便不通。此脑疽逆症，无法可施。疮头满用十宝散香油调上，内用鲜生地、柴胡、橘叶、郁金、赤芍、浙贝、桔梗、丹皮、黑山栀、甘草解其郁火，嘱服两剂，去后五日不来，默揣此病虽系死症，然未有如此之速。第六日又来就诊，形神困顿不堪，揭看疮头无脓无血，唯焦黑干塌。予曰：如此情形，何必来看。转询如何致此，从者在旁答曰：自服先生药后，当晚安睡一宵，次日多进饮食。适舍亲某见此病状，力主同至某医院诊视。乃某西医，不分皂白，将疮头遂一割开，深仅二三分，血流不少，随将药布塞上，以致夜间发烧，谵语神昏。至今日粒谷不入，汤水不进，求先生尚有法治否？予曰：我不如西医远甚，彼未能治好，我更无法。于是疮口用红玉膏摊纸贴之，坚不立方，赶速抬回大都，今晚决不能过。嗣闻次早黎明而殁。

此病者素患神经病，一遇病症，心神不定，今日投张，明日求李。病者既无主，医者亦随波逐流耳。

一部姓妇，年五十上下，夏闻患脑疽，刚起即就予治。脑后疮头仅如粟粒，麻痒相兼，四围根盘回亘寸许，头痛项沉，形寒身热，脉浮弦，苔白，先用荆防败毒散去参加银花、淡芩、橘叶等服一剂。次日汗出身凉，疮头渐见高大，麻痒已去，疼痛难受，常如针刺。疮头贴八将散，四围用金不换香油调圈，内服仙方活命饮加桔梗、羌活，盖病在膀胱经脉也。服后颇好，疮头不过桂圆大，略有稀脓。改用海浮散搀疽药掺之，纸膏罩之，内服生芪、石决明、当归、橘叶、白芷、炙僵蚕、花粉、甘草等，嘱服两剂，复来就诊，疮头不似前之高耸，脓出不多，遂改用水银红膏放纸膏上贴之，内仍用生芪、白术、当归、桔梗、川芎、羌活、首乌、茄把、甘草等，亦嘱服两剂。去后忽六七日不来。嗣从旁探询，知于前日早上已故。予闻之不胜诧异，急询其故。乃曰六七天前经先生看后，回去病人觉心中稍有不适，大都感受凉风所致，遂邀隔壁某医进辛热发散一剂，因而变病，谵语神昏，疼痛难忍，次日复延西医刺割，流血甚多，绝谷三日而死。

此病本非死症，病者急欲求愈，医者急于见功，卒至不起，急亦奚益。

一郭姓男子，年六十外，深秋患脑疽，起旬余始邀予治。见其精神矍铄，脑后仅如粟粒，根盘大如杯碟，平塌不高，疮头仅流黏水，形寒身热，食物欲呕，不疼，唯后项发沉。疮头用金不换香油调上，内服银花、芥穗、炙僵蚕、浙贝、连翘、桔梗、白芷、川芎、半夏、竹茹、羌活、甘草、姜等服一剂，次日寒热如故，依然食入欲呕，此脑疽逆症，令人棘手。询知病人胎里素，因昨方内有僵蚕，服后不到五分钟全行吐出，所以药不奏功也。予闻之踌躇者再，细思外除山甲、僵蚕、蜈蚣、全蝎系荤的。此病蜈蚣、全蝎用不上，山甲乃外科要药，不用此如何领诸药直达病所？姑顺病者之意免去此味。疮头仍上金不换，内改用银花、半夏、桔梗、橘叶、竹茹、杷叶、浙贝母、山栀、甘草、姜等服一剂。次早复来邀诊，询知今日颇见功效。午后往诊，见病人谈笑自若，后项不似前之发沉。揭看疮口，稍见脓意。斯时疮口已大如钱，陈实功谓外面如钱，里可容拳，即此谓也。疮口改上疽药，内服白芷、石决、橘叶、当归、桔梗、郁金、黄芪、甘草、首乌、茄把等，嘱服两剂。嗣隔十余日，门口悬挂白纸，急从旁探其详细。日前予走后，亲友作主，邀西医割治，后净吃鸡汤、牛肉汁，犯戒致死。予曰：病者胎里素，如何肯吃？亲友怂恿，谓吃此可以愈病，后吃斋不迟。病者难逆众意，且盼病愈心切，不得不尔，至此合家后悔，既请先生，何必改手，若一手断不致死。予曰：纵病家信予一手治理，亦未必准有把握。盖此病关系甚大，朱奉议谓脑疽不外冤孽所致，言之颇近理。予近年见患脑疽死济不知凡几，若无冤孽，必不致死，此天谴，非人力也。

予临证四十年，吃胎里素者仅遇此一人，开斋固死，不开斋亦死，此等脑疽百难活一。

一王姓男，年五十九，深秋患脑疽，起廿余天始就予治。见其形容枯槁，风吹欲跌，揭看后脑大如手掌，平塌无脓，仅流血水。询知饮食不多，夜不安卧，且日夜溏泄多次，溲如米泔，毫无约束。脉洪大无伦，口干时欲饮冷，少腹拧痛，舌苔焦黑，病势如此，已无生望。勉外敷十宝散，内服制附片、益智、肉桂、白术、山药、茯苓、补骨脂、党参、煨肉果、炮姜、木香、鹿茸面等，嘱服两剂。越日其公郎邀予往诊，询此两日如何情，答曰：大见功效，诸病若失，从此可望好矣。予曰：不能如此容易，今日不同病人前来甚好，予有要言告汝，汝父病实在凶险，万不能好。据汝述现在情形，恐系阳光返照，回去赶备后事，三日内决不能过。乃子闻予言，不觉泪流满面，几欲痛哭。予见系孝子，告曰：今日予勉去一诊，汝且不必伤心。午后往诊，果见病人若无病，然见予至，俯首作鞠躬状，乃曰：蒙先生救活了溏泄，也止了腹痛，也定了饮食，也能进夜能安卧，岂非大好了。予诊其脉，察其色，看其疮上情形，非阳光返照而何？仍用十宝散外敷，并嘱照服前方。临行告其子曰：病究不行，早上所嘱言语须赶速早办，迟恐不及。乃子目瞪口呆，送予脉礼，坚不受。嗣闻次日午后而殁。

大凡凶险症，到临危时必然大见功效，令人难以捉摸。如灯盏燃油已干，火将灭，忽然大放光明，灯旋熄灭。

一王姓妇，年届古稀，春间患脑疽，起六七天即就予治，见其形容红艳，精神矍铄，询其饮食起居与常时无异，并无寒热，唯后项发沉而已。细诊脉象，既沉且细，所谓形气有余，脉气不足者是。察看疮头，不过黄豆粒大，不红不高，根盘纵横各寸许，当用金不换油调圈其根盘，内用一粒珠两丸酒送。次日复来就诊，疮头四围现红晕一片，大如手掌，仍用金不换油调圈其四围，询其昨晚何如，答曰：像无病一样。内服一粒珠两丸。第三日病者儿女不放心，遂邀予诊，见其形神与前三日毫无差异，疮头稍高分许，红晕已消，稍知疼痛，疮头改贴八将散膏，四围圈铁桶膏，内服仙方活命饮加桔梗、羌活，连服两剂，身上微觉发热，饮食少减。复邀予诊，见其疮头略黏脓意，挤之不流，脉象依然沉细，面色形容毫无变更，疮口贴八将散膏，四围鲫鱼膏，内服三香定痛饮连三剂，围药亦照用三天。至第四日遂不用围药，不服前药，细看疮口已稍流正脓，疼痛稍重，饮食较平时稍差。疮口改插八将散捻，纸膏罩之，内服炙山甲、角刺、桔梗、生口芪、橘叶、当归、忍冬藤、白芷、花粉、甘草等托里排脓连两剂，正脓已多，疮口仍不见大，药捻只勉插二三分深，不能再深，深则很疼。饮食每餐尚能碗许，精神虽不如前之振作，然尚不十分狼狈。惟疮口疼痛很重，入夜尤重。疮口仍用前法，内服改用炙乳没、黄芪、党参、炒于术、当归、忍冬藤、紫草、甘草等连服三剂，疮口始能大溃，流出臭脓极多，中带白沫，如蟹吐沫状。予逆料欲出变症，照前方略为变更，服一剂。次日右下眼胞忽如卧蚕光亮，此乃湿肿之征，遂改方用野于术、忍冬藤、茵陈、泽泻、苡仁、蔻壳、通草、猪苓、赤苓、防己、甘草、姜皮等，服后水泻数次，病家异常惊惶。次日四肢浮肿，且痰吐不爽，又改用真云苓、炒于术、山药、芡实、半夏、陈皮、野党参、黄芪、忍冬藤、甘草等，服后脓水更多，臭秽不堪，令人掩鼻。疮口顽腐不脱，用利剪剪之，如牛皮一般。疮口仍上前药纸捻，次日病家声言肩背胸前陡生紫泡，予曰：急欲见之，以征究竟。细阅左肩胛青紫一方，回亘寸许，胸前锁子骨下青紫一条，长二寸，宽三分。急告病家曰：此毒邪内陷，败症也，无法下手，速访高明，予无能为也。病家亲友咸劝予立方，不得已勉拟大四妙汤加茜草、连翘、竹叶、泽兰助气败毒、活血清心之品。次日病家告予曰：肩胛、胸前青紫已退，左乳头焮肿如桃。肩胛、胸前青紫虽退，却似溃非溃，色暗淡，毫无生气。予坚辞不再立方。走后更某医调治，嗣闻病势日增，越六七日而殁。

此病询知平日好贪煎炒炙煿，醇酒厚味，脏腑积热不小，加之常服参、茸、附、桂等补剂，受药毒亦不止一日，久久毒火互煽，一旦发作，如火燎原，不可向迩。虽欲扑其熄灭，凶凶之势徒唤奈何耳。

一白姓年仅四十上下，夏令患左上搭，起十余日始邀予治。见病人肥肿身沉，转侧不利，阅疮口大如粟粒，并无根盘，亦不痛楚。挤之流稀脓不少，沿疮口下尺许亦有粟粒大一口，挤之亦流稀脓。脉沉细，纳谷不多，夜卧惊惕不安。据病人自述在外边就事盐务，每日在太阳下蒸晒，受暑热不小。始因夜受凉风，延医用辛温发散，出汗甚多，愈后觉肩背沉重异常，陡起小米粟粒，抓之皮破，微觉麻痒，并无脓血，自知不妙，怕生大疮，故星夜乘大车来津。先邀某君治之，总说无妨，看七八次，病势有增无减。昨日某君嘱请先生治之，先生看病果如何？予曰：论足下年岁精神，似乎有余，论疮口流稀脓，身体发沉，确似不足。既请予来，予必力为设法，请放心静养，不要着急，自然船到河直。疮口用八将纸捻膏罩。细思此病确系重受寒湿，湿盛生痰，痰串络管，致生此病，非从根本上着想不能奏功。遂用制半夏、白茯苓、川朴、生苡仁、泽泻、忍冬藤、川萆薢、生口芪、防风、甘草、陈皮等大剂煎服，连两剂，无功无过，脓水更多，知系逆症，不能挽回，嘱病家另请高明。病家坚不肯放，务请援手。细想年纪轻，身体沉，明系湿痰症，用湿痰药无效，且添五中烦躁，口唇干，便溏，脉依然沉细，气促音低，踌躇至再，竟无妙法。不得已改用野党参、川贝母、山药、茯神、钗石斛、扁豆、干寸冬、朱拌忍冬藤、甘草等煎服，当晚连两次来人详述病情，据称服药后精神颇好，且能进饮食，到九十点钟则神昏谵语。予曰：此必毒邪内陷。遂用护心散二钱交来人带回，分两次开水送。次早病家喜形于色，告予谓今日精神大好，说话有气力，声音也高，务请先生早去。予曰：阳光返照，必不能久，速请高明，不要耽误。坚执不去。嗣闻越日早晨而殁。

此病身体发沉，一逆也；脓如稀水，二逆也；肥人脓少，三逆也；病本湿痰，去湿无效，四逆也；便溏口干，五逆也。有此五逆，虽卢扁复生亦难为力。

一朱姓，年五十外，初秋患脑疽，始由后项发际起湿疮，初一窠炽痒难受，抓破流脂作痛，蔓延绕项发内约数十窠，依然痛痒相兼，毫不介意。前后共廿余日，绵延不已。遂邀里中某专门治砍头发背者看之，声言此名满天星，正头却在后项。于是用红面药油调上正头，用黄面药油调上四围蔓延者，内不服药。初上一二日颇好，正头稍流脓，四外脂水渐少结痂，病家颂其神妙，谓活神仙也。至第四日上药后疼不能解，大声呼号，即邀某君重诊，某君至，将药洗去，疼仍不解，病者疼极昏去，病家惊惶万状，某君束手无策，乃曰另请高明，并转荐邀予。入门见病者神色惨淡，所谓夭然不泽者。诊脉洪大无伦，时一歇止。予曰：脉已无根，气血将绝，无法着手。病家央予察看疮症，予曰：毋庸看矣，到此地位，卢扁在世徒唤奈何。坚辞不治。当晚连易数医，杂药纷投，卒无效果，次日午刻而殁。

此系冤孽症，初起令人不觉，及至发现已无法挽回。

一张姓妇，年七十二，素患痰喘，秋夏轻，春冬重。二月初忽患脑疽，起半月余始邀予治。见其脑后近耳根偏左疮头仅如钱许，稍津脓水，根盘大如手掌，平塌紫黯不泽，疼痛不能近手，且气喘痰吐不爽，喉间声如曳锯。此内病已极危险，况脉如丝，兼患脑疽，尤令人棘手，推辞不治。病家再三哀恳，病势如此，人人都说难好，请先生来者无非竭力设法，我母亲能够多活几天，皆出先生之赐，我们少尽儿女之心，先生万弗推却。予闻之恻然心动，谓其儿女既如此肫诚恳挚，予亦当尽心力。疮口及根盘满用十宝散香油调上，内服制半夏、枸杞子、盐水炒长牛膝、盐水炒五味子、干姜同打，白茯苓、前胡、炒苏子、野党参、甘草等煎服。次日复来邀诊，询知今日病势大好，气喘减少大半，疮口流脓甚多，予意谓必有转机，午后即往诊，见病人坐躺小桌，正在吃饭。见予至，频点首曰：先生救我，今日比昨日好多了。也思饮食，唯疮口稍觉跳痛。即转项令予看疮。予曰：不忙，你且吃完饭，休息片刻，予再看疮不迟。病者唯唯。于是见其食干饭半碗，精神不似昨之委顿。饭毕嘱其伏在桌上静养片时，然后为其诊脉。两手脉象似乎和缓，不疾不徐。予心默揣，今日之脉与昨日比之真有天渊之隔。疮口确有正脓，或者从此转机，然果可保命与否不敢公然出口，遂告病家曰：今日病情固见转机，但期从此不出变症，方有希望。至于饮食宜格外检点，万不可粗心大意，遂病者之所欲，牢记弗忘。于是外敷仍用前法，内服仍仿前方，如是者六七天，疮头居然大溃，日夜流脓一二杯许，根盘业已红活，转侧亦觉舒利，饮食加增，精神焕发，气喘已平，痰亦不吐。病家喜不自胜，予亦私心窃喜，已化险为夷矣。疮口改抹水银红膏，纸膏罩，内服八珍汤加羌活、白芷，连服三剂，疮口脓水已少，顽腐已净，新肉已生。满拟收功在迩，内服外上悉照前，予嘱其停三五天再看无妨。予意不愿病家多花银钱。病家明白此意，不胜感激。第三日早晨来人邀予速往，予急询何故如此着急，来人曰：今早老太太连泻五六遍，举家惊惶无措，务请先生随往。于是随其同往，入门见其儿女有暗中流泪者，有顿足叹息者。予急询因何变症，佥曰昨日家母爱吃饺子，遂买熟肉包饺子任意啖之，劝其少吃，甚不愿意，大都因多吃几个，致生变病。四更时分泻三四次，天亮泻七八次。现在气软神疲，净想喝水，溲短赤，请先生设法救之。予进房诊脉，两手洪大无伦，如波涛之涌，重按无根。再阅疮口，塌陷无脓。予曰：病已如此，万无生望。勉用煨肉果、炒白术、南楂炭、土炒山药、赤苓、益智仁、通草、泽泻、甘草等煎服。当晚病家遣人询予，谓服药后并未泻，小溲已见少许。略吃稀饭，原方尚能服否？予告曰：不必再服，如何情形明早再说。次早复邀予往诊，入房见病人精神颇好，举家亦极喜欢。细诊脉象宛如前日，不疾不徐，不大不小。再阅疮口，业转红活。疮口仍仿前法，内服野党参、炙芪、土炒于术、土炒山药、茯苓、益智仁、砂仁等煎服，连两剂，又邀予诊，见病人已下地行走，询知饮食便溺如常。疮口用玉红膏、铅粉膏掺和，摊纸上贴之，嘱不必揭动，七八日听其自落，内用十全大补丸，早晚淡盐汤送各二钱。走后越廿余天，病家又邀予诊，予询近日情形如何，来人但言病已好，今早未见老太太下地，嘱请先生午后早到，大都无甚紧要。午后往诊，见病人面目稍觉浮肿，眼胞下若卧蚕状，遂询两足肚腹肿否，答曰满肿，今日且气喘，恐犯老病。诊其脉象无甚变动，察其形神尚不致坏。询知疮早已落痂。脉证并参，非金匮肾气丸不可。遂将丸改作煎剂，方用大熟地一两，山药六钱，茯苓六钱，山萸肉二钱，泽泻二钱，丹皮二钱，制附片一钱，上肉桂一钱，长牛膝二钱，车前子（布包）四钱，五味子十四粒，连服十数剂，诸病悉愈。嗣闻至次年夏令犯喘病而终。

此病古稀外年，气血自然衰败。加之气喘老病，又患脑疽，内外夹攻，本无生理，卒能愈后又活一年，岂非幸事？

一施姓男子，年六十四，夏末秋初患中发背，起旬余即就予治。见第十椎至十四椎背脊中间起如粟粒，频津血水，无脓，根盘纵八寸，横六寸，平塌不高，色暗不华，不知痛痒，惟觉腰背发板，转掉不舒，形寒身热，纳谷不多，脉沉无力，阅苔薄白，知非顺症，遂代买一粒珠八丸，嘱其分四次，早晚用黄酒送下。越日又来就诊，看其情形似乎困顿不堪，询其昨前两日如何情状，答言见好。予曰：你要说实话。复曰：实在见好，唯浑身无力，饮食不多耳。盖病者因予给以丸药，并用敷药，且不要钱，不肯说不好，其实病势深沉，显露逆象。诊其脉依然沉细无力，疮口形色与前日毫无出入。形寒身热已减，疮口上贴八将散膏，四围圈铁桶膏，内服紫草、木香、肉桂、鹿角胶、当归、陈皮、川朴、白术、甘草节等连服两剂，无甚效验，遂改用黄芪、白术、党参、白芷、当归、山甲、角刺、肉桂、紫草、甘草等嘱服两剂，又来就诊，疮头略见高起，根盘亦见收束，略知疼痛，似欲造脓之势。疮头贴八将散膏，四围圈冲和膏，黄酒调涂，内服托里排脓，用黄芪、白芷、当归、山甲、角刺、川芎、肉桂、狗脊、鹿角霜、甘草等。病人临走嘱其不必再来，服两剂有何情告我，我步行去看，不教你花钱。病者闻予言肫诚恳挚，不胜感激。越两日，病者遣其少子趋前，详述病状，声称这几天实在见好，疮口已流脓不少，饮食多吃。午后务来先生过舍一诊。予曰：不必午后，即往同看之之可也。入门龌龊不堪，难以容足。见病人坐在炕上，予随即诊脉。脉象颇有起色，舌苔微黄，询知大解多日不通，小溲黄色，饮食每餐碗许。揭看疮头，原疮口已不可辨，四围如带子蜂房者难以数计。脓虽有，稀薄如水，此正气内亏，毒邪不得外发之故。疮头用二妙膏摊纸贴之，内服大四妙汤加肉桂、紫草等大剂托化。见病家光景艰窘，当给洋四元与病人调养。嗣后间日一趟，约七八趟，疮口顽腐已脱，新肉已生。斯时疮口约长一尺，宽方寸，惟上侧如拇指大青紫一块，既不脱落，亦不溃腐。细想此种情形决非佳兆。踌躇至再，还得设法救他。疮口用玉红膏搀九一丹，量疮大小摊纸贴之。外罩棉花，用布围扎，内用黄芪、党参膏各二两，每早晚开水冲服一二匙。因上侧青紫一块，总不放心，次早晨即往看视，并再助洋元，俾可调养。揭开细视，青紫一方依然未退，精神反不如昨，起坐颇觉费事。询其饮食，每餐只能一碗，且大便溏泄，日二三次。此脾肾两伤，恐难挽救。然不能坐观成败，必设法救援，以尽人力。遂用真正高丽参八钱，生口芪二两，土炒于术三钱，补骨脂二钱，煨肉果二钱，土炒山药四钱，茯苓六钱，煨姜两片，红枣两枚，炙甘草一钱等煎服，冀挽狂澜。次早六点钟即往看视，病家尚高卧未起，叩门而入，见病者仰卧睡眠，若无病然。第气息甚微，昨方仍无功效。即诊其脉象，浑如屋漏，知不能救，徒费心力。转思背腰若大疮口，竟能仰卧，岂非肉已先死？病家欲予揭看疮口，予摆手曰：不必看矣，赶紧预备后事。其妻子目瞪口呆，惊惶无措。予曰：不必惊惶，现有洋拾元，赶备衣衾，若棺木我去代赊，不要难受。其妻子泥首叩谢，越日清早而殁。是病也予前后花洋贰拾元，终未救活，哀哉！

此病腐肉已脱，新肉已生，忽现青紫，败象已露，食少便溏，脾肺化源已绝，哪有生望？

一谷姓女子，年廿二岁，头顶患痰疬，起年余始就予治。见其额角、鬓旁发际以及胸膺、乳根、腋下绕项等处约有十数枚，大者如桃，小者如李，皮色不变，不疼不痒，常发寒热，痰吐不爽，乳根、腋下早自溃破，疮口平塌，仅流涕浊。额角用三棱针戳破，稀痰不少，痰净肿消，次日复肿，旋流旋消，明日仍肿。外用二圣消核散醋调束其根脚，内服控涎丹清其痰涎，如是者半年，额角总未全愈。其先溃破处迄无敛口者，诸药罔效，百法徒施。予看几及一载，额角流血而殁。

此病溃破日久，脓不见少，已属逆症，加之年轻不善调摄，不死病，卒至于死，怨人乎？怨己乎。

一牛姓男子，年四十五六，缺盆穴患跳血瘤，起十载之久始就予治。见其肩前缺盆上漫肿一处，色青黯。按肿处如万马奔腾，迄无休止。用力按之，其势更猛。询之起病十载有奇。初如桃核，皮里肉外推之活动，不疼不痒，二三年后觉日渐加大，其皮里肉外如有物欲往外钻。有时红，有时紫，有时微痒微疼。至现在自觉肩前如两国交战，人马争驰，枪刀并举，昼夜迄无休息。别无痛苦，惟心跳不宁而已。予踌躇至再，迄无妙法。外用冲和膏白蜜调涂，内用血府逐瘀汤，嘱服五剂后再来诊视。届期病者早来，喜形于色，谓先生真神人也，五剂药服完后觉诸病若失，其胸前如争战状泯然无迹。昨日泻血数次，今已停止。予询所泻血是何颜色，答曰黑如墨汁。遂取洋五元并茶叶点心等件，予坚辞不受。彼定执不从，不得已收下，作为舍给穷民药费，叩辞而去。越三年，病者又来就诊，声称前病愈后与平人无异。今年夏间雨后道途泞泥，偶一失足，扑倒台阶沿上，适阶沿有小石一块，肋骨正压其石。当时并不知觉，越日肋骨隐隐刺痛，遂服跌打丸、七厘散、三黄宝蜡丸等，杳不奏功，嗣请某医治之，外贴伤膏，内服面药酒送，连服三四副，居然见好，照常营业。盖此人磨剪刀者，异乡人到处为家，且称肋骨现已全愈，唯前年经先生治好处近又发作，还求先生设法。予令解衣看视，不似从前情状，缺盆中坚肿如石，扪之约略跳动，不似前之万马奔腾。询知别无痛苦，第气短不舒，咽关似有物梗塞，吞之不下，吐之不出，细诊脉象沉涩，两手一律。脉症并参，明系瘀血阻于气管，遂用厚朴、茯苓、半夏、苏梗、旋覆花、猩绛屑、葱管去两头等嘱服两剂。越日又来就诊，据述咽关颇见功效，大概已愈八九。唯缺盆坚肿如前，毫不轻减，于是内不服药，仍用冲和膏葱蜜调涂，连三四天，杳不奏功。不得已内服血府逐瘀汤，外不敷药，改贴膏药，嘱服五剂。病者复来就诊，询知此次服药毫不奏功。从前服此方颇效，现在服此方则不效。病一，病方一，方何以前后不同如此？予曰：彼一时此一时。予踌躇至再，竟不得其要领。转思此病不外血瘀气管，何以服前上两方均不奏效？忽然想起王勋臣血府三方专治奇病，挨次用之，看其如何？遂早用通经活血汤，午用血府逐瘀汤，晚用膈下遂瘀汤，相继并进，连服三天，毫无动静。继思专事破血，不助气不能催动血管，第四日即嘱买生箭芪二两，每午前煎服以助气。午后即将三方按次序服之，每日止服一方，先通经活血，次血府逐瘀，三膈下逐瘀，每方内加穿山甲一钱，取其直达病所，挨次不乱，周而复始。如是者每方三剂，共九剂，箭芪每日三四两。服后精神焕发，缺盆坚肿泯然无迹，以为从此可除根矣。病者固欣然而去，予亦满心得意，谓天下无不可治之病，在治之得法不得法耳。越一年病者复来就诊，予询曰：难道缺盆病又犯了？答曰：不然，此次病已挪地方。予急询挪何处？病者即解开左腿，患在膝湾。予即细扪病处，大如核桃，用重手按之，如两人斗殴，彼此不让。询知别无痛苦，唯晚间一阵跳跃，觉酸楚不能名状，过此与平常人无异。予嘱病者曰：此病暂不必治，到实在为难时予再设法。病者唯唯而去。又越两年，复来就诊，病者形容枯槁，步履艰辛，入门即长跪不起，予扶之亦不起。予顿足曰：有话好说，何必如此？病者含泪而言曰：先生答应救我，我才起。予曰：只要有法，无不乐为，请速起详询近日病状。病者若怀隐忧，答曰：膝湾病至今未愈，现在根盘较大，疼痛昼夜不能合眼，稍合眼如有两人扯腿，腿欲分裂，实在活不了。说罢呜呜而泣。予细看膝湾，较前大三倍，并不青紫，按之亦如万马奔腾。寻思此病无非血聚血管，开之或可希冀万一，开之血流不止，又当如何？转展踌思，实无良法，遂告病者曰：此名跳血瘤，非火针烫刺不可。然无调养处，奈何？病者乃曰：先生为我刺破，我可到友人处调养。予复告曰：汝既有朋友，只可到汝朋友处烫刺。于是问明其友人住处，嘱其前往，予随后就到。既到该处，见其友人，遂将病之曲折告之，此次针烫实出于不得已，倘破后血流不止，关系性命。病者闻之遂曰：先生为我除此沉疴，只要眼前痛快，虽死决不归咎先生。于是一面烧火针，一面用布条做成粗捻，随即用针烫之，血流如注，色皆紫黯，约流两碗许。遂用布捻塞住针口，针口四围预用冰块围之。针破后面不改色，且颇称快。一面熬好高丽参汤与病者服之，嘱病者切弗妄动针口，外用布扎好。次日早晨即往看视，针口拔出布捻，流似脓非脓，似血非血约碗许。病者告予曰：自昨针破后睡一宵好觉，腿湾诸病已若失。予曰：还得小心。予带高丽参四两计八枝，嘱其友每日煎与服一枝。次早又往看视，见病人坐在炕边，足已下地。予急告曰：不要如此着急，静养两礼拜方可落地。现在只宜静养。倘有疏忽，前功尽弃。复阅针口。仅流血水杯许，流完后改用纸捻抹旱三七末插之，接连又看三日，针口已不用纸捻，仅用纸膏掺旱三七面贴之。又看三日，针口已平复如初。越一年后见其友人，询牛姓现如何，友人告曰：牛某已于前月晚上在我处无故口鼻流血而死。

此病实系不治之症，愈而复犯者，再上下乱窜，卒致口鼻流血而死，所谓治病不治命耳。

一韩姓年五十外，眼胞患气疽，起年余始就予治。见其左下眼胞自鼻柱蔓延，颧骨肿大如茄，皮色青紫，扪之坚硬如石。询知受病原因系郁怒伤肝而得。初如豆粒大结核，不疼不痒，日渐加大。现在白天尚好，晚上疼痛难忍，时津鲜血，务求先生设法救我。予一再筹思，竟无善法，姑拟柴胡清肝汤舒其肝郁，嘱服十剂后看其如何再议。服完后又来就诊，病情与前无异，据述晚间疼痛稍减，今日请先生为我割破。予曰：仆不善刀针刺割，只可另请别位。嘱其仍服前方。病者似不喜悦而去。嗣越两月，病者烦人邀请，述其大概，并请务于午前同往。入门见病人狼狈不堪，面色枯白。询知经他医刺割，血流不止，疼痛不堪。昨晚已昏厥数次，现在双目紧闭，牙关不开，汤水不进，亦不闹疼痛。诊得两手脉象细如游丝，呼吸甚微，遂用独参汤撬开牙关慢慢灌之，约一时许，病者稍有声息，目稍睁，遂用米汤灌之，又一时许，患者神识已清，略能言语，复闹疼痛，遂用炙口芪、炙乳没、当归、炙粟壳、甘草等煎服，割破处用玉红膏抹上罩贴，油纸棉花覆盖。次日又邀予诊，询知疼痛已止，晚上安睡，略进饮食，遂嘱照前方再服两剂，破口仍抹昨药，如是者月余，破口结痂而愈。越两年，右眼胞又患前症，邀予诊治。予细阅其病状，较前严重，遂推之，嘱其另访高明，予无能为力。嗣闻予推后复邀前医为其刺割之，医将疽割去，血流如注而死。

气疽病若不刺割，尚可苟延岁月，如割伤血管，自然顷刻而亡。

一路姓，宝坻人，年二十余岁，剃头手艺。春间腰间患流注，就予诊治。见其腰间漫肿，大如覆碗。询知起已百余日，初无痛苦，常觉腰眼背脊酸软乏力，渐次沉重。现在步履艰辛，腰背如负重物。细细按之，确已应指。内脓已成，唯脓头甚深，无法刺破。于是外敷冲和膏，内服生口芪、当归、狗脊、独活、川断、杜仲、巴戟、山甲、角刺、白芷、甘草等，嘱其服两剂，并另给护膜丸五十六丸，早晚用饭汤送各十四丸护其内膜，不致脓向里溃。越两日又来就诊，询其病状，声称此两天精神稍好，唯腰间颇觉疼痛，细看患处，脓头较浅，随即刺破，流稠脓碗许。疮口用升丹纸捻，内服党参、黄芪、杜仲、山萸、巴戟、川断、当归、羌活、甘草等一派助气调血，活络温经之品，嘱服两剂。越日来诊，疮口已瘪，仅流稀水，仍插升丹纸捻，内用八珍汤加杜仲、羌活，嘱服三四剂，再看一次可收功矣。乃自此一去，月余不见。忽一日清早将病人用孛篮抬来就诊。予见路姓形容大不如前，深讶何以如此。旁人代答曰：先生看三次后，病者照常下地，疮口脓水已净，且结痂全愈矣。忽有同业某系其老亲，传闻路病，特来看视，见路病愈，喜不自胜。当晚住在路处，遂约二三同业抹纸牌一宵。病人作壁上观，一夜未曾合眼。次日变病，寒热大作，疮口冒然肿起，疮疤揭开，流脓不少。自后每日流脓，早晚约两碗有奇。现在精神颓败，纳谷不多，加之午后寒热，小溲赤，大便溏，夜不能卧等语。予揭开疮口，四围高起，大如覆碗，略挤则脓出如注，中多水泡，有腥味，疮口改插八将纸捻，四围用冲和膏白蜜调圈，内服柴胡、青蒿、制半夏、焦白术、茯苓、野党参、土炒黄芩、甘草、姜枣等，嘱服两剂，又来就诊，寒热已减大半，而纳谷依然无味，大便溏泄，日夜三四次。细着疮口，脓出较少，四围余肿见消，疮口仍插前药，内改方用土炒山药、白术、建莲、芡实、钗石斛、柴胡、青蒿、女贞子、制半夏、茯苓、甘草、姜枣等，嘱煎服一剂，服后如何情形，明日病人不必抬来，可持原方更易。次日来人更方，问昨晚何如，答曰：服药后晚上并未大解，寒热虽有，却不大。今早喝一碗大米稀饭，遂将昨方略更易一二味，嘱来人曰：今日服药不甚见好，明日不必再来，速访高明诊治，予无能为力。去后两月余，杳无音信。嗣闻予推后复延他医治两三趟，亦推之不治。其友人作主抬回家去，延里中某医治之，不旬日而殁。

此病愈而复犯，且系劳苦而犯，决非死症可知，然卒至于死者，殆人事，非天谴也。

一马姓，回教人，年四十上下，厨行手艺。秋间腰俞患流注，起两月余始就予治。见其两唇发白，面上毫无血色，一似失血后或妇人产后之神色，诊脉沉细无力。询知夙患便血九年之久，迄未治愈，现在便血见轻，惟腰间疙瘩酸痛，不甚好受。揭看腰俞漫肿色白，大如手掌，斜横背脊，按之中空隐隐，若有脓象。于是用冲和膏蜜调敷其肿处，内服人参养荣汤温化。服两剂后无声无臭，又来就诊。外仍敷前药，内服改用党参、黄芪、杜仲、枸杞、潼沙苑、菟丝饼、制附片、川断、狗脊、羌独活、甘草等，嘱服五剂再看。另给护膜丸百粒，每早晚各用十丸，饭汤送下。至第六日又来就诊，见病人精神稍觉强壮，面上亦不似前之毫无血色矣。腰俞流注顿见起发，按之不似前之中空，脓头已显。予告病人内脓已熟，脓头已浅，是否愿意刺破。病人点首曰：如何治法，悉听先生命。于是用利刃挑开约深六分许，脓出稠黏不少，外插升丹纸捻，内服芪、党、术、苓、归、芍、川断、杜仲、狗脊、羌活、甘草等，嘱服两剂，后日再看。到期病者复来就诊，精神大见起色，询知出脓后饭食倍增，腰俞脓出依旧不少，较前略见清稀。于是疮口仍插前药，内服仍仿前方，惟分两加重，嘱服四五剂后再诊，届期又来就诊，脓出甚少，半系黄水，腰俞颇觉松利，饮食较平时加倍，面色亦觉光润。内服外捻悉依前法，毫无损益。嘱病者曰：当此之时，切宜保重汤药，可服三四剂，自己酌量，可不必再服过，七八天再来看一次可矣。间日病家遣人告曰：前日回去道上稍受风寒，到家即大发寒热，今日起不来，务请先生移玉一诊。午后予即前往，见病人蒙头而卧，神识不清。询知并非看病回去受风寒，乃是日晚上始劳苦，继风寒。予急询何故，旁人直告曰：渠在某酒馆掌作柜上，应某宅办寿筵数十桌，昨日好日，前晚整劳苦一宵，昨早回来就蒙头而睡，一日夜不吃不拉，昏迷不醒，唤他问他均不知，此实在情形，决不瞒先生也。于是细诊脉象，如鸟之喙。予直告曰：脾土已绝，万无生望。旁人央看患处，予摇首曰：看也无益，渠家在何处，赶速送信，或赶速送回，今晚必不能过。嗣闻予走后复延某医，亦不开方，是晚四鼓而殁。

此病亦非死症，但能多调养一半月不致功败垂成。

一陈姓，年三十五六，六七月间患肚角流注，就予诊治。询知起已月余，不疼不痒，唯楼梯上下稍不方便。看其病状在右腿根之上，少腹之下，大如长蛤，皮色不变，按之中空，似有脓象。患处遂贴八将散膏，诊其脉象沉细如丝，此内伤症也。内服黄芪、党参、制附片、败酱草、生苡仁、丹皮、甘草等，嘱服两剂再看。越日来诊，患处渐觉高起，不甚中空。诊其脉象稍有精神，不似前之沉细如丝矣。遂改用山甲、角刺、黄芪、党参、制附片、败酱草、生苡仁、白芷、甘草等。另给护膜丸六十四丸，早晚饭汤各送下十六丸，嘱服两剂后当可刺破，后必得静养一半月，患者唯唯。彼去后旁人知其底蕴者告予曰：彼在某洋行就事，有一妻一女，今夏初妻女同时病故，现在仅剩一人。越日病者复来，予迎头问曰：足下在津行就事，须要请假一月，予方可着手治尊恙。病者诡应之曰：业已请假一礼拜，今日务请先生为我刺破。这两天调脓颇不好受。遂诊其脉象，已见滑数，阅其患处，疮头已显微红，遂用刀当头刺破，脓黄色稠，脓约半碗。疮口插八将纸捻，内服改用炙芪、党参、白术、当归、茯苓、生苡仁、甘草等，并给护膜丸三十二粒，嘱照前服法。次日又来就诊，脓出较昨更多，疮口仍插八将纸捻，内服仍照昨方。第三日病者不来，仅遣仆人要纸捻膏药。询其昨日汝主人回去如何情状？据述不受补药，昨方服后胸脘微闷，别无他患。予嘱其暂不服药，明日请其自来是否更用他药。仆人唯唯而去。去后百余日，其仆人持片邀请。午后往诊，详询始末。据称未经先生刺破，请假洋大不准，及至先生刺破后，洋人闻知，即将我抬至外国医院调治。初入院时西医许三礼拜准可出院，谁知十五礼拜也未治好。昨日经洋车将我抬回，现在事已分手，算有自由权。今日特请先生一诊，是否有无妨碍，为我一决。见病人面如纸灰，两唇发白，两颧如拇指大红艳一方，知病入膏肓，无法挽救。然病人当面不便明言，只可含糊答应，好言安慰。询知自汗盗汗，午后五心烦热，幸纳谷尚好，一半月不致丧命。诊脉浮大，意欲设法救他。嗣看疮口，脓出粉汤，疮口长有寸许，询系西医从旧疮口割大些，疮口上海浮散，纸膏罩，内服黄芪、女贞、石斛、杭芍、当归、牡蛎、浮小麦、棉花子、红枣、甘草等，嘱服两剂再看。越日又邀予诊，见病人精神似觉好些，询知虚汗已止，五心烦热已轻，这两天觉腰腿酸痛，阅苔薄白。病人自述昨晚今早见溏恭两次，余无他病。诊脉与前无异，疮口脓出不少，仍上海浮散，内服改用野党参、补骨脂、潼沙苑、枸杞、杜仲、山萸肉、钗石斛、狗脊、白术、茯苓、山药等脾肾双固，亦嘱服两剂。越日又来邀诊，询来人近日病情如何，答曰见好。遂告来人曰：病者有无近人？答：有胞姐。予曰：汝速告其胞姐，我断此病必不能好。

前者好言安慰者，非真能病好，暂安病者之心也。来人听言，觉皱眉蹙额：今日务请先生去看，病人时刻想先生能早去才好。予答应今日去看必早，午后一钟首先到之，见病人两颧红艳，喜谓予曰：我两日持镜自照，气色甚好，大约我死不了。此病人得意之词，予闻之只好随声附和。诊脉象前后一辙，阅疮口脓水依旧不少，半带浮油。询知腰腿酸疼不减，溏泄日一二次，少腹疠痛，舌苔光滑乏液。病势如此，万不能治。疮口仍上前药，内服改方用龟鹿二仙胶、芡实、炒苡仁、茯苓、巴戟、菟丝、煨肉果、炙粟壳、煨木香、炮姜等，嘱服后见好，不妨连服三五剂，如不见好再说。越四五日又来邀诊，声称这几日大见好，仍请先生早去。予曰：无论见好不见好，这两天我事忙，不能前往，请告病者速访高明，不要耽误。来人连连叩首曰：实在见好，先生决计不去，我回去不好回答，先生总得慈悲，再看一趟，自后不敢烦劳先生矣。予不得已勉强应之去看，午后两钟方到。见病房有老年妇道，自称病者乃我弟，我系病者胞姐，先生看此病颇见功效，千万不可灰心，务请着意调治，将来必有重谢等套语。予只好含糊应诺，诊脉依然浮大，阅苔仍光滑乏液，询知溏泄已愈，腰腿酸疼亦轻，惟两颧红艳如拇指者依然不退，饮食反不如前，疮口脓水见少，中带油沫，尚未之净。如此情形，实在无法。其胞姐一再追问是否能愈，予急应之曰：无望，宜从早另访高明，予无能为也。其姐闻予言，目瞪口呆，不发一语，惟含泪饮泣而已，坚请立方。予勉拟高丽参、五味子、干寸冬煎水代茶可也。嗣隔月余，见其仆人经过予门口，予即招之入内，询其情形。乃曰：那日先生走后，其姐即邀某里医，到时其姐即将先生所说大概告之。某医诊看后即对其姐曰：无妨，此病疮口不大，脓水不多，面上气色甚好，决无大害，放心。于是日看一趟，每日乃姐必偕来看，第五次病势日重，其姐问某医此病究竟碍否，某医仍答曰无妨。不料于是晚九钟而殁，现在过五七云云。

此病始误洋人不肯准假，继误自己所住楼房，每日上下蹬伤筋脉，三误吝惜不肯花钱调养，有此数端，其不致死者几希。

张姓，年二十五，患肚角痈，就予诊时已八月余。左肚角溃破收敛，复又溃破，脓水淋漓，大半粉浆。不疼不痒，步履艰辛，午后身热，面如枯骨，自汗盗汗，纳谷不多，溏泄日夜多次，疮口大仅豆粒，向患梦遗，虚证毕现，无法可施。疮口掺海浮散，纸膏罩。诊脉虚数，口苦耳鸣。正在踌躇立方如何入手，病者告我后腰尚有两处疙瘩未请先生诊视。予令其撩开大衣细看，腰俞左右两旁各大如鹅卵各一，横亘肾府，按之中空，推之不动，皮色不变，毫无痛楚，惟觉腰膂酸沉，此系肾虚湿寒注聚，可名流注，亦可名肾俞发、肚角外疡。已令人掣肘，兼患如此大症，真束手无策矣。不得已勉拟人参养荣汤，全方嘱其服二三剂后再看如何。越两日又来就诊，逐病毫无增减，腰俞流注稍觉高耸，略知疼痛，按之引指，似有脓意。然诸虚毕集，何敢妄动刀针？疮头各贴八将散膏一张，其肚角疮口脓水减少，询知饮食稍增，即此一转机也。仍用海浮散掺之于疮口，膏罩，内用黄芪皮、野党参、土炒白术、山药、茯苓、煅牡蛎、甘草等煎服，嘱服两剂，后天再看。届期早到，意欲请我刺破。见其略坐片时，汗出如雨。病者两目紧闭，询之不发一声，微摇首。予会意，系坐洋车颠簸，加之天气躁热，病久正虚，如何能受颠簸？遂有大汗亡阳之势。急用桂枝二钱，制附片一钱，黄芪一两，煅牡蛎一两，棉花子十四粒，红枣两枚煎好与服。不十分钟汗已止，且能言语。询其胸中有无难受，答言并无难受，惟觉头目昏旋而已。见此情形，万难着手，只可略视疮口，换纸膏而已。嘱同来者权将病人设法抬回，如何情形明日我亲自去看。其人连声唯唯，遂借板门雇人抬回。次日晨不待邀请，即往看视。盖病人家极寒苦，上有老亲，不召而往，示体恤也。入门见病人横卧炕头，其父母见予至，叩首称谢，知系为救伊儿者。当诊脉象，似见滑数。左肚角脓水甚多，左腰俞结肿渐消，似无脓象，知系从肚角破处流去也。右腰俞肿势更高，遂用刀刺破，脓尚浓厚，计流半碗。疮口用地字纸捻插入，膏罩。内用芪、党、苓、术、狗脊、枸杞、菟丝、杜仲、川断、炙甘草等煎服并早晚间服护膜丸，饭汤送各十四丸。缘腰俞与内脏贴近，且恐溃伤内膜，不得不预为之计。遂嘱其父母自后不必邀请，我早晚得暇便来诊视。其父母感谢不置。于是有早去诊者，有晚去诊者，有日视一次者，有间日视一次者，计月余之久，共二十余次。腰俞经予破者早已完功，其肚角溃破处已脓净敛口，其虚汗溏泄诸病悉除，而梦遗亦月余未犯，饮食加增。病人每早在门前左右吸受空气，缅想垂毙之病伕居然救活。予虽花去药资不少，亦深愿也。越半载余，病者又来就诊，询知左未破处昨已自破。予急阅其患处，见疮口低陷，脓似粉浆，挤之不流，不挤自流，难以数计。病人气色甚好，询其梦遗迄未全愈，每月必犯一次，至多四十天，万不能免。疮口亦掺地字药，膏罩，内服煅龙骨、牡蛎、芡实、莲须、金樱子、茯神、山药固涩之剂连廿余剂，疮口已敛，梦遗不再犯矣。嘱照此方配为丸药常服，如是者服丸二年整，始永不再犯。嗣越十五年，两腰俞又犯，邀予诊视。见两腰俞疮疤内仅流稀水，询知病者景况迥不似前。从前连父母同住破房一间，现在高堂大厦，男女仆人四五位，并自述现有一妻二妾，谓彼一时此一时，不啻天壤之判矣。予知此情形，用药颇难措手。予偶询病者曰：府上有好鹿茸否？答曰：人参、鹿茸、肉桂、野于术诸贵重药，仆家一一搜罗。予转询之曰：府上留此贵重药品何用？答曰：此四种药人短我钱，以此折账，并非花钱买。遂命仆人取诸药置诸案头，内有鹿茸四架，已用去半架，询此半架何时用过？乃曰：去冬腰俞酸痛，用过半架配丸，遂将所服煎方、丸方逐一与阅，方中所用药品不外淫羊藿、巴戟、鹿茸、人参、于术、肉桂、菟丝、覆盆、蛇床、五味温肾兴阳之品。予曰：此方服后如何？答曰腰俞酸痛较好，惟五更兴阳颇不好受，且时犯梦遗，有时白天翘然高举，马口流精。从前我患如此病症，蒙先生救活，如今腰眼些些小症，想不难治。诊得脉象两尺俱带沉数，此因娇妻美妾取悦一时，过服温补兴阳等药，当时颇著奇效，视前医宛若神方，不知肾水消涸，真阴已竭，惟有孤阳浮越，相火鸱张，所以耳鸣目眩，阳物时举，不动自流，诸患所由来也。予直告曰：此病较从前难治，忆尔时足下仅二十多岁，现在已届知非，气血有去无回，适问鹿茸者，意欲用为主药，然已用过半架，腰疤反自溃破，不能再用。盖鹿茸大补元阳，用时当参滋阴益水之品，方克有济。前医净用温肾兴阳之品，尔时颇得药力，现在万不能再用前方。腰眼仅贴阳和膏，内服黑豆皮、大熟地、淡苁蓉、紫河车、杭白芍、煨天麻、潼沙苑、黄菊花、石决明等，嘱服二十剂后如何情形再议。服完后又邀予诊，两尺脉象依然未退，询知耳鸣目眩较好，滑精未愈，旧疮口稀水已无，四围炽痒，仍贴阳和膏，内用大熟地、山萸肉、泽泻、丹皮、山药、茯苓、盐水炒知母、黄柏、黑豆皮等，嘱服两剂再看。越日又来邀诊，病人精神颇不如前，询知昨晚梦遗，近日满身解㑊，细诊脉象较前有增无减，疮口稀水更多。予遂告辞，请另访高明。病者一再央求，先生还得设法救我。予曰：仆学问不如某医远甚，可仍请某医调理可也。嗣闻予推后果邀某医治之，约一月余精脱而死。

此种病在困穷时到能挽救，及至高堂大厦，娇妾满前，决无生望。

一边姓室女，年十五，冬季患锁口疔疮，起一日夜就予诊治。见右口角如半个高粱粒大白燎泡，腮颐隐隐漫肿，形寒身热，口渴恶心，脉数苔黄，询知二便不通，此疔疮恶症，宜慎口腹，最忌荤油，如沾之有性命之险。患者母亲同来，予谆谆告诫，外用金不换茶汁调敷，疮口既难上药，复不便贴膏，只得用黄连膏抹纸贴之，内用菊花、桑叶、淡芩、银花、连翘、公英、地丁、甘草、草河车、丹皮、桔梗等煎服一剂，次早邀予往诊，见病人神识不清，木痛不觉，腮颐肿势蔓延颧骨、眼胞一带，嘴唇外翻。据此情形，毒已走散。予急询曰：昨日吃荤油否？病家答曰：前晚上不知口角生疮，曾吃肉包饺子。予曰：病势如此，毒已走开，势成不治。当用护心散三钱，嘱分两次开水送下，仍用金不换圈其散肿，内服麻黄、地丁、苍耳、银花、草河车、豨莶草、菊花等大剂煎服，并嘱赶速到花厂买甘露根七八两，洗净打汁灌服，内外并施，或可冀救万一。到晚病家又来邀诊，予急往治，询之汤药未服，有友人某谓麻黄辛烈，此病不宜，故未服。再询甘露根是否买到，答曰买来，并未花钱，因与花厂有瓜葛也。予询甘露根有多少，病家即取予阅，约计不满二两，且系边皮，无甚汁水。盖病家吝钱，遂致耽误。予不立方，亦不索谢。匆匆告辞出门，见门外停车二辆，大多系邀来治疗者，嗣闻越三日而殁。

此病初起不觉，误吃肉饺，毒已走黄，无法挽救，又吝钱不肯买甘露根，不死何待。

一方姓男子，年二十九，新正初十晚左口角患疔疮，刚起即就予治。见口角如粟米粒一黄泡，询知微痒不疼，稍觉麻，形寒身热，口渴苔黄，脉象沉数有力，当用蟾酥丸一粒化开，抹于疮头内，用点舌丹五丸开水送下，诊毕当嘱病者：此系疔疮恶症，非寻常疮症可比，切忌荤酒房事，犯之有性命之忧，谨记。患者唯唯而去，次早病家即来邀诊，略问来人，答称见好，予即随往，见病人卧炕未起，揭起窗帘，日光正照其面。细阅口角，疮痕已泯然无迹。上唇腮颧一带漫肿无边，询知不疼不痒，麻木而已。如此情形，毒已走散，势甚棘手。上唇腮颧用束毒金箍散，香油蜜水搀调频扫，内用七星剑大剂，嘱煎服一剂，有无效验晚上再商，并嘱买甘露根须重八九两，约洋两元之谱，赶速买来捣汁先灌，然后服汤药不迟。当日晚上毫无信息，次日一天更无信闻。及至三鼓，病家敲门邀请。予想两宵两天并无音信，忽夤夜来请，病定不好。遂命佣妇告之：先生白天受累，晚上不能出门，请另邀别位。佣妇刚关门入内，登床尚未灭烛，又闻敲门甚急。佣妇问伊谁如此着急，门外答有要事，请快开门。盖前请医者尚未到家，家中复派人催请。二人中途相遇，二次敲门，故甚急也。予即披衣外出，问病势如何，答曰：昨早先生走后，适有友人某夙专外科者道经我家，家父将家兄病状告之。友人入内看之，细看面上情形，乃曰：此大头瘟症，系时行疠气，非疔疮也。声称与先生相好，阅先生方不赞可否。家父毫无主意，遂请其立方。服后病势渐增，晚上神昏谵语，二便不通，举家惊惶无措，复请友人某来看，友人另邀一位号杨神仙者同看，皆言大头瘟，决非凶症。今早家父见病势不好，又请某某，诸位皆曰无妨。至现在滴水不入，昏迷不醒，面上肿势更大，蔓延胸膺、肩胛等处。今有舍亲某某等，皆称此病非先生不能挽救。我一家大小十余口全仗家兄一人过活。问令兄现在何处？答：在铁路，月得四十五两。倘家兄有甚差错，一家休矣。盖病者上有父母，一兄二弟均无事。予闻之恻然心动，随即偕往。入房细看病情，已入膏肓，无法挽救。遍阅所服诸方，无奇不有。有用三黄汤者，有用消毒饮、活命饮者，服后虽无功效，尚不十分背谬，惟有用参、芪、炙草、皂角、穿山尤属可笑。予询昨早嘱买甘露根用否？答曰：并未买到。其父命家人赶速去买，予曰：不必买矣，时机已过，服亦无益。总之此病到此地位，无法药饵，亦不便立方。乃父闻予言，哀跪不起，只得勉拟犀角地黄汤并护心散频频灌服。次早又来邀诊，予立辞不治，托故他出，嗣闻延三日而殁。

此疔疮极恶极险之症，初次予看见口角粟米大黄泡，次早泯然无迹，知毒已走散脱，令隔夜未经予看，但见面目漫肿，亦断为大头瘟症，未可知也。嗣询其详细，病者一月回家一趟，当初予看时适从铁路回家，当日晚饭肉炒黄韭菜，且喝烧酒五六两。年轻难得回家，房事亦所难免。予当时谆谆告诫其所犯俱在，所诫之中矣。

一何姓男子，年三十一二，终日闲荡，无所事事者，狎妓宿娼在所难免。夏令左足跗漫肿无头，色白，疼痛有时，就予诊治。病人自述有毒根，询其如何受毒，不能道其所以然。予一再阅看，并无毒象。诊脉沉部滑数，两足尤甚。明系痰串下焦。询其从前曾否患过咳嗽，答曰：七八年前患咳嗽气喘，治愈未能除根。每交大节辄犯，冬天尤甚。现在如无病然。予直告之曰：此痰串络脉。病者口虽唯唯，心不为然。外用二圣消核散醋调束其根脚，内服二陈加炒白芥、牛膝、南星、炒瓜蒌等活其痰，加桂枝、秦艽、夜交藤、广寄生等通其络，嘱服三剂后再看。越日又来就诊，见足跗漫肿较消，上起皱纹，病者亦甚得意。予详细扪之，觉有如核桃大两枚隐在皮里，直告曰：此两枚确系痰核，恐难消化。仍外用二圣消核散醋调敷其隐隐结核处，用八将散膏贴之，仍照前方嘱服三四剂后再说。届时又来就诊，见贴膏处觉高，色淡红，已露脓意，尚不能下手。结核处仍贴前膏，四围改用冲和膏蜜水调敷，内服用山甲角刺、黄芪、当归、牛膝、半夏、茯苓、陈皮、白芥、甘草等，嘱服两剂后当可刺破，越日又来就诊，见脓头已熟，两处均用刀刺破，流出蛋清者两羹匙，刀口用地字纸捻，内服二陈加黄芪、党参、牛膝、白芥等，嘱服五六剂再看。届期又来就诊，刀口脓水已无，肿亦消去，病者竟能下地步行，疮口用九一丹掺之，罩纸膏，内嘱仍服前方再三四副，不必多服，病已好了。然必格外保养，房事须忌百日，庶无后患。病者唯唯而去，满拟此病尚称顺手，能百日内不犯，所诫斯得之矣。不料去未一月，病者又来就诊，见其气色满面晦滞，精神亦甚颓败，询其病状，答称疮口早好，我自己不好。一句说罢，面带惭愧，予不便细问，看足跗肿势更大，从前绝无寒热，现在寒热如疟，纳谷乏味。肿处仍用二圣消核散醋调涂，内服柴胡、青蒿、制半夏、党参、煨草果、淡芩、土炒白术、当归、甘草、姜枣等。服两剂后寒热已去，肿势不消，疼痛夜重。看此情形，予亦无法，只好托故推辞。病者亦甚明白，不求予治。越两月病家持片相邀，询之仍是前之患病者。予决计不为诊治，其父母踵门跪恳，言辞诚挚，并言务求先生看一趟，如实在病不治，只可另行打算。且称余夫妇仅此一子，娶过两房儿媳，仅有襁褓女孩，倘果不起，从此宗祧绝矣。言罢泪下如雨。予闻之，不得不随其前往。入门见病人面无血色，呻吟之声不绝。阅左足肿势不大，原疮口旁自破两口，大如拇指，无脓仅流粉渣，似痰非痰，似粉非粉，流之不净，擦之不干。诊脉宛如鼎沸。询知早晚两餐仅食稀饭半碗而已，溏泄溺白，舌苔光无液，照此情状，阴阳两竭，无一线生机。然当病人跟前不得不好言安慰。疮口勉掺九一丹，纸膏罩，内服人参、五味、麦冬聊以塞责。临行隐嘱其父曰：速备后事，不得过三日矣。嗣闻果于第三日早晨而殁。

此病果能体予格外保养四字，断不致死。我虽戒之谆谆，奈彼听之藐藐何。

一张姓，年三十岁，秋间患肚角痈，就予诊治。其人身极高，体极瘦，面晦齿黑，一望而知为黑籍中人。看其肚角左小右大，小如鸡卵，大若鹅蛋，按之中空，皮色不变，亦无坚核。询之病起半年，从未医治。向有烟癖，从前早晚两顿须烟七八钱。现在禁烟功令森严，烟已断绝，每日仅服一粒金丹十数丸而已。询其饮食尚好，惟大便干燥，七八天方解一次。步履不能行远道，二三里还好，多则腿软筋酸，肚腹胀痛，腰不能直云云。诊其脉象沉滑，十数至必见歇止。此气血两亏，湿痰盘踞肠胃络脉，名双肚角痈，又可名湿痰流注。病者年纪虽轻，大是逆症。予始欲推之，继思病者远道而来，不得不勉为设法。肿处用八味活血散香油调涂通其血脉，内服二陈加生苡仁、丹皮、炒白芥子、制南星等化痰消肿，嘱服两剂再看，越日又来就诊，见病情无增无减，肿处改贴发散膏，内用制附片、生苡仁、败酱草、炒白芥子、制半夏、南星、制朴、橘叶、甘草等，嘱服完又来就诊，病势依旧无增无减，惟脉象较前滑利，揆此病情，万难消化。遂外贴八将散膏提头外发，内服护膜丸，早晚各十四丸，饭汤送，并用参、芪、附、桂、苡仁、败酱、山甲、角刺、甘草等煎服托之。嘱服三四剂后再看其如何再定破否。讵料一去二十余天不返，嗣又来诊，询知彼距家甚远，适家下有事，亲友相招，遂同回去，前六七天始能抽暇服药。自称现有脓矣，请先生刺破，可早完功。细阅两肚角，脓实有皮尚厚，未便刺破，如欲破时，此间甚不方便，第一此间无闲房调养，其次汝无亲人偕来，我何敢妄施刺割？病者曰：此次我内弟同来，现住某栈，明日约彼同来，是否能行？予曰：事无不行，第恐在此刺割，偶有昏晕，颇觉不便。病者随曰：我请先生去看，实在无此力量。予曰无妨，汝给舆佚一吊余，不用你花费分文，写明住址，明日午刻准到。病者感谢不尽而去。次日午后头一家到其栈房，问明所寓号数，栈伙领进。见病人裸上体而卧，当即看其肿处，相继刺破。右边脓多，左边脓少，通计碗许。疮口均上八将散纸捻，膏罩，内服参芪、术、草、苓、苡、丹皮、甘草等，并与神仙矾蜡丸一包约二两，嘱其早午晚每次十四丸，饭汤送下。次日午后复看，脓出较稀，照昨不少。第三日又往看，病人大发寒热，且称心口疼，旧病复发，饮食不思，疮口仍插前捻，诊脉左手浮紧，右手沉弦，此必外感风寒，内伤饮食。询知昨晚腹饥，偶食隔夜卷子，温水送下，因而变病。遂用芪、党、神曲、炒麦芽、荆芥炭、柴胡、木香、姜枣等服一剂，次早热退身凉，居然复旧，惟心口作疼尚未之净。其用面卷子烧灰研细，红糖调服。午后往诊，诸病若失。予切嘱此后诸凡谨慎，不乱吃，不受寒凉，再不躁急，耐心调养，不久告痊。阅疮口脓水仍不见少，疮口改上升丹纸捻，内改服参芪膏，每早晚开水冲服各一两，并用矾蜡丸间进。如此十余日，脓水已净，疮口业将收敛，病者已下地行走如平人。予复切嘱：疮口未敛，新肉尚嫩，慎弗劳动。次日来就予诊，疮口毫无变故，已不用纸捻，惟掺海浮散少许，纸膏罩。病者临行谓予曰：我明后日意欲回去。予曰：病势如此，功亏一篑，何必急急回去。病者深以予言为是，多住十余日，疮口落痂而愈。病者急欲回去，予不便强留，临行尊尊告诫：第一忌房事百日，其次勿劳动，弗嗔怒，饮食生冷俱要小心。病者口头禅挂匾上报，不能忘恩等语而去。越月余，其内弟带来土礼四色，询知业已全愈。嗣越半年，其旧店主告予张某前月死矣，予闻之诧异者再。

此病愈已半年，冒然而死，大都仍犯第一戒。凡外症愈后，须痛戒房事百日，犯之鲜有不死者，内外病一律。

附冤孽症二则

一常姓年不满四十，庄稼人，初秋左大腿冒然浮肿，刚三日即抬就予治。见其大腿肿如大冬瓜，忽上忽下，忽大忽小。知病自大前日早晨起至今早三昼夜整，躺则不能起，站起则不能躺卧。如是者三日两宵，不能合眼。痛时如刀乱戳，放声大嚷，痛或稍减，如不大嚷，痛势益凶，了无已时。昨晚拟就先生诊治，遂觉轻减，现在毫无痛楚。予命起来，病者即从孛篮爬起，站立不能坐下。予命之坐下，病者即坐下。诊其脉象忽大忽小，忽有忽无，知系冤孽病，无法可施。予对其同来人曰：此病须修心忏悔，非药饵可调。速抬回去，另行设法，予无能为力。病者闻予言，情急泣曰：我距先生十数里之远，慕名而来，先生不能设法救我，岂非白来一趟么？予谓：此病汝自己心中明白，并非真病，必平日有大亏心事，前后熟思，斯得之矣。病者病语塞，其同来者皆面面相觑，似乎各有会心。即命病人重入箄篮，方上肩时病者自言自语：想不到果有今日，先生真神人也。嗣闻病人到家欲从箄篮爬起，谁知如绳束缚，手不能抬，足不能转。三四人搭至床上，嚷痛之声达于户外。于是昼夜疼痛，嚷不绝口。稍进饮食汤水疼痛益剧，如是者三昼夜。忽大腿肿如栲栳，冒然消释，比好腿更瘪。忽胸腹胀如五斗斛，俄胸腹见消，大腿肿势如旧，上下往还，日夜四五次。至临危，眼珠瞪出寸许，舌长六七寸，拖至胸前，忽大叫声：跟我速去！肚腹裂开，流出臭水数斗而殁。

一房姓，年五十左右，六七月间左胫骨无形酸痛，起旬余始就予诊治。细阅足上毫无痕迹，询其病状，自称站立行走无异。平时毫无痛楚，惟坐下片刻或躺卧多时则胫骨酸如灌醋，痛如针戳。初起三四日尚能忍受，现在坐则如有人用棍击之，卧则如有四五人抬手拾脚揪辫等恶剧。顷刻不安。若起身急走稍好，迟则如有人四围乱打一般。如此目不交睫者已六七日矣。昨晚与内人商议，今早必诣先生诊治，晚上安睡一宵，十成已去其九。诊其脉象忽大忽小，忽有忽无，面上神色与常人无异。细参脉象与自述前后情形，确系冤孽症。然不便明言，只可委婉盘诘，询其向来所作何事，平日与人往还，人与我吃亏处抑或我与人吃亏，何妨直言相告，或可代为斡旋。彼闻予言，踌躇至再，告予曰：我平日做事光明磊落，无一不可对人言也。予聆此言，不便过问。然其人獐头鼠目，鼻如鹰准，决非端士可知。勉拟独活寄生汤加减，嘱服两剂后再商。嗣从旁人探询，其人刻剥成家，平日不交寒士，不认宗亲，本无赖，现已置身通显，红其顶而花其翎也。越日又来就诊，据述日来病情较好，晚上仍难安睡。偶将合眼，不定何处痛如针刺，惟有起坐稍好，且必默念明日诣先生诊，顿觉平顺。诊其脉象与前无异，只照前方进退，嘱照服二三剂后有何情形再议。次日掌灯后遣价相邀，称家主有要言相商，务请同往才好。询其有何事相商，来人曰不知何事。予即随之同往，刚进庭堂，即闻上房高声大嚷，呼予号曰：高某救我！予入房，病人双目直视，谓予曰：我去！予见其神识慌张语言错乱，知系邪祟所凭。诊其脉象，两寸大如拇指，忽细若游丝，关尺状如偃刀，忽如鼎沸。病者两目合缝，似欲熟睡，稍停鼾声如雷。举家忻谓予曰：病已两旬，从未如今日之酣睡者，今晚应否服药？予曰：不必服药。旁有谓：先生一到病即见好，倘先生走后病又发作奈何？今晚不如请先生住下，未识先生肯否？予一再踌躇，如回寓不得此中真相，不如住下，可得其究竟。病者旁有短榻，予曰：在此榻可矣。于是安睡一宵。病人一夜毫无声息。次早病人见予在旁，谓家人曰：现已何时？先生来何如此之早？家人详告，病者方悟昨晚予未归也。病者自觉舒服异常，毫无痛楚。谓病已两旬，未有如昨晚之安睡，今晚务请先生住在此处，白天请先生来看我几趟。于是白天看三四次，晚上住下。一连三四日，病者觉不过意，谓予曰：贱恙已愈，今晚不必劳动。是晚予即不去。晚二钟，予正酣睡，忽闻敲门声甚急。予即披衣起，逆料房宅病必变，故速命家人启门。来人谓予曰：请先生速往。予曰：何故如此着急？来人曰：今晚八九点钟尚可稳睡，至十一二点钟左足跗至膝弯痛如刀绞。主人口诵先生名，似乎痛稍减，稍一合眼痛则如前。现在疼痛较往日十倍。现在大呼先生名，痛亦不解，举家惊惶无措，务求先生移玉一诊。予随之同往，病人见予至，两目圆睁，面带怒容谓予曰：汝来，我也不怕。给你面子，你不要装傻。予婉言劝解，病者疼痛稍减，遂告家人曰：汝等速去，先生一人在此足矣。予倦极，仍在短榻假寐。只听病人口诵佛号，或念阿弥陀佛，或曰观音菩萨救我，忽高忽低。予为病人扰乱，不能稳睡。至黎明似睡非睡，似有人拉住我手，一手紧握，一手乱摆，谓汝不必多管。予心知有异，至六点钟见病人依然口诵佛号。左足跗青紫一方，上延胫骨，宽二寸，长七寸，宛如蛇头。予立辞不治，另请高明。病家坚求设法，予曰：我实无法可施，心已尽到。嗣闻请西医刺割，延七八天而殁。

仆本不信阴阳，不信果报，今观此二症，前后合参，似不能不信果报阴阳也。

《外科医镜》

脑疽治验

一王姓年六旬脑疽

一王姓年已六旬，正月初患脑疽，始在右耳后，脓泡，大仅高粱粒，微痒，抓破日渐蔓延至左耳后，绵长八九寸，宽六七寸，上侵长发内，下延天柱骨，并无正头，亦不流脓，带子蜂房约以千计。病起两旬，始邀予治。初诊时脉细如丝，精神尚好，饮食不多，日进稀粥数碗，大便不通，身热不大，惟呃逆频频。先用橘皮竹茹汤佐丁香、柿蒂，日诊一次。此方连服三剂，呃逆已除，但疮头仍不起发，四围越散越大，用冲和膏白蜜调圈，内服：

生黄芪六钱　川芎一钱　桔梗一钱五分　炙山甲二钱　角刺二钱　炙乳没各一钱　羌活八分　银胡一钱　银花四钱　甘草一钱

此方连服四剂，疮头仍不起发，改进：

生黄芪一两　银花一两　土炒白术二钱　野党参一两　上肉桂一钱，药汁送下　白芷二钱　紫草二钱　正号鹿角胶二钱　川芎一钱　当归二钱　橘叶一钱　桔梗二钱　羌活一钱　银花八钱　甘草节二钱

此方连服五剂，疮头渐觉高肿，脓并不多，且两耳后疮色紫黯，欲溃不溃，欲腐不腐，知系气血两伤，寒邪郁伏，改用：

鹿茸面五分，冲　白归身五钱　紫草一钱五分　野党参一两五钱　上肉桂丸一钱，药汁送下　木香七分　上口芪一两五钱　制附片一钱五分　忍冬藤一两五钱　土炒白术七钱　甘草节三钱

此方又服四五剂，两耳后紫黯渐转红色，未溃者已溃，未腐已腐。嗣后本此方进退约计廿多剂，腐肉已脱，新肉已生，精神颇健，饮食加增。前后共服药五六十剂，停药不服。初起外掺海浮散，纸膏罩，次用红玉膏摊西毛纸上贴之助其气血，腐肉已净，新肉已生。换松香、铅粉、红玉膏三样搅和摊油纸上盖贴，护其好肉。疮口惟上九一丹。前后通计百天，始能完善。

一赵姓年五十余对口

赵姓，年五十余，患对口。初经西医割破，疼痛不休，饮食不进，始就予治。斯时根盘一如覆碟，疮口并不流脓。予用活鲫鱼三尾去鳞，佐白糖、头垢三样打烂敷疮之四围，疮口掺蟾酥散，内服：

木香一钱　上肉桂丸八分，药汁送下　制香附一钱五分　桔梗一钱五分　制附片一钱　乌药一钱五分　当归二钱　川芎一钱　黄芪五钱　陈皮一钱　甘

草一钱五分　炒枳壳一钱　茄蒂三枚　生首乌五钱

此方服两剂，疮头始见正脓，然四围根盘坚硬，夜不能卧，疼痛夜剧，改与：

制半夏三钱　合欢花三钱　整广皮一钱　秫米五钱　夜交藤五钱　藿香一钱五分　炙乳没各一钱半　炙栗壳一钱

此方服后疼痛顿去，夜亦能卧。第疮头正脓不多，四围坚结不化，疮口改摩水银红膏，四围用硇砂、金不换掺和，香油调敷，内服：

黄芪一两　当归二钱　忍冬藤五钱　正号鹿角胶二钱　白芷一钱五分　羌活八分　土炒白术二钱　川芎一钱五分　桔梗一钱五分　甘草节一钱五分　整广皮一钱　茄蒂一枚　生首乌五钱

此方加减连服十数剂，疮口脓已多，日夜畅流，四围肿亦渐消，疮口始终上水银红膏，四十天完功。此乃顺症，并非阴疮，病家已大受惊惶矣。

一王姓年七旬脑疽

一王姓年已七旬，就予诊时病已月余。手揭疮看时，后项连及两耳根紫黯一片，无脓无血，杳不知疼，饮食不进，神识昏蒙，且频频呃逆，两手脉象沉细，口干舌燥，转展踌躇，竟无法想。不得已外用松香膏和水银红膏摊纸罩贴，长约八九寸，宽五六寸，内服：

生口芪一两　野党参一两　川贝母三钱　炙杷叶三钱　公丁香十只　柿蒂七枚　整广皮一钱五分

此方服一剂，次日呃逆减半，疮口上黑肉似欲脱落。嘱照服昨方，疮上仍贴昨药，第三日就诊，腐肉已脱，呃逆已无，嗣后外掺九一丹，玉红膏、铅粉膏、松香膏三样换贴，内惟服黄芪、党参、白术、白芷、花粉、银花、当归等约二十余剂，前后共病八十天，已完好如初。

一黄姓年七旬外脑疽

一黄姓年七十外，患脑起疽，未两旬即就予治。见其后项蔓延两耳后，几及腮颔，脓水淋漓，辨不清疮头在何处。细询情形，据述最嗜绍酒并喝浓茶，向来湿热颇盛。每年夏间在两足或股臀带时起燎泡，抓破即结痂，毫无痛楚。此次项问陡生燎泡数粒，抓破并不结痂，越延越大，日来寒热交增，饮食不进，且浑身难受，背项如负大石。予细察病情，确系风湿为患。然病势如此利害，非大剂清化不克奏功。于是外上松香膏和升丹少许，掺和贴于疮上，内服：

细川连三钱　防风三钱　白芷三钱　银花一两五钱　羌活一钱五分　威灵仙三钱　连翘七钱　茵陈草七钱　甘草三钱　桔梗三钱

此方连服两剂，脓水不多，腐肉欲脱，胃气略醒，改用搜风燥湿，托毒扶阳：

生黄芪二两　当归一两　羌活二钱　土炒白术六钱　茵陈草八钱　连翘八钱　忍冬藤一两五钱　防风四钱　桔梗三钱　甘草三钱　茄蒂两个

此方连服四剂，腐肉已脱，新肉生迟。高年气血两亏，改与峻补：

生口芪四两　上肉桂丸一钱半，药汁送下　正号鹿角胶四钱　党参四两　土炒白术一两　连翘一两　归身二两　忍冬藤二两　生地一两，砂仁一钱拌炒　甘草一两　生姜两片　红枣三枚

此方连进五剂，胃口顿开，新肉已生，收功在迩。不料病人不知忍耐，因小事妄动肝火，致饮食不进，胸闷不舒，疮口发懈，速用：

野党参一两　橘叶一钱　制川朴一钱五分　土炒白术四钱　制半夏三钱　白茯苓四钱　南楂炭一钱五分　柴胡一钱五分　苏梗一钱五分　杭白芍五钱

连服两剂，疮口束拢，胸满已舒，能进饮食。随服芪党膏，日各一两，开水送下，不服煎剂。疮口掺九一丹，用玉红、铅粉、松香三样膏摊纸贴之，日易一次。至六七天后间日一易。又十余日，隔四五天一易。前后共计两月，平复如初。

一王氏年八旬脑疽

一王氏年已八旬，家极寒苦，患脑疽。初起如烧饼大，疮头如带子蜂房。初疮口掺疽药和海浮散，四围用金不换香油调上。先服仙方活命饮加桔梗、羌活化之，连服四五剂，正脓已见，惟日夜疼痛。内服止疼丸，每日十五粒，分三次服。并用黄芪膏日服一二两，开水冲。疮口掺

海浮散，罩白玉膏。前后四十天，完好如初。

一王义发六旬外脑痈

王义发年六十外，夏患脑痈，第十六日邀予诊治。见其年近古稀，精神尚称中等，饮食尚可，肿势上至辫根，下至天柱骨，左右延及两耳根，按之中空引手，内有脓矣。左右耳根旁又刺一刀，出脓极厚。正中头早已自溃，日出脓不少。溃处均上升丹粗纸捻，内服：

黄芪四钱　连翘三钱　瓜蒌根三钱　桔梗一钱五分　赤芍酒炒，三钱　草节一钱　当归三钱　炒白术二钱　忍冬藤三钱

此方连服三剂，肿渐见消，脓亦见少，惟稠黏。外仍上升丹捻，内照此方又三剂。连看五次，以此方为主，略为变通，直至结痂，始终用升丹，计起发至落痂共四十日。

此脑痈阳症、顺症。

一丁姓年四十外对口，大直话

丁姓男子，年四十外，夏患对口。根盘始如棋子，渐大如杏、如桃、如茄，并无寒热，亦不觉痛楚，两候始就予治。见其身体肥胖，湿痰必多，且疮口已大如钱许，有脓不多，毫无痛楚，按之木硬，非湿痰而何？外用升丹捻插入，内服：

姜半夏二钱　茯苓三钱　陈皮一钱　姜制朴一钱　炒白术三钱　角刺二钱　桔梗一钱　黄柏七分　连翘三钱　甘草一钱

此方服两剂后，疮头如前未大，根盘反坚硬，且加疼痛寒热。病者蹙额曰：先生，病加剧矣。奈何？予笑曰：斯得之矣。此病不痛，根盘木硬，乃湿痰互结，如今湿化痰解，指日告痊，何虑之有？疮口仍用前两药，内改方：

生黄芪四钱　法半夏二钱　炒白术二钱　白茯苓三钱　生米仁四钱　桔梗一钱　角刺一钱半　川朴姜制，一钱　陈皮七分

此方连服三剂，疮口脓如泉涌，日放三四次，每次两酒杯。外上升丹，内不服药。如是五六日，疮口已平，脓亦稀少。又两日，已流黄水，

患者胃口不醒，改用香砂六君子汤：

党参三钱　木香一钱　白茯苓三钱　炒白术一钱半　砂仁研，后入，一钱　炙草七分　陈皮五分　姜两片

此方服两剂，诸病悉去，疮口已结痂矣。

此病亦类脑疽，惟方用二陈汤及一切燥湿化痰之味。前人亦未见及，幸病人目不识丁，由予自主。若平日稍看医书，见予之方，必诧为异想天开，必不服此药。病虽不致死，然而淹缠矣。

一妇人年近古稀对口疽

一妇人年近古稀，夏令患对口疽。初白头，根盘仅如钱大，毫不介意，乃向药肆买拔毒膏贴之，日渐延大。至十四日已大如手掌，发热，神昏，谵语，夜不合眼，疼痛如刀刺，乃邀予治。见其肿势虽大，而根盘松活，疮口仅大如钱，挤之无脓，病情如此，外用点舌丹敷之，内服：

犀角片先煎，一钱　细川连一钱　连翘四钱　桔梗一钱　鲜生地七钱　丹皮三钱　元参四钱　忍冬花三钱　甘草一钱　竹叶十斤　灯心三十寸

此方服一剂，发热减半，谵语无，神识清。外仍上点舌丹，内改方：

犀角片先煎，七分　丹皮二钱　连翘四钱　瓜蒌根三钱　细川连五分　炒山栀三钱　桔梗一钱　广郁金五分　甘草一钱　鲜首乌六钱　忍冬藤四钱　茄蒂三枝

此方服一剂，内病悉去，疮口渐大，亦渐高大，外上疽药，内服：

鲜首乌六钱　连翘四钱　角刺二钱　鲜生地五钱　桔梗一钱半　生芪四钱　瓜蒌根三钱　白芷一钱　赤芍三钱　甘草一钱　忍冬藤四钱　茄蒂三枝

此方连服两剂，疮口已大溃，脓水淋漓不断，疼痛毫无。外上升丹，仍照此方又两剂，脓水渐少。外仍上升丹，内改方：

当归三钱　忍冬藤三钱　生黄芪四钱　连翘二钱　鲜首乌四钱　桔梗七分　丹皮一钱五分　瓜蒌根二钱　川芎一钱　甘草一钱　鲜茄蒂两枝

此方又服两剂，脓水已少。外仍掺升丹，内不服药，疮口不大。越日改白九一丹，不数日收敛。

此阳症脑痈，前后不满四十日落痂。

一男子对口疖

一男子患对口疖八九日，来就予治，根盘如桃大，色鲜红，按之引手，内脓已有，用刀刺之，外上升丹，内服用：

鲜首乌四钱　瓜蒌根二钱　丹皮一钱五分　连翘三钱　桑叶一钱五分　桔梗一钱　忍冬藤二钱　炒山栀二钱　甘草一钱　鲜茄蒂两枝

此症可不服药，因肿处色红，稍有浮火，故用此方服一剂。越日又来就治，已愈八九。疮口掺升丹，纸膏罩。不数日落痂全愈。

一张姓年七十外脑疽

张姓，年七十外，夏令患脑疽，起近一月才邀予治。见其形神困顿，且昏溃目不张，日惟喝薄粥两碗而已。细看疮形，其根盘上下左右与王义发无二，惟疮头平塌，且已干陷，肉色如隔夜猪肝，无脓无血，亦不痛。其长男并次媳坚欲包与予治。予摇首曰：此病早二十日，予可包治。今已迟晚，且毒已人里，无法挽救，速另请高明。坚求予开方，予免用琥珀、朱神、朱麦冬、连翘、人中黄、莲子心、竹叶等，服后次日似乎神清，坚求予再往一诊。予曰：病人膏肓，扁鹊难医，归去速备后事，至多三日矣。予亦不再往诊。辞后复邀里中一老医治之，看予方大笑。谓：此方并不治外症，且如此大症，用此等不吃紧方，真隔靴搔痒，我可包治。外用纸膏盖之，不知其上何药，内服穿山甲、角刺、黄芪、当归、白芷、甘草等，连服两剂，第三日果殁。予有友人与病家近邻，故知其详。

老医用此等方法，在半月前服之，或可挽救，到此地步，用此方亦鞭长不及马腹耳。

一穆姓年八旬脑疽

穆姓，夏令，年近八旬，患脑疽，根盘大如覆碗，形同带子蜂房，不能俯仰转侧，就予诊治。已将三候，发热，口渴，疼痛日夜呼号。外用芙蓉叶打汁扫之，内服：

羚羊角一钱　黄连一钱半　生地三钱　丹皮一钱　菊花三钱　炒山栀一钱半　连翘三钱　甘草一钱

此方解其郁火，连两服，发热较减，疼痛亦不似前。用前方去黄连，加桔梗、白芷、角刺。又两服，疮头渐欲腐溃，用乌金膏麻油调摊，油纸上用针戳数孔贴之。至二十八日始大腐溃，内服：

生芪五钱　角刺一钱半　桔梗一钱半　白芷一钱　当归二钱　赤芍一钱半　石决明五钱　紫草一钱半　甘草一钱

清托等药，如此四剂，腐肉渐脱，外上疽药，并用玉红膏摊纸上，作膏药罩之。至四十二日，腐始脱尽，有难脱者，用利剪剪之，腐去后中露新肉，五六十日始收敛如大洋钱大。外上九一丹，罩玉红膏，内服：

潞党参五钱　黄芪三钱　炒白术一钱半　扁豆三钱　茯神三钱　石斛三钱　麦冬三钱

等收功整百日。

此病稍粗心，万难救活。

一杨右脑痈

杨右，八月初患脑痈，起三四日即邀予治。其疮头正中，俗名对口是也。红肿高耸，寒热频随。先用荆防败毒散加银花、连翘得微汗，次日寒热已止，改用：

荆芥一钱半　牛蒡三钱　僵蚕三钱　象贝三钱　桔梗一钱半　连翘三钱　银花五钱　甘草一钱

此方两服，内病全除，惟疮头更形高大，势将造脓，用：

角刺一钱半　白芷一钱　石决明五钱　当归一钱半　连翘三钱　赤芍一钱半　黄芪五钱　甘草一钱　乳没各一钱　等两剂。

脓已熟，用刀当头刺入四分许，出脓两杯，用升丹药掺，日换数次，内服托毒之方两剂，前后不满二十一日收功。

此风热为患。类脑疽，类脑痈是也。说脑痈病家不懂，说脑疽病家深知重症，格外小心。并非故意恐吓也，特心中有定见耳。

一戴观察年八旬脑疽

戴观察，年八旬，秋间患脑疽，势殊凶笃，十三四日始邀予治。见其身体肥胖，虽高年，精神尚健，细阅疮头，仅钱许大。周围亦同带子蜂房，根盘上至辫根，下至天柱骨，横及两耳根。不能俯仰动转，坐椅上面伏棹，呻吟之声不绝于耳。肿处上贴外国油膏，知已请人治过。索方一阅，方有黄芪、熟地、当归等补托之药。予曰：此方大谬。当此病势鸱张，万不可用。其最小少爷谓予曰：病人年纪高大，不补恐受不住疼痛。予曰：此非补时，如应补时候，些些黄芪、熟地亦无济。必得先解郁火，然后慢慢设法。此病须百日，着急徒然。予为拟用羚羊、鲜地黄、广郁金、橘叶、炒山栀、丹皮、连翘、元参、川连、甘草等。次日即不邀予诊，咸谓予方过凉，仍请前医诊治。嗣闻观察逝世。予长叹息者再，盖其少君出仕着四五人，有官直隶、广东、四川，均任著名优缺，同时丁艰返里。其长公子即作楫到家，细询情形，并阅予方，责弟辈当时何不服此？然亦无益。

此病若任予一人医治，还有六七分把握。奈信之不坚，任他人杂药乱投，卒致不起，惜哉。

一男子年五十外偏脑疽

一男子年五十外，春间患偏脑疽。初绿豆大一粟，麻痒相兼，七日就予诊治。见其疮头平塌，根盘纵横四五寸，寒热频随。予曰：此偏脑疽重症。病者曰：先生此症碍否？予曰：信予一人医治，决无大碍。若游移莫定，则不敢必。病者曰：包与先生治，何如？予曰：你我两人不便面议，必定有一人从中说定。病者立向其友人告知原委，此友即同来，与予面订。询：先生此病何时可以告痊？要价若干？予曰：此病全愈须得百日。若论价，予不计较。其友人曰：送先生二十元如何？予曰：有言不计较。予外用铁桶膏敷之束其根脚，内服荆防败毒散两剂，服后寒热顿去，疮头渐觉高耸。仍内外用前方两剂。疮头渐有腐象，四围亦渐起粟瘰，如带子蜂房。于是外用梅花点舌丹研碎，白蜜敷疮之四围。疮口掺文八将散，内服黄连消毒饮，如是者四五日，疮口渐大，微有脓，四围根盘亦日大一日，通欲溃腐，于是外用紫金膏，麻油调敷，内服：紫草、黄芪、白术、当归、川芎、白芷、桔梗、角刺、甘草节等三四剂，疮口大溃，四围腐渐欲脱。又服前方三四剂，外上疽药，腐肉通欲脱下，用利剪慢慢剪之，其臭味令人掩鼻。外仍上疽药，内从前方，去角刺加花粉，连服六七剂。顽腐已净，新肉已生，外上九一丹，内服八珍汤加扁豆、石斛、砂仁等辅正醒胃。如是十数剂，疮口已平。且渐收敛，外仍上九一丹，内不服药，落痂整百日，不前不后。

此病当日若不包治，中间病势转重，彼必今日邀张，明日易李，杂药纷投，势必致不死不已。予早见及，故允其包治，卒能一手奏功。非徒利也，实欲救其命耳。

一男子年六旬外脑疽

一男子年六十外，秋令患偏脑疽。初起粟粒微痒，渐次延大，形寒壮热，十四日始就予治。见其肿势绵亘六七寸，疮头似腐非腐，疼痛夜甚。外用梅花点舌丹，凉茶化开，敷于疮口四围，用铁桶膏敷之，内服：

白菊花三钱　丹皮二钱　地丁草三钱　忍冬花三钱　桔梗一钱五分　赤芍三钱　连翘三钱　白芷八分　甘草一钱　鲜茄蒂两枚

此方服两剂，发热轻减，肿势根脚略见收束。仍用此方又两剂，疮口业欲溃开，微有脓，挤之有一杯许。外掺疽药，纸膏罩之，内服：

角刺二钱　白芷一钱　赤芍二钱　生黄芪三钱　桔梗一钱　川芎一钱　花粉二钱　当归三钱　甘草一钱　连翘三钱　夜交藤五钱

此方连服三剂，脓已大溃，日流两酒杯，肿已消，腐尽脱。此处与他处不同，学者须知。又照此方照服三剂，脓腐已净，新肉已生。外用白九一丹掺之，内服：

潞党参三钱　绿豆衣一钱五分　当归三钱　生绵芪三钱　炒白术二钱　花粉二钱　忍冬藤二钱　茯苓三钱　甘草一钱　夜交藤五钱

此方连服三剂，疮口已敛如钱大。仍掺白九丹，内不服药。十数日结痂而愈。

此症非真脑疽，乃类脑疽也。所以收功较速。

发背搭手治验

一杨左年古稀上搭手

杨左，年古稀，上搭手起廿一日，始邀予治。形若蜂房根横半背，紫黯，疮头平塌不起，挤之鲜血迸流，不甚疼痛，但觉不能俯仰动转。疮口掺文八将散，纸膏罩之，四围用铁桶膏箍之，内服：

紫草一钱五分　生口芪四钱　角刺三钱　木香一钱　炒白术三钱　党参四钱　全当归四钱　制附片一钱　炙甘草一钱　红枣三枚　煨姜两片

此方连进三剂，始觉疼痛，仍前不能俯仰转动，疮头渐欲起发，外用紫金膏，芝麻油调上，疮头以刀刺两下，如十字式，俾脓血得以通流，毒亦有路可泄，仍用前方去附片，加藿香、扁豆以醒胃气。如此四五剂，腐肉将脱，外上升丹、疽药两搀，内服：

党参四钱　当归三钱　砂仁一钱，后下　生口芪三钱　炒白术二钱　川石斛三钱　川芎八分　藿香一钱半　炒扁豆三钱　炙甘草一钱　大枣二枚　煨姜两片

此方连服三剂，腐脱新生，外上白九一丹，玉红膏罩之，五十日疮口始平，落痂几近百日。

一贾姓年四十八九骑梁发背

一贾姓年仅四十八九，患骑梁发背，禀赋素弱，起已两句，始邀予治。见其根盘从脊第四椎旁右边斜横左边第二椎旁，横长尺二寸，宽六七寸，疮色紫黯，神识昏蒙，音低气软，饮食不思，便溏溺短，脉细苔黄，疮上毫无脓水，毒已内陷，无法措手，不能立方。病者老母年已八旬，再三哀恳，不得已先用琥珀蜡矾丸饭汤送下十四粒，一面用：

生北口芪二两　土炒白术一两　紫草三钱　野党参二两　全当归一两　制附片一钱五分　正号鹿角胶四钱　忍冬藤一两　甘草节三钱　羌活八分　上肉桂丸一钱，药汁送　连翘一两　桔梗一钱五分　土炒山药四钱　莲子肉三钱

此方嘱服一剂，并嘱傍晚再服琥珀蜡矾丸十四粒，服后次日仍照前方进退：

生北口芪三两　全当归一两五钱　桔梗三钱　野党参三两　上肉桂丸一钱五分，药汁送下　连翘一两五钱　土炒白术一两五钱　制附片二钱　羌活一钱　忍冬藤一两五钱　紫草四钱　陈皮二钱　正号鹿角胶四钱　甘草节三钱　花粉五钱

此方服后，疮头略津脓水，胃气稍醒，日吃稀粥一二碗，便溏已愈，惟自汗盗汗，复从前方进步：

生北口芪四两　正号鹿角胶五钱　上肉桂丸二钱，药汁送下　野党参四两　制附片三钱　忍冬藤二两　土炒白术三两　紫草五钱　连翘一两五钱　白茯苓六钱　全当归一两五钱　浮小麦一两　甘草节三钱　羌活一钱　桔梗一钱五分

此方连服三剂，疮口大见起发，已流正脓，顽腐似脱未脱，用利剪剪开，轻手去之，疮口已露新肉，自汗盗汗仍有，遂改方：

生北口芪三两　大熟地一两，砂仁一钱拌炒　野党参二两　浮小麦一两　煅牡蛎一两　棉花子十四粒　红枣三枚

此方连服三剂，虚汗已无，冒然心烦，干恶，夜不能卧，改用：

制半夏五钱　姜汁炒竹茹四钱　莲子心三钱　秫米五钱　整广皮一钱　合欢花三钱　夜交藤一两　姜两片

此方服后，心烦干恶已去，第日夜目不交睫，病家深为着急，予告以无妨。遂用：

生枣仁一两　炒枣仁一两　夜交藤一两

两味煎服，夜即熟睡。嗣后腐肉已净，新肉已生，每日用八珍汤加减：

野党参一两　白茯神四钱　正号鹿角胶二钱　土炒白术一两　大熟地六钱，砂仁一钱拌炒　炙甘草一钱　白归身四钱　土炒白芍四钱　煨姜两片　红枣两枚

此方连服三十多剂，始不服药。此病自起发至完功共一百三十天前后，服芪党约十余斤，鹿角胶一斤多，疮口初贴水银红膏，后上二妙膏

末，后疮口掺八宝丹，外以红玉、铅粉、松香三膏掺和摊贴。

按：此病若不遇予，纵请予不进如此大剂，那能有命？

一李姓年六十五发背

李姓，年六十五六，患发背在肾经部位，横亘腰俞，自上至下约长尺许，自左至右宽一尺二寸，疮色紫黯，如带子蜂房，约数千计，不疼无寒热，亦无脓水，惟觉形神困顿，腰负百余斤重石，就予诊时已廿余天。知系阴疽，理宜大剂温托，但病家赤贫，无力延医，亦无钱服药，不得已向药肆去信，暂登彼帐，将来当予给算。外用铁桶膏束其根脚，疮头掺疽药和海浮散，上贴药肆板膏三张，勉强罩齐疮口。内服琥珀蜡矾丸，日三次，饮汤送十四粒，并服：

生口芪四两　上肉桂丸一钱，药汁送下　当归一两五钱　野党参四两　制附片二钱　紫草四钱　土炒白术二两　木香一钱五分　赤芍四钱　炒杜仲一两　独活四钱　甘草节四钱　整广皮一钱五分　巴戟肉四钱

此方连服三剂，疮头始觉活动，略津脓水，疮色不似前之黑黯，钳之丝毫不动。再照前方服十五剂，至此病已四十日，疮头才有正脓，顽腐渐脱。至五十余天腐肉始净，疮口渐见新肉，因冒寒凉，忽然腹痛泄泻，日夜廿余次，小溲不畅，而且虚汗淋漓，改用黄芪、党参各四两，煨姜两片，红枣三枚，煎水代茶，接补元气，另用：

土炒白术一两　补骨脂三钱　泽泻二钱　炮姜炭一钱　白茯苓四钱　上肉桂面一钱，冲　制附片二钱　煨木香一钱　益智仁三钱　猪苓三钱　甘草一钱五分　车前子六钱，布包

此方服两剂，泄泻已止，腹痛亦好，惟虚汗尚不能止，遂用：

黄芪皮八钱　浮小麦一两　麻黄根二钱　煅牡蛎八钱　防风二钱　甘草一钱　棉花子十四粒　红枣两枚

此方服三剂，虚汗已无，胃口已醒，止不服药。惟有日用芪、党各二两，佐红枣、煨姜煎水常服。疮口腐肉未脱，上海浮散、板膏贴。既已脱净，松香、铅粉、玉红三膏掺和摊贴疮口，稍掺九一丹，至疮口将敛，换掺八宝丹，三日一易。前后服芪、党三十余斤，并为其添补裤袄，

置卖棉被，并病时接济粮食，共花去一百余元。临走回家并送川资，嗣后杳无音信。人心如此，可胜浩叹！

一王姓年四十外下搭

王姓，年四十外，患下搭十四天，就予诊治。根盘大如手掌，红晕回亘尺许，疮头似溃非溃，按之坚硬。寒热往来每在下午，疼痛夜剧。脉数苔黄，便闭溺赤。疮头掺疽药和海浮散，纸膏罩贴，内服仙方活命饮加黄柏、连翘，连进三剂，疮头如带子蜂房，外而仍用前药，内服：

生口芪八钱　连翘四钱　炙乳没各二钱　炙山甲二钱　黄柏二钱　白芷二钱　角刺二钱　陈皮一钱　花粉四钱　银花六钱　防风二钱　甘草四钱

此方连服三剂，疮口业已大溃，确无正脓，顽腐欲脱。照此方黄芪加倍，并加白术四钱，连服三剂。腐肉已脱，业见新肉，惟饮食少思，午后寒热如疟，疮口改用二妙膏，内服：

柴胡二钱　制半夏三钱　青蒿四钱　野党参八钱　淡芩三钱　甘草一钱五分　整广皮一钱　砂仁一钱　姜两片　红枣两枚

此方连服两剂，寒热已除，惟觉口干舌燥，夜不安卧，改服：

钗石斛四钱　干寸冬四钱　南花粉四钱　北沙参四钱　元参四钱　莲子心二钱　朱茯神四钱　甘草一钱五分　夜交藤四钱

此方服两剂，口干舌燥已好，夜卧亦安，惟新肉生迟，形神困顿，时有惊惕肉瞤，乃胆火作祟，改进加味温胆：

生龙齿八钱，打，先煎　姜汁炒竹茹四钱　野党参八钱　白茯神四钱　整广皮八分　制半夏四钱　炒枳壳六分　甘草一钱　生姜两片

此方服两剂，诸病霍然，第疮口新肉尚未长满，遂用：

野党土炒，四钱　川芎八分　生地四钱，砂仁一钱拌炒　土炒白术二钱　白归身二钱　炙甘草一钱，土炒　茯苓四钱　土炒白芍四钱　川断四钱　狗脊四钱　煨姜两片　红枣两枚

此方连服十余剂，疮口新肉已平，口亦束小，止不服药。外用红玉、铅粉、松香三膏掺和，摊纸贴之，结痂而愈。前后约计两月。

一傅姓年五十中搭

傅姓，年近五十，夏令患中搭。初起仅小米粟粒，微痒不疼，日渐蔓延，根盘长有尺许，宽仅四寸，如带子蜂房者，难以数计。微寒微热，饮食不思，起半月余始邀予治。见以上情形，知为阴阳相等症，病者正气素亏，疮头平塌。外用海浮疽药掺于疮上，纸膏罩贴，内服：

生口芪二两　制川朴二钱　整广皮一钱五分　野党参一两五钱　土炒白术四钱　白芷二钱　正号鹿角胶三钱　忍冬藤八钱　羌活一钱　当归四钱　连翘四钱　甘草二钱

此方连服三剂，疮头高耸，下侧自溃一口，日流稀脓，带子蜂房者渐见松活，并不溃烂。遂照前方加黄芪两，余不变更。于是日进一剂，约七八天，流脓盆许，大见松机。改进每日服芪、党膏各两，开水冲送，疮口上海浮散药捻，约计前后四十天。已完好如初。

一张姓串搭

张姓，串搭始自左边第三背脊旁，掀红漫肿，蔓延至下第九椎旁，长计尺许，宽仅三寸，邀予诊时已二十天左右，正在夏天，见其病状与大黄瓜无异，惟疮头果在何处不能逆料。盖疮上满起脓泡，如带子蜂房，窠粒约以百计。病人毫无痛苦，眠食如常，疮上用松香膏摊贴保护好肉，四围用如意散，蜂蜜调敷，内服：

炙山甲二钱　银花八钱　整广皮一钱五分　角刺二钱　羌活二钱　白芷二钱　当归四钱　连翘四钱　花粉四钱　甘草节四钱　藿香二钱　鲜荷叶一角

此方先服两剂，并每早晚饭汤送琥珀蜡矾丸十四粒。至第三天，下侧觉有脓意，随即刺破，流脓碗许，遂用升丹纸捻插于疮口，上面仍以松香膏罩护，内服：

生黄芪一两　当归三钱　赤苓四钱　银花八钱　川芎一钱　泽泻二钱　连翘四钱　藿香二钱　六一散四钱，布包　荷叶一方

此方连服三剂，脓水已少，肿亦大消，忽寒热交作，右边同左边一样，第三背脊旁串至下第九椎旁，病状长短大小无一不同，焮红坚结，外用冲和膏蜂蜜调敷，内服：

野党参二两　银花五钱　藿香二钱　羌独活各一钱半　连翘四钱　制川朴一钱五分　前柴胡各一钱半　炒枳壳一钱　淡芩三钱　荆防风各一钱半　六一散四钱　鲜荷叶一角

此方仅服一剂，寒热已除，惟疮头益见高肿，外面仍用冲和膏蜜水调敷，内改服：

生黄芪八钱　当归三钱　连翘五钱　炙山甲一钱半　羌活七分　白芷一钱五分　角刺一钱五分　银花五钱　花粉三钱　甘草一钱五分

此方连服两剂，病人觉虚火上升，目颧赤。次日阅之，昨日掀红高肿顿见平塌。左边先溃者本将告愈，忽现塌陷，予见之深为诧异，今夜有无梦遗等情？病者自言昨觉心烦难受，摩犀角面钱许开水冲服，今日别无痛苦，惟觉精神疲怠而已。予告以疮头塌陷，非大温补元阳不能弥此缺陷。病者点头称是，遂用：

黄毛鹿茸面一钱，冲　上肉桂一钱　紫草三钱　大山人参四钱　土炒于术四钱　羌活六分　制附片二钱　白归身三钱　炮姜炭一钱　甘草一钱　红枣两枚　山萸肉二钱

此方连服两剂，疮头始觉活动，肿处渐见高耸，按之引手，随即刺破脓出，与豆汁无异。亦用升丹纸捻，其左边脓水已净，疮口掺九一丹，纸膏罩贴，内服：

野党参八钱　大熟地四钱，砂仁一钱拌炒　土炒白术四钱　川芎一钱　忍冬藤四钱　白茯苓四钱　白归身二钱　羌活八分　杭白芍四钱　炙甘草一钱　煨姜两片　红枣炙焦，两枚

此方连服十余剂，左右均完好如初。

此病名左右串搭，系阳症。本不难治，惟误服犀角，半途出险，至今思之，令人捏把汗。

一王姓年四十外对心发

一王姓年不满五十，夏初患对心发。初起如高粱粒大紫红燎泡，微痒。平日向患湿疮，每日必澡堂沐浴，无意间将疮头抓破，乘热水烫洗，至家即憎寒壮热，背上灼手，根盘回亘尺许，饮食不思，昏迷不醒，举

家惊惶无措，烦予友邀予诊治。入门见病人伏枕而卧，呻吟之声不绝于耳。细看病状，确系对心发背，势殊凶恶。诊得两手脉象六至有奇，沉按尤甚，表里皆热，舌苔焦黄，二便闭结，疮头仅大钱许，两旁红晕颇大。予先用蟾酥丸五粒研碎油调，敷于疮上，一面用荆防败毒加苏叶、姜、葱、黄连、川军表里双解。此方服后果汗出如雨，寒热已无，二便亦利，惟小解时痛如刀割，此心经移热于小肠，另拟方用：

细川连三钱　萹蓄草五钱　鲜生地七钱　上琥珀一钱，研冲　连翘五钱　地丁草五钱　木通一钱五分　泽泻二钱　甘草梢三钱　淡芩三钱　竹叶三钱

此方连服两剂，溲痛已除，疮头渐觉高肿，四围似起燎泡，破之津水。细察情形，病者平日嗜酒嗜茶，并喜汤水淘饭，此湿热内蕴无疑矣。疮头改搽黄连膏，四围用如意金黄散香油调圈，内服：

羌活二钱　茵陈草五钱　泽泻二钱　当归四钱　制川朴一钱五分　银花四钱　土炒白术三钱　连翘三钱　桔梗二钱　六一散五钱，布包

此方亦服两剂，疮头渐有脓意，四围如带子蜂房，燎泡已消，反觉形寒身热，疼痛夜重。疮口改用水银红膏，四围用冲和膏，蜜水调圈，内服：

生黄芪七钱　炙乳没各一钱半　桔梗三钱　炙山甲一钱五分　银花五钱　陈皮一钱五分　角刺一钱五分　连翘五钱　甘草一钱五分　公英五钱

此方连服三剂，疮头已有正脓，四围亦渐腐烂，改用二妙散，麻酱调摊纸贴，内服：

生黄芪八钱　南花粉四钱　白芷二钱　野党参八钱　陈皮一钱　川芎一钱　土炒白术二钱　当归三钱　桔梗二钱　甘草二钱　连翘四钱

此方连服五剂，疮口业已畅流，腐肉已脱去小半。又照此方服两剂，觉胸口满闷，大解多日不通，午后微热，胃口不开，改用：

藿香一钱五分　制川朴一钱五分　青蒿三钱　大腹皮二钱　土炒白术一钱半　淡茯蓉五钱　神曲炭三钱　钗石斛四钱　郁李仁五钱　赤苓三钱　荷梗三钱　六一散四钱，布包　砂仁壳一钱五分

此方连服两剂，诸病悉去，疮口腐肉脱净，大如手掌。改上红玉、松香两膏，摊纸贴疮口，纸中间稍加水银红膏，如是者十数天，疮口新

肉长满，口尚未平，疮口掺生肌散，外仍用前膏和铅粉膏掺和摊贴中间，不用水银红膏矣。内日服加味八珍汤，方用：

大生地砂仁一钱拌炒，四钱　杭白芍四钱　土炒白术二钱　川芎一钱　忍冬藤四钱　白归身二钱　野党参四钱　白茯神四钱　炙甘草一钱　煨姜两片　红枣三枚

此方前后服二十多剂，始完好如初。

一宗姓年四十余串搭

宗姓，年四十余，身体肥胖，有洋烟癖。六七月间患串搭，初似湿疮，在肩下两旁，脓泡一簇，邀某医治之。外用金黄散香油调上，内服利湿解毒多剂，杳不奏功。约起病廿余天始邀予治。予细辨情形，乃串搭，势极凶恶，非寻常搭手可比。两边疮头紫黯不华，根盘各大如覆碟，满起带子蜂房，形寒身热，口燥苔黄，便闭溺赤，夜多谵语，神识昏沉，知毒内陷，不易挽回。疮头掺疽药，四围圈铁桶膏，内服先与护心散三钱，开水送下，并用清心解毒，方用：

上琥珀八分，研冲　川连一钱　朱茯神三钱　萹蓄草四钱　桔梗一钱五分　朱寸冬三钱　连翘四钱　银花四钱　甘草一钱　竹叶三钱　灯心三十寸

此方服一剂，神识稍清，谵语亦少，惟疮口毫不转机，改用：

西洋参二钱　桔梗一钱五分　花粉三钱　生口芪三钱　连翘三钱　紫草一钱五分　上琥珀八分，研冲　银花三钱　茜草一钱五分　当归一钱五分　竹叶三钱

此方连服两剂，大见转机，精神颇好，饮食多进，疮头高耸，渐有正脓，第流之不爽，疮口改贴水银红膏，四围换敷冲和膏，香油调上，内服：

生口芪七钱　白芷一钱五分　连翘五钱　野党参七钱　花粉三钱　桔梗一钱五分　角刺一钱五分　银花五钱　甘草一钱五分

此方连服三剂，脓管通流，每日计有碗许，如是者五六日。每日照前方进退，嗣见脓水将净，新肉不生，疮口大如茶碗，深有寸许，知系药力太小，恐误病机，遂用：

生口芪三两　当归一两　桔梗一钱五分　野党参三两　花粉四钱　陈皮一钱　银花一两　白芷二钱　甘草一钱

此方连服三剂，疮口新肉顿生，已将平口，遂用八珍汤加桔梗、银花调理，外用生肌散掺于疮口，纸膏罩贴，前后约计两月，始能竣事。

一张姓年四十外上搭

一张姓，年四十七八，秋间患上搭病，起十余日即就予治。见其疮色紫黯，长有六寸，宽仅三寸，状如带子蜂房。疮头掺疽药，纸膏罩，四围用冲和膏香油调圈，内服仙方活命饮加桔梗、连翘连服三剂，疮口大仅钱许，已有正脓，疼痛夜剧，用：

炙乳香一钱五分　生黄芪五钱　桔梗一钱五分　炙粟壳一钱五分　当归二钱　川芎一钱　银花三钱　花粉三钱　甘草一钱五分

此方服两剂，夜已不疼，惟四围腐肉欲脱，味极腥秽，外用石炭酸日洗两次，洗后贴水银红膏，内服：

生黄芪七钱　桔梗一钱五分　川芎一钱　野党参五钱　银花五钱　白芷一钱五分　土炒白术三钱　当归一钱五分　甘草一钱五分　炙乳没各一钱半　荷梗去刺，尺许

此方连服三剂，腐肉已脱，秽气已无，惟新肉刚生，疮口深有六七分，遂用红玉、铅粉两膏掺和，摊纸贴疮口，内服：

野党参一两　生口芪一两　当归三钱　土炒白术三钱　紫草一钱　土炒杭芍四钱　大生地八钱，砂仁一钱同炒　川芎一钱　炙甘草一钱　桔梗一钱五分　忍冬藤四钱

此方连服四剂，疮口新肉已平。疮口掺生肌散，以玉红、铅粉、松香三膏掺和摊贴，内不服药，惟每日开水冲服黄芪膏一两，前后计四十天完好如初。

一高姓年五十外下搭

高姓，年五十三四，春间患下搭，起七八天即就予治。疮头大如钱许，紫黯不华，确有数孔，不津脓水，四围红晕，长有七八寸，宽四寸

有奇。内则僧寒壮热，口苦舌干，形神困顿，二便闭结，来势不善。疮头稍掺疽药，纸膏罩。用冲和膏香油调，圈四围，先用加味荆防散疏通表里，方用：

荆防风各一钱半　银花五钱　熟军三钱　羌独活各一钱半　川连三钱　淡芩三钱　前柴胡各一钱半　连翘五钱　花粉三钱　甘草一钱五分

此方服一剂，寒热已除，形神稍好，二便业已通利，改用仙方活命饮加减：

炙山甲二钱　归尾二钱　银花四钱　角刺二钱　赤芍四钱　黄柏二钱　炙乳没各一钱　连翘四钱　防风二钱　白芷二钱　陈皮二钱　甘草节二钱

此方连服五剂，疮头高耸，根盘已大如手掌，势将溃腐，外用乌金膏香油调上，疮头四围用铁桶膏，酸醋调圈，内照上方加生口芪八钱，连服三剂。至十八天，疮头已流正脓，腐肉欲脱，仍照前方服之三五剂，腐肉脱净，新肉顿生，疮口掺九一丹，用铅粉、红玉、松香三膏掺和，摊纸贴之，内不服药，惟每开水冲服黄芪膏一二两，前后不满四十天，已结痂而愈。

一周右年六十外背疽

周右，年六十外，正背疽十四日才觉高肿起发，疮口形如蜂房，纵横五六寸，挤之孔孔流血，不能动转反侧，内热口渴，邀予诊治。见其病情如此，乃外用紫金膏，香油调涂疮顶，其四围未破处，用铁桶膏束其根脚，内服：

生黄芪四钱　茯苓四钱　瓜蒌根三钱　炒白术三钱　连翘三钱　甘草一钱　全当归四钱　忍冬藤四钱　绿豆衣三钱

此方连服两剂，内热口渴已除，肿势仍然，而疮头高耸，顽腐将脱，仍用此方服两剂，外仍上前药。越日又邀予诊，见疮口顽腐欲脱，用剪剪去大半，疮口上疽药和升丹，以玉红膏摊纸罩之，内服：

潞党参四钱　全当归酒炒，三钱　白芷一钱　生黄芪三钱　瓜蒌根三钱　川芎一钱　金银花四钱　连翘三钱　甘草一钱　夜交藤三钱　绿豆衣一钱五分

此方连服三剂，又邀予诊。顽腐已欲脱，用钳钳之，下如掌大块，

味极腥秽，外用仍上前药，内仍服此方又两剂，新肉已生，疮口日渐束小。病家本极寒苦，无力服药，遂不服，外仍上疽药和升丹。如此六七日，又邀予诊，见新肉已将长满，惟疮口尚有掌大，外上白九一丹，亦以玉红膏摊纸罩之。又六七日，新肉业与皮平，疮口仍不收敛，嘱病家曰：无论有力无力，必得再服补托药才得完功，不然淹缠无日。病家亦依予言。外仍上前两药，内拟方：

真潞党参四钱　大生地四钱　云茯神人乳蒸，三钱　炙绵芪三钱　杭白芍酒炒，三钱　大土炒淮山药三钱　当归身酒炒，三钱　炒白术二钱　炙甘草一钱　煨姜两片　炙香红枣三枚

此方连服三剂，疮口似觉束小，仍服此方，仍上前网约。越数日邀于诊，见疮口尚有长二寸宽寸余，惟日来稍有内热，外仍用前两药，内改方：

野党参土炒，四钱　炒白术二钱　瓜蒌根二钱　带心麦冬四钱　杭白芍酒炒，三钱　丹皮一钱半　炒归身三钱　朱茯神三钱　钗石斛三钱　炙草一钱　莲子心一钱五分　竹叶十片

此方服两剂，内热已净，疮口更见束小，外掺八宝生肌散，以玉红膏罩之，内仍服此方。两剂后嘱弗服药。疮口间日换一次，三四次后落则换，不落不换，如此十数日结痂，已八十余日。

此对心正发背，始终予一手治理，故八十日可以完功，若更手医治，则一百日必不可少。

张渭川母六十外偏发背

张渭川母某氏，年六十外，患上偏发背，起廿一日，始邀予治。斯时疮头腐而未溃，形同覆盆，根横半背，按之中空，有脓不多，用利剪当头剪开。此气血两亏，内热神昏，纳谷乏味，口渴夜不安卧。疮口掺升丹，罩以纸膏，内服两方，前后进之：

潞党参四钱　云茯苓四钱　金银花三钱　生黄芪四钱　当归三钱　甘草一钱　炒白术三钱　连翘三钱　夜交藤四钱　鲜石斛四钱　朱麦冬三钱　朱茯神三钱　瓜蒌根二钱　炒丹皮二钱　谷芽一钱五分　中生地四钱　甘草一钱

莲子心五分

以上两方，一辅正托毒，一养阴和胃，相继各服三剂，又邀予诊。内症悉除，饮食亦增，脓亦渐多。仍用前两方参进六七服，脓少腐肉已脱，新肉渐生，外仍用升丹、玉红膏，内不服药。嗣因气恼触动肝火，疮口竟流鲜血，邀予诊治，急用：

鲜生地洗打，七钱　炒山栀三钱　枯芩二钱　生白芍四钱　当归四钱　甘草一钱　牡丹皮三钱　柴胡七分　莲子心一钱　竹叶十片

此方连服两剂，疮口血虽止，而所长新肉黯淡不华。仍然神昏内热，夜不安卧，杳不思纳，且溏泄频频，急进：

制附片一钱　酸枣仁炒杵，四钱　上肉桂去粗皮，切后入，七分　煨肉果一钱半　朱茯神三钱　紫蔻仁研冲，一钱　土炒于术三钱　远志肉一钱半　炙草一钱　煨姜两片　炙香红枣三枚

此方连服两剂，诸病顿愈，疮色转正，外上白九一丹，仍罩玉红膏，内不服药。又十数日，疮口始平，外上八宝生肌散，玉红膏罩之。又十数日结痂，落痂几近百日。

此本背痈阳症，初失治，厥后气血两亏，动辄变病，故如此迟延。

周姓左年三十外上搭

周左，年三十外，上搭手始起三五日即邀予诊。见其形寒身热，疮头高耸，似已腐溃，亦如蜂房带子状，疼痛日夜呼号，根盘大如覆碗。外用点舌丹四五粒研碎，以凉茶调敷疮顶，内服：

桔梗一钱　银花三钱　陈皮一钱　象贝母四钱　角刺二钱　防风一钱半　连翘四钱　川芎一钱　甘草一钱

此方连服两剂，痛顿减，肿渐消，脓出稠黏且多。疮口上升丹、疽药两和，纸膏罩，内服前方两剂，后不服药，腐渐净，肿全消，已长新肉。至廿一日，疮口已平，上白九一丹，玉红膏罩之，不数日结痂。落痂在三十四五天。

此即类搭手症。

一男子年四十中搭

一男子年四十左右，患中搭手，起十四五日才就予治。根横半背，形等蜂房，挤之脓血无多，疮口掺文八将散，四围用铁桶膏箍之，内服：

生黄芪四钱　连翘四钱　茯苓三钱　角刺二钱　紫草一钱半　当归三钱　忍冬花三钱　炒白术三钱　白芷八分　甘草一钱　竹叶十片

此方服两剂，毫无动静，疮头用利剪剪开，流紫血不少，以疽药掺之，内服：

生黄芪四钱　角刺二钱　防风一钱半　炒白术三钱　瓜蒌根三钱　陈皮七分　全当归三钱　连翘三钱　甘草一钱

此方服两剂，疮头渐腐。外用紫金膏，芝麻油调上，日换一次，内仍服前方，略为加减，如此三四日，腐肉欲脱，用剪剪去，外上升丹，内改方：

生黄芪四钱　炒白术三钱　酒杭白芍三钱　潞党参三钱　砂仁后入，七分　大生地砂仁拌炒，六钱　当归三钱　代茯苓三钱　炙草一钱

连进三服，腐肉脱净，外上白九一丹，玉红膏罩之，内照此方又服两剂，新肉顿长，外仍前方，内不服药。至五十日疮口始平，改掺八宝丹，仍罩玉红膏，七十日结痂，落痂在百日外。此人不善调养，且系手艺人，劳动太早，故完功较迟耳。

一俞右五十外上搭

俞右，年五十外，夏秋间右肩膊忽生如黄豆大一粒，奇痒。抓破日渐肿大，第七日即邀予治。斯时根盘已大如手掌，疮头平塌，憎寒壮热，浑身如以绳捆缚，不能动转反侧。外上点舌丹末，纸膏罩之，内服：

荆防各一钱半　前柴胡各一钱　金银花三钱　川抚芎一钱　羌独活各一钱半　桔梗一钱半　连翘四钱　赤苓四钱　炒枳壳一钱　甘草一钱　藿香二钱　姜两片　葱白三寸

服两剂热退身凉，惟疮形日大，疮顶仍掺点舌丹末，四围以铁桶膏箍之，内改方：

炙山甲片一钱半　防风一钱半　陈皮七分　角刺一钱半　归尾三钱　忍冬

花三钱　白芷一钱　赤芍三钱　炙乳没各一钱　象贝母三钱　甘草一钱　桔梗一钱

绍酒一斤煎之。

此方连进四剂，疮口渐觉溃腐，挤之有脓，外掺疽药、升丹，内改方：

角刺二钱　生芪四钱　赤芍三钱　瓜蒌根三钱　桔梗一钱　正当归三钱　川芎一钱　甘草一钱　白芷一钱　忍冬藤三钱

此方连服三剂，脓已大溃，日出碗许，外掺升丹，内改方：

生黄芪四钱　当归三钱　炒白术三钱　连翘三钱　瓜蒌根三钱　甘草一钱　桔梗一钱　赤芍二钱　忍冬藤三钱

此方连服三剂，脓亦稀少，疮口将平，外上白九丹，玉红膏罩之，内不服药。起自落痂共四十日。此搭手阳症。

一缪姓古稀外中搭

缪姓男子，年古稀外，右青膊起一白泡，微痒微痛，向药肆买拔毒膏贴之，三四易，肿日大而痛日甚，十四日邀予诊治。见肿势纵横七八寸，根盘与好肉界限分明。虽望八之年，精神尚健，饮食亦佳，而呻吟之声不绝于耳。遂用小刀于疮头刺十字式，深六七分，纵横各寸许，稍流紫血，疮口上文八将散，四围用铁桶膏箍之，内服：

生黄芪四钱　桔梗一钱　白芷一钱　当归三钱　象贝母三钱　连翘三钱　角刺二钱　赤芍二钱　陈皮五分　甘草一钱　忍冬藤三钱

此方连进三剂，疮头大见起发，少有脓意，疼痛略减，仍服此方又三剂，外照前法。至二十一日疮头渐觉溃腐，外上紫金膏，不服药。四五日腐肉渐脱，用利剪慢慢剪去，其臭味亦不可近。外上升丹、玉红膏罩之。至二十五日，腐肉始净，新肉渐生，疮口上白九一丹，玉红膏罩之，内服：

生绵芪四钱　茯苓三钱　炒扁豆三钱　潞党参三钱　白归身三钱　砂仁后入，七分　炒白术二钱　炒白芍二钱　川石斛三钱　炙草一钱　夜交藤三钱

此方连服十数剂，疮口长平，前后已将两月。疮口上八宝丹、玉红

膏罩之，如此二十余天才结痂，落痂亦在百日左右。

予乳母之祖母六旬外背疽

予乳母之叔祖母，年六旬外，夏令背上生疽，十四日就予诊治。形如蜂房，根盘亦纵横六七寸，疼痛日夜呼号，疮头高耸，已有脓腐，挤之脓出数匙。外上升丹，日二三易，不数日脓净肿消，疮口新肉已满，改掺八宝丹，罩玉红膏，数易结痂，四十日落痂。

此类发背。首尾未用汤剂。

一陈左年四十外下背疽

陈左，年四十外，腰俞下尻骨上正中生疽，形若蜂房，不能动转反侧，根盘大如手掌，并不甚高肿，极痛。外用疽药掺之，内服仙方活命饮：

炙甲片一钱半　角刺一钱半　防风一钱　白芷一钱　炙乳没各七分　归尾三钱　象贝母三钱　赤芍三钱　陈皮七分　草节一钱　忍冬藤三钱

绍酒一斤煎药。

此方连服三剂，肿消痛止，疮口蜂房亦渐无形。仍上前药。仍服此方又三剂，已霍然。

此疽来势弗善，收功如此之易，实出人意料。

一马左腰俞疽

马左，夏令腰俞偏左生疽，起经廿日才就予治。斯时疮头虽腐，而根盘坚硬，漫延几纵横七八寸。年将七旬，精神尚健，饮食不多，内热胸闷，外用紫金膏敷于疮头，内服：

藿香一钱半　姜制朴一钱半　泽泻一钱半　陈皮七分　大腹皮二钱　六一散　紫蔻仁研，后入，一钱　赤苓四钱　通草一钱　鲜荷叶一角

此方两剂。胃气较强，疮口腐虽渐化，尚不能脱，外仍上前药，内改方：

角刺二钱　藿香二钱　白芷一钱　生黄芪四钱　益元散布包，四钱　川芎

一钱半　炒白术三钱　当归三钱　紫草一钱半　草节一钱

此方连服三剂，腐渐脱，用剪当头剪开，慢慢将腐剪去，外上升丹，内仍此方又两剂，腐肉仍剪去不少，尚未之净，外仍上前药，内改方：

此方连服三剂，腐渐脱，用剪当头剪开，慢慢将腐剪去，外上升丹，内仍此方又两剂，腐肉仍剪去不少，尚未之净，外仍上前药，内改方：

生黄芪四钱　砂仁后入，一钱　炒扁豆三钱　潞党参三钱　炒白术三钱　藿香一钱半　白归身三钱　茯神三钱　炙草七分　夜交藤酒炒，五钱

上服三剂，腐始脱净，新肉已生，忽感暑热头痛身热，水泻日四五次，胃气又钝。外上升丹、白九一丹两和，玉红膏罩之，内改方：

陈香薷一钱　赤苓三钱　粉葛根一钱　生黄芪四钱　川芎七分　姜制朴一钱　泽泻一钱　蔓荆子一钱半　六一散布包，四钱　连翘二钱　鲜车前草一棵

此方服两剂，新邪已去，疮口新肉渐与口平，上白九一丹，玉红膏罩之内服：

党参四钱　炒白术二钱　砂仁后入，一钱　炒扁豆皮二钱　藿香一钱半　川石斛三钱　云茯神三钱　神曲二钱　土炒淮山药三钱　甘草一钱　煨姜两片　红枣三枚

此方连服三剂，疮口已渐收小，内不服药。外掺八宝丹，玉红膏罩之。又月余才结痂，落痂共计亦八十余日。

李湘泉夫人上搭

李湘泉先生之夫人，深秋背生上搭手，起十四日始邀予治。疮头亦似蜂房，根盘纵横三寸许，挤之有脓不多，外上升丹，内服：

当归三钱　忍冬花三钱　角刺一钱半　桔梗一钱　连翘三钱　生黄芪三钱　瓜蒌根三钱　甘草一钱

此服三剂，脓水较多，内外均照前方又两剂，脓少腐将净，外上升丹，内改方：

生黄芪三钱　桔梗一钱　连翘二钱　全当归二钱　炒白术一钱半　甘草七分　瓜蒌根三钱　忍冬藤二钱

此方服两剂脓净，新肉渐与口平，外上白九一丹，玉红膏罩之，不数日口敛痂结，落痂亦四十日左右。

陆某如夫人背疽

陆某，忘其号，其如夫人夏令患背疽，邀予看时已二十余日。疮头顽腐似脱非脱。内热口渴，又兼泄泻，为疮科所忌，外掺升丹，罩玉红膏，内服：

范志曲三钱　赤苓四钱　炒白术三钱　炒扁豆二钱　泽泻一钱半　益元散布包，四钱　藿香一钱半　姜川朴一钱　车前子布包，三钱　鲜荷梗一尺，去刺

此方服两剂，热退泻止，仍上升丹，罩玉红膏，内改方：

生黄芪四钱　炒白术二钱　泽泻一钱　潞党参三钱　茯神三钱　藿香一钱半　炒扁豆三钱　范志曲一钱半　六一散布包，三钱　鲜荷梗去刺，一尺

此方连服两剂，内病悉净，疮口腐肉已脱，仍上升丹，罩玉红膏，内改方：

党参三钱　生黄芪三钱　川石斛三钱　炒扁豆二钱　炒白术一钱半　全归酒炒，二钱　土炒淮山药三钱　朱神四钱　酒炒杭白芍二钱　炙草一钱　夜交藤四钱

此方服两剂，腐净新生。外掺白九丹，罩玉红膏，内仍照服两剂，嗣不服药。如此六七日，疮口已平，上八宝丹、玉红膏罩之，不数日结痂。落痂共计五十余日。以其刚腐溃时，上外国药油，又兼泄泻，故迟愈旬日。

此本阳症，若无别病，四十日收功。

世兄卢香荪腰疽

世兄卢香荪二尹，八月二十一二腰间忽生黍米大白泡，微痒，根盘仅有钱许，而红晕几横半背。予曰：此发背重症，不可大意，最好移榻至医院调治，方可无虞。且谆谆告以第一戒忌房事。予因其有宠妾仅十八九，故有此告。不料其阳奉阴违，适予有事出门，因转嘱学生王紫林

代为诊视，疮头敷点舌丹，四围敷铁桶膏，煎药。卢自开方，盖卢于内科亦颇有见解者。及予从外返津，看其病状较前更甚，昼夜呼号，肿势纵横八九寸，疮头形似蜂房，色亦紫黯，于是外用紫金膏，麻油调上疮头，用纸捻蘸升丹插入，内服黄芪、银花、连翘、角刺、白芷、花粉、当归、甘草等三剂，顽腐渐脱，用二妙丹麻油调摊纸上贴之，至二十一日脓腐渐净，疮口大有两手掌，外上白九一丹，玉红膏罩之，内仍服辅正托毒药，疮口已渐收敛。忽一口疮变紫黯塌陷，予知其犯戒忌，必死无疑，且日泄泻四五次，自服健脾扶正方亦无效验。临死三日前与予言曰：天作孽，犹可违，自作孽，不可活！予斯时惟有哼哈而已。前后不及四十日。若果移榻至医院，断不至死。不听予言，卒致不起，哀哉！

此症本属阳症，变难治，无奈宠妾在前，且朝夕侍候，非姬不可，此妾可谓催命鬼。

李星年四十外手发背搭手

李星年四十外，夏秋间患手发背，左手自腕起至指掌之内外浑同蜂房一片，已半月始就予治。见其病势虽凶，尚可施治。惟气血太亏，殊难着手，于是嘱其每日来阅一次，手掌内外将顽腐剪去不少，外上升丹，内服：

党参四钱　连翘二钱　茯苓四钱　生芪三钱　忍冬花二钱　甘草一钱　当归三钱　炒白术三钱

此方连服六七剂，疮口腐肉已净，均长新肉，外上白九一丹，罩玉红膏，内乃改方：

党参四钱　砂仁拌炒熟地四钱　白归身酒炒，二钱　土炒扁豆衣三钱　茯神四钱　杭白芍桂枝三分拌炒，二钱　炙黄芪二钱　炒白术二钱　炙草一钱　桑枝酒炒，五钱　丝瓜络一段

此方连服四五剂，手掌内外已愈八九。忽左背膊生两疽，大小毗连，如葫芦式，按之中空不疼，无非气血两伤。外用点舌丹敷疮口，内服：

上黄芪七钱　桔梗一钱　肉桂五分，煎汁拌炒杭白芍四钱　野党参七钱　茯神四钱　紫草一钱半　炒白术四钱　制附片一钱半　炙草一钱　大枣三枚

煨姜两片

连服三剂，背膊顿肿如覆盆，且知疼痛，知其药力已到，颇有转机。照此方又服两剂，肿处已欲溃腐，仍服此方又两剂。越日来诊，见疮头忽变紫黯塌陷，此必犯房事或走泄，乃有此变。予顿足曰：危矣！如此情状，真无法想。勉拟十全大补汤与服。临行，病者曰：我几时来看？予答曰：恐汝再来此不易。代雇车送其回去。越日，彼遣子来告曰：病已稍好，能请一往诊否？乃嘱王紫林往看，亦尽人事而已，又越五六日而毙。

此病予一片婆心，病家穷苦，衣食不周，予帮钱数竿并恳友人协助，盖因其一家大小六七口指此一人度日，一人不死，即一家不死，不料其自不小心，遂致不起，可慨也夫！

一男子年八十外下发背

一男子年八十外，秋九月患下背疽，十四日才就予治。见其疮头平塌，色黯不华，根盘大如八寸碟，形如蜂房，疮孔似腐非腐，重挤则流鲜血，势颇棘手。外箍铁桶膏，内服活命饮：

角刺一钱半　防风一钱五分　炙乳没各七分　炙甲片一钱半　白芷一钱　瓜蒌根三钱　连翘三钱　当归三钱　象贝母三钱　陈皮七分　赤芍三钱　甘草一钱

绍酒一斤煎服。

此方连服两剂，疮头稍觉起发，照此方又服两剂，疮头势欲溃腐。乃外上乌金膏，麻油调涂疮头，内服：

生黄芪七钱　白芷二钱　瓜蒌根四钱　角刺三钱　当归四钱　草节一钱五分　潞党参六钱　赤芍酒炒，三钱　忍冬藤四钱

此方连服三剂，疮已大溃，用利剪剪去腐肉不少，外上升丹，内照此方去角刺，加白术三钱，服三剂，腐肉已净，新肉已生，疮口纵横尚有三四寸，仍上升丹，内服：

潞党参四钱　砂仁研，后入，一钱四分　炒白芍三钱　炒白术三钱　炒扁豆四钱　茯神三钱　砂仁拌炒熟地四钱　当归酒炒，三钱　炙草一钱　桑枝

五钱　夜交藤四钱

连服四五剂，疮口渐敛，外上白九一丹，玉红膏罩，内仍此方服三剂，疮口已收小一半。满拟不久告痊，乃病者不慎口腹，忽变水泻腹痛，疮亦塌陷。予力辞不治，病家求之至再，乃用香砂六君汤加扁豆皮、车前子服之，无效。四五日而殁。

此病已到功亏一篑地步，忽变致死，殊可惜。

一李姓年五十外中搭

一李姓年五十二三，春间患中搭，起廿余日始邀予治。见其根盘大如手掌，四围并无红晕，疮头如带子蜂房，脓尚不见。而且日晡潮热，头痛如劈，夜不成寐，饮食不进，日夜呼号。诊得两手脉象均带缓细，口燥舌干，苔白如粉。此系病时不善调理，外感寒凉。法当疏解，疮口掺疽药，纸膏罩。内服：

蔓荆子二钱　制半夏四钱　荆芥穗三钱　细辛四分　白芷二钱　紫苏叶三钱　藁本一钱五分　炒白蒺藜四钱　川芎一钱　佩兰叶一钱

此方服一剂，头痛大减，晚上略能安睡，进饮食，口依然如昨，遂改用：

生黄芪五钱　当归二钱　炒白蒺藜四钱　炙山甲一钱五分　炙乳没各一钱五分　整广皮一钱　角刺一钱五分　川芎一钱　蔓荆子二钱　甘草一钱五分

此方连服两剂，疮头已流正脓，腐肉渐脱，饮食渐增，晚上安卧如常，遂改用：

生黄芪五钱　当归二钱　连翘四钱　野党参八钱　白芷二钱　夜交藤四钱　上肉桂丸药汁送下，六分　忍冬藤六钱　甘草二钱

此方连服十余剂，疮口脓腐俱净，新肉已生，疮口改掺九丹，用铅粉、玉红、松香三膏掺和，摊纸贴之。内服十全大补廿余剂，始能完功如初。此病本不难治，惟头痛如劈，苔白如粉尔，时最难用药，稍一大意，难免误人性命。其余补正托毒，乃题中应有之意，无足重轻。看外科全在临时拿定主意，稍一游移，则后悔莫及矣。

一张姓年六十外下搭

一张姓，年六十外，向患目疾，左目业已失明。春间腰俞患下搭，起廿余日始邀予治。见其患处疮色紫黯，疮头稍津血水，回亘尺许。细察病情，系阴虚湿痰盘踞，非大剂温托不可。病者闻予言，遂扬言曰：我平日肝火太旺，温热药一点不敢吃。予曰：无妨，此时彼一时也。肝火太旺者，以肾水干枯，不能涵养肝木。肾系水脏，命门真火已衰，若用凉剂，只可另请高明，予不敢奉命。于是病家婉转劝导病人，终不之信。予遂大书八字，明修栈道，暗渡陈仓，与诸亲友观之，皆曰是，遂假写一方，贴合病者之意，另立方内服：

正号鹿角胶四钱　紫草二钱　土炒白术四钱　上肉桂开水泡，兑服，八分　木香一钱　茯苓四钱　制附片二钱　当归二钱　制半夏四钱　整广皮一钱　炒白芥子二钱　甘草一钱

此方连服两剂，疮头渐觉高肿，紫黯依然未退，病者精神甚好。病者深赞予立方甚好，于是诸亲友将真方与病者阅之。咋舌曰：我服此药较从前诸方格外灵验，岂真果服此温药乎？予答曰：此方尚未妥善，不能达到目的，致足下疮上情形未能起色。必得大剂参、茸始能完善。病者闻之，默然不发语。逆料病家无此力量，遂告以敝处参、茸均有，虽不甚佳，然亦颇可用得，且价值极廉。目下姑勿计较，如病愈悉听尊裁，决无要索。病者听予言，直谓予曰：仆命倚靠先生，惟先生是命。于是用：

黄毛血茸片研冲，五分　巴戟肉三钱　紫草茸三钱　炒杜仲三钱　川断三钱　上肉桂丸药汁送下，一钱　制附片二钱　大山人参另炖，兑二钱　当归三钱　木香一钱　整广皮一钱　甘草一钱

此方连服三剂，疮色紫黯转变淡红，第疮头尚不高发，遂照前方加生口芪、野党各二两，连服五剂，疮头始见正脓，四围尚未溃烂，遂改用：

炙山甲二钱　野党参四两　制附片一钱五分　角刺二钱　生口芪四两　制半夏四钱　鹿茸面冲，一钱　土炒白术一两　白茯苓八钱　广皮一钱　当归八钱　甘草三钱

此方连服三剂，疮口脓已不多，腐肉已脱。于是用十全大补加附片、巴戟、独活、枸杞等连服廿余剂，疮口已敛，止不服药。外面用药初疽药，中二妙膏末掺九一丹，铅粉、玉红、松香三膏掺和摊贴。此病起至落痂共一百三十天。

一杨姓年四十外下搭

杨姓，年四十七八，深秋患下搭，家极寒苦，无力医药，起两旬余始就予治。见其疮色紫黯，大如伏瓜，微有寒热，纳谷不多，精神尚健，疮头如带子蜂房，约有数百，脉洪有力。当头掺疽药和红升丹，纸膏罩，四围圈冲和膏，蜜水调敷，内服托里排脓，用：

生口芪二两　角刺二钱　当归四钱　野党参二两　白芷二钱　忍冬藤二两　炙山甲二钱　花粉四钱　甘草二钱　连翘四钱

此方连服三剂，疮头确见正脓，四围腐肉欲脱，外上悉照前法，内服照此方略为加减，又服十数剂，腐肉脱净，新肉已生，疮口纵横各九寸，形势不算不大，无奈家穷无力服药，子遂代购芪、党膏各一斤，嘱病家早晚开水冲服一二两不拘，疮口掺九一丹，外亦用三膏掺和，纸膏罩，日换一次，至七日后间日换一次，至二十天后三天换一次。至月余外，疮口掺生肌散，外用敛口膏摊纸贴，自始至终治有半载有奇，才能告竣。

此病每日助洋四角，因其上有人旬老父，下有儿女四五人，皆未成丁，前后计助七十天，不过念余元耳。

疔疮治验

一边姓妇年四十外红丝疔

一边妇年四十外，左手脉门患红丝疔，红线直贯腋下乳旁，第五天始邀予治。询其病状，据病家自言，此病初起脉门仅一粟粒，麻痒不疼，红线一条直侵腋下，人则昏迷不醒，浑身灼热，至今日未进粒谷，大便不通，小溲赤如血，初尚知溺，后竟不觉。请西医疗治，仅扫红色药水，大都埃颠酒而已。予细察病情并诊，脉象洪大无伦，一息七至。见其原疔处已泯然无痕，臑臂通肿，色紫红，觉无法可施，勉外用束毒金箍散蜜水调敷肿处，原疔头以八将散掺之，纸膏罩贴，内服护心散开水调，频频灌之，并用七星剑合菊花饮煎服，方用：

麻黄一钱两　豨莶草三钱　草河车三钱　白菊花四两　地丁草七钱　金银花一两五钱　苍耳子一钱五分　淡芩五钱　甘草一钱五分

此方服一剂，毫无动静。至晚间，病家踵予寓问：前方可再服一剂否？予答曰：无妨。并嘱再灌服护心散三五钱。次早复邀予诊，见病人情形依然昏迷不醒，惟原疔处突然肿如杏核样，按之引手。当用刀刺破，仅流脓一酒杯。用蟾酥散沾纸捻插之。臑臂肿处仍用束毒金箍散蜜调敷，内服：

乌犀角面一钱，冲　连翘七钱　淡芩三钱　羚羊面一钱五分，冲　川连三钱　白菊花三两　银花一两　地丁草五钱　甘草三钱

此方服后第三日，复邀予治。见病人已清醒，见予便曰：先生乃救命恩人。疔头拔去纸捻，脓出如注，约有碗许。于是疔头改用八将散纸捻，臑臂肿处渐有皱纹。惟大便不通，小溲短赤，饮食乏味，疮口以及臑臂肿处用药照旧，内服：

生黄芪三钱　连翘五钱　藿香一钱五分　忍冬藤五钱　当归一钱五分　砂仁五分，打，后下　淡茯蓉五钱　整广皮七分　甘草一钱

此方连服两剂，肿已消，脓已少，二便和，饮食知味，内不服药，臑臂亦不敷药。疮口不用纸捻，仅掺八将散，数日即愈。

一韩姓男子鼻观疔疮

一韩姓男子，业剃头。冬间鼻观患疔疮，起刚一整日即邀予治。见其鼻观口唇之上疔头大如粟粒，四围漫肿，嘴唇上翻，形神狼狈，寒热往来接连不断。诊其脉象竟有七至，舌色焦黄，便闭溺赤，如此情形，势殊不善。疔头用油调人龙面，两颐腮、颧骨一带蜜调金不换敷之，内服：

白菊花四两　银花一两五钱　草河车三钱　淡芩四钱　地丁草五钱　桔

梗三钱　甘草三钱

此方服一剂，次日复邀予治，见疔头如昨，四围漫肿亦如昨。惟寒热已减，二便仍不通利，阅苔焦黄，业起芒刺，诊得右关有力，沉按尤甚，知胃腑确有实热，遂改用：

川军五钱，开水泡，拧汁冲　制川朴二钱　白菊花二两　炒枳实一钱五分　元明粉二钱，冲　淡芩三钱　桔梗一钱五分　连翘五钱　甘草二钱

此方亦服一剂，当晚泻下浊物不少，秽气熏人，不可向迩。次日又邀予治，见病人坐床上，喜笑自若如无病，然面上敷药业已洗去，疔头已泯然无迹。如此重症，服两剂药居然消去，真意想不到。

一王姓年四十上下锁口疔

一王姓友人之厨役，年四十上下，秋间患锁口疔，起第三日始就予治。见其疔头大如豆粒，漫肿延及颧腮一带，势极凶恶，憎寒壮热，饮食不思，诊得脉象数而有力，疔头掺八将散，四围敷金不换，内服护心散，并用：

金银花一两　白芷一钱五分　川芎一钱　桔梗三钱　角刺一钱五分　葛根一钱五分　淡芩三钱　连翘五钱　地丁草三钱　甘草一钱五分　蒲公英四两，煎汤代水

病人去后，旋友人来信，询其病状，如果不能全愈，拟雇车送其回去。予覆信力劝不可。病虽凶，尚可施治，嘱其务服此方。次日复来就治，见其肿势并未散大，疔头与昨无异，于是掺敷照旧，汤药亦未更动，嘱其照服。第三日又来就治，见腮颧肿势较消，细阅疔头，稍沾脓意，遂轻轻挤出，脓尚不少，且稠厚黄白，疔头改掺蝉酥散，纸膏罩，四围改敷金箍散，内服：

蒲公英五钱　花粉三钱　淡芩一钱五分　银花五钱　连翘三钱　菊花三钱　白芷一钱五分　桔梗一钱五分　甘草一钱五分

此方连服两剂，肿已消，脓已净，疔头改掺九一丹，内不服药，前后十天，完好如初。

此病若任友人雇车送病人回去，病家距津百余里，一路秋风燥日，

如何能受？故予力任能治，遂保其性命。否则道途苦楚，无人诊治，尚有生乎？

一孔姓年五十外唇疔

一孔氏年五十外，夏天患唇疔，刚起一整日即邀予治。见其上唇焮肿，唇边如带子蜂房，约有数十窠，疔头塌陷已如空壳，此名满天星，又名百鸟朝王，势极凶险。人则憎寒壮热，勉强支撑，饮食汤水均不能进，便闭溺赤。予睹此情形，亦甚害怕。疔头掺疽药，用黄连膏摊棉纸贴之，四围用束毒金箍散蜜水调敷，内服：

角刺二钱　银花四钱　桔梗一钱五分　炙山甲一钱　公英四钱　川芎一钱　白芷二钱　花粉四钱　连翘四钱　葛根二钱　升麻六分　甘草一钱　当归二钱

此方服一剂，次日又邀予治。病人自言比昨日较好，予细察病情，毫无动静，疔头仍照昨上药，内服照昨方加生口芪三钱，因其气不充足，不能托毒外发。第三日复邀予治，见上唇内外如带子蜂房者均已流脓，于是轻轻挤去，仍用疽药掺疔上，改用红玉膏抹纸上当纸膏罩护，内服：

生口芪三钱　桔梗一钱五分　花粉三钱　白芷一钱五分　银花三钱　连翘三钱　升麻五分　公英三钱　甘草一钱五分

此方连服两剂，唇内外肿已消，脓已净，内不服药，外仅用红玉膏抹纸罩之，不数日已霍然。

一孙姓女孩暗疔

孙姓女孩，仅两周岁，春间尾闾忽患暗疔，当晚即邀予治。见其疔头仅豆粒大，紫黑燎泡，四围并不肿，第身热如灼，啼哭不休。予告其家长曰：此名暗疔，乃死症，无法可施。予不上药，亦不立方。其家长曰：生死由命，务求先生设法。外敷内服，死亦无怨。于是外敷蟾酥散香油调敷疔头，内服：

乌犀角面三分，冲　连翘一钱五分　鲜生地三钱　川连五分　人中黄一钱　赤芍一钱五分　银花三钱　地丁草一钱五分　茜草一钱五分此方服后，次早其家长踵予寓，笑容可掬，谓予曰：病大见好，务请先生早临一诊。予答曰：未必准能见好，且随往一视。见疔头塌陷，万不能生。谓病家曰：此病就在今日午前午后，请速料量，予无能为力。病家面面相觑，予大步踏出门矣，至午后果殁。

一王姓男孩暗疔

一王姓小孩，仅弥月。左足掌心患暗疔，当日邀予诊治。见其疔头青紫，用银针挑破，稍津黑血，四围漫肿，上延足跗胫骨一带。予告以船小载重，无法挽回。病家央求至再，勉外用金不换香油调敷，内用梅花点舌丹一粒，开水化灌服。次日询其家人，谓昨晚已殁。

一田姓年二十一二锁口疔

一田姓，年廿一二，灯节前一日口角患疔疮，掌灯后就予诊治。见其口角上唇交界处起一粟粒燎泡，疔头掺入龙面，纸膏罩，四围敷金不换香油调，内与蟾酥丸五粒，葱汤送取汗。当嘱其疔势极重，第一戒房事，其次忌荤酒，稍一不慎，性命攸关。次早八九点钟即邀予治。见昨日唇边燎泡已泯然无迹。上唇漫肿，渐延耳根，知毒已走散，无法可施，遂用金箍散蜜水调圈四围，并嘱病家赶买甘露根非拾两半斤不可，少则无济。买来洗净打烂，拧汁灌服，十中可救二三，并大剂七星剑加引经药煎服，方用：

麻黄一钱五分　草河车三钱　菊花四两　苍耳子三钱　半枝莲五钱　桔梗三钱　豨莶草三钱　地丁草一两　白芷三钱　甘草三钱　银花一两五钱

方写毕，嘱其清早赶服，傍晚务必给我一信，详细情形逐一语我。至晚无信，越日已晚九十点钟，病家遣使叠次相邀。细问病状，并言昨方未服甘露根，亦未买到。予顿足叹曰：若此势已危矣！予亦不愿往视，请速访高明。使者去后，继病者胞弟复踵寓邀请，不得已随去诊视。面目肿势已失本来，诊脉细而无根，诊毕病家求予立方。予曰：病势如此，无法定方。病父再三央恳，勉拟一方，以尽人事，方用：

犀角片一钱五分，先煎　银花五钱　连翘五钱　川连三钱　桔梗三钱　甘

草三钱　元参五钱　公英五钱

此方服一剂，病势依然不去。次日又邀予诊，予坚不愿往。闻于十八日黎明即殁。

一王姓年六旬唇疔

一王姓年近六旬，年终上唇患疔疮，饭前始觉上唇麻痒，起一粟粒，午后邀予治。见病人谈笑自若如无病，然细视疔根，大如拇指，疔头高起好肉，知系顺症。然上下眼胞以及颧骨、地仓一带似觉微肿，皮色均带青暗。此必暴怒伤肝，肝火遏抑，且喜身无寒热，饮食知味。当嘱病人千万弗食荤酒，犯之有性命之虞，于是疔头用点舌丹面香油调上，四围用金不换蜜水调圈，内服：

双钩藤八钱，后下　桑叶四钱　黑山栀四钱　甘菊四两　葛根二钱　白芷二钱　淡芩四钱　桔梗二钱　甘草二钱

此方服后，至掌灯后复邀予治。见其病情与早晨无异，惟大发寒热，病家深以为虑。予告以决无大害，内服外敷悉按前法。次早复邀予诊，寒热已退，精神疲息，迥不如昨，诊脉沉数有力，右关尤甚，遂改用：

川军四钱　羚羊片二钱，先煎　黑山栀四钱　银花六钱　菊花四两　桔梗二钱　连翘四钱　淡芩四钱　白芷二钱　公英八钱　甘草二钱

此方服一剂，越日又来邀诊，疔头已泯然无迹，四围肿亦全消。其实不必服药，病家防余邪未净，坚请立方，方用：

甘菊一两　花粉三钱　丹皮一钱五分　淡芩三钱　银花三钱　连翘三钱　公英三钱　桔梗一钱五分　甘草一钱五分

此方连服两剂，病已霍然。此病本脾胃稍有积热，嗣因暴怒伤肝，致成此患。若照疔治之殆矣。

一张姓颧疔

一张姓年二十二岁，夏令患颧疔，晚间左颧起一粟粒，觉麻痒，旋即憎寒壮热，浑身发重，懒于动弹。次日即邀予治，见其颧上有一白脓泡，四围焮肿，知系疔疮重症，疔头贴苍耳虫，四围圈金不换，内服菊

花饮加味：

白菊花四两　桔梗三钱　甘草二钱　淡芩四钱　地骨皮三钱

两颧系大肠经脉，疔头白泡名日刃疔，肺经毒发无疑。此方服一剂，疔头已见正脓，疔头随即钳出，比黄豆粒大，内仍服前方，外用蟾酥散掺于疮口，五日即痊。

一李姓锁口疔

一李姓年四十外，秋间患锁口行，起已七日，始就予治。见其疔头平塌，旁有四五个如椒粒脓泡，两唇漫肿，不能饮食，形寒身热，口苦心烦，二便闭结。疔头掺蟾酥散，四围圈束毒金箍散，嘱病人千万莫沾荤酒。同来人代答曰：彼吃长斋有年，先生尽可放心。于是内服加味七星剑：

麻黄七分　地丁草三钱　银花七钱　白菊花七钱　草河车三钱　桔梗一钱五分　豨莶草五钱　苍耳草一钱五分　川军五钱　甘草三钱　白芷一钱五分

此方服一剂，寒热已除，疔头已出正脓，二便通利，于是外掺敷仍照前法，内改服：

银花五钱　花粉三钱　地丁草三钱　连翘三钱　白芷一钱五分　甘草一钱五分　桔梗一钱五分　公英五钱　升麻五分

此方连服两剂，病已全愈。此疔本脾经积毒，起发甚慢，与他经疔毒不同。

一徐大颧疔

徐大，夏秋之交左颧患疔疮四日，人已昏愦，始邀予治。适予有事他出，傍晚方回。室人告予谓徐姓疔疮甚重，其妻母并其子女接踵相邀，促予速往。予入门见病人睡帐，有红头蝇数十丛集帐门，已知不妙。及细察病状，颧骨上一粒系疔头，色紫黯低陷，四围有四五十孔旋绕，谚谓百鸟朝王者是。并不甚高肿，按之木硬木痛，两眼胞、两嘴唇肿势极甚，有微光。所谓肉肿疮不肿是也。大便闭结，小解赤如血。问病人心中如何难受，惟含糊哼哈而已。予谓病家曰：此疔业已走黄，实无法治，辞不开方。病人妻母并子女均长跪予前不起，务求援手。见此情状，不禁凄然泪下。乃自责曰：医生两字，欲于死中救活，方合此两字。若治本不死病症，何为医生？于是嘱病家赶紧觅甘露根，最好一斤左右，极少亦须半斤。适邻家有此，遂取来打汁灌下，并服护心散，又用犀角、生军、银花、连翘、川连、地丁草、元明粉、鲜生地等相继灌下，予亦不返寓，帮同服侍病人。至三更时分，大解满沾床褥，所下尽黑浊秽物，连三次，病人始稍明白，喊腹中饥饿。予嘱病家预备米汤，至此即将米汤与服。天明细视，颧骨低陷处似觉高起红活，眼胞、两嘴唇似觉肿势收束，不似昨光亮蔓延矣。疔头上拔疔散，余肿敷束毒金箍散，内服人中黄、银花、连翘、地丁、菊花丹皮等，连看五六天，病已霍然。

此病已垂危，本不可治。因病家如此哀求，故勉为设法。然予亦不敢准有把握。生军、犀角等故清心解毒，若少用恐亦无济。当日用六钱，用开水泡，拧汁冲服，故力量如此之大。如胆小则此方断不敢服，其病尚能生乎？甘露根见《慈恩玉历》。初予亦不甚信，此次用之如此效验，大概其功居多。

一范葆生肩疔

范葆生，予友也，年终帮予房主收帐。是岁月小廿九除夕，早晨见其眉上一粒，浑似蚊咬，额角隐隐微肿。予谓其此系疔疮，其势甚凶恶，不可轻视，务忌酒及荤油，当与疔膏贴之。讵料其甫出门，即将膏揭去。且告人曰：高某最为吓人，幸我稍知医理者，不然为其吓坏。些些小病，即指为疔疮，天下有如许疔疮？甚以予言为非。稍停大发寒热，始信不谬。另代其雇轿送至伊家。盖伊住处距予家仅二里许耳，当为其开方，用银花、地丁草、蚤休、菊花、桑叶、桔梗、连翘、甘草等，嘱其明日稍好，固毋庸当，倘不好，不论初一元旦，务须付信于予，予必往治，彼惟唯唯。元旦日病家虽不见轻，亦未加剧。且举家避元旦，不肯邀予。初二早伊父来，询其病状，谓稍好。予午前即往诊治，见疔头陷伏，紧靠疮之四围，并不肿，而额角及两腮均浮肿不堪，疼痛澈心，昼夜呼闹。

予即嘱其父赶找甘露根，其父托人各处找寻无着，大解亦不通。予因用黄连、连翘、羚羊、地丁草、象贝母、菊花、桔梗、甘草、生军等。旁一人谓予曰：先生此症碍否？予曰：此病甚险，只好尽心而已。如诸君意中有高明，尽可请来一治，不要耽误。予见其举家及亲友均惶乱异常，故此辞之。予走后即邀张固之治之，张于内科尚称明白，于此症实门外汉。彼亦直任不辞，且曰：病势虽重，决不致殒命。连阅三次，至初五日早晨而殁。

此病若信任予治，尚有万一希冀。奈病家心神无定，卒致不起，其始误于自己，其后误于亲友。

一黄某氏三十外虎须疔

黄某氏，年三十外，初患虎须疔，百般医治无效，第六日始邀予诊。见疔头虽不高耸，亦不塌陷，四围仿佛带子蜂房，木痛，发热，神昏，口渴，溺红。疔头掺拔毒散，四围用人龙打烂敷之，内服护心散及甘露根汁并银花、连翘、川连、白芷、粉葛根、花粉、人中黄等连两剂，肿势渐消，发热已祛。再宗前方去川连，加桔梗、地丁草两剂，肿已消，脓已净。嗣又内热口渴，夜不安卧，用朱茯神、莲子心、忍冬藤、丹皮、西洋参、大麦冬、竹叶、元参等两剂，诸病顿愈。

一胡姓小孩唇疔

胡小孩，年五岁，夏令忽上嘴唇肿起甚剧，并无疮头，乃风热乘脾，翻唇疔是。外用活粪蛆两三条洗净，加明矾黄豆大一粒，蟾酥末一厘打和敷在肿上，不两三时，肿上流出毒水，次早已消去无形，内服葛根、荆芥、白芷、石膏、黄芩、桔梗、甘草、桑叶等。

一陈序东外甥翻唇疔

陈序东太守，任遵化直隶州时，其外甥耳根患风热疫毒，邀予诊治，见其根盘与鸭蛋无异，斜横耳根下，色微红，疼痛寒热。外敷藤黄散，内服羚羊角散两剂，热退肿消。予即欲返棹。是晚太尊备有盛筵请予，正在兴高采烈之时，忽青衣来述：小少爷上唇无端肿胀，不两刻唇已舐鼻。筵毕予即往看，见上唇肿势果剧，并无疮头，乃翻唇疔症。遂用粪蛆两条，明矾、蟾酥末三味打和敷上，夜即流出毒水，次日已泯然无迹。此病亦风热乘脾。

一庄姓左唇疔

庄左，夏令上唇生疔，邀予诊治已三日，且已请人看过。予见其上唇浮肿，亦与翻唇疔无异。特肿处如带子蜂房一二十头。头面焮肿不堪，眼胞合缝，寒热甚剧，夜不安卧，神昏有谵语，热毒欲入心包。予遂用护心散先用温水灌下，外用人龙两条打烂敷上，内服犀角、川连、地丁草、银花、人中黄、鲜生地、连翘、菊花等，两剂热减神清，肿乃减。改用银花、人中黄、丹皮、石膏、连翘、白芷、花粉等，外用拔疔散，头面用鲜菊花叶打汁扫之，收功几及二十日。

一潘少南佣妇唇疔

潘少南，大令王佣妇。岁杪上唇忽患疔疮，就予看时头面浮肿不堪，热灼手。疔头塌陷，四围有数头旋绕，欲溃不溃。外上拔疔散，余肿敷如意散。内服川连、银花、桔梗、葛根、角刺、连翘、元参、甘草等，服后无效。适除夕，次早邀予诊视，病人已神昏谵语，毒业已陷入心包。当嘱赶找甘露根打汁灌服，或可有救，否则不出两日。内服犀角地黄汤。予走后药已否与服不知。闻初二早殁。

此病本可有救，适年终主家各有各事，无人为其觅甘露根，亦无人服侍致毙。

一李姓小孩托盘疔

李姓小孩，八九岁，夏左手患托盘疔。始由掌心起一粟瘰，日渐延大，至七日始邀予治。见肿势颇重，自手面上至臂膊咸焮肿发热，目红起眵，按之引手，内脓已成。从小指靠外面刺开，脓出两匙，厚而且黏。用拔疔散合文八将散掺和沾纸捻插入，日换两次，内服元参、川连、连翘、丹皮、地丁草、银花、炒山栀、甘草等两剂。又邀予诊，肿势已消八九，脓亦渐少，改用升丹沾纸捻插入，日换两次，内不服药，十四日收功。

一刘姓涌泉疔

刘姓，左足心涌泉穴生疔，第四日邀予诊治。见足跗及小腿肚皆牵及，浮肿，疼痛澈心，哀号不止，按之似乎引手，然脚底皮厚，脓不易辨，那用小刀从极痛割去老皮一层，再按知已有脓，随即刺开，脓半死血。此努力营瘀，或踩硬物楞伤而成斯症。用升丹沾纸捻插入仅一二分深，内服牛膝、木瓜、丹参、红花、连翘、归尾、泽兰等两剂，肿消脓净，不四五日完功而愈。

治病全在临时变通，拘泥古方，拘泥病症，乃庸人也。

一邱才眼角疔

邱才，年二十八九，年杪左眼角起粟粒，浑如蚊咬，头面浮肿，寒热频随，两日即就予诊。予察其病状，知为疔疮重症，嘱其避风忌口，不沾荤油，不喝酒，尚可施治，否则即不能救。外贴化疔膏，内服：

菊花四两　丹皮二钱　荆芥穗一钱五分　炒山栀二钱　桑叶三钱　黄芩三钱　桔梗一钱五分　连翘四钱　甘草一钱五分

三剂而消。

此症如按疔门，则无可着手。予按风热上侵，病在肺肝两经，故用菊花为君。

一朱中书夫人额角疔

朱中书之夫人，冬令额角患疔疮，肿痛殊甚，三日邀予诊。外用紫金锭敷之，内服：

桑叶三钱　钩藤四钱　连翘三钱　菊花三钱　丹皮二钱　元参四钱　桔梗一钱　炒山栀二钱　甘草一钱

此症亦按风热治之，两剂已完好如初。

一男子虎口疔

一男子虎口患疔毒，起两日即就予治。见其疔头焦黑，四围浮肿，形寒发热，且有红丝绕至腋间，间亦有结核病，殊弗善。予外用如意散，芙蓉叶打汁调敷，内服：

黄连一钱　菊花三钱　炒山栀三钱　黄芩三钱　桑叶二钱　二花三钱　丹皮二钱　地丁草三钱　甘草一钱

两剂肿势稍减，疔头似欲溃破，遂用拔疔散掺之，内服昨方，越日乃邀予治，见疔头旁边复露一头，刺之脓出不少，亦用拔疔散，外敷束毒金箍散，内服：

金银花三钱　丹皮二钱　赤芍一钱五分　人中黄八分　连翘二钱　生芪一钱五分　桔梗一钱　地丁草三钱　竹叶十片

两服已渐收功。

一女孩中指疔

一女孩右手中指患疔，破后匝月不痊，且脓出味甚臭秽，来就予治。见其指节肿而且硬，近指甲处尤甚。外用拔疔散沾纸捻上插之，日一二易。四五日复来就诊，毫无动静，再四细视，见指甲里侧露出米大一块，有似多骨，用手法慢慢取出，改掺白九一丹，不数日痊愈。

一男子脉门疔

一男子年十六七，夏令右手腕近脉息处患疔疮，往里中一医治之匝月，始得告痊。嗣臂患处生一痈毒，肿势下牵手腕，上及肩脑，势颇剧。仍邀前医与治，先服清凉解毒，脓熟刺破。不料脓头在下，刀刺上，遂致缠绵不愈。有时痛，出脓即止，肿亦消。有十天半月肿一一次者，有一二月肿一次者，如此四五年，受累无穷。此手算废。一日就予诊治，予细阅一周，无可着手，斯时自臂湾贯上一条，长六七寸上下，疮口五六处。极上疮口大如铜钱，外露多骨，粗似拇指，用手推之似乎摇动，其根确在臂湾。始用九一丹掺之，以纸膏罩之，嘱其停三五日再为设法。内服党参、黄芪、片姜黄、桂枝、炒白术、茯苓、当归、生地、川芎等辅助气血，如此五剂，复来就诊。予用利刃从上露骨处至臂湾割开，随将多骨取下，惟骨根在臂湾生住，取之綦难。且手第一要快，取骨时预备凉水一碗，草纸数张，骨取下时血流不止，则用湿纸沾上，连易三四张，血不流矣。刀口遂上九一丹，用玉红膏摊纸上贴之，用布扎紧。如此十数易，疮口已收敛矣。四十日脱痂。厥后见其疤痕有六七寸长。

此病由疔毒而起。故附疔门。若置多骨疽门亦无不可。

流注治验

一叶姓年六十外腰俞流注

叶姓，年六十外，夏令腰俞患流注。初邀某医治之，谓此腰痈，将来溃腐，洞见脏腑，此病百不活一。举家惶急，烦予街邻某探予口气，能肯为其一诊否？予曰：如果性命关系重症，无论如何忙碌，亦代诊治。于是随去一阅，见腰间偏左漫肿无头，长尺许，宽六七寸，色亦不变，不能动转反侧，微有内热。乃告病家曰：此蟠腰流注，病势虽凶无妨。外用冲和膏酸醋调敷束其根脚，内服：

羌活一钱五分　当归四钱　白芷一钱　姜半夏二钱　醋香附二钱　川芎一钱五分　陈皮一钱　藿香三钱　甘草一钱　桑枝酒炒，一钱

连服两剂，疮头漫肿如昨，根盘略见收束，而脉象已见滑数，势将造脓，况起经旬日，成脓在即，外贴散膏，内改方：

角刺三钱　白芷一钱　连翘三钱　生口芪四钱　川芎一钱　甘草一钱　全当归三钱　羌活一钱　自穿蚕茧一枚　桑枝一两

此方连服三剂，第十五日即刺破，脓出碗许，外上升丹，内服：

生黄芪四钱　赤苓四钱　秦艽二钱　全当归三钱　杭赤芍酒炒，三钱　川芎一钱　瓜蒌根三钱　炒茅术一钱五分　甘草一钱　桑枝一钱五分　丝瓜络一段

此方连服三剂，疮口日换脓二三次，第四日已肿消脓净，不日完功。乃病人不忌口腹，忽患红白痢疾，日夜三十多次，腹痛下坠，且纳谷不多。至此情形，真觉棘手，将外症置之一边，遂进：

酒军三钱　地榆炭三钱　煨木香一钱五分　桃仁二钱　炒红曲米三钱　南楂炭三钱　炒黄芩二钱　炒白术四钱　姜紫朴一钱　甘草一钱　荷蒂两枚

此服一剂，痢已减半，仍照此方去酒军，加杭芍三钱、扁豆三钱、砂仁一钱，又一剂痢止，胃气不开，乃改方：

土炒白术二钱　砂仁后入，一钱　泽泻盐水炒，一钱　土炒怀山药三钱　炒稻芽三钱　扁豆皮三钱　川石斛三钱　赤苓四钱　甘草一钱　煨姜两片　炙香红枣三枚

此方服两剂，胃气已强，疮口已出清水，用升丹掺疮口，不用捻，数日收功，共计前后一月。若不患痢，二十一日可矣。

此流注症天津竟无识者，可知其外科失传久矣。此人若请本地人治之，无有不死者。彼按腰痈看，一似痴人说梦，摸不着头脑，可笑。

黄大发流注五处

黄大发年二十七八，夏令患流注五处，一背膊、一大腿、一腋下、两手膊。邀予看时已溃三处，且均敛口。是日到病家，已初更时分，见病人狼狈不堪，口中惟呼救命。背膊一处绵亘尺许，浑如伏瓜，手膊一处极小，当先刺破，脓出不多，外用升丹纸捻，惟背膊处脓头深伏，不易着手，告病人明早再刺。病人坚求务请刺破，只得勉从其请。用刀刺后脓出极猛如喷壶，然约两大碗仍不止，且中带血线。予知碰伤血络，用百草霜蘸捻堵住。次早往视，见肿势较昨尤大，且坚硬异常。尔时予刚行道三年，见此情景颇怀畏惧，欲辞之。然病自我治坏，不好推托，进退两难，疮口脓水全无，四围挤托仍无脓意，外仍上升丹纸捻，内服：

紫丹参酒炒，三钱　陈皮七分　上血竭一钱五分　炙乳没各一钱五分　归尾酒炒，三钱　红花一钱　醋煅自然铜二钱　党参三钱　桃仁二钱　炒延胡索二钱　杭赤芍酒炒，三钱　桑枝酒炒，一两　丝瓜络一段　绍酒两杯，兑服

此方连服三剂，予日阅一次，至第三日疮口始得通流，钳出死血块约两大碗，旁观莫不咋舌，随进：

党参六钱　全当归酒炒，四钱　羌活七分　生黄芪四钱　砂仁拌炒大熟

地六钱　茯神四钱　炒白术三钱　炙草一钱　桂枝五分拌炒杭白芍三钱　桑枝酒炒，一两　丝瓜络一段，酒炒

此方亦连服四五剂，予仍日阅一次，病势日见轻减，惟脓须从疮口寸许托之方流，否则所出无几。嗣下侧有头，用火针刺之，忆针刺针头适碰肋骨，铿然有声。幸碰硬处，若稍失眼则针伤内肾，立时毙命，至今思之尚尔胆战。针后亦上升丹纸捻，日易一二次，不数日收功。

朱兰宗年二十外流注五处

朱兰宗，年二十一，夏生流注五处，左右背膊各一，手臂左右各一，大腿一。初邀予诊，即订定包治。于是日一往者，间日一往者，初各贴散膏，形势算背膊最大，醋调冲和膏敷此两处束其根脚，内服：

藿香三钱　陈皮一钱　当归三钱　姜制朴一钱五分　秦艽二钱　制附片一钱　川桂枝一钱五分　姜半夏二钱　六一散布包，六钱　炒延胡索一钱五分　羌活一钱　桑枝酒炒，一两

此方连服五剂，两臂、大腿均已消释，惟背膊左右如各负小锅一只，肿势有增无减，且寒热往来，势难消释，乃仍用冲和膏束其根脚，内改方：

羌活一钱　角针三钱　陈皮一钱　生黄芪四钱　白芷一钱　炒黄柏五分　全当归三钱　川芎一钱　枯芩二钱　六一散布包，六钱　桑枝酒炒，一两　自穿蚕茧两枚

此方连服两剂，背膊两处按之引手，内已有脓。拟欲分两日刺破。正在按摩，忽见右背膊距流注七八寸有一头大如棋子，似热疖，不红不高，反复按摩，内亦有脓，且与上疮似乎一气。遂用火针先刺是处，不料针后脓血毫无。斯时观者如堵墙，有谓病在上，乃于下头好肉上开针。本甚诧异，有谓既拿不定是否有脓，何得令病人白受痛苦？病家惟摇首咋舌，不发一语。亦有谓好马跌失脚，谓予平日开刀用针百无一失，何今日冒险乃尔。众口嘈杂，予悉置之不问，惟卷药捻开方而已。稍停先用药捻入疮口探之，似有脓意，然后用探条向上探之，渐有脓从疮口出，不满匙。于是旁观者面面相觑，亦有称究竟好眼力，名不虚传。然予心

内毫无主意，盖包治病与已患之无异，辞不能辞，推不能推，脓虽出两匙，背膊仍如伏瓜，毫无动静，破处姑用升丹纸捻，内拟方：

生黄芪四钱　秦艽三钱　赤苓四钱　川芎八分　羌活七分　全归二钱　陈皮一钱　姜半夏一钱五分　甘草一钱　桑枝酒炒，五钱

此方嘱服一剂，返寓反复不眠，深惦此病不知究竟如何。次早八九点钟即往视，见病家喜形于色，即入房。见病人乃笑嘻嘻伏枕磕头，谓予曰：先生真神人也，昨自先生走后，乃微微睡着，及醒脓流床褥不下四五大碗，今日背上如释重担。予视背两处，均消肿无形，实属奇异。假令昨左背用针只消左背，右用针只消右背，断不能如此之速。乃左右均未开刀，仅右下距背如许远针破，今日其病若失，真意想不到。所以治病不可拘泥，要自己拿定主意，前后筹算，弗听旁人摇惑，遂无主张。外仍上升丹捻，内仍服昨方一二剂，不数日结痂而愈。

此系风寒湿三者交感流注，治本无难，第由距背如此之远针破，诸病若失，出人意料。当时若开上两头，而下边终是后患。盖脓能顺下流，不能逆上也。故常曰：世上无如医最难，观此病难乎？不难。

周南郎股内流注

周南郎，年二十一二，秋间胯间漫肿无头，但觉酸痛，腿不能伸屈动转，寒热往来，邀予诊治已第十二日。按之根盘散漫，消否难定，但脉象已露滑数，外贴散膏，内服：

角针三钱　柴胡一钱　生黄芪四钱　川桂枝七分，拌炒　白芍三钱　赤苓四钱　全当归四钱　秦艽一钱五分　防已一钱五分　长牛膝三钱　炒茅术一钱五分　六一散五钱　自穿蚕茧一枚　桑枝酒炒，五钱

此方服两剂，诸病未减，疼痛较甚。细按肿处，仅有黄豆大，觉引手，即用火针刺之，当出脓不及两匙，外上升丹捻，内服：

桂枝五分，煎汁拌炒杭白芍四钱　茯苓三钱　长牛膝四钱　生黄芪防风一钱拌炒，四钱　当归三钱　柴胡七分　秦艽三钱　宣木瓜一钱五分　甘草一钱　桑枝酒炒，五钱　丝瓜络一段，酒炒

此方服两剂，脉已消，脓已净，第流血水，疮口仍上升丹纸捻，不

数日收功。

此系寒湿流注而挟瘀，系肝脾部分，第一年轻气血壮旺，其次脓刚酿成即刺破，中未套大，故得如此速愈。又可名独脚流注。

姚痾子年六十外流注七处

姚痾子，年六十外，夏令患流注七处，两手两腿及肩膊、胸乳左右，曾请黄栋樑治之，开过两火针一刀，均未得脓。第二十一日，姚邀予治，见其精神困顿，舌干无液，如新剥皮鼠，知此症不易奏功。然既来，只得勉力为其诊治。前黄开刀针处均重用刀刺破，脓出不少。乃嘱病家须买好人参吃，方可有救，否则恐难久延。奈病家实寒苦，无力服参，未破处贴散膏，已破上升丹捻，内服：

党参四钱　中生地四钱　炒谷芽一钱五分　生扁豆三钱　归身二钱　丹皮二钱　带心大麦冬四钱　炒白术一钱五分　炙草一钱　鲜藕两片

此方服两剂，精神较健，胃气差强，惟舌光仍无液，究不释然。外悉宗前法，内改方：

扁金钗石斛四钱　东阿胶蛤粉炒成珠，三钱　牡丹皮二钱　大生地砂仁拌炒，六钱　五味子五分　白归身酒炒，三钱　制西洋参二钱　炙鳖甲四钱　炙草一钱　夜交藤四钱　大枣两枚

此方连服三剂，舌上顿生津液，不似前之剥皮鼠矣。溃处已流水，未溃已消去两，一成形亦刺溃，均上升丹捻，内改方：

党参四钱　酒炒归身三钱　砂仁拌炒熟地炭四钱　炙黄芪三钱　杭白芍酒炒，三钱　制首乌三钱　云茯神人乳煎，四钱　炒白术二钱　炙草一钱　大枣两枚　桑枝酒炒，五钱

此方连服两剂，先溃者业已敛口，继溃处亦流稀水，照此方又两剂，诸病霍然。嗣闻至九月内患痢而亡。

此风湿流注，若治之得法，二十一日完功，高年气血稍衰，至多亦不过一月。其始被黄君一味攻消，气血大伤，故舌光无液。迨予经手辅气养血，兼和脾胃，克伐药毫不敢投，故多延几月，否则断不过中元节。嗣虽死在痢病，然实死于流注。总之治此病须步步顾住气血，

所谓标本同求是已。

朱有宝年十八流注五处

朱有宝，年十八，与姚同郡，亦同时患病，夏令患流注五处，亦请黄栋樑治之，环跳亦经黄用火针刺破，亦未有脓。第十九日始邀予治，且托友介绍包与予治，环跳处用刀刺开，流脓碗许。余四处有成脓者，有欲散者，均贴散膏，内服：

姜半夏二钱　防风一钱五分　当归酒炒，四钱　炒白术二钱　川芎一钱　羌活一钱　生黄芪三钱　秦艽三钱　甘草一钱　桑枝酒炒，一两

此方服两剂，成脓两处，均用火针刺溃，余已消释，外上升丹捻，内服：

生黄芪四钱　法半夏二钱　桂枝五分，煎汁炒白芍四钱　秦艽二钱　党参四钱　赤茯苓四钱　全当归三钱　羌活一钱　甘草一钱　桑枝酒炒，一两

此方连服三剂，溃处已流稀水，仍上升丹捻，内照此方又两剂，后水已净，疮口掺升丹，不用捻，内服：

潞党参三钱　紫丹参酒炒，三钱　宣红花酒炒，一钱　秦艽二钱　全当归四钱　酒炒丝瓜络一段　宣木瓜酒炒，一钱五分　川芎一钱　炒白术一钱五分　甘草一钱　桑枝酒炒，一钱　络石藤四钱

此方连服两剂，疮口均敛，嘱照再服二三剂而安。此亦风湿流注。

朱木二流注一处

朱木二，年三十外，夏令患流注一枚，在大腿里侧，十四日才邀予治。见肿处大如覆碗，皮色不变，酸痛筋曲不伸，按之引手，内脓已成。用火针刺之，脓出半碗，肿不见松，外上升丹捻，内服：

川桂枝一钱五分　炒苍术二钱　赤苓四钱　当归三钱　秦艽酒炒，三钱　防已一钱五分　茯苓四钱　甘草一钱　桑叶酒炒，一两

此方服两剂，越日疮口忽流鲜血，且发热疼痛，疮口用黄牛热粪罨之，血即止。内服：

紫丹参三钱　丹皮二钱　炒山栀二钱　细生地四钱　元参三钱　赤芍

三钱　细川连四分　甘草一钱　泽泻一钱五分　竹叶十片

此方一剂，热已退，疼亦去，疮口掺青九一丹，内不服药，十数日收功。

此本寒湿流注，且在肝脾部分，故溃后亦用逐寒燥湿，迨鲜血迸流，乃血热妄行，故用导赤散加味。用药寒热温凉须见机而作。

于室女年十五岁湿热流注

于室女，十五岁，夏令遍生风疹块，色赤，形如堆云，左腿为甚，即不能动转伸屈，细视亦觉浮肿，外用生牛肉切薄片贴之，内进：

鲜生地洗打，七钱　忍冬花四钱　牛蒡子炒，三钱　鲜首乌六钱　连翘三钱　丹皮二钱　荆芥二钱　蝉衣去足，一钱　赤芍三钱　甘草一钱　鲜荷叶一角

此方服三剂，风疹退，热亦解，惟大腿肿势较前更甚，色亦不变，但觉酸痛，头在伏兔穴处，外敷冲和膏，内进：

秦艽二钱　法半夏二钱　宣木瓜一钱五分　泽泻一钱五分　藿香一钱五分　连翘三钱　赤苓四钱　粉葛根一钱五分　川萆薢三钱　长牛膝三钱　六一散布包，五钱　防风一钱五分　桑枝酒炒，一两

此方服两剂，肿势大松，酸痛亦减，仍照此方两剂而消。

此风湿热兼感流注，立方从此中着意。

周喜儿十岁风湿流注

周喜儿，年十岁，夏令背膊扇侧骨旁患流注一枚，根盘长六七寸，宽三寸，漫肿无头，皮色不变，微觉酸痛，寒热往来，邀予诊治，外贴散膏，内进：

羌活一钱五分　白芷一钱　法半夏三钱　当归三钱　防风一钱五分　赤苓四钱　制附片一钱　陈皮一钱　甘草一钱

此方连服两剂，寒热止，酸痛除，余如前，仍用前方去白芷，加秦艽二钱，连服三剂，诸病轻减，再照此方又三剂，业已消释。

此亦风湿流注，治之早可消释。

顾姓年三十外痰与死血流注

顾姓男子，年三十五六，左胸旁乳下结肿如盆大头，平塌，色不变，按之木硬如泥，不随手起，酸痛。乃痰与死血互结，外用散膏，重加麝、桂贴之，内进：

白芥子炒打，三钱　桃仁打，三钱　陈皮一钱五分　川茅菇二钱　归尾酒炒，四钱　延胡索炒，三钱　全瓜蒌切，四钱　法半夏二钱　核桃两片　姜两片

此方连服三剂，肿势略见轻减，外仍贴散膏，重加肉桂、麝香，内进：

炙穿山甲二钱　炒白芥子三钱　陈皮一钱　刘寄奴三钱　川茅菇二钱　桃仁三钱　全瓜蒌切，四钱　归尾酒炒，四钱　炒延胡二钱　法半夏三钱　降香一钱五分

此方连服三剂，病势已去大半，照此方又两剂而消。

此痰瘀互结流注。

一王姓年十七八湿痰流注

王姓，年十七八，夏令左肋骨结肿，初如桃，渐如茄，十四日始就予治，见其漫肿无头，皮与好肉无异，按之石硬。此湿痰互结流注，外贴发散膏，内服：

白芥子炒，三钱　生米仁四钱　陈皮一钱　姜半夏二钱　炒茅术二钱　川茅菇二钱　姜川朴一钱五分　云茯神四钱　全瓜蒌切，四钱　甘草一钱

此方连服三剂，无效，照方又服三剂，亦无效，脉现滑数，势将造脓，改进：

角刺三钱　生黄芪四钱　当归三钱　川贝母二钱　炒白术三钱　茯苓四钱　橘络七分　甘草一钱

此方服三剂，脓虽有，而脓尚深伏。仍照此方又两剂，越日刺破，脓出碗许，外上升丹捻，内进：

党参三钱　炒白术二钱　姜紫朴一钱　炒米仁四钱　炒扁豆三钱　茯神四钱　法半夏二钱　砂仁后入，一钱　甘草一钱　姜两片　红枣三枚

此方连服两剂，肿消，脓尚不少，照此又服两剂，脓渐稀少，内不

服药，外上升丹捻，日易两次，又四五日收功。此湿痰流注。

一张姓年四十外寒痰流注

一张姓，年四十外，肋间乳下结肿，纵横七八寸，按肿处虽硬，有时泯然无迹，时痛时不痛。痛甚浑如刀刺，大声呼号。用疏肝理气初服有效，再服不效。易破瘀导滞亦如此。延已三月，医院内外诸君阅遍，总不奏功。嗣阅《徐氏八种》，略谓胸膺或肋骨结肿，时有形时无形，时痛时不痛，系寒痰为患，次日即进服：

白芥子炒，四钱　紫蔻仁研，后入，一钱　陈皮一钱　法半夏二钱　上肉桂五分拌炒杭白芍二钱　木香一钱五分　煨草蔻一钱五分　泡淡干姜一钱　姜汁炒全瓜蒌切，四钱　姜汁一匙，冲服

此方服一剂，病人次早即来叩谢，谓数月来服药百余剂，一似隔靴搔痒，昨日此方服下如仙丹一样，今日肿处已泯然无迹，不然每日数次，不痛微肿，痛则肿剧，从未有如今日不痛亦不肿，且微肿已消，仍照此方又两剂，嗣道遇其人询之，病竟霍然。

此可谓寒痰流注，百治不效，此方服后立竿见影。所谓治病如开锁，然不能偏倚一点。

一顾姓妇湿热流注

顾妇人，年四十外，夏令先发寒热，浑似疟疾，浑身骨节酸痛，第四日邀予诊治，见两手两腿共有九处，小如李，大如桃，皮色微红。

此湿热流注。先用藿香正气散一剂微汗，次日肿处各贴三黄散，内进：

藿香二钱　姜制朴一钱五分　通草一钱　忍冬藤三钱　泽泻一钱五分　炒茅术一钱五分　连翘三钱　秦艽三钱　六一散布包，四钱　桑枝酒炒，五钱　丝瓜络一段

此方连服三剂，诸病大减，仍照前两方又两剂而消。此湿热流注。

一缪姓妇产后血瘀流注

缪右，年三十外，夏秋之交先发寒热，浑身酸痛，第五日即邀予诊。见其周身有九处流注，最重在两大腿，根盘几有尺许，漫肿无头，皮色不变，不能反侧动转，寒热多日未退，势殊弗善。细询其病情，乃述二月曾生产，产后至今元气未复。今得此重病，性命定不能保。说毕呜咽，哭个不止。其丈夫适从外来，见予则磕头求救，且欲包与予治。予见此病情，坚不肯包，但尽吾心而已。外贴散膏，内服：

粉葛根一钱五分　姜半夏二钱　苏叶二钱　木香一钱　醋香附二钱　红花酒炒，一钱　赤芍酒炒，三钱　全当归桂枝一钱拌炒，三钱　桔梗一钱五分　桃仁泥三钱　甘草一钱　益母草一斤

煎汤。

此方连服两剂，寒热已除，肿痛大减。又照此方去苏叶，加苏木三钱，又三剂诸病霍然。

此产后恶露未净，加之外感风寒，而成斯症。如此势焰，初不料其数日即可告痊。益知医不好为，亦不必为，有许多病状可意会不可言传者。

一张姓年四十外死血流注五处

张姓，年四十外，夏令患流注五处，两肩、两腿、一手臂。邀予看，已及两腿。业经他医刺破无脓。予从原针孔用刀刺破。盖他医胆小，仅戳进皮里，刀即打湾，故脓不泄。经予刺后脓水频流，内多死血块，因其平日好勇努力，营瘀所致。其三处亦逐一刺溃，脓中总带死血，外上升丹纸捻，内进：

生黄芪四钱　刘寄奴三钱　桃仁泥三钱　血竭一钱五分　宣红花酒炒，一钱　酒炒赤芍三钱　紫丹参三钱　川芎一钱　桂枝尖七分　陈皮七分　桑枝酒炒，五钱　绍酒两杯，兑入

此方服两剂，溃处脓已净，仅流黄水，仍上升丹，仍服此方又两剂，已霍然。

此瘀血流注。

一秦姓年三十七伤寒汗后未净流注

秦姓男子，年三十七，夏令患流注三处，两大腿，一少腹，第二十一二日始邀予治，脓已熟极，先从左腿刺溃，脓甚腥秽。询知春天曾患伤寒，愈后总未还元。半起半眠，无端忽发寒热甚重，周身如绳缚，不能动转。遂请某内科治之，谓其感冒风寒，散之斯已。服药虽不见轻，亦不加剧，嗣无力延医，乃延误至今。寒热仍有，溃处上升丹捻，其两处置之不问，内进：

生黄芪三钱　柴胡七分　赤苓三钱　青蒿一钱五分　川石斛三钱　炒扁豆三钱　肥知母一钱五分　陈皮七分　甘草一钱　夜交藤四钱　鲜荷梗一尺，去刺

此方服两剂，寒热较轻，其两处挨次刺破，脓味更腥臭，且色似绿。外均上升丹，内进：

北沙参四钱　柴胡七分　白茯神三钱　川石斛三钱　肥知母一钱　炒扁豆衣三钱　炒白术二钱　枯芩一钱五分　甘草一钱　煨姜两片　红枣三枚

此方连服两剂，寒热已退，而溃处均流稀水甚多，外用升丹捻内进：

潞党参四钱　茯神四钱　土炒扁豆皮三钱　炒白术二钱　桂枝五分，拌炒白芍二钱　炒归身三钱　檀香煎炒谷芽，二钱　炙草一钱　砂仁拌炒熟地四钱　煨姜两片　红枣五枚，炙

此方服两剂，脓水已少，照此又三剂，疮口均敛，此伤寒汗后余邪未净，结成流注。

周洪茂五十外湿瘀注流

周洪茂，年五十外，九月间患流注三处：一腋间，一肋骨，一手臂。第四日即邀予治。见三处均漫肿无头，根盘大小仿佛，异常酸痛，寒热往来。予知其为人好勇斗狠，虽五旬外，年犹少年性情，且嗜酒善喝茶，决其为湿瘀交阻，外贴散膏，内进：

姜半夏二钱　桃仁三钱　刘寄奴三钱　苏木二钱　炒广皮一钱　红花一钱　泽兰叶一钱五分　茯苓四钱　归尾酒炒，三钱　制朴一钱五分　制附片一钱五分　甘草一钱

此方连服三剂，肋腋两处已觉消释。惟手臂。仍照从前方加桂枝一钱、片姜一钱，又三剂，均已消释。始悟引经药万不可少，桂枝、姜黄为手臂横行引经药。

此亦湿瘀流注。

于周庆房后受寒流注

于周庆，年二十外，夏天房事后盖覆单薄，风寒裹着，左大腿通肿，浑如籐斗。其来甚骤，昼夜呼号，疼痛不能动转，皮色不变，寒热交加，第五日即邀予治。先用荆防败毒散加苏叶、桂枝汗之，两服后寒热退，痛亦轻，而肿势不消。外贴散膏，内进：

鹿角胶酒溶化，三钱　上肉桂去皮，切，后入，一钱　白芥子炒，三钱　生麻黄一钱　大熟地捣碎，一两　炮姜一钱　宣木瓜酒炒，二钱　长牛膝酒炒，四钱　桑枝酒炒，一两　夜交藤四钱

此方连服三剂，肿已大消，仍不能动转，外仍贴散膏，内进：

防风一钱五分　党参三钱　炒茅术一钱五分　川芎一钱　制附片一钱五分　黄芪三钱　长牛膝三钱　全归三钱　羌活一钱　炒杜仲三钱　砂仁拌炒熟地七钱　甘草一钱　桑枝酒炒，一两　松节一两

此方服两剂，腿觉活动，仍照此方又两剂而安。此欲后受寒流注。

此症叠用三成方，首用荆防败毒散，次即阳和汤，末大防风汤。古人方无一不好，只看用之当与不当耳。

周发流注五处

周发，年不满三十，精力强壮，在徐宅佣工。年终身患流注五处，两肩井，两髀骨，一手臂。第七日邀予诊治。见其肿势与寻常流注不同，仅比好肉高分许，根盘并不大，色紫红，浑身酸痛，不能动转反侧，形寒形热，外贴散膏，内进：

羌活一钱五分　陈皮一钱　全归酒炒，三钱　紫苏二钱　秦艽三钱　防己一钱五分　姜半夏二钱　宣木瓜酒炒，二钱　连翘二钱　甘草一钱　桑枝酒炒，五钱　丝瓜络一段，酒炒

此方服一剂，次日病减大半，略能起坐，仍照此方进退。越日又邀予治，病势转剧。予正在沉吟，见病人胞姐与其主人妇交头接耳，似欲更医，遂立辞，另访别位。走后适蒋世馨道经是处，邀之诊治。当从手臂处刺破，出脓碗许，于是包与蒋治，不三日闻已殁。殊属诧异，予看脓头自问：虽不满盖五洲，亦可独冠中国，惟此症予绝不知内已有脓，岂粗心未见周到，抑见其有意更医，遂不关心耶？至今犹怀疑未释。

军械局平君阴虚寒湿流注

军械局文案平君，背脊第八九椎旁偏右患流注两处，溃已两月有奇，仍不收敛，频流黄水，有时疮口堵塞，水亦不流。形容瘦削，纳谷不多，年纪不过三十一二，正在英年。七月中托予友介绍，邀予过诊。时犹强打精神与人对牌，见其疮头空壳，漫无边际，面色萎黄不泽，此脾肺肾均伤，因初次亦不便决其如何，外上升丹，内进：

党参三钱　生黄芪二钱　炒白术一钱五分　归身酒炒，二钱　熟地砂仁拌炒，六钱　枸杞果三钱　炒杜仲盐炒，二钱　东阿胶蛤粉炒成珠，二钱　炙草一钱

此方服两剂，似乎病势松减，疮口流稀脓，仍用前方加扁豆皮二钱，两剂忽左腿疼痛不能站立，不能动转，外仍上升丹，内进：

秦艽二钱　桑狗脊三钱　炒杜仲二钱　砂仁拌炒熟地六钱　木瓜一钱五分　枸杞果三钱　炒牛膝三钱　五加皮一钱五分　桑枝酒炒，五钱　丝瓜络酒炒，一段

此方嘱服两剂后看如何光景再议，嗣杳无信音，想已更医诊治，至八月底其同宗某君面予，细述情形，并再三邀请务去为其一诊。见病人益狼狈不堪，背脊前破未愈，旁又肿起，内脓已熟，欲为刺破，病家不肯，予亦不强为，勉拟人参养荣汤。其同宗询予曰：此病尚能治否？予直告曰：万难挽回，早信予言或可有救，兹则卢扁无法矣。又询可延几时，予曰：重阳脚下，恐不能过重阳。嗣闻初八日夜间而殁。

杨五流注三十五处

杨五，年二十八九，早秋浑身患流注三十五处，大者如桃，小者如杏，较小热疖，大些亦先发寒热，随后挨次窜发，邀予看时才五天，见其肿势散漫，而疮略露红色，有数处已将造脓，发热不解。外用三黄散入膏贴之，内服：

藿香二钱　姜制朴一钱五分　忍冬藤六钱　姜半夏二钱　泽泻一钱五分　连翘四钱　大腹皮三钱　赤猪苓各四钱　枯芩三钱　六一散布包，七分　鲜藕两片

此方连服三剂，发热已退，有数处脓成，挨次刺破，余仍贴前膏，内进：

藿香二钱　法半夏二钱　赤苓四钱　连翘三钱　桂枝三分同炒赤芍三钱　泽泻一钱五分　酒炒丝瓜络一段　通草一钱　秦艽三钱　六一散布包，四钱　桑枝酒炒，五钱　夜交藤四钱

此方服两剂，业有一半消释，有四五处成脓，亦逐一刺之。尚有八九处成散两歧，仍进前方又两剂，有五处成脓，亦均刺破，其余均泯然无形。前次破处已敛，破过均上升丹捻，内进：

生黄芪四钱　全当归酒炒，四钱　紫丹参酒炒，四钱　忍冬藤三钱　白茯苓三钱　泽泻一钱　炒白术三钱　桂枝五分，拌炒　杭白芍三钱　六一散布包，四钱　桑枝酒炒，五钱　夜交藤四钱

此方服三剂，溃处敛口者多，仅剩四五枚未敛。然已流黄水，惟胃气不佳，胸脘板窒，仍上前药，内进：

潞党参土炒，二钱　怀山药土炒，三钱　紫蔻仁研冲，七分　白术屑炒，三钱　炒扁豆皮三钱　炒瓜蒌皮一钱五分　真广皮盐水炒，七分　炙内金一钱　藿香一钱五分　檀香丝炒谷芽二钱

此方服两剂，胸脘已畅，胃气较强，疮口均敛，照此方又两剂而安。此暑湿客于皮里肉外，似流注非流注，定名曰流疖、流毒均可。

黄午生流注三处

黄午生，年二十外，深秋患流注三处，两肋间，一手膊。漫肿色白，

根盘甚大，邀余看时已近十日。见其肿势如此，且寒热交增，势难消释，外贴散膏，内服：

角刺三钱　生黄芪四钱　柴胡一钱　连翘四钱　炒白术三钱　桂枝三分，拌炒赤芍二钱　枯芩二钱　全当归四钱　瓜蒌根三钱　川芎一钱　六一散布包，四钱　自穿蚕茧三枚

此方服两剂，寒热已解，手膊处业已有脓不多，火针刺之，仅一匙许。外上升丹捻，肋骨仍然如昨，消否两歧，贴散膏，内进：

炙甲片一钱五分　赤芍酒炒，三钱　陈皮一钱　角刺二钱　连翘二钱　白芷一钱　柴胡一钱　全当归酒炒，三钱　甘草一钱　瓜蒌根三钱　桑枝酒炒，五钱　丝瓜络一段

此方连服两剂，肋间两处均已有脓，先从左边刺破，脓出花红半碗，右边亦欲破。患者怕痛，坚欲俟诸明日。于是仍贴散膏，前破处已流水将敛，升丹掺之，今破处用升丹捻，内进：

全当归酒炒，三钱　潞党参三钱　柴胡一钱　炒白术二钱　川芎一钱　炒白芍三钱　瓜蒌根二钱　甘草一钱　桑枝酒炒，五钱　夜交藤四钱

此方服两剂，右肋骨已泯然无迹，其脓悉从左泄，手膊已敛，肋骨破处亦流稀水，仍上丹，丹不用捻，内照此方又两剂而安。

此病要分两层，手膊系风湿，肋间系肝瘀、肝火。当始看时，肋间势重，故处处吃重是处，而手膊无关紧要也。盖手膊成形，决无大患，肋骨性命攸关，岂可一概视之？所以用柴胡、赤白芍均指肋间也，学者须知之。

一解姓年二十七八腰俞流注

一解姓男子，年二十七八，腰俞偏左患流注一枚，漫肿，酸痛，色白，起七八日即就予诊，外贴散膏，加肉桂少许，内进：

鹿角胶酒化，三钱　全当归酒炒，三钱　白茯苓四钱　大熟地切碎，一两　川断肉三钱　炒杜仲四钱　炒茅术一钱五分　枸杞果三钱　狗脊二钱　独活一钱五分　桂枝一钱，拌炒杭白芍三钱　秦艽三钱　核桃两枚

此方连服三剂，酸痛较减，肿亦较松，仍照此方又两剂而消。

此名蟠腰流注，系肝肾阴亏，寒湿里着。初起治之亦易消散，迟则成脓。早刺破还可，若失治溃伤内膜，亦性命关系，弗寻常视之。

一汤姓年四十外腰俞流注

一汤姓男子，年四十外，秋间肾俞穴患流注枚，邀予诊视。内脓熟极，已溃伤内膜。据述日前肿势极大，现已消去大半。盖脓从内泄，按之疮头浑如纸簿，不刺日内亦必自溃，刺之或可希冀万一。乃用刀刺之，脓出稀污，中多白泡，外上升丹纸捻，内进：

东阿胶蛤粉炒成珠，三钱　潞党参四钱　砂仁炒大熟地七钱　炒杜仲四钱　肉桂五分，拌炒白芍三钱　川断肉三钱　狗脊三钱　酒当归四钱　酒炒长牛膝四钱　夜交藤四钱

此方服两剂，腰俞已宛如无病，疮口已流稀水。嘱照此方又两剂而痊。嗣因劳动太早，抑犯色戒，疮口敛后反变紫黑塌陷，邀予诊之。予摇首曰：神仙无法。走后不数日而殁。

此病原系肝肾内伤，寒湿注聚而成。既失治于前，刚愈复劳动过早，且犯色欲，其自寻死，于人何尤？

此病刚成未成时，赶服白及、白占各三钱，分三四天米汤送下护其内膜，必不致死。

黄佩星夫人肾俞流注

挚友黄佩星之夫人，腰俞无故酸痛，不能俯仰动转，寒热频随，起三日即邀予诊。见其腰俞并无肿势，用力指抵腰眼方觉酸痛，外皮毫无形象。此系阴亏寒湿兼血瘀内阻，外贴肉桂膏，内进：

鹿角胶蛤粉炒成珠，四钱　归尾酒炒，三钱　大熟地制附片一钱拌炒，七钱　炒元胡索二钱　肉桂五分，拌炒白芍三钱　盐水炒杜仲三钱　炒白芥三钱　狗脊三钱　秦艽二钱　酒炒淮牛膝四钱　刘寄奴三钱　核桃两枚　绍酒一杯，兑入

上方服两剂，诸病较减。照此又服两剂，腰俞酸痛，仍不能俯仰动转，仍贴肉桂膏，内服改方：

鹿角霜三钱　肉桂五分，煎汁拌炒白芍三钱　大熟地捣碎，六钱　盐水炒杜仲三钱　秦艽二钱　川断肉四钱　狗脊三钱　独活一钱五分　全当归酒炒，三钱　核桃两枚　油松节六钱

此方服两剂，俯仰稍可，仍照此方服两剂而安。

一男性流注五处

一男子年二十外，负贩为业，夏令先发寒热，随后两腿酸痛，初不介意，以为平日勇力所致。第三日两腿里外结肿五处，咸大如茄，色红，筋脉掣急，不能履地动转，呻吟之声直达门外。此湿热挟瘀为患，肿处均用如意散白蜜调敷，内进：

归尾酒炒，三钱　连翘四钱　秦艽三钱　炒黄柏一钱　泽泻一钱五分　川萆薢四钱　桃仁泥三钱　忍冬藤四钱　柴胡一钱　通草八分　六一散布包，五钱　长牛膝四钱　桑枝酒炒，五钱　鲜荷叶一角

此方服两剂，红势稍退，肿块稍小，仍敷前药，内进：

川萆薢四钱　连翘三钱　柴胡梢一钱　炒黄柏一钱　刘寄奴四钱　秦艽三钱　泽泻一钱五分　川牛膝三钱　酒炒归尾四钱　六一散布包，四钱　桑枝酒炒，一两　忍冬藤四钱

此方连服三剂，病势诸减，照此方又服两剂，三处已消释两处，内已有脓，用火针均刺溃，外上升丹，内进：

生黄芪四钱　细生地四钱　秦艽三钱　炒茅白术各一钱五分　全归酒炒，三钱　酒炒牛膝三钱　川萆薢三钱　杭赤白芍酒炒，各二钱　甘草一钱　桑枝酒炒，一两

此方连服三剂，脓已净，第流稀水，仍上升丹捻，内不服药，数日痊。

此湿热挟瘀流注。

一妇人年三十八血热流注

一妇人年三十外，八月右腿里外结肿三处，色通红，根脚焮高，均大如掌，发热不解，第二日即邀予诊。外敷如意散，以芙蓉叶汁调，内进：

鲜生地打洗，七钱　连翘四钱　炒山栀三钱　金银花四钱　丹皮三钱　赤芍三钱　地丁草三钱　草节一钱　牛膝四钱　鲜藕两片

此方连服两剂，诸病松减，照此方又服两剂而痊。

此血热为患，流注中别自一格。

此方系高锦庭清营解毒汤。所以看书要多，平日将各方牢记胸中，临时拈来即是，毫不费力。

流注治验靠骨流、伤寒瘟疫痧疹并产后跌扑损伤后等流注

张童九岁流注三处

一张姓童，年九岁，夏天患流注三处。一在大腿，一在肩胛，一在肋下，起七八天即邀予治。见其疮根大如手掌，身热脉数，势将造脓。疮头贴八将散提毒外发，四围用冲和膏蜜水调敷，内服消托兼施，方用：

羌活一钱　川芎一钱　炙山甲一钱　当归二钱　忍冬藤四钱　白芷一钱　生口芪四钱　角刺一钱　橘络一钱　秦艽二钱　甘草一钱

此方连服两剂，大腿见消，肩胛、肋下两处按之引手，似有脓意。然脓头散漫，不甚收束，遂改服：

生口芪六钱　当归二钱　忍冬藤四钱　炙山甲二钱　白芷二钱　花粉四钱　角刺二钱　川芎一钱　甘草一钱

此方亦服两剂，两处疮头均见高耸，用刀连破两口，脓极稠黏，两处共出脓血碗许，疮口用升丹纸捻，内服：

当归二钱　橘络一钱　花粉二钱　杭白芍二钱　川芎一钱　秦艽二钱　桔梗一钱　忍冬藤四钱　甘草一钱

此方连服两剂，疮口已流清水，止不服药，疮口亦不用纸捻，惟掺八宝提毒少许，纸膏罩，日易一二次，不五日已平复如初。

卢姓童十三岁流注七处

一卢姓童，年十三岁，深秋患流注七处，起已两旬余，始邀予治。

入门见病童面色宛如枯骨，侧卧不能转掉动弹。揭被诊视，脉细如丝。自大腿股臀至胫骨共四处，肩胛至臑臂三处，大者如茄，小者如馒。呻吟之声不绝于耳。精神困顿，大解三五日一次，小溲色如浓茶。口虽渴不思饮，饮食如常未减，尚可施治。第流注七处，五处业已成脓，两处亦不能化，当从胫骨刺破，脓出碗许，用升丹纸捻插之，其未破者均用冲和膏蜜水调敷，内服：

生黄芪八钱　橘络一钱　丹参四钱　忍冬藤六钱　土炒白术二钱　当归二钱　秦艽四钱　酒炒长牛膝二钱　甘草二钱　桑枝四钱

此方连服三剂，大腿股臀相继刺破，脓出各有碗许，呻吟之声已无，精神更不如昨，遂改服：

生北口芪一两　当归三钱　炒杜仲四钱　野党参一两　秦艽四钱　狗脊四钱　土炒白术四钱　川断四钱　独活二钱　甘草二钱

此方连服四剂，其前破处已流清水，后破处脓亦不多，其肩胛、臑臂均已成脓，但精神困顿，不敢妄刺，于是改用十全大补加鹿角胶等温托，方用：

野党参八钱　蜜炙口芪六钱　大生地四钱，砂仁五分拌炒　土炒白术四钱　上肉桂丸八分，药汁送下　白茯苓四钱　白归身二钱　川芎一钱　正号鹿角胶二钱　夜交藤四钱　杭白芍四钱　炙甘草一钱　生姜两片　红枣两枚，炙焦

此方连服五剂，其前后破处均已完功，肩臑臂亦相继刺破，脓出不似前之多，仍用升丹纸捻，内服仍从十全大补进退，前后不出两月，均已完竣。第身体依然不能转掉动弹，至年终复邀予治，少腹腿胸各患一处，按之引手，内脓已成，当日刺破一处，越日又破一处，外用升丹纸捻，内不服药，惟日服河车大造丸，早晚各服三钱，黄酒送下，此病至次年三月始能下炕，然两腿挛屈，至今未能复旧，只好残废终身。此病若不遇予，百不活一。虽终身残废，亦不幸中之大幸。

卜姓童年七岁流注三处

卜姓童，年七岁，春间患流注三处，一在肩下，一在肋骨，一在大腿近伏兔穴旁，均在左边。起二十日始邀予治。见其面红过耳，身热炽

手，胃不思纳，诊脉滑数。视三处流注均长大如蛤，按之微微引手，知已有脓。欲用刀刺破，病家再三拦阻，予亦不便勉强，遂用清热败毒之剂，方立于下：

金银藤五钱　青蒿三钱　白薇一钱五分　连翘三钱　钗石斛三钱　赤芍一钱五分　橘络一钱五分　黑山栀一钱五分　当归一钱五分　甘草一钱

此方服一剂，身热已退，略进饮食，次日复邀予诊。未入病房，先宛转开导：此病本不难治，若开刀旬日保愈，苟听其自溃，虽不丧命，必淹缠岁月。于是病童父母转展商议，深以予言为是，惟惧病童受不起痛苦，请先生先破一处可乎？予应之曰可，于是先刺大腿，脓出半碗，该童并不知觉，亦不呼闹。疮口上升丹纸捻，余两处仅贴八将散，纸膏罩贴，内服照昨方去白薇、黑栀，加黄芪、秦艽。次日肋骨刺破，外捻内服悉照原方。第三日肩下亦刺破，其先破处已无甚脓血，胃气已醒。外用纸捻，内不服药。次日遣价复邀予速往，予询其何以如此着急？价曰：主人命邀先生速往，实不知其中详细。于是予随价前往，入门见病孩父母仓惶无措，谓曰：令郎病愈七八，冒然出何变故如此着急？乃父即拉予手入房看视，见病童两目上视，手足搐搦，状似急惊。细诊脉象，两手俱带滑数，沉按有根，即嘱其父母曰：遇事切弗惊惶，此内有伏热，外受凉风，内外勾结，致有如此病状。病势虽重，决无妨碍，遂援笔拟方，用：

羚羊片一钱，同灯草一束先煎　薄荷叶一钱，后下　天竺黄一钱五分　钩藤六钱，后下　川贝母二钱　甘菊三钱　芥穗二钱　全蝎两只　桑叶三钱　炒白蒺藜二钱　甘草一钱

此方服一剂，晚间又遣价询予，病已见好，身热尚未之净，原方尚可服否？予曰：中病既已，今晚不再服药，有话明日再说。次日复邀予诊，见热退身凉，又说又笑，举家喜不自胜。揭开疮口，均有微脓。大腿先破处照昨无异，于是疮口仍上纸捻，内服用：

川贝母一钱五分　忍冬藤三钱　橘红五分　京胆星一钱　钗石斛三钱　丝瓜络一段　天竺黄一钱　茯神二钱　甘草七分

此方连服两剂，疮口均流清水，止不服药，仅用八宝提毒掺于疮口，

不数日平复如初。

郭童周岁流注三处

郭童，年周岁，秋间患流注三处，起十余日始邀予治。入门见小孩在佣妇怀抱，啼哭不休，扪之身热灼手，阅指纹青紫直透气关，询之日夜痢疾多次，啼哭呼闹者系腹痛也。视疮一在脐旁，一在乳下，一在肋骨，当用芪麝散蜜调敷于肿处，内服方用：

藿香一钱五分　泽泻二钱　煨木香一钱　土炒白术一钱半　煨葛根一钱半　南楂炭三钱　制川朴一钱半　炒麦芽一钱半　赤苓四钱　淡芩二钱　荷叶一方　六一散三钱，布包

上水煎，母子同服。

此方服一剂，痢疾稍减，身热稍轻，照昨方去白术，加川连一钱五分，服一剂，次日热退身凉，痢疾亦减大半，惟肋骨流注触之较痛，扪之微觉引手，知欲成脓。其乳下脐旁已见消化，仍敷前药，内改方用：

炙山甲一钱五分　青蒿三钱　川芎一钱五分　角刺一钱五分　银胡一钱　甘草一钱五分　当归二钱　白芷一钱五分　橘络一钱五分

此方连服三剂，乳下脐旁已泯然无迹，肋间业已成脓，当即刺破，流脓不多，仅酒杯许耳。外用升丹纸捻。内服方用：

秦艽二钱　制川朴一钱五分　当归二钱　橘络一钱　杭白芍三钱　青蒿三钱　赤苓三钱　川芎一钱　丹参三钱　甘草一钱五分

水煎母子同服。

此方服两剂，病极平稳，止不服药，疮口已流清水，用八宝提毒掺于疮口，数日即痊。

柴童四岁流注一处

柴童，年四岁，秋后患流注一处，起旬余始邀予治。见病孩乳下肋旁漫肿，如覆三寸碟大，皮色不变，扪之石硬，上圈阿颠酒，知已经西医治者。形神困顿，寒热如疟，每在午后一钟起，先寒后热，至八九钟始热退身凉，饮食不香，便闭溺赤。此系夏初受病，昼受炎暑，夜受寒

凉，当按伏邪治，先清寒热，方用：

藿香一钱五分　连翘三钱　紫蔻仁七分，打，后下　制半夏一钱五分　泽泻一钱五分　淡芩一钱五分　制川朴一钱　赤苓三钱　通草一钱　六一散三钱，布包　荷梗一尺，去刺

此方服一剂，次日寒热如故，照昨方再服一剂，看其如何。服后寒热顿减，然尚未能清澈，遂改方用：

青蒿三钱　淡芩一钱五分　大腹皮一钱五分　煨草果七分　制半夏二钱　黑山栀一钱五分　柴胡七分　赤苓三钱　甘草一钱　秦艽一钱五分　姜两片　红枣两枚

此方连服三剂，寒热已无。其肿处连日敷芪麝散，至此疮头渐觉消化，内不服药，改进小金丹，每日早晚两丸，布包打碎，黄酒送下，疮头改贴发散膏，前后共诊十四次，肋旁流注已泯然无迹矣。

一穆姓妇年四十产后流注

穆姓妇，年近四旬，产后二十余日腹肋交界处陡患流注，寒热如疟，当邀予治。见其形容瘦削，精神委顿不堪，且饮食不思，二便闭结。细阅流注，回环尺许，扪之手不能近，知系产后恶露未净，盘踞肠胃，致生此患。外用冲和膏蜜水调敷，内服：

当归四钱　川芎一钱五分　泽兰叶四钱　桃仁泥二钱　红花二钱　上肉桂丸一钱，药汁送下　五灵脂二钱　炮姜炭一钱　炒延胡二钱　坤草四两，煎汤代水

此方连服两剂，病势诸减，疮头改敷芪麝散，内服仍照前方连服八九剂，精神复旧，饮食倍增，流注业已消释。

一李姓妇年四十外大腿流注

李姓妇，年四十一二，初夏大腿患流注，起月余始邀予治。见病人斜伏枕上，呻吟之声闻之酸鼻。面色萎黄不泽，饮食不多，大便多日不见，小溲如血，溺时刺痛，阅苔焦黑，口渴思喝凉水。细阅流注，根在大腿里侧，昼夜酸楚难受。诊脉滑数，知已有脓，然脓头隐伏，未便刺

泄。询悉平日最好烟酒，内火颇大，疮头贴八将散膏提毒外发，内服：

上琥珀一钱，研冲　淡茯苓八钱　黑芝麻四钱　萹蓄草四钱　火麻仁四钱　通草一钱　泽泻二钱　炒瓜蒌仁四钱　甘草梢一钱　元参八钱

此方服一剂，内病已去七八，大解亦通，焦黑舌苔亦觉减退，惟疮头深有寸许，拟火针刺破，病家再三不肯，只得从权，疮头掺针头散少许，纸膏罩，内服：

生北口芪八钱　角刺二钱　当归二钱　野党参四钱　丹参四钱　川芎一钱　炙山甲二钱　陈皮一钱　炙乳没各一钱　长牛膝二钱　甘草一钱

此方连服两剂，疮头依然未破，只得用刀刺割，脓出碗许，外上升丹纸捻，内服：

生口芪八钱　当归二钱　丹参四钱　野党参八钱　长牛膝二钱　白芷一钱　土炒白术二钱　陈皮一钱　甘草一钱　杭白芍二钱　姜两片　红枣两枚

此方连服三剂，脓水仍不见少，而且入晚五心烦热，两颧发赤，口渴恣饮，病势如此，恐有变故，遂改进：

生口芪五钱　知母三钱　西洋参一钱五分　青蒿三钱　元参五钱　干寸冬五钱　女贞子三钱　胡连一钱五分　南花粉三钱　甘草一钱五分　竹叶三钱

此方连服二剂，五心烦热已去，颧赤亦退，惟胃气不醒，目不交睫，夜不能卧，疮口脓水依然不少，腿不能伸，身不能掉，于是遂用：

制半夏三钱　夜交藤三钱　朱茯神三钱　秫米五钱　整广皮七分　甘草一钱　合欢花一钱五分　阳春砂仁五分，打，后下

此方服一剂，病人虽较舒服，夜间仍不能合眼，于是改进：

生枣仁一两　炒枣仁一两

此方服一剂，当夜即能稳睡，疮头脓亦减少，胃气亦醒，遂改进八珍汤加味：

野党参四钱　川芎一钱　大生地四钱，砂仁一钱同炒　土炒白术二钱　当归二钱　制半夏二钱　白茯神三钱　杭芍四钱　夜交藤四钱　陈皮一钱　甘草一钱　生姜两片　红枣三枚，炙焦

此方连服十二剂，疮口脓水已净，不用纸捻，仅上升丹，又七八天已完好如初。

一商姓年三十七八流注三处

商姓，年三十七八，年终腋下、胸前、小腿患流注三处，起旬日即邀予治。见病人精神甚壮，饮食如常，惟寒热如疟，日夜两次，细阅患处，胸前、小腿均已成脓，腋下尚不可定，于是外敷冲和膏，内服托里透脓之剂，方用：

生口芪八钱　当归二钱　柴胡二钱　炙山甲二钱　桔梗一钱五分　淡芩二钱　角刺二钱　长牛膝二钱　白芷二钱　川芎一钱　甘草一钱

此方连服两剂，胸前、小腿疮头均见高耸，遂用刀刺破两处，流脓有两碗许，胸前上八将纸捻，小腿用升丹纸捻，内服：

生口芪四钱　陈皮一钱　川芎一钱　野党参四钱　桔梗一钱五分　制香附一钱五分　土炒白术二钱　当归二钱　制川朴一钱五分　柴胡一钱　甘草一钱

此方连服两剂，腋下已消，内病悉去，疮口均流清水，止不服药，外用八宝提毒掺之，不数日已全愈。

王姓童年十三岁疹后流注三处

王姓童，年十三岁，初夏瘟疹后患流注三处，近将匝月，始邀予治。左项、右手两处业已自溃，疮口大如钱，脓水淋漓不净，日晡潮热，大胯、股阳一处漫肿无头，长有尺许，宽有六寸，色白，按之绵软。此流注坏症，推辞不治。病家再三哀恳，勉为设法，已破疮口掺海浮散，纸膏罩，其大胯用冲和膏黄酒调敷，内服：

银花四钱　桔梗一钱五分　大青叶一钱五分　炒大力子三钱　炙僵蚕三钱　陈皮七分　连翘三钱　浙贝母三钱　甘草一钱　青蒿三钱　芦根八钱

此方服一剂，潮热轻，因口腹不慎，转为痢疾，日夜二三十次，红白相兼，腹痛下坠，遂改用：

南楂炭三钱　煨葛根一钱五分　制川军三钱　炒麦芽一钱五分　煨木香七分　银花炭三钱　土炒淡芩一钱五分　姜连七分　甘草一钱　野党参六钱　荷蒂一枚

此方连服两剂，痢疾已愈，潮热已无，大胯肿处依然如故。两溃处颇见好，以其饮食尚好，且在童年，与年老体弱者有间。其大胯流注仍敷前药，内改进助气托毒之剂，俾可早日脓溃，方用：

生口芪八钱　当归二钱　白芷二钱　野党参六钱　炙山甲二钱　长牛膝二钱　忍冬藤八钱　角刺二钱　羌活一钱　黄柏一钱　川芎一钱　甘草一钱

此方连服三剂，大胯颇觉高肿，按之不似前之绵软。脓头虽有，脓根甚深，仍仿前方连进两剂，脓头已露，遂用火针当头刺破，脓出两盏。疮口上升丹捻，内服：

生口芪一两　当归二钱　白芷一钱　野党参一两　炒黄柏一钱　川芎一钱　土炒白术二钱　长牛膝二钱　忍冬藤八钱　甘草二钱

此方连服四五剂，大胯颇觉活动，脓亦渐少，以为从此可望完功，不料病房顶蓬塌下，大受惊吓，加之连朝阴雨，感受寒凉，遂致浑身灼热，手足筋脉跳跃，睡着尤重。于是举家惊惶，忙无所措，遣纪相邀，促予速往，予随即前去，询知前情，予告以无妨，遂用：

生龙齿打，先煎，八钱　整广皮一钱　连翘三钱　制半夏四钱　炒枳壳一钱　银花三钱　白茯苓三钱　竹茹四钱　甘草一钱　陈胆星一钱五分　双钩藤四钱，后下

此方服一剂，病势大减。嘱照服一剂，诸病悉除。惟腹中常觉疠痛，小溲沉底，宛若粉汤。此寒湿注于膀胱，改与温化：

益智仁二钱　白茯苓四钱　乌药一钱五分　上肉桂丸八分，药汁送下　吴萸一钱　炒橘核二钱　泽泻二钱　炮姜炭一钱

此方连服两剂，前病悉好，左项、右手疮口已敛，大胯脓水无多，伸屈转掉均可自如。止不服药，大胯亦不用纸捻，惟掺八宝提毒于疮口，纸膏罩之，又旬日完好如初。

此病本极凶险，竟能化险为夷，初料所不及。

王姓童年十四岁疹后流注三处

一王姓童，年十四岁。春间瘟疹后余邪未净，遂患流注三处，一在颔下，一在耳后，三在左腿环跳。起已四十余天，始邀予治。见颔下、耳后均已成脓，当用刀刺破两处，出脓不及半碗，用升丹纸捻，旋阅环

跳一处，根盘不大，回亘六七寸，按之坚硬，酸瘤不疼，转掉颇不舒利。且喜身无寒热，饮食如常，于是外敷芪麝散冀其消释，内服清瘟解毒，活络舒筋，方用：

忍冬藤三钱　连翘三钱　羌独活各一钱　炙僵蚕三钱　秦艽三钱　长牛膝二钱　炒大力子三钱　当归一钱五分　橘络一钱五分　甘草一钱五分　川断三钱

此方连服两剂，环跳酸瘤稍好，惟筋脉仍不舒利，遂改用：

忍冬藤四钱　秦艽四钱　木瓜二钱　络石藤四钱　川断四钱　长牛膝二钱　夜交藤四钱　丹参四钱　独活二钱　柴胡一钱　炒青皮一钱　甘草一钱

此方连服三剂，筋脉舒利，肿势不消，遂不服药，惟用芪麝散敷之，环跳肿势更大，脉象似带滑数，而且午后寒热势难强消，遂进半化半托之剂，方用：

生口芪四钱　羌独活各一钱　制半夏三钱　炙山甲一钱　柴胡一钱　秦艽三钱　忍冬藤四钱　淡芩二钱　橘络一钱五分　当归二钱　甘草一钱

此方连服两剂，午后寒热已除，流注无声无臭，不得已改进托里透脓之剂，方用：

生口芪八钱　柴胡二钱　当归四钱　炙山甲二钱　川芎二钱　白芷二钱　角刺二钱　炒青皮一钱　长牛膝二钱　甘草二钱

此方连服三剂，环跳更觉高肿，根盘较前益大，按之引手，知已有脓，遂告病家曰：脓虽有，根极深，最好火针烙破才是。病家再三不肯，不得已用刀刺破，脓出两大碗，外用八宝提毒纸捻，膏罩，内服：

生口芪八钱　土炒白术二钱　当归二钱　野党参八钱　忍冬藤四钱　上肉桂丸八分，药汁送下　羌独活各一钱　连翘四钱　甘草一钱

此方连服四剂，疮口脓已见少，二便通利，饮食如常，满拟收功在迩，不料口腹不慎，内伤饮食，外受风寒，遂致大发寒热，腹痛泄泻，口苦舌干，时常干恶，神识昏蒙，汤水不进，疮口脓出更多，日计碗许，服药亦不奏功，如是者月余。饮食少，大便溏，精神困顿，脓出不减，肿亦不消，而且四肢浮肿，面无血色，到此地位，予亦无法可施，只可推辞不治。厥后纷纷乱治，卒致不起，哀哉！

前王童本系死症，竟能死中得活，此王童实非死症，而终致死，虽曰人事，实天命耳。

一白姓年二十七岁瘟疫后流注五处

白姓，年二十七，春间瘟疫后余邪未净，致手足患流注五处，起旬余即邀予治。入门见病人面色萎黄，两颧红艳，身热灼手，脉象六至有余，口苦舌干。询知每日夜红白痢疾二十余次，腹痛下坠，纳谷不多，形神困顿，其流注均在左边，手、臑臂、腕接连三处，腿上环跳一处，委中一处。皮色不变，根盘不大，大者如三寸碟，小者如酒盅，酸瘤不觉痛楚。予一再踌躇，外症虽不大，内症堪虞，而且大病之后尤难措手。书曰：缓则治本，急则治标。治痢疾为第一要着，于是流注用芪麝散蜜水调敷，内服：

当归一两　炒枳壳一钱　车前子三钱，布包　杭白芍一两　甘草一钱　槟榔二钱　炒莱菔子二钱

此方连服两剂，居然痢疾轻减，日夜仅四五次，遂照昨方加煨葛根一钱五分，麦芽一钱五分，又服两剂，痢疾霍然，饮食多进，身热颧红均已退去，手足流注依然如故，遂改方：

当归二钱　木香一钱　川桂枝一钱　秦艽四钱　醋香附二钱　片姜黄一钱　橘红一钱　川断四钱　丹参四钱　长牛膝二钱　桑枝四钱　甘草一钱　路路通两枚

此方连服两剂，毫无动静，此气血内伤，不能化毒外发，遂改托化兼施，方用：

生口芪七钱　当归三钱　橘络七分　野党参七钱　丹参三钱　炒元胡一钱五分　秦艽三钱　川断五钱　川芎一钱五分　桂枝七分　片姜黄七分　甘草一钱五分

此方连服两剂，流注颇见松动，第自汗盗汗，病家状甚惊惶，愁眉不展，予告以无妨，乃用：

生口芪皮一两　煅牡蛎六钱　棉花子十四粒　麻黄根一钱　浮小麦八钱　红枣三枚　大熟地六钱

此方连服两剂，汗已止，流注渐见高肿，不能全消，外敷改用冲和膏，内服：

生口芪八钱　白芷二钱　川芎一钱　炙山甲二钱　当归二钱　角刺二钱　橘络一钱　秦艽四钱　川断四钱　长牛膝二钱

此方连服两剂，大腿流注均见消释，臑腕两处业已成脓，当用刀刺破，脓出半碗，用八宝提毒纸捻插入，膏罩，内照服前方连三剂。环跳、委中、手腕三处均已消释，刺破处已流清水，止不服药，又旬余已霍然矣。

石姓女年十四岁疹后流注三处

石姓女，年十四岁，春间瘟疹后患流注三处，一在右腰，一在左腿环跳，一在膝旁。起半月始邀予治。见病人枯瘦唇红，阅三处流注均皆引指，脓早成矣。就病情而论，应当刺破。然病骨支离，饮食不进，头晕眼昏，无法措手，只可缓缓图治。疮头各贴八将散膏一张，内服：

西洋参二钱，大米百粒同炒　炒白蒺藜四钱　阳春砂仁一钱，打，后下　钗石斛四钱　佩兰叶一钱　甘草一钱　整广皮一钱　干寸冬四钱　姜两片　红枣两枚，炙焦

此方服一剂，病人略有精神，饮食稍进，头目昏晕大减，遂照原方再服一剂。越日病人更有精神，予拟用刀刺破，病人坚执不肯，呼闹频承，不得已再服前方，次日预嘱其父母不必提起开刀，彼此意会可也。于是环跳、膝旁两处相继刺破，脓出碗许，病人并未觉痛楚。当用升丹纸捻插入，纸膏罩之，内服：

生口芪四钱　当归二钱　川芎一钱　野党参四钱　丹参四钱　橘叶一钱　土炒白术二钱　秦艽二钱　甘草一钱　姜两片　红枣两枚，炙焦

此方服两剂，精神颇好，饮食倍增，右腰亦用刀刺破，仍照昨方略为进退，以为收功在即，不料过食面饼，外受凉风，陡增寒热，肚腹胀痛，遂改方用：

野党参四钱　柴胡一钱　土炒白术二钱　生口芪四钱　白归身二钱　神曲炭三钱　陈皮一钱　炙升麻四分　炒麦芽一钱五分　荆芥炭二钱　炙甘草

一钱　生姜两片　炙焦红枣两枚

此方服一剂，寒热已去，肚腹胀痛悉除，惟夜不安卧，心悸肉瞤，遂又改方用：

制半夏三钱　炒枳壳七分　青龙齿五钱　整广皮七分　竹茹五钱　秫米五钱　白茯苓三钱　甘草七分　夜交藤五钱　合欢花一钱五分

此方服一剂，夜卧已安，心悸肉瞤减半，仍照前方略为更易，连服三剂，内病悉去，外疡亦渐次告痊。

此病治本不难，难在初看不便用药，厥后应弦合节，亦就病说病耳。

李姓妇年二十九产后腰俞流注

李姓妇，年二十九岁，产后百余日，腰间患流注一处，起二十余日始邀予治。细看根盘在十四椎脊旁，回亘尺许，寒热如疟。阅前医方，服生化汤、散瘀葛根汤、通经导滞汤并圈敷熨炙诸法殆遍，迄无效果。询病人，自言疮头并不疼，惟觉酸瘤，腰背如负重石，伛偻不能俯仰。细察脉象，缓而无力，似非酿脓之象。舌苔薄白，饮食尚可，每日须白面斤余，少则腹空难受。予寻思至再，迄无善法。忽见病人卧炕后墙纸片剥落，上起白霉，地下亦潮湿不堪，津津如冒水然，知系产后空虚，重受寒湿，是以前方不效。遂嘱病家赶买石灰数十斤铺洒地下，内服：

土炒白术二两　上肉桂丸一钱，药汁送下　生苡仁四两　白茯苓八钱　巴戟天四钱　正号鹿角胶四钱　川断八钱　菟丝子四钱　制川朴二钱　炒杜仲八钱

此方服一剂，病情无甚出入，嘱连服四五剂再定行止。服五剂后病人俯仰自如，其病若失。腰脊流注已泯然无迹。此所谓医者意也，若执死方而治活病，不戛戛乎难哉！

一穆姓年二十五大腿流注

穆姓男，年二十五岁，秋间大腿患流注两处，一在箕门，一在伏兔，起百余天始就予治。予一再审视，乃靠骨流大症。按之中空，并无脓水，而且病人行走如常，照旧工作。然而百余天不消不溃，终非善象。遂用

附子六物合茯苓佐经两方参进：

制附片一钱　桂枝二钱　制半夏四钱　防己二钱　甘草一钱　木瓜一钱　制茅术二钱　茯苓四钱　制川朴二钱　藿香二钱　泽泻二钱　葛根二钱

此方嘱服十数剂后看情形再议。病人去半月余后复来就诊，询此方究服几剂，答曰：服十五剂。询日来病情如何？答曰：行走工作与前无异，惟大腿肿势稍大。予即命其褪衣细阅，肿处并未加大，第箕门、伏兔上下衔接，知不易化。肿处用回阳玉龙膏黄酒调敷，内服用阳和汤加味化之：

大熟地一两，麻黄五分同打　正号鹿角胶三钱　肉桂丸一钱，药汁送下　葛根二钱　炮姜炭一钱　藿香二钱　长牛膝二钱　炒白芥子三钱　泽泻二钱　白芷二钱　甘草一钱五分

此方嘱服七八剂再看如何。服完后复来就诊，见其精神迥不如前，行走蹒跚，予甚诧异。细究情形，病人告以服药颇好，日前与人争吵，始口角，后动武，偶一失足，摔在地下，地下搁有粗石一块，病腿适当其冲，下垫粗石，上为人压，遂致痛极昏厥。昨日一天未起，今日稍好，特就先生诊视。予阅大腿肿处，半露青紫，此必瘀血凝结。虽无大害，溃脓万不能免，遂外用紫荆皮散，薄荷叶泡水调敷，内服化瘀舒筋之剂，方用：

天仙藤二钱　煅自然铜二钱　炙山甲二钱　上血竭二钱　当归尾四钱　红花二钱　整广皮二钱　桃仁泥四钱　长牛膝二钱　炙乳香二钱　炙土鳖虫二钱　甘草一钱　旱三七一钱，研冲

黄酒一斤，水一大碗煎服。

此方连服两剂，肿处青紫已退，渐增疼痛，于是外敷冲和膏，内服托里之剂，方用：

生口芪一两　炙山甲二钱　长牛膝二钱　野党参一两　角刺二钱　川芎二钱　土炒白术四钱　当归四钱　秦艽四钱　甘草二钱

此方连服四剂，肿处稍见高凸，按之引手，内脓已成，遂用火针当头刺破，脓出碗许，外上升丹纸捻，内服清托方用：

生口芪八钱　当归二钱　长牛膝二钱　川桂枝二钱　川芎一钱　橘络

一钱　白芷二钱　秦艽四钱　甘草一钱　夜交藤八钱

此方连服五剂，疮口流稀脓，肿势大消，收功当亦不远。次日忽病腿环跳无形阵痛，寒热交加，妨于步武，邀予诊治。见环跳大如手掌，隐隐紫红，知系摔跌时瘀血稽留，与伏兔流注有别，遂改用扶正逐瘀之品，方用：

生口芪八钱　归尾三钱　红花二钱　野党参八钱　上血竭二钱　桃仁二钱　丹参四钱　天仙藤二钱　刘寄奴四钱　土炒白术二钱　炙土鳖虫二钱　长牛膝二钱　柴胡一钱五分　甘草二钱

此方连服五六剂，环跳见轻，其溃破处脓水转多，遂改用十全大补连服六剂。溃破处脓水见少，而环跳转加疼痛，于是止不服药，环跳肿上冲和膏，香油调涂，疮口改用八宝提毒捻。如是者两月有奇，疮口脓虽不多，迄未之净，环跳上大如三寸碟，按之引手。亦用火针刺破，脓如豆汁，且有死血块流出不少，上下两口均用八宝提毒纸捻。病人不愿服药，予亦不便勉强。于是日诊一次，或间日一次，上下两口统计百有余天。今日上口多，明日下口少，今日下口多，明日上口少。转展变迁，究不知其何故。欲推辞不治，病家父母一再央求，不容推托，只得勉强接看。又二十余天，上下脓水忽无，两颧发红，两足浮肿，加之便泄食减，脾土大伤，无法施治，坚辞不往。嗣闻予辞后复请多医调治，杂药乱投，不二十余天溘然长逝。

中名此病本可不死，乃病腿摔跌，遂致不起，岂非天乎？

一黄姓童五岁血瘀流注

黄童，年五岁，因摔跌而起，大腿里侧患流注一处，起旬余始就予治。见肿处隐隐紫红，瘀血凝结无疑，按之坚硬如石，中间如指甲大，似乎引手，大势不能消化，当头贴八将散膏，四围用冲和膏蜜水调涂，内服：

生口芪四钱　白芷一钱　当归二钱　炙山甲一钱　柴胡一钱　花粉二钱　角刺一钱　青皮八分　赤芍二钱　甘草一钱

此方服两剂，流注正头已露，遂用刀刺破，出脓不少，中有紫黑血块，用升丹纸捻，内服：

生口芪四钱　防风一钱　丹皮二钱　丹参四钱　牛膝二钱　川断三钱　陈皮一钱　当归二钱　赤芍二钱　甘草一钱

此方连服两剂，疮口已流清水，仍照前方服两剂，疮口已完好如初。

一季姓妇产后流注

季姓妇，年四十一岁，初夏患产后流注，约月余始邀予治。入门见病人盘坐炕上，询系何病？何时所得？病妇之妹代答曰：此病自胎前而得，现在产已月余，脐下忽然高肿，十数日前疼痛不止，今已不疼矣。予问：胎前患何病症？此病怎知自胎前而得？明以告我。于是其妹详细言之，谓怀孕至落草实不知其为怀孕，均按血分病治，诸医罔效，落草前十天尚服打血药。于是将从前药方约一二百纸置于予前。细阅前方，非桃仁、红花，即泽兰、归尾，甚至有水蛭、虻虫，杂药纷投，胎终未堕，且添产男孩，哌哌之声不绝于耳，真不幸中之大幸。于是令病妇躺下，方可诊视。诊得脉大无神，阅胎干涸，脐下高肿如馒，按之引手，内脓已熟，遂用刀刺破，脓出两碗半，系稀水，外用八宝提毒纸捻，内服：

钗石斛八钱　干寸冬六钱　当归二钱　西洋参四钱　生苡仁三钱　丹参四钱　生口芪八钱　丹皮一钱五分　杭白芍四钱　甘草二钱　女贞子四钱

此方服一剂，舌上已生津液，不似昨之干涸。然气血大伤，自汗盗汗，脓出甚多，非大补气血不克奏功，遂用：

大山人参三钱，另炖兑服　浮小麦一两　生北口芪八钱　干寸冬四钱　白归身四钱　大熟地六钱，砂仁一钱拌炒　土炒小于术四钱　真陈阿胶四钱　麻黄根二钱　杭白芍四钱　炙甘草二钱　棉花子十四粒　红枣两枚

此方连服两剂，虚汗已无，病人常闹肚腹空痛，且漉漉有声，气常下泄，又言大胯酸痛，转掉不舒，比未脓以前反觉难受，加之夜不成寐，口苦舌干，此虚不受补，颇费周章，用特改方于下：

生黄芪八钱　台乌药一钱五分　丹参三钱　生苡仁三钱　制半夏三钱　合欢花一钱五分　丹皮一钱五分　秫米五钱　整广皮七分　夜交藤三钱　鸡血

藤三钱　炙甘草一钱五分

此方连服三剂，诸病已除，大胯酸痛依然故我，遂改用：

坤草四钱　秦艽四钱　鸡血藤四钱　归身二钱　川断四钱　炙粟壳一钱　杭白芍四钱　上肉桂丸一钱，药汁送下　夜交藤四钱　杜仲四钱　松节六钱　钗石斛四钱　橘络一钱五分

此方连服四剂，酸痛较好，大胯似觉微肿，因吃水果忽然腹痛水泻，饮食顿减，小溲不通，遂改与五苓散加味：

土炒白术四钱　泽泻二钱　整广皮一钱　赤苓四钱　上肉桂面一钱　通草一钱　猪苓四钱　车前子四钱，布包　砂仁一钱，冲打，后下　甘草二钱　姜两片

此方服一剂，水泻已愈，饮食亦增，惟大胯转动则痛，不动不疼。此气血两伤，寒邪遏伏，遂改用大防风汤：

大熟地四钱　羌活一钱　生口芪四钱　防风一钱　杭白芍四钱　土炒白术二钱　制附片一钱　川芎一钱　炒杜仲四钱　野党参四钱　当归二钱　长牛膝二钱　甘草一钱　姜两片

此方连服七八剂，大胯肿痛俱无，疮口已流清水。掺八宝提毒，不用捻，膏罩，止不服药，又十余日平复如初。

一张姓妇年二十二岁产后流注

张姓妇，年廿二岁，患产后流注，起半月余始邀予治。见病人骨瘦如柴，饮食不进，仰面呼号而已。阅流注在左腿胸少腹近毛际处，如伏长蛤，色黯，扪之手不能近。细辨情形，酿脓在迩。遂外贴八将散膏，内服护膜丸早晚各十四粒，饭汤送下，保护内膜。并用托剂助其成脓，方用：

败酱草四钱　丹皮二钱　角刺一钱　制附片一钱　生口芪八钱　白芷二钱　生苡仁八钱　炙山甲一钱　甘草二钱　坤草四钱　当归二钱

此方服两剂，又邀予治。见流注脓头已露，拟用刀刺破，病者父母坚执不肯，予亦不便多事，惟告之曰：此病若不刺破，听其自溃，将来性命不保。于是疮头仍贴前膏，内服：

生口芪八钱　生苡仁八钱　川芎一钱　丹参四钱　丹皮二钱　陈皮一钱　坤草四钱　当归二钱　甘草一钱五分　炮姜炭五分

此方连服两剂，疮口益见高耸，病人痛不能忍，自愿刺破。于是当头刺破，脓出碗许，肿即旋消。外用八将散纸捻，内服：

野党参八钱　丹皮二钱　丹参四钱　生口芪八钱　茯苓四钱　坤草四钱　生米仁四钱　当归二钱　赤芍二钱　甘草一钱

此方连服两剂，脓水见少，肿亦满消，惟自汗盗汗日夜不干，遂改用：

生黄芪皮一两　大熟地六钱　棉花子十四粒　浮小麦一两　当归二钱　红枣两枚　煅牡蛎八钱，布包

此方服两剂，虚汗虽减，仍未之净，遂照前方加麻黄根一钱半，又服两剂，虚汗始收，而形神困顿，胃口不开，再改方用：

野党参四钱　莲肉二钱　紫蔻仁一钱，打，后下　土炒白术二钱　苏梗一钱五分　茯神三钱　土炒山药四钱　整广皮七分　甘草一钱

此方连服四剂，胃口已开，精神亦振，止不服药。疮口已流清水不多，遂不用纸捻，仅用八将散掺于疮口，不数日完好如初。

吕姓女年十六岁湿温病后流注

吕姓女，年十六岁，秋间湿温病后患流注十一处，起已月余，始邀予治。见病人面目黑黯，头发干枯，询知年虽及笄，信水未见，且素患咳血鼻衄。遍阅流注，全在两手两足。左大腿一，腿湾一，胫骨、足跗各一，手面一，右臑臂腕各一，腋下一，环跳一，胫骨一。大者如覆碗，小者如酒盅。色白不变，按之不疼，惟手足不能转掉伸屈，寒热往来不拘早晚。诊脉滑数，重按无力，昼夜筋脉酸痛，需人按摩稍舒。病势如此，实在危险，尽力而为，成败未敢预决。大都死者多，活者少。病家曰：请先生尽心治之，生死听诸天命。于是细细按摩，左大腿上下均已成形。就病情而论，当可刺破。惟身体若是狼狈，无法措手。不得已均用冲和膏蜜水调敷，内服扶正托里之剂，方用：

大洋参二钱　白芷二钱　土炒白术二钱　生口芪六钱　橘络一钱　甘草

二钱　当归二钱　丹参四钱　桑枝五钱　丝瓜络一段

此方服一剂，病人觉心内发烧，鼻衄又见，于是改方用：

西洋参三钱　小蓟炭三钱　知母二钱　干寸冬三钱　黑山栀一钱五分　钗石斛三钱　茜草炭一钱五分　丹皮炭一钱五分　甘草一钱五分　藕节三钱

此方服一剂，觉精神爽利，寒热已无，左大腿腿湾连刺两处，脓极稠厚不多，用升丹纸捻，膏罩，内服：

生口芪八钱　钗石斛四钱　橘络二钱　西洋参四钱　忍冬藤八钱　秦艽四钱　干寸冬四钱　当归二钱　川断四钱　夜交藤四钱　甘草二钱

此方连服两剂，左胫骨、足跗两处均已有脓，均用刀刺破，脓出较稀，亦用升丹纸捻膏罩，内服仍照前方。次日手面亦用刀刺破，其先破处已流清水，收功在即。其右臑臂腕已相继消化，腋下成脓亦刺破，环跳、胫骨两处成否两歧。外用发散膏贴之，内服通络活血之品，方用：

秦艽三钱　茜草三钱　当归三钱　鸡血藤三钱　忍冬藤五钱　丹参五钱　夜交藤五钱　橘络一钱五分

此方连服三剂，环跳、胫骨均已消释。其左边五处已相继完功，右边腋下已流清水，止不服药，惟用升丹掺于疮口，数日完功。

此病初看势颇危殆，厥后渐入顺境，竟能完功。虽医者量病治病，对症立方，然生死关头究有命在。

陈童年五岁股阳贴骨流注

陈童，年五岁，夏令左腿股阳患贴骨流，起已半年，始就予治。见大腿肿如水筲，脓已熟极，理宜刺破。惟该童面无血色，虚汗淋漓，未便刺破。疮头在环跳穴下风市穴，乃胆经部位，外用冲和膏蜜水调敷，内服：

生口芪四钱　杭白芍二钱　炒青皮六分　野党参四钱　煅牡蛎三钱　长牛膝二钱　防风一钱　银胡一钱　炙甘草一钱　当归二钱　浮小麦五钱　姜两片　红枣三枚

此方连服两剂，越日又邀予治，见该童颇有精神，虚汗见少，疮头渐觉收拢，仍不敢刺。嘱再服前方，不必更改。又服两剂再来就诊，见疮头益见高显，遂用火针烙破，脓出两碗，带绿色且带粉渣，知此病收功不易，于是外上八宝提毒纸捻，内服：

野党参四钱　土炒白术二钱　生口芪四钱　白归身二钱　杭白芍二钱　白茯苓四钱　银柴胡六分　长牛膝二钱　炒青皮四分　姜两片　红枣两枚

此方连服两剂，疮口脓水依然不少，精神疲乏，胃口不开，且日夜溏泄三四次，虚而益虚，如何措手，勉拟方于下：

野党参三钱　土炒山药三钱　炒扁豆三钱　土炒小于术一钱五分　砂仁五分，打，后下　制附片五分　芡实五钱　茯神三钱　炙甘草七分　藿香一钱　生姜两片　莲子肉三钱

此方连服三剂，胃口已开，溏泄亦减，精神较有起色，遂改用十全大补调理，方用：

大熟地四钱，砂仁五分同炒　生口芪四钱　土炒白术二钱　野党参四钱　白茯苓四钱　炒杭白芍二钱　上肉桂丸六分，药汁送下　白归身二钱　银胡四分　炒青皮四分　夜交藤四钱　甘草一钱　生姜两片　红枣两枚，炙焦

此方连服十四五剂，精神颇好，面上已有华色，饮食比未病前更多，疮口已流清水。看此情状，收功当在目前。病家喜出望外，予亦无量欣慰。忽陡生祸患，该童兄某抱病童上车，稍一失神，乃兄及病童从东洋车上摔下，于是该童大受惊骇。至家寒热交增，昏迷不醒，如是者十余日，并未邀予诊治。每日要纸膏药捻而已。厥后疮口脓水较多，饮食不进，且日晡潮热，势将不起，乃邀予治。见该童仍前面无血色，精神颓败，万无生望，即推辞不治。嗣闻该童于明年春间病故，惜哉！

此病已治好八成，乃忽祸生顷刻，卒至不起，诚然天命。

一龚姓石匠年二十一岁贴骨流注

一龚姓石匠，年二十一岁，秋间患贴骨流，起两月余始就予治。见其疮头在大腿伏兔穴上，大如水桶，按之中空，内脓虽成，尚四散不拢，遂用冲和膏黄酒调敷，内服大剂补托：

生口芪二两　泽泻二钱　川芎二钱　野党参二两　藿香二钱　丹参八钱　白茯苓四钱　当归四钱　长牛膝四钱　甘草二钱　炙山甲二钱　角刺二钱

此方连服三剂，脓已束拢，遂用火针烙破，脓出有六七大碗，肿势顿消，疮口用升丹纸捻，内服：

生口芪二两　当归四钱　长牛膝二钱　白芷二钱　陈皮二钱　川芎二钱　野党参二钱　葛根二钱　丹参四钱　甘草四钱　上肉桂丸一钱，药汁送下　夜交藤八钱

此方连服四剂，脓水已少，四围坚结不和，不能动弹，遂改用：

炙山甲二钱　野党参一两　橘络二钱　秦艽四钱　白芷二钱　制附片一钱　生口芪一两　当归四钱　制首乌八钱　长牛膝二钱　藿梗二钱　甘草二钱

此方连服六剂，疮口流清水，肿消坚洽，止不服药，疮口掺八宝提毒，纸膏罩，如是者十余日，业已完好。

此病易愈者首在年轻，其次乃阳明胃经部位，是经多气多血，较他经难易有间。

一梅姓年十八乳旁湿瘀流注

梅姓，年十八岁，夏令乳旁患湿瘀流注，起月余始就予治。见其乳旁大如手掌，漫肿不高，按之不疼，不随指起，隐隐微带淡红，此湿痰挟瘀流注。询知去年咳嗽吐痰，愈而复发者再。自去年二月至今一载有余。从前咳嗽时觉隐隐窜痛，今年三月中才觉渐渐肿起，现在咳嗽已愈，惟此症务乞先生为我消化。予告以病既日久，准许消化诚不敢必。于是外敷芪麝散蜜水调敷，内服化痰顺气，活瘀通络之品，方用：

旋覆花二钱，布包　桃仁泥二钱　广皮一钱五分　炒白芥子三钱　制半夏四钱　桔梗一钱五分　炒瓜蒌仁四钱　炙山甲二钱　广郁金一钱五分　刘寄奴四钱　当归尾三钱　茯苓四钱　甘草二钱

此方连服两剂，根盘稍觉活动，谆嘱再服前方三五剂，看其如何再议。又服五剂后复来就诊，见其根盘已消去大半，仍嘱还照前方服四五剂，可以愈矣。嗣有一月余，病人手提点心五斤，入门即泥首谢曰：先生救我活命，些些点心，聊表微忱，务求哂纳。

看病须辨明究竟，因何而得，探本穷源，自然药到病除。若胸怀成

竹，某病用某方，那能奏效？

张姓童十三岁背膊湿痰流注

张姓童，年十三岁，秋间背膊患湿痰流注，起二十余日始邀予治。见病童面目浮肿，询知小溲不利，睾丸偏左肿痛。阅背上流注在第二脊骨旁，根盘大如覆五寸碟，不疼亦无寒热。先自手足浮肿，肚腹胀闷。现在手足浮肿已消，惟在面目。此病先受湿，后受风，湿邪业已化痰，盘踞络脉，且下焦尚有寒邪，此当先治内病，俟内病告退，再治外疡。于是用逐寒渗湿佐散风邪，方拟于下：

浮萍草二钱　制川朴二钱　炒橘核四钱　防风一钱五分　制茅术二钱　吴萸一钱　荆芥穗二钱　川楝子二钱　乌药二钱　桂枝二钱　炙荔枝核八粒　泽泻二钱　姜皮一钱

此方服一剂，毫无动静。嘱再服一剂，看果如何。两剂后病家遣人相告曰：今日病势大好，午后务请先生往诊。于是饭毕即往，见病人已现本来面目，询知睾丸已不痛矣。如是着重背上流注，按之微微引手，遂告病家曰：此病万不能化，非出脓不愈，然出脓约计半月以后。目前暂不服药，只可用敷药圈之。遂用蟾酥锭醋摩圈之。于是间日看一次，或间两日看一次，至五六次后告病家曰：脓已成，非用火针烙破不可。病家将信将疑，予又接告曰：若再怀疑，后悔莫及。如不愿破，请从此辞，另访高明可矣。病家见予不乐，婉恳曰：先生请弗着急，容徐商之。适病家至亲某在坐，予挚友也，乃大声曰：高先生能破，必有把握，万弗游移。挚友命予烧针。病家非不愿先生破，实胆怯耳。于是火针烙破，脓出半碗，稠厚如干糊，疮口插升丹纸捻，用服：

制半夏三钱　制川朴一钱五分　连皮茯苓四钱　炒白术一钱五分　广皮七分　桔梗一钱五分　炒白芥子二钱　紫蔻仁七分，后下　羌活七分　当归一钱五分　甘草一钱

此方连服两剂，疮口脓已不多，且清稀似水，止不服药。越日又邀予治，疮口仅流清水。用八宝提毒掺之，纸膏罩。见病人面目似乎浮肿，询知手足肚腹均觉浮肿，于是用五皮饮加味：

广皮一钱　大腹皮一钱半　通草一钱　茯苓皮四钱　炒薏仁米六钱　制川朴二钱　桑皮一钱半　泽泻一钱半　羌活一钱　姜皮一钱

此方连服两剂，不但无效，而反加重。见小溲不通，大便不解，饮食少进，精神迥不如昨，病家固惊惶无似，予亦嗟呀不已。细思此病本脾虚湿胜，湿胜生痰，痰串络脉，致生流注。现在流注已愈，脾湿尚存，病势如此，殊属危险，不得已用傅青主逐水饮与服。方用：

甘遂二钱　炒二丑四钱　车前子一两　上肉桂丸一钱，药汁送下

此方写毕，告病家曰：予仅有此法，如再不效，速请高明。病家无暇聆予赘言，遂遣纪速去取药。临行予复嘱曰：服药后如何情形，明早务必给我送信。病家唯唯称是。次早东方方曙，病家已遣纪送信，病已大愈，务请先生同往一视。于是穿衣洗面，随纪前往。入门见病人笑嘻嘻正喝稀粥，病家上下大小无不喜形于色。询之昨日服药后不出半时，即二便通利，拉三次溺五次，今早诸病皆失。予视病人连喝稀饭两碗，尚觉肚中发空，意欲再喝两碗，予力阻，不可过饱。于是细诊脉象，沉缓无力，遂改方用：

土炒白术四钱　炒苡仁米六钱　巴戟肉二钱　野党参四钱　芡实八钱　砂仁壳一钱　白茯苓四钱　土炒山药四钱　炮姜炭六分　上肉桂丸八分，药汁送下　红枣两枚，炙焦

此方连服四剂，疮口已敛，内病悉除，病人已下地行走矣。

此病初人手颇难为计，厥后浑身浮肿，二便不通，用逐水饮尤属冒险。侥幸成功，可偶不可再耳。

甄童年十一岁腰间湿痰流注

甄童，年十一岁，秋间后腰患湿痰流注，起半月余即就予治。见流注在十四椎旁肱下，根盘大如长蛤，又像大猪腰。细询情形，不痒不疼，惟觉酸瘤，亦照常行走，眠食如常。按之虽不引手，然病根不坚硬，不易消释。于是外敷二圣消核醋调，内服加味二陈：

制半夏三钱　炒白芥子一钱半　山慈菇一钱五分　白茯苓三钱　制川朴一钱五分　银胡一钱五分　整广皮一钱五分　炒莱菔子一钱半　炒青皮一钱

甘草一钱五分

此方连服两剂，流注并不见消，外敷遂改用芪麝散蜜调，内服仍照前意，接服三剂，仍不见消。人暮微有寒热，颇有酿脓之势。流注上不敷药，惟用八将散膏贴之，内服：

炙山甲一钱五分　整广皮一钱五分　炒白芥子一钱五分　角刺一钱五分　生口芪五钱　银胡七分　制半夏三钱　白茯苓三钱　炒青皮五分　甘草一钱五分

此方连服三剂，疮头按之引手，惟脓头甚深，不便刺破，遂照前方连进两剂，疮头已显。遂用刀刺破，脓出稠黏不少，外用升丹纸捻插入，内服仍以二陈加味，方用：

生口芪五钱　整广皮七分　当归二钱　制半夏三钱　银胡七分　炒白芥子一钱五分　白茯苓三钱　杭白芍三钱　甘草一钱　姜两片

此方连服三剂，疮口已流清水，止不服药，惟用八宝提脓掺于疮口，旬日完功。

一毛姓年六旬右臑湿痰流注

毛姓，年六旬，初秋右臑患湿痰流注，起十数天即邀予治。见右臑漫肿色白，按之木硬。询知平日最好喝烧酒，并爱喝浓茶，中年曾患脚气、痔疮。嗣二病顿愈，湿邪攻上，常患口疮。夏天好喝冰水，平常爱吃水果，腠理致密，炎暑并无滴汗，致湿邪无处发泄，盘踞络脉，积久生痰，乃成此患。予细揣病情，一再踌躇，竟无法想。只得用芪麝散蜜水调敷肿处，内服竹沥涤痰丸日三副，开水送下，连服三天，毫无动静。病家坚请立方，勉从所请，方用：

川桂枝一钱五分　橘络一钱五分　制南星一钱五分　片姜黄七分　连皮茯苓三钱　桑枝五钱　威灵仙一钱五分　炒白芥子一钱半　丝瓜络一段　甘草七分　海桐皮一钱五分

此方连服三剂，右臑流注见轻，病人口疮大发，饮食维艰，不敢再服前方，只得改弦易辙，方用：

南花粉三钱　公英三钱　连翘三钱　忍冬藤三钱　桔梗一钱五分　橘红

七分　制半夏一钱五分　知母三钱　甘草一钱　茯苓三钱　夜交藤五钱

此方连服三剂，口疮见轻，能进饮食，惟流注无声无臭，究难释然，遂改进：

川桂枝五分　炙山甲一钱五分　夜交藤三钱　片姜黄三分　制半夏一钱五分　桑枝三钱　威灵仙一钱五分　橘络七分　丝瓜络一段

方毕，病家问：先生，方用桂枝、片姜何故？前服此口疮大发，今口疮刚好，先生又用此两味，不敢服此方矣。予告病家曰：彼一时此一时也。前胃火颇甚，服此顿发口疮。今胃火已熄，服之决无妨碍。此两味专走臑臂横络，不用此恐难奏效。譬之出门无人导引，不勉迷失路途。况桂枝前用一钱半，今用五分，片姜前用七分，今用三分，益无妨碍，请放心服之可也。于是照此方连服三剂，右臑流注大见活动，惟皮色转为淡红，不能全消矣。于是近曲池贴一八将膏引其外发，内服：

生口芪五钱　花粉三钱　当归二钱　炙山甲一钱五分　忍冬藤五钱　白芷一钱五分　角刺一钱五分　川芎一钱　甘草一钱　桂枝五分　片姜黄三分

此方连服两剂，曲池上贴八将膏，按之引手，业已有脓，用刀刺破，脓出不少，刀口插八将散捻，纸膏罩，内服舒筋和络之剂，方用：

忍冬藤五钱　丹参三钱　赤芍一钱五分　鸡血藤三钱　当归一钱五分　桑枝五钱　夜交藤五钱　橘络一钱　丝瓜络一段

此方连服五剂，脓水见少，肿已全消，精神爽利，眠食如常，止不服药，疮口仅掺八将散，旬日完功。

鱼尾毒、耳根毒、托腮、痰毒、盘颈痈、耳疔、耳痈、耳痈治验

张某年十九岁蟠颈痈

张某，年十九岁，患蟠颈痈，起旬余即就予治。见其前颈喉管旁肿起，蔓延后项，膀胱筋脉绵长八寸许，宽三寸许，皮色微红，按之石硬，不时疼痛，脉数身热，消固不易，成亦尚需时日，当用冲和膏蜜水调敷，内服和解之剂，方用：

澄江医案

元参五钱　杭白芍三钱　柴胡一钱五分　浙贝母三钱　连翘三钱　制半夏三钱　南花粉三钱　桔梗一钱五分　竹茹三钱　甘草一钱五分　忍冬藤五钱

此方连服两剂，身热已去，肿硬依然，诊得脉象似见滑数，万不能消，敷药照旧，改方用：

炙山甲二钱　川芎一钱　忍冬藤四钱　角刺二钱　花粉四钱　白芷二钱　当归二钱　陈皮一钱　桔梗二钱　甘草一钱　荸荠三枚

此方连服两剂，病势平平，脓头尚未透露，遂照前方加黄芪五钱，连服两剂，脓头亦露两处，一在喉管旁，一在天柱骨旁，当将两处刺破，脓出碗许，疮口用八将纸捻，膏罩，内服方用：

生口芪四钱　威灵仙二钱　当归二钱　南花粉四钱　银花四钱　川芎一钱　白芷二钱　桔梗二钱　杭芍四钱　柴胡一钱　甘草一钱

此方连服三剂，疮口已流清水，遂不用纸捻，仅掺八将散面，膏罩。乃病者不慎口腹，误食海味，致疮口疼痛，肿势如前，而且大发寒热，二便闭结，饮食不思，于是邀予诊治。见病人形神困顿，两手时觉抽掣。予讶曰：此病何忽大变？令人不解。从旁细询，始知夫妇行房，白天误食海味，晚上陡受寒凉，乃有此变故。踌思至再，如何措手，勉拟加味补中益气以冀挽回，方用：

野党参五钱　杭白芍五钱　煨天麻七分　土炒白术一钱五分　紫苏叶一钱五分　荆芥炭三钱　生黄芪五钱　整广皮七分　白归身二钱　柴胡一钱五分　炙甘草一钱　升麻五分

此方服后一身大汗，诸病若失，胃气不醒，且疮口转流稠脓，仍用八将纸捻，改方用：

钗石斛四钱　花粉三钱　整广皮七分　西洋参二钱　忍冬藤三钱　阳春砂仁打，后下，七分　干寸冬三钱　藿香一钱五分　甘草一钱　炒稻芽一钱五分　藕两片

此方连服四剂，疮口仍流清水，肿势满消。仍以八将散掺疮口，止不服药，后十余日才能完功。

此病本可早好，患者不善调摄，当功亏一篑时，几败垂成，思之令人战栗。

一陈姓年三十岁鱼尾毒

陈姓男，年三十岁，春间患鱼尾毒，起十余日始邀予治。见右发角漫肿色白，大如寸碟，寒热往来，饮食不进，疼痛夜剧。诊得两手浮沉，皆缓而无力。知系气亏风湿蕴遏之故。寻思病者正在年力方刚，气何以如此之弱？询病家曾服何药，可将前服过之方逐一示我。于是病家搜罗殆遍所服之方，计有七八纸，非仙方活命饮即神授卫生汤。方中最伤气者，盔沉三钱，陈皮五钱。末后一方略有见识，方用黄芪一钱五分，陈皮一钱，沉香八分，虽无大功，亦无大过，予告病家曰：此病气分太亏，非大剂补托不能使毒外发。病家唯唯。疮头贴八将散膏，内服：

生口芪一两五钱　角刺一钱五分　当归三钱　野党参一两五钱　白芷一钱五分　川芎一钱五分　炙山甲一钱五分　桔梗三钱　炙乳没各一钱五分　整广皮五分　甘草一钱五分

方毕，病家询予曰：此方剂颇大，广皮仅用五分，未免太少。予答曰：广皮不可多用，少用顺气，多用破气。且从前广皮服太多矣，致疮头深伏，不能高起。病家点头称是。此方服一剂，次日复邀予诊，见疮头并未起发，大都药力未到，遂照前方倍进。次日又邀予诊，脉象稍见滑数，疮头依然如昨，予诧曰：如此大剂，何肿势仍前不高？令人不解。病家告予曰：昨日先生走后，舍亲某见先生方分两太大，遂改黄芪、党参各一两，今日先生看病状究竟如何？予答曰：昨日果服此方，今日可以刺破。今若此，须多迟三两天。病人闻之，请先生开方，当如何便如何，再不信他人话矣。于是拟方用：

生口芪四两　当归一两　桔梗二钱　野党参四两　川芎二钱　炙僵蚕三钱　炙山甲二钱　白芷二钱　甘草三钱

方写毕，嘱病家曰：此方赶服一剂，明日当可刺破。若再游移添减，只可另请高明，予无能为力。病家曰：决弗游移，明日务请先生惠临。此方服后，病人安睡一宵，次早又邀予诊。见病人喜笑自若，阅疮头业见高耸，遂用刀刺破，脓出桃红，约有碗许，疮口插八将散纸捻，内服：

生口芪一两　当归二钱　川芎一钱　野党参一两　忍冬藤四钱　桔梗一钱五分　土炒白术二钱　橘叶一钱　甘草一钱五分

此方连服两剂，疮口脓已见少，四围坚肿未消，遂改用：

正号鹿角胶三钱　炙山甲一钱五分　浙贝母三钱　生口芪七钱　丹参五钱　南花粉三钱　野党参七钱　当归一钱五分　橘叶一钱五分　甘草一钱五分

此方连服三剂，四围坚肿已化，脓水已无，疮口掺地字药膏罩，内服：

野党参五钱　大生地砂仁一钱拌炒，三钱　当归一钱五分　土炒白术一钱五分　川芎七分　桔梗一钱五分　白茯神三钱　杭白芍三钱　甘草一钱　煨姜两片　红枣两枚，炙焦

此方连服三剂，疮口已敛，正气复元，完好如初矣。

此病若不遇予，不定如何结局。

一刘姓男子年二十五六鱼尾毒

一刘姓男子，年二十五六，夏令患鱼尾毒，起半月余始就予治。见其右发角漫肿色白，根盘不大，寸许见方，按之中空，知系气血亏，毒不外发。询病人曾否延医治过，答曰并未治过。问其从前患何病症，答曰素患失血，春间必犯，计初起至今已五整年矣。于是外贴阳和膏，内服活络和血之品，方用：

秦艽一钱五分　丹参三钱　橘络七分　当归二钱　煨天麻七分　丝瓜络一段　杭白芍三钱　夜交藤三钱　生口芪一钱五分　甘草七分

此方连服两剂，无声无臭，遂改方：

生口芪五钱　当归二钱　川芎一钱五分　炙山甲一钱五分　丹参三钱　赤芍一钱五分　角刺一钱五分　秦艽三钱　川断三钱　白芷一钱五分　甘草一钱五分

此方连服两剂，疮头似有脓意，然脓根极深，约有寸许，未便刺破。遂照前方加黄芪五钱，正号鹿角胶二钱，连服三剂，疮头才觉引手，当用刀刺破，脓出不多，宛如蛋清，约一酒盅，始悟此病挟痰，疮口用八宝提毒纸捻，内服：

制半夏四钱　正号鹿角胶二钱　桔梗二钱　白茯神四钱　生口芪四钱　当归二钱　陈皮一钱　炒白芥子二钱　甘草一钱

此方连服三剂，余肿已消，疮口已流清水，止不服药。惟掺八宝提毒于疮口，数日完功。

一白姓小孩鱼尾毒

一白姓小孩，左发角患鱼尾毒，起五天即就予治。见其根盘大如鸭卵，色红，扪之灼手，身热脉数，不能消化，外敷金不换，内服：

柴胡一钱　川芎一钱　当归一钱五分　忍冬藤三钱　浙贝母三钱　白芷一钱　连翘三钱　桔梗一钱　甘草一钱

此方连服两剂，脓头已熟，当即刺破，脓出两盅，用地字药纸捻插入，膏罩，日易三四次，一星期已完好如初。

一骆姓年四十外双鱼尾

一骆姓男子，年四十外，春间患双鱼尾毒，起二十余天始就予治。见其两发角漫肿如桃，坚硬如石，病在少阳、太阳两经，按之不疼，入暮寒热如疟，热退后汗出如雨，形容枯槁，胃纳不佳，外用冲和膏蜜水调敷，内服：

柴胡一钱五分　川芎一钱五分　桔梗一钱五分　淡芩三钱　羌活五分　制川朴一钱五分　制半夏三钱　橘叶一钱五分　青蒿五钱　甘草一钱五分　姜两片　红枣两枚

此方连服两剂，寒热已无，虚汗较前尤甚，且口渴唇干，遂改方用：

生黄芪八钱　川芎一钱　南花粉四钱　浮小麦八钱　煅牡蛎八钱　干寸冬四钱　柴胡一钱　橘叶一钱　竹叶二钱　棉花子十四粒　红枣两枚

此方连服两剂，虚汗虽减，尚未净，而疮头漫肿如前，又改方法：

生黄芪一两　浙贝母四钱　元参六钱　浮小麦一两　炙山甲二钱　炙僵蚕四钱　煅牡蛎八钱　整广皮一钱　川芎一钱　棉花子十四粒　红枣两枚

此方连服三剂，虚汗已无，疮头渐见高起，稍觉疼痛，然气血内伤不易酿脓，再改方用：

生口芪一两五钱　当归二钱　炒丹参四钱　野党参一两　上肉桂丸六分，药汁送下　白芷二钱　土炒白术三钱　赤芍二钱　川芎一钱　白茯神三钱　甘

草一钱　夜交藤四钱　桔梗二钱

此方连服两剂，疮头引手，遂用刀刺破左边，脓出不少，用八将纸捻插入疮口，内服：

生口芪一两五钱　白归身四钱　川芎一钱　土炒小于术二钱　炙僵蚕四钱　柴胡一钱　野党参一两五钱　桔梗二钱　甘草一钱　夜交藤八钱

此方连服两剂，右边亦用刀刺破，脓出与前同，药捻亦与前同，内改方用：

生口芪一两　野党参一两　土炒白术四钱　当归身四钱　紫草四钱　川芎一钱　杭白芍四钱　银胡一钱　甘草一钱

此方连服四剂，精神复旧，两疮口俱流清水，止不服药，惟掺八宝提毒，纸膏罩，不数日平复如初。

一马姓年四十二三鱼尾毒

马姓，年四十二三，患鱼尾毒一载有余，总不收口，邀予诊治，见其两发角疮疤累累，面色萎黄，日晡潮热，舌干乏液。询知病初起在左发角，蔓延右边，起两月余始破。脓出清稀，从未延医治过，惟向药肆买提毒散、生肌散掺之。此处收功，他处又起，年余来溃破十数次。从前眠食如常，现在夜不安卧，稍一合眼，即大汗淋漓，饮食无味，四肢乏力，种种虚象，病势如此，不易挽回。回思鱼尾毒乃些些小症，何至如此凶恶？乃告病家曰：病本小症，决不至死。然病久正伤，不敢准有把握。予惟尽心设法，以俟转机。于是疮口掺八将散，纸膏罩，内服：

生黄芪皮七钱　浮小麦五钱　青蒿三钱　鲜石斛三钱　煅牡蛎五钱　地骨皮三钱　西洋参三钱　合欢花一钱五分　干寸冬三钱　甘草一钱　棉花子十四粒　红枣两枚

此方连服两剂，潮热已退，虚汗已无，晚上亦能安卧，惟肚腹疠痛，痛剧自汗，遂改方用：

生黄芪六钱　上肉桂丸六分，药汁送下　饴糖二钱　杭白芍四钱　甘草一钱　姜两片　红枣两枚

此方服一剂，腹痛已好，外疡脓头渐向下套，遂用刀刺破，流出花

脓不少，病者精神大有起色，饮食加增，疮口插八将散纸捻，内服：

野党参四钱　大生地砂仁拌炒，六钱　杭白芍四钱　土炒白术二钱　川芎一钱　桔梗一钱　白茯神四钱　当归二钱　炙甘草一钱　姜两片　红枣两枚

此方连服十余剂，疮口已流清水，不用纸捻，惟掺八将散，纸膏罩，内不服药。又十余日完好如初。

一黑姓童年五岁痰毒

黑姓小儿，年五岁，夏天患痰毒两处，起五天即就予治。见其左右两耳根后结毒两处，大如桃杏，按之坚硬，身热脉数，势将造脓，疮头贴八将散膏，内服用：

生黄芪二钱　川芎一钱　当归一钱五分　炙山甲八分　柴胡八分　白芷七分　角刺一钱　桔梗一钱　甘草一钱　银花二钱　自穿蚕茧两枚

此方连服两剂，又就予治，按之两处脓头均熟，遂用刀分别刺破，脓出花红不少。当插八将纸捻，膏罩，内服：

生黄芪一钱五分　当归一钱五分　连翘三钱　柴胡七分　赤芍一钱五分　桔梗七分　川芎五分　忍冬藤三钱　甘草一钱

此方连服两剂，疮口脓水无多，不用纸捻，用八将散掺于疮口，数日完功。

一高童年八岁托腮

一高童，年八岁，夏间右颔患托腮，根盘大如鸡卵，坚结异常，微寒微热，色不变，起十余日始就予治，予睹此情形，外贴化坚膏，内服：

炙僵蚕三钱　元参五钱　葛根一钱五分　炒大力子三钱　白芷一钱五分　桔梗一钱五分　浙贝母三钱　升麻五分　甘草一钱

此方连服两剂，根盘见消，寒热已去，遂仿前方加减，连服五剂而消。

一花姓周岁女孩耳根毒

一花姓女孩，年周岁，夏天患耳根毒颇重，就予诊时已八九日矣。

见其根盘大如手掌，前连耳门，后牵发角，紫红光亮，当用刀刺破，脓出茶碗许，肿势旋消，形神颇软，疮口亦插八将纸捻，内服方用：

生黄芪七钱　当归三钱　黑栀皮三钱　柴胡一钱五分　桑叶三钱　杭白芍五钱　竹茹五钱　白芷一钱五分　甘草一钱五分

上水煎，母女同服。

此方服两剂，疮口已流清水，收功在即。乃小孩夜受寒凉，鼻塞声重，干呛音嘶，遂改方用：

紫苏叶一钱　浮萍草一钱　野党参二钱　杏仁一钱　桔梗七分　白茯苓一钱五分　前胡一钱　制半夏一钱　陈皮六分　甘草一钱　姜两片

此方服一剂，咳呛、声重、鼻塞均愈，又转泄泻，日夜十数次，专邀予诊。见其形神委顿，迥不如昨，指纹已透气关，非寻常泄泻可比。此脾土大伤，恐酿慢惊风症，遂改方大健脾土，用：

土炒于术二钱　山药四钱　炒扁豆三钱　芡实四钱　炒薏仁米四钱　泽泻一钱五分　茯苓三钱　紫蔻仁一钱　车前子布包，三钱　上肉桂面冲，三分　甘草七分　姜两片

此方连服两剂，泄泻已愈，形神仍不见强，且不甚吮乳，遂嘱其父买八珍糕喂服，或开水泡服，不必服药。嗣五六日后因病女之兄大腿流注，邀予诊治，见前病女已跳跃如常，疮口早已平复。

一满姓童年七岁耳疳

一满姓童，年七岁，患耳疳，邀予诊治。见两耳窍脓水淋漓，半系血汤，耳轮四围焮肿，疼痛呼号，昼夜不已。询知自襁褓时啼哭，热泪流入窍门，频年不愈，忽轻忽重。此次误食海鱼并虾蟹等物，是以发之甚重。耳窍用棉花沾干，吹耳疳散，四围用如意散麻油调敷，内服方用：

夏枯草二钱　甘菊二钱　桑叶三钱　柴胡一钱　连翘二钱　元参三钱　胡连一钱五分　黑栀皮二钱　甘草一钱　竹叶二钱

此方连服两剂，疼痛见减，焮肿已消，惟添少腹拧痛，似痢非痢，日夜五六次，小溲短赤，遂改方用：

吴萸二分，炒　川连一钱　制川朴一钱　炮姜炭五分　槲炭一钱五分　南

楂炭二钱　杭白芍三分　甘草一钱　神曲炭二钱　煨木香八分

此方连服两剂，腹痛除，痢疾止，耳痔亦大见功效。病家谓予曰：先生能将耳痔除根否？予曰：除根固不易。府上深信予治，便有法想。病家复问：此病究因何故？予曰：先天不足。病家点首称是，坚请立方。予勉从其请，方用：

大熟地五钱　枸杞果三钱　黄菊花一钱五分　制首乌三钱　潼沙苑三钱　杭白芍三钱　桑椹子三钱　甜玉竹三钱　丹皮一钱五分　九节菖蒲七分

此方服十剂后，病家复邀予诊。见耳痔已霍然无恙，但两耳失聪，浑如木偶，病家虽甚喜欢，总嫌美中不足，坚请予设法。予曰不难，嘱速买台麝一分，将香灌入葱管，葱管上边留节长仅寸许，下边用棉花塞往，红衣线轻轻扎之，塞入耳窍，线头留在外边，嘱间日一换，六七换后必能全愈。内服方照前方，弗更再服。十剂后即照方十剂配丸药缓缓图功。如是年余，汤药约百余剂，丸药配六七料。盖病家急于奏效，两路夹攻，竟能如愿以偿，耳痔从此不发，听闻与平人无异。

张小孩鱼尾毒

张姓小孩，左耳后患鱼尾毒六日，就予诊治。按之坚硬，脉数且滑，势将造脓，外贴三黄散膏，内进：

角刺一钱五分　连翘三钱　赤芍二钱　桔梗一钱　忍冬花三钱　甘草一钱　白芷八分　瓜蒌根二钱　自穿蚕茧一枚

此服两剂，用刀刺溃，流脓杯许，升丹纸捻插入，日两易，内去角刺，又服一剂，不数日已流清水，疮口稍掺升丹，纸膏罩之，又两日收功。

此本小病，毋须载入，因近时患此症甚多，医者每执左为夭疽，右为锐毒，杂药乱投，每有误事，故略录一二，俾学者有所考镜。夫果夭疽锐毒，即偏脑疽之极重者，岂可并论。

刘姓童十二三岁双鱼尾毒

刘姓小孩，十二三岁，两耳后各患鱼尾毒一枚，始起寒热交加，就予诊治，予用荆防败毒散加僵蚕、贝母、金银花，服两剂，势将造脓，改用角刺、黄芪、桔梗、白芷、连翘、花粉、甘草等，服一剂后，疮头高耸，同时刺溃出脓两杯，仍用前方去角刺，加乳没各五分，银花等服之，亦用升丹拈纸捻插入，日两易。如此四五日脓净，第流清水，遂去捻，用升丹少许掺疮口，二三日收功。

一陆姓妇年五十外鬓疽

鬓疽。陆姓妇，年五十外，左鬓生疽，形同蜂房，发热疼痛，第七日邀予诊治。见疮头平塌，并不高耸，用手挤之仅流紫血。告病人曰：此系胆与三焦相火内炽，须耐心静养，方可无虞。外掺青九一丹，内服菊花、柴胡、杭白芍、细生地、炒山栀、丹皮、桑叶、连翘、甘草等，两服后疮口渐有脓意，改用疽药掺之，内服仍照昨方，如此六七日，腐肉渐净，新肉已生，重用青九一丹掺之，内服：

菊花炭三钱　元参三钱　桑叶三钱　山栀一钱五分　丹皮一钱五分　当归一钱五分　钩藤三钱　甘草一钱

此方服二三剂病痊。

此症始终清胆与三焦相火，未服一毫补托，十数日告痊。要知清之即寓补之意也。

前署霸州徐赞廷太夫人鬓疽

前署霸州徐赞延之母，秋间鬓上生疽，起五六日即邀予治。见其患处长二寸许，宽六七分，色兼紫黯，惟流黄水，无脓，发热，疼痛夜甚。疮口掺疽药，内服桑叶、菊花、柴胡、丹皮、当归、川芎、黄芩、山栀、甘草，服两剂紫黯色转红活，疮口仍掺疽药，内服亦照昨方又两剂，疮头腐肉渐去，改掺青九一丹，以玉红膏罩之。如此又八九日，才能结痂，起至落痂几及一月。

陈理堂耳疔

陈理堂，春间患耳疔，先请里中杨某治之，服表解药，痛势转剧，乃邀予治。见其耳窍肿塞，难容一线，窍外露出疗头，如绿豆大一粒，碰之鲜血迸流，身热灼手，此系肝肾郁火，用羚羊片、元参、桑叶、川连、黄柏、山栀、胆草、芦荟、甘草、黛拌灯心，两剂痛止热去，再宗前方进退，两剂而愈。耳窍始终不可吹药，盖耳窍有开无阖，万不可吹药也。

按：肾开窍于耳，肝寄之，此病责在肝肾，治法一定道理。

业师唐静研夫子耳轮燎泡

业师唐静研夫子，秋间忽耳轮边上骤起燎泡，流黄水，疼痛刺心，发热不食，命舆相邀。予即往看，夫子神色燥烦，懒与人谭，坐榻床上，惟呼疼闹难受，予用方：

羚羊片二钱　芦荟一钱五分　龙胆草二钱　黄芩三钱　炒山栀三钱　菊花五钱　桑叶三钱　细生地四钱　杭白芍三钱　甘草一钱五分　竹叶三钱

外用敷药：

上青黛五分　黄柏三分　煅中白三分　梅片一分　菊花炙炭，五分

共研细末，香油调上，次日即愈。

此病责重肝胆，内服外敷均从此着意。

一周姓童耳疳

周姓小孩，夏令患耳疳，第流黄水。向药肆买面药吹之，即肿痛连及耳门，前后各结一核。发热，日夜呼号，第五日就予诊视。询其原委，切嘱万不可以药肆药吹之。见指纹直透命关，见两结核隐露青紫，知其毒已内陷，辞不能治。其父哀求至再，免用清心牛黄丸与服，次日即毙。

凡外症见紫青色，均不能治。惟蜒蚰毒虽青紫无妨，缘其病之本色，不可执一。

史大令次公子耳根毒

史大令之次公子，冬间耳根忽结核焮肿，第三日邀予诊治。见根盘大如鸭卵，色微红，内服羚羊片、钩藤、丹皮、桑叶、象贝、桔梗、炒

山栀、元参、连翘、甘草，外敷：

月黄三分　腰黄五分　台麝一分　银朱二分　蟾酥二分　梅片一分

共研细末，白蜜调敷，四五日即消。

骨槽风治验

一男二十五骨槽风

一男子年二十五岁，秋间患骨槽风，起月余即就予治。见其牙关发紧，形寒身热，颊车连腮漫肿，色白不疼，惟觉酸楚，外用冲和膏干醋敷，内服：

细辛五分　葛根一钱五分　秦艽三钱　炙僵蚕三钱　白芷一钱五分　桔梗三钱　薄荷叶后下，一钱　升麻五分　荆芥穗三钱　甘草一钱　葱白三寸，引

此方连服两剂，牙关松利，寒热已无，遂改与阳和汤减半与服，方用：

大熟地麻黄三分同打，五钱　炒白芥子一钱五分　炮姜炭三分　正号鹿角胶一钱五分　炙僵蚕三钱　桔梗一钱五分　细辛三分　上肉桂丸药汁送下，五分　白芷一钱五分　甘草一钱

此方连服四剂，牙关较前更加松利，遂照前方倍进，服后毫无变故，遂改方：

大熟地麻黄五分同打，一两　上肉桂丸药汁送下，一钱　炙僵蚕五分　正号鹿角胶三钱　炮姜炭五分　甘草一钱五分　炒白芥子三钱　细辛五分

此方连服十剂，病人已觉全愈，第腮颊根盘尚未去，嘱其再服十剂，无后患矣。病人深信予言，遂照服两月。病人专诚到寓谢曰：仆病不遇先生，虽不致丧命，难免吃一场大亏。

按：此病本风湿化痰，侵于骨骱，若不用温药，焉能祛其病根？

一苏姓年四十上下骨槽风

苏姓，年四十上下，患骨槽风已两载多，夏令来医院就予诊治。见其右颊车骨上至耳根下及腮颏如覆掌一条，有数孔，脓水频流，其味臭

秽不堪，嘱其远站天蓬外，不然他病人皆掩鼻远离。予亲诣天蓬外为其反复按摩，细视知其内有多骨。然疮口数孔均如豆大，无法取之，外掺青九一丹，以玉红膏摊纸罩之，内服：

细辛五分　炙僵蚕三钱　防风一钱五分　白芷一钱五分　骨碎补三钱　黄芪五钱　党参五钱　炒白术一钱五分

此补正搜风法，连服五剂，毫无动静，改用：

鹿角胶三钱　麻黄五分　大熟地五钱　肉桂一钱　白芥子三钱　炮姜一钱　细辛五分　炙僵蚕五钱　骨碎补五钱

连服五六剂，亦无动静，嗣用：

萆麻子二十一粒　明雄黄一钱五分　真台麝二分

共打烂涂在疮口，纸膏罩之，内服：

细辛五分　炙僵蚕三钱　白芷一钱五分　党参五钱　黄芪三钱　鹿角霜三钱　炮姜一钱　炒白术一钱五分　白芥子三钱　桂枝一钱五分

此方连服三剂，颊车骨上脱下多骨，长三寸半，宽寸半，厚六七分一块，于是改服：

党参五钱　炙芪五钱　细辛五分　炒白术二钱　当归二钱　茯神三钱　甘草一钱五分

此方连服四剂，疮口已收敛完好，惟较左颊略瘪耳。

按：此症系颊车痈毒，溃后经风，臭脓结成多骨，非真骨槽风也。所以每方必用细辛一分、僵蚕三钱搜剔骨缝风邪也。

一马姓妇年三十五六骨槽风

马姓妇人，年三十五六，患骨槽风二年多，来就予治。见其左颊车骨漫肿一条，如大羹匙一只覆于颊上，色白，牙关不能开合，饮食艰苦异常，此风痰凝结阴症也。外用：白芥子、肉桂、干姜、生半夏等研碎醋调敷上。

内服：

鹿角胶　麻黄　炮姜　白芥子　肉桂　大熟地　细辛　防风　炙僵蚕　白芷

连服五六剂，牙关稍觉活动，又用前方服五六剂，牙关较前更好，惟连服温剂，喉间稍痛，嘱停弗服，外贴阳和解凝膏，嗣照前方间日一服，约三十多剂，其病若失。

按此病始终一方，卒能奏功，所以立方用药贵有主见。

一张右年三十一二牙齿肿痛

张右，年三十一二岁，夏间牙齿肿痛，请里中某医治之，服清胃汤，牙顿愈。嗣后屡发，屡服前方辄效，如是一二年。忽冬间牙发痛极肿甚，外腮及颊车一带浮肿不堪，始邀予治。见其腮颊肿而微红，两目合缝，询其从前所服何药，乃将前方与视，并照从前牙发，此方一服辄效，今愈服愈剧。予曰：

彼一时此一时也，身体强弱与前不同，致病原委与前不同，所以前效今不效也。病家曰：先生此系何病？予曰：就从前病情而论，确系风热，因过服寒凉，风邪遏而不发，致有今日。凡风邪总须透解或疏化，予乃用桑叶、菊花、牛蒡、荆芥穗、薄荷、桔梗、炒山栀、连翘、甘草等，服后肿势稍减，又两剂而消。

按：此症若再服寒凉，外腮颊车定必结肿成疡，溃后自不小心，或经风邪，必成骨槽风症。再臭脓不净，结成多骨，由小而大，类多如此。故曰：医之用药，如将之用兵。若果医理精通，闻一知十，一旦使之将兵，断不致束手无策，徒唤奈何也。

此说未免自夸，若在军营阅历十年斯可矣，否则恐亦无益。

一男子年二十四五骨槽风

一男子年二十四五，右腮患骨槽风症，来医院就诊。见外腮有两孔，脓水频流，并不甚肿。据述始患牙痈，经人医治愈后忽外腮浮肿，嗣里外溃破，日久牙痈与外腮似同一气，牙上流脓，外腮稍好，牙不流脓，外腮较重。有时外流脓里不流脓，有时里流脓外不流脓，有时同流脓，有时同不流脓，如此三四年，受累无穷。予曰：此病不可着急，容予慢慢设法。初次外用贝甲散掺疮口，以膏贴之，内服细辛、白芷、防风、炙僵蚕、粉葛、骨碎补等先散阳明浮风，两剂毫无动静，外改掺青九一丹，内服仍用前方，如此六七日，脓水渐多且浮肿，患者以为病势变重，似甚着急，予曰：此风邪渐欲外出，乃吉兆。外仍用青九一丹，内改用阳和汤加细辛、白芷、防风、僵蚕、骨碎补等，如此六七服，肿已消，脓已少，仍用前阳和汤方加黄芪、党参助正逐邪，三四服诸病全愈，惟疮口脓水总未净，予意曰：久必生多骨，乃用蜣螂虫、干姜、明雄黄、台麝等研面，用米饭打和，做成条插入疮口，如此十数日，疮口出米大多骨三四块，不三四日即收功，从此永无患矣。

按：此病虽无性命之忧，却有终身之累，彼深信予治，予得以施其伎俩，若朝秦暮楚，那得脱累？

张戟门观察之大少夫人骨槽风

张戟门观察之大儿媳，乃冀州牛霭如州尊之令嫒。三四月间女住母家，时右耳后颊车骨侧患风温痰毒，其时适怀孕四五月，药本难投，欲邀予往治。适医院忙碌，未能赴召，遂邀冀州某医治之，不免杂药纷投，寒热互进，遂致溃破，脓水频流，肿亦不化。至七月初间返津，乃邀予诊。见其肿处根盘并不大，恍如鸡卵，疮口有两孔，脓亦不多，牙关不能开合，皮色不变，此过用寒凉外敷内服，本小病业变为骨槽风症，非服阳和不能奏功。好在分娩不远，当告以分娩后方可设法。遂外上青九一丹，内不服药，间日一阅，约十数次，虽不加患，亦不见功。至中秋后一日分娩，次日即邀予诊。予曰：现在毋须服药，最稳当生化汤服一二剂，又迟七八日，予曰：此时可进阳和汤矣。主家深信不疑，连三服，疮口脱出多骨一块，如鹅毛管样，又两剂疮消脓净，已收口矣。

按：此载门观察深信予言，方可如期奏绩。设游移莫定，昨李今张，虽无妨碍，断不能如此之速。

一陆姓妇年三十外左项肿

一陆姓妇，年三十外，春间左项忽然焮肿，寒热频随，第三日乃邀予诊。见其仰卧床上，不能动转俯仰，询之喉间亦痛，红肿牵及肩膊。

此风热症，外用如意散，用芙蓉叶打汁调敷，内服荆芥、牛蒡子、桔梗、象贝、紫马勃、连翘、炙僵蚕、薄荷、甘草煎服，后略得微汗，次日又邀予治，仍用昨方连三剂，红肿已减大半，惟疮头有洋钱大，红肿不退，且按之微微引手，知欲造脓，遂用透脓散加桔梗、银花服之，次日刺破，外用升丹捻纸上之，不数日收功。

一男子年三十上下右项肿

一男子，年约三十上下，春间右项焮肿，寒热交加，遂就予治。见其结核根盘并不甚大，惟肿势蔓延，连及肩胛、胸膺一带，有似赤游风之象，外用尿坛内砖磨水笔扫外，用大青叶、连翘、象贝、牛蒡子、马勃、桔梗、忍冬花、甘草等两剂，毫无动静，肿势蔓延，稍停仍用尿砖再磨再扫，改服普济消毒饮，服后诸病悉减，不用敷扫，仅用元参、花粉、桔梗、射干、马勃、贝母、甘草、竹叶煎服即消。

一男子年四十外左项结肿

一男子年四十外，夏间颈项忽结肿色白，不能转侧俯仰，形寒身热，来就予治，外用金黄散葱汁调敷，内服：

荆芥穗二钱　桔梗一钱　象贝切，三钱　羌独活各七分　炙僵蚕三钱　炒牛蒡子研，三钱　前柴胡各一钱　连翘三钱　甘草一钱

两剂消释。

一男子右项结肿

一男子秋间右项结肿，始起即就予治。见其根盘大如手掌，推之活动，形寒形热，予用金黄散菊叶汁调敷，内服荆防败毒散加炙僵蚕，服两剂发热已去，坚肿不消，再用方加牛蒡子两剂，根盘反日渐散大，且加寒热，势将造脓，乃用角刺、连翘、当归、桔梗、牛蒡子、象贝母、花粉、白芷、甘草等两剂，头已高尖，用火针刺破，外用升丹捻，内进：

黄芪三钱　瓜蒌根三钱　象贝母三钱　连翘二钱　桔梗七分　橘红五分　白芷八分　甘草六分

此方服两剂，脓净肿消，仅流清水，仍掺升丹，罩纸膏，不数日结痂而愈。

按：以上数症均生项间，轻名颈痈，重名蟠颈痈，均阳症，易成易愈。

口舌、唇齿、牙龈治验

一某小孩三岁痧后走马

一小孩三岁，患走马疳，就予看时偏左牙龈腐烂，味极臭秽，腮颐浮肿，连及眼胞皆然。询之一月前曾患痧症内热，脉沉数，便闭溺赤，外上金枣散，内服：

生军二钱　犀角剉末冲服，五分　枯芩一钱五分　石膏三钱　连翘三钱　炒山栀二钱　肥知母一钱　金银花三钱　甘草一钱　鲜苇根一两

此方服一剂，毫无动静，大小解均无，想药未能照服之故，询之果然，因小孩哭闹，仅服一匙，故无效，乃改方。

犀角片剉末兑服，五分　大黄二钱　生石膏用薄荷叶五分同打，四钱　细川连去芦，切，四钱　丹皮一钱五分　连翘二钱　车前子布包，三钱　金银花二钱　甘草一钱　枯芩一钱五分　鲜苇根一两

此方嘱服一剂，必须慢慢灌下，明日大解热退还可救，否则不可挽回矣。次日又来就诊，大小便已通，内热已解，腮颐浮肿渐消，碎腐处臭味稍减，仍吹金枣散，内改方：

生石膏三钱　瓜蒌根二钱　连翘二钱　肥知母一钱　金银花一钱五分　枯芩一钱　丹皮一钱五分　人中黄五分　苇根一两　竹叶十片

此方连服两剂，牙龈碎烂已长新肉，臭味顿除，内不服药，改吹犀黄散，二三日霍然。

按：此走马疳重症，幸腮颐未发紫黑，尚可挽回，如已紫黑，毒入心则无能为矣。

一周岁小孩泻后走马疳

一小儿才一周，初患水泻，泻止牙龈碎腐，初仅豆大，全不介意。乃父向予告知病情，讨吹药。予给青吹药，越日又来讨药，言不见效，且嘴唇浮肿。予告之曰：恐患走马疳，上紧医治，迟则蔓延不可收拾。彼颇不信，仍讨药而去。越两日始将小孩抱来就诊，见其唇及腮颐俱浮肿不堪，按之木硬，且色均紫黯，神疲面白，身热啼哭不休。予告其父曰：病已晚矣，无法挽回，可另请别位看看，其父坚请设法，不得已勉用金枣散吹破烂，内服：

犀角片五分　枯黄芩一钱五分　瓜蒌根三钱　生石膏四钱　肥知母一钱五分　丹皮二钱　连翘三钱　炒山栀三钱　忍冬花二钱　人中黄一钱　鲜苇根一两　绿豆衣一钱五分

此方服一剂，次早又来就治，见其神色病情似乎轻减，然船小载重，正不敌邪奈何，仍吹金枣散，内改方二，一煎汤煮粥，一煎服，内服方：

犀角片先煎，五分　瓜蒌根三钱　丹皮一钱五分　细川连四钱　忍冬藤三钱　知母一钱五分　连翘二钱　人中黄一钱　桔梗一钱　鲜苇根一两

煎粥方：

别直人参三钱　云茯苓四钱　土炒白术二钱　炙草一钱　红枣五枚　檀香丝拌炒稻芽二钱

上水两碗，煎好去渣，入香稻米一撮，熬成稀粥，接补胃气，此即《金鉴》人参茯苓粥方。一面吃粥，前汤药匀作三四次慢慢灌下。次日又来就诊，神色固好，腮颐浮肿已渐消，腐烂亦不延开，斯时上唇已烂去一半，仍吃茯苓粥，仍吹金枣散，内改方：

鲜苇根六钱　带心大麦冬三钱　紫马勃布包，一钱　煅石膏二钱　瓜蒌根三钱　人中黄八分　丹皮一钱五分　桔梗八分　忍冬藤二钱　绿豆衣一钱五分

此方嘱服两剂，越日又来就诊，诸病已去，惟嘴唇烂去一条，不能完善。烂处改上犀黄散，数日全愈。后见已成豁嘴，仅深三四分，阔二分。

按：此名走马疳，乃死里逃生，治稍大意，万无生望。

同事侯俊甫义女两周岁走马牙疳

同事侯俊甫之义女，两周岁，始由上牙龈碎腐，味稍臭秽，继延上唇浮肿，亦渐腐烂，色紫黯，身热灼手，邀予往诊，见病情如此，且大解不通，外吹金枣散，内服：

生军二钱　石膏三钱　肥知母一钱五分　黄芩一钱五分　连翘二钱　金银花三钱　桔梗八分　炒山栀二钱　甘草一钱　鲜苇根一两

此方服一剂，大解已通，身热亦退，惟不思纳谷，昼夜号哭，肿势不消，仍吹金枣散，内服：

煅石膏四钱　元参三钱　金银花二钱　瓜蒌根二钱　丹皮一钱五分　连翘二钱　人中黄一钱　鲜苇根五钱　竹叶十片

此方服一剂，肿势不消，反身热如炽，杳不思纳，胃气已伤，予欲备人参茯苓粥接补胃气，彼家以为女孩不必费如许周折，嗣越两三日而殁。

按：此亦走马疳症。

一男子牙痛

一男子素患牙痛，痛甚腮间发肿，即不痛矣。是年春季，牙痛经月，腮间肿甚，痛仍不停，就予诊治，见其腮肿色红，且微寒微热，牙痛处龈肿如棋子，大者两三处，刺之惟血无脓，以青吹口药上之，内服：

生石膏薄荷五分同打，四钱　丹皮二钱　枯芩二钱　细生地四钱　连翘三钱　炒山栀三钱　粉葛根一钱　桔梗一钱　甘草一钱

此方连服两剂，诸病霍然。

按：此牙痛症，系风热内侵。

一妇人牙痛

一妇人素患牙痛，发时昼夜呼号，腮颐浮肿，人亦寒热，有三四日愈者，有六七日愈者，从未经治。一年夏季发甚重，不但疼痛呼号，两三日杳不纳谷，就予诊治，见牙龈痛处已有头如桃核，刺之流脓少许，外抹青吹药，内服：

煅石膏三钱　枯黄芩一钱五分　丹皮一钱五分　桔梗八分　连翘三钱　炒山栀三钱　瓜蒌根三钱　甘草一钱　鲜苇根一两

此方服两剂，诸病霍然。

按：此亦牙痈症。

一男子年六旬外牙痈

一男子年六十外，常患牙痈，初起年二三发，厥后年四五发，已三十多年矣。发时牙龈胀痛，三四日自溃，稍流脓血，次日即愈，习惯自然，全不介意。此次发之甚重，牙龈虽溃破，而肿不消，疼不止，且时寒时热。就予诊治，细视肿痛处，似乎如桃核大高起，按之石硬，似系多骨。反复踌思，如谓多骨，刚溃两三日断无如此之易；谓非多骨，然病状如此，殊属不解。乃从高肿处用刀刺开，距自破疮口四五分，扪之果系多骨，但推摇不动，只得服药数剂，看其光景如何，再行设法，方用：

生黄芪防风一钱拌炒，三钱　炒白术二钱　白茯神四钱　骨碎补四钱　炙升麻五分　地骨皮二钱　潞党参四钱　归身三钱　甘草一钱　大熟地砂仁拌炒，六钱　姜两片　红枣三枚

此方嘱服四剂，又就予诊，其突出之多骨已觉活动，随即取出，其根尚沾住牙龈，撜下时稍有血流，外上犀黄散，内服：

骨碎补六钱　生黄芪防风一钱拌炒，三钱　制首乌三钱　金石斛三钱　枸杞果三钱　炙僵蚕二钱　大麦冬四钱　大熟地砂仁拌炒，七钱　细辛二分　象牙屑三钱

此方三剂，诸病霍然。年余遇此人于途，询其病状，答多骨落后，至今未发。此症亦系牙痈，又名牙漏，世人病状变化多端，仅恃几部医书奚济。

按：此病系肾虚，齿缝不密，风邪里袭，兼有胃热而成。

一小儿雪口疳

一小儿患雪口疳，下唇舌上遍起白点如雪故名。刚满月，患此不能

吮乳，急邀予治。见此病状，询有雪水否，曰无，乃用蔷薇花根少许洗净泡水，乘温以青布沾水裹指上擦之，擦后用冰硼散吹之，稍停可吮乳矣。

此雪口疳，顶好用三九天雪水擦之。

此病属胎热，亦有吮热乳而得者，须仔细辨之。

一小儿糜口疳

一小儿三岁，患糜口疳，嘴唇舌尖破碎如粟粒，有数十处，不能吮乳，身热灼手，口干，唇焦，便闭，邀予诊治。见其病情系肺胃积热，用凉膈散内服，外吹冰硼散。

枯黄芩一钱五分　连翘三钱　生石膏三钱　薄荷叶后下，五分　炒山栀二钱　元明粉冲，一钱　生军二钱　甘草一钱　竹叶一片

此方服一剂，泻两次。次早邀予，见其病情均减，仍吹冰硼散，内改方：

丹皮一钱五分　枯黄芩一钱五分　金银花二钱　鲜芦根五钱　煅石膏三钱　连翘二钱　肥知母一钱五分　甘草一钱　竹叶五片

此方服两剂，诸病霍然。

此名糜口疳，糜者，烂也，即称烂口疳亦可。系肺胃积热而成。

张戟门观察之五公子牙疳

张戟门观察之五公子，始自牙龈碎腐，继嘴唇里面及舌尖亦碎腐几处，味极臭秽，邀予诊治。见其身热脉沉，外吹青吹药，内服凉隔散：

生军二钱　黄芩一钱五分　连翘二钱　元明粉冲，一钱　薄荷叶后入，七分　石膏四钱　甘草一钱　炒山栀三钱　竹叶十片

此方服一剂，次日又邀予诊，病势诸减，仍吹青吹药，内改方：

苇根五钱　连翘一钱五分　桔梗一钱　瓜蒌根二钱　丹皮二钱　象贝母一钱五分　知母一钱五分　黄芩一钱五分　甘草七分　竹叶十片

此方服两剂，诸病霍然。

按：此亦名糜口疳，服凉隔散效验异常。

一男子唇风

一男子上唇浮肿，木痛微痒，七八日不痊，就予诊治，用：

荆芥穗二钱　防风二钱　瓜蒌根三钱　葛根一钱五分　桔梗一钱五分　苏薄荷叶后入，一钱　白芷一钱　甘草一钱　鲜芫荽三钱

此方服一剂，次日又来就治，见肿势已消其半，照此方又服一剂而愈。

按：此名唇风，系风侵脾肺两经，与疔疽大有分别。

一男子舔唇疳

又一男子，两嘴唇始觉干燥，频以舌舔，初不介意，渐至两唇裂缝，稍觉疼痛，舌舔润稍解，经一二月，亦无大害，就予诊治，乃用：

川五倍子五分　石膏一钱　白芷五分

上研细末，用人乳汁调上，睡卧片时落去，再上再睡，如此六七日即愈。按：此名舔唇疳，系风湿侵脾胃而成。

一妇人牙衄

又一妇人，年二十四五，始患烂牙疳，继则牙缝流血，初尚可，殆后日甚一日，血流去数碗，人已困惫，始邀予诊。见其病情如此，颇费踌躇，嗣想得一法，两方并进，一辅正气，一凉心胃之血，辅正方：

党参五钱　生黄芪七钱　炒白术三钱　炙草三钱　茯苓四钱　归身五钱　红枣五枚

此方煎三大碗当茶，一日饮尽。

鲜苇根一两　枯芩四钱　丹皮三钱　连翘四钱　细川连一钱　肥知母二钱　酒军五钱　瓜蒌根四钱　甘草二钱　生石膏七钱　竹叶二十片

此方服一剂，次早又邀予治，见神色较昨稍好，药后大解两次，牙缝血已不流，仍用前辅正方煎好当茶，此方改易：

丹皮二钱　连翘三钱　忍冬花三钱　知母二钱　煅石膏四钱　炒山栀三钱　瓜蒌根四钱　甘草一钱　鲜苇根一两

此方服一剂，又邀予诊，见已愈八九，精神有颇起色，嘱照此方再

服一剂，辅正方弗服。

此名牙衄，系心肺胃热极，迫血妄行。

按：此病不用辅正，徒服凉药，恐胃气败坏，不能醒复，用意在此。

一妇人年三十外烂牙疳

一妇人年三十外，患烂牙疳匝月，自买桐油抹之，又以大蓟炭抹之，均无效，就予诊治，乃用金枣散少许抹之，内服：

鲜苇根一两　丹皮二钱　肥知母二钱　酒军三钱　石膏四钱　连翘三钱　瓜蒌根三钱　黄芩二钱　甘草一钱五分

此方连服三剂而愈。

舌疳治验

一瞿姓男三十外舌疳

一瞿姓男子，年三十外，患舌疳，起已五月，邀予诊治。见其舌短缩，不能伸出口外，半截舌肿，按之肿处巉凸稜峋，与溃破乳岩无异，惟未溃破，托予友介绍包治，予摇首曰：实无法想。坚欲求方，勉拟逍遥散加减：

当归三钱　炒白术一钱五分　枯芩一钱五分　杭芍二钱　柴胡七分　甘草七分　丹皮一钱五分　炒山栀一钱五分　橘叶五片　姜两片

此方嘱服数剂后看光景如何再议。嗣后未邀视，亦未就诊。越数月，友人告予曰：此病果死矣。并告予方服数剂，杳不见功。乃请撑大伞者治之，用烙铁日烙一次，初烙数次稍好，再烙无效。向药肆配药搽之，初亦有效，嗣搽无效。闻某处有好药，无不星夜往来。初总搽效，再擦总不效，延至上月杪而殁。

一男子年近不惑舌疳

一男子年近不惑，患舌疳数月，托予友介绍，邀之诊治。见其舌尖至舌根如假山石一块在口中，固知为舌疳。设非口中不识为何物，不能掉动言语，日晡潮热，形落瘦削，日惟灌藕粉或稀粥汤而已。伏枕叩首，求予援手之意。予一再思维，无可着手，直告病家曰：此病无法医治，另请高明，不要延误。其妻子坚恳至再，只得勉用：

煅中白二分　青苔炙，二分　溏鸡屎炙，二分　泥片一分

共研细末擦舌上，内服香贝养荣汤：

川贝母二钱　炒白术一钱五分　大生地四钱　醋香附杵，一钱五分　当归二钱　柴胡七分　潞党参三钱　茯神三钱　陈皮七分　杭白芍三钱　桔梗一钱　炙草一钱　莲子心五分

此方嘱服三剂，又邀予治，见其神色差胜，而病状毫无动静，又勉拟一方：

朱茯神三钱　川郁金一钱五分　杭白芍三钱　柴胡七分　潞党参三钱　当归二钱　连翘一钱五分　醋香附打，一钱五分　丹皮一钱五分　甘草半生半炙，一钱　青橘叶五片

此方服三剂，又邀予治，询其病状如何，来人曰依然如故，予坚不肯往，嗣闻不匝月而殁。

一男子年四十外舌疳

一男子年四十外患舌疳，刚起两月即就予治，见其舌肿坚硬如石，虽掉动不灵，尚可勉强言语，乃外用：

青苔二分　溏鸡屎瓦上炙，二分　黄柏末三分　煅人中白三分　杭白芍五分　梅片一分

共研细末，磁瓶收贮，日擦二三次，去后杳无音信，竟不知其所终。

按：此病在医院遇之，无暇询其姓名住址，然病在初起，予意谓还可设法，孰料彼一去不返，好歹不得其究竟，至今犹未去怀。

发颐治验

一侯童方周岁痧后发颐

侯童方周岁，中秋节下始患瘟痧，点未透齐，旋患发颐，即邀予治。

见其痧点四肢颇密，胸背甚稀，绕项约有数十粒，左腮蔓延额角，浮肿光亮，状似游火，身热灼手，神识昏蒙，势颇危殆。当用二味拔毒散，白菜洗净打烂，拧汁调敷额角、腮颧一带，内服僵蚕牛蒡饮。次日复邀予诊，见其胸背痧点较昨稠密，身热神昏与昨无异，外改用煤面童便调上，内服改方用：

乌犀尖一钱五分，摩冲　连翘七钱　羚羊片三钱，灯草一束先煎　鲜生地七钱　桑叶五钱　甘菊五钱　元参七钱　银花七钱　双钩藤七钱，后下　甘草一钱五分　鲜竹叶二十片

上水煎，乳母代服八成，病童服二成。

此方服一剂，神识已清，身热已退，额角亮光已泯然无迹。周身痧点渐隐，惟左腮较前坚硬，大如馒，恐难消化。外贴发散膏，内服清营和解之剂，方用：

炙僵蚕三钱　鲜生地五钱　银花五钱　浙贝母三钱　丹皮一钱五分　地丁草三钱　元参五钱　公英三钱　桔梗一钱五分　甘草一钱五分

上水煎，分三四次服。

此方服一剂，左腮坚硬如昨，入暮微有内热，照常吮乳，细思此病成之不易，化之綦难，外遂贴八将散膏，内服：

生口芪三钱　炙僵蚕三钱　粉葛根一钱　炙山甲一钱　白芷一钱　当归一钱五分　角刺一钱　川芎一钱　桔梗一钱　茜草二钱　甘草一钱

此方嘱连服两剂，越日又邀予诊，见左腮肿处皮色微亮，按之微微引手，知已有脓，遂用刀刺破，疮口插八将纸捻，内服：

生口芪三钱　花粉三钱　白芷一钱　银花三钱　炙僵蚕三钱　甘草一钱　连翘三钱　川芎七分

此方服一剂，次日复邀予诊，见右腮又觉坚肿，左边肿硬俱消，疮口无多脓水，精神反不如前，身热自汗，左腮照昨上药捻，右腮用蟾酥锭醋摩涂之，内改服方用：

生口芪皮三钱　炙僵蚕一钱　蝉衣一钱　防风二钱　桑叶一钱五分　茜草一钱五分　炒牛蒡子一钱半　元参三钱　甘草一钱　浙贝母三钱　芦根三钱

此方连服两剂，诸病悉去。右腮业已有脓，亦用刀刺破，疮口插八

将纸捻，左腮先破处已流清水，仅掺八将散面，纸膏罩，内不服药，嗣后连诊四五次，完好如初。

一张童年十三四岁瘟疹发颐

一张姓童，年十三四岁，年终患瘟疹，疹后发颐，病已垂危，始邀予治。予甫入门，见他医二人一乘舆而走，一写方未毕。见病人满身曝皮，疹已泯然无迹，惟咽关堵塞，汤水难下，右项漫肿，色黯不华，饮食不进，二便不通，身热夜重，时有谵语，神识昏蒙。诊得脉象左弦数，右滑数，肝火有余，邪热未净。右项敷金不换凉茶调，喉间吹喉症必效散，内服清瘟解毒之剂，方用：

羚羊片二钱，灯草一束先煎　大青叶二钱　川军六钱，后下　桔梗三钱　银花六钱　马勃二钱，布包　连翘六钱　元参八钱　赤芍四钱　甘草二钱

此方服一剂，病势如昨，毫无增减，二便亦未通利，遂照原方加元明粉二钱冲，木通二钱，灯草三十寸，竹叶三十片。此方连服两剂，二便已通，神识清爽，咽关能进饮食，右项漫肿欲溃不溃，色仍紫黯。诊得两手脉象已见虚软，不似前之滑数，此瘟邪虽退，正气已伤，于是改方用：

生口芪五钱　当归三钱　川芎一钱　野党参五钱　紫草一钱五分　白芷一钱五分　银花五钱　连翘三钱　桔梗一钱五分　甘草一钱五分

写毕嘱病家曰：公郎病势虽退，正气大伤，今日不能再服前药，此方已大大改动。病家将予方详阅一过，默然不语。予即告辞，不便多说。次日复邀予诊，已除夕早晨。入病房见病人不似昨之清爽，委顿不堪。予顿足谓其父曰：此子休矣！无生望矣！然昨日病状颇好，今日不应如此之坏，真令人不解。便向病家索阅昨方细阅，见方上并无号码，始知未服予方，急询曰：昨日果服何药？于是乃父详陈颠末，谓前数日悉服君方，昨日见先生忽改方针，似觉游移不定，嗣某医到此阅君方，亦不甚赞成，遂仿前服君方略为更动，以为与先生方无甚出入，不意出此变故，总得求先生搭救。言毕凄然泪下。盖张君本三子，此子居长，其二三子已于前数日患瘟疹相继逝世，故言之悲从中来。予闻之，亦代为

酸鼻，乃怃然告之曰：事已至此，别无良法，只有温补元阳，或可希冀万一。服后病果转机，不必喜欢，病如不好，无须烦恼，说毕便拟方于下：

黄毛鹿茸面四分，冲　当归身四钱　大山人参二钱，另炖兑服　制附片一钱　紫草二钱　上肉桂八分，切片后下　生口芪八钱　茜草四钱　土炒小于术二钱　炙甘草二钱　忍冬藤二两，煎汤代水

此方服一剂，元旦早八点张君到寓，欢然谓予曰：昨方服后，如服仍丹一般，精神顿振，右项肿处频冒热气如蒸笼，然大有转机矣，午后务请先临敝寓。于是午一点先到张宅，见病人精神颇好，枕边搁稀饭，病人侧首，自执羹匙挽服。见予至，频点首谓予曰：先生来了。计自看诊六七天，病人初次启口，予亦喜不自胜。先诊脉，脉象和缓，诊毕看疮，见右项肿处色已转红，挤之无脓，疮口似欲溃烂。用红玉膏摊纸满贴肿处，内服方用：

正号鹿角胶三钱　土炒白术三钱　生口芪一两五钱　紫草三钱　上肉桂七分，切片后下　野党参一两五钱　当归三钱　忍冬藤一两五钱　炙甘草一钱五分　茜草三钱

此方连服两剂，右项溃烂处脱烂肉一块，大如手掌。于是疮口掺九一丹，外以玉红膏摊纸贴之，内服改方用：

生口芪六钱　当归二钱　白芷一钱　野党参六钱　白茯苓四钱　花粉三钱　土炒白术二钱　忍冬藤四钱　桔梗一钱　整广皮六分　甘草一钱

此方连服五剂，疮口腐肉已净，满生肉牙，外贴用玉红、铅粉、松香三膏，稍搀人字生肌调和，摊纸贴之，内服照此方略为更动，连服二十余剂，至二月中始完好如初，现已成巍然丈夫矣。

此病倘不遇予，不知如何结局。纵遇予，病家游移不定，或亲友参杂，或医药乱投，必至不起，其殆有此巍然丈夫乎？

晏蔼余年三十七八瘟痧发颐

一晏蔼余，年三十八，秋初先患瘟痧，继患喉痛，末患发颐。初见瘟痧时即邀予治。见其四肢、胸前痧点密布，形寒身热，苔白脉浮，

形神狼狈。询悉日夜水泻数十次，小便不通。再四踌躇，无法措手。病人见予执笔迟迟不肯立方，乃大声曰：先生写红矾，我亦照服，何得迟疑？予告曰：足下之病有两难。此病宜发汗，尊体素日阴虚，阴虚不能发汗者一也；水泻宜温化，瘟痧不能温化者又其一也。有此两难，所以迟迟不易立方者也。病人催促至再，不得已勉拟一方，两面兼顾，方用：

炒大力子三钱　桔梗一钱五分　赤苓四钱　薄荷叶一钱，后下　炙僵蚕三钱　车前子一两，布包　蝉衣一钱　土炒白术二钱　猪苓四钱　上肉桂丸七分，药汁送下　泽泻二钱　甘草一钱　姜两片

此方服一剂，泄泻已止，小便已通，身热如昨，惟瘟痧较昨更密，绕颈项如小米粒者，难以数计，喉间作痛，汤水难进，改方用：

炒牛蒡子三钱　元参五钱　马勃一钱五分，布包　炙僵蚕三钱　连翘三钱　大青叶一钱五分　蝉衣一钱五分　桔梗一钱五分　甘草一钱五分　鲜芫荽一根　芦根七钱

此方服一剂，诸病未减，发烧尤重，脉象七至有奇，舌绛少液，且谵语神昏，目珠发赤，手足时觉抽掣，势甚危殆，又改方用：

羚羊片一钱五分，同灯草一束先煎　甘菊三钱　乌犀尖一钱，摩冲　元参五钱　鲜生地七钱　细川连一钱五分　连翘五钱　淡芩三钱　银花五钱　甘草一钱　鲜竹叶十片

方写毕，适蔼余同差某某两君见予立方，不发一言，予走后便告乃弟捷余曰：此方太凉，决不可服。阅前方用肉桂，此方用黄连、犀角，前后如出两手，岂前日今日两人患病耶？幸乃弟捷余不为浮言所动，竟服予方。次日病情轻减，并将昨日友人之言详细告之。予深服捷余卓见，非他人可及，乃改方用：

银花五钱　钩藤五钱，后下　连翘三钱　甘菊三钱　元参五钱　川连一钱五分　桑叶三钱　鲜生地五钱　丹皮一钱五分　甘草一钱五分　芦根五钱

方写毕，捷余询予曰：昨今两方显有轩轾，岂今与昨又不同耶？予曰：医之用药，如将之用兵。今既病情轻减，方亦应当轻减。语云：穷寇莫追。予方即本此意，请照服，决无错误。此方连服两剂，瘟痧已退，

喉痛亦除，惟左颔漫肿如馒，疼痛难受。肿处敷金不换，蜜水调，内服方用：

炒大力子三钱　葛根一钱五分　炙僵蚕三钱　浙贝母三钱　升麻五分　银花三钱　茜草三钱　桔梗一钱五分　连翘三钱　甘草一钱　芦根五钱

此方连服两剂，颔肿并不见消，疼痛益剧，势难消释，遂改服黄芪托毒汤连两剂，疮头显露脓意，遂用刀刺破，插八将纸捻，内服：

生口芪四钱　花粉三钱　桔梗一钱五分　野党参四钱　白芷一钱　浙贝母三钱　忍冬藤四钱　连翘三钱　甘草一钱

此方连服两剂，疮头已流清水，止不服药，惟用八将散掺于疮口，数日收功。

此病极难治，惝揵余信而不坚，必不服予方，病人虽信予治，奈神识昏蒙，不能言语，其不入枉死城者几希。

言俊翁大公子瘟痧发颐

言俊翁大公子，年十六岁，春间先患瘟疹喉痛，次患发颐，初起一二日即邀予治。见其瘟疹密布，头面尤多，咽痛不重，腮颔浮肿，身热晚剧，渴欲凉饮，舌苔灰腻，溲黄便闭，两日不进谷食，脉数无伦，两手一样，病势弗善。肿处敷金不换，蜜水调，内服辛凉轻解：

炙僵蚕三钱　炒牛蒡子三钱　大青叶一钱五分　元参五钱　连翘五钱　薄荷叶一钱，后下　桔梗一钱五分　银花三钱　马勃一钱五分，布包　甘草一钱　芦根五钱

此方服一剂，病势如昨，未减亦未加重，惟两目白睛红丝遍绕，外敷照昨，内服改方：

羚羊片一钱，同灯草一束先煎　元参五钱　甘菊三钱　银花三钱　黑山栀一钱五分　桑叶三钱　大青叶一钱五分　甘草一钱　川军三钱　连翘三钱　芦根五钱

此方服一剂，身热较轻，两目红丝已退，瘟疹有透而渐退者，有隐而外发者，头面依然不少，咽却不疼，腮颔浮肿见消，根盘渐移，后项大如馒，色不变，改贴发散膏，内服方用：

茜草三钱　元参五钱　板蓝根一钱五分　葛根一钱五分　银花三钱　连翘三钱　浙贝母三钱　桔梗一钱五分　甘草一钱

此方连服两剂，瘟疹悉退，身热已无，后项肿块依旧不消，大致不能消释，遂又改方：

炙僵蚕三钱　银花五钱　知母三钱　炙山甲一钱　桔梗一钱五分　花粉三钱　角刺一钱　元参五钱　甘草一钱

此方亦服两剂，后项肿块不溃不消，颇有淹缠之象，不得已改进托里透脓法，方用：

生黄芪五钱　炙山甲一钱　桔梗二钱　柴胡一钱　角刺一钱五分　当归二钱　川芎七分　白芷二钱　银花四钱　甘草一钱　自穿蚕茧一枚

此方连服两剂，后项始有脓意，照前方倍黄芪连两剂，疮头引指，遂用刀刺破，脓出不少，插八将散纸捻，内服方用：

生口芪四钱　柴胡一钱　杭白芍四钱　野党参四钱　橘叶一钱　丹参四钱　当归二钱　银花四钱　甘草一钱

此方连服四五剂，疮口已流清水，止不服药，惟用八将散掺疮口，膏罩，旬日告愈。厥后患者不善调摄，不慎口腹，前颈又破两口，数日告痊。

李姓两童九七岁瘟痧发颐

李姓两童，长九岁，次七岁，夏令同时先患瘟痧，次发颐，初起先服西药，邀予诊时已第九日矣。见两童瘟痧均已打回，长者左项漫肿如茄，按之坚硬，知难消化，肿处贴发散膏，次者两颌漫肿，根盘不大，仅如寸碟，按之灼手，知系热邪未化，外敷金不换，蜜水调。且喜两童均不发热，顽笑自若，然长童业将成脓，于是先为立方，用：

炙山甲一钱　川芎一钱　白芷一钱　角刺一钱　柴胡一钱　花粉四钱　生口芪三钱　当归二钱　甘草一钱

次童立方用：

桑叶三钱　金银花三钱　连翘三钱　甘菊三钱　炙僵蚕三钱　淡芩一钱五分　浙贝母三钱　大青叶一钱五分　甘草一钱五分

以上两方各服一剂，均觉平平，遂照前方各又服一剂，复邀予诊，长童左项业已有脓，遂用刀刺破，脓出不多，当用八将纸捻插入疮口，膏罩，内服方用：

生口芪三钱　川芎一钱　桔梗一钱五分　当归一钱五分　忍冬藤三钱　元参三钱　柴胡一钱　连翘三钱　甘草一钱

［复诊］次童两颔漫肿似见消释，外仍用金不换蜜水调敷，内服改方用：

知母二钱　角刺一钱　制半夏一钱五分　浙贝母三钱　银花三钱　白及一钱五分　炙山甲一钱　南花粉三钱　炙乳香一钱

以上两方均各服两剂，长童疮口已流清水，止不服药，惟用八将散掺于疮口，数日即痊。次童服药后两颔肿块已消，惟茎头亮肿，小溲不利，此夜受凉风所致，当改方用：

荆芥穗一钱五分　紫苏叶一钱五分　泽泻一钱五分　防风一钱　白芷一钱　车前子三钱，布包　羌活七分　独活一钱　桂枝一钱　六一散三钱，布包　姜两片

此方服一剂，茎头亮肿已消，嘱弗服药。越日遣纪飞招，务请速往。问纪因何如此着急，纪称不知。于是随纪即往，见次童面目浮肿，眼胞下状似卧蚕，再阅手足俱肿，茎头肾囊亮若晶球，诊脉似有似无，不能辨其迟速。病势如此，颇难措手，勉拟加味五皮饮，方用：

陈皮一钱　泽泻二钱　通草一钱　桑皮二钱　茯苓皮四钱　猪苓三钱　大腹皮二钱　姜皮一钱　甘草一钱

此方嘱服两剂，服后杳无动静，病家不胜着急，飞舆相招予入门。见病情与前日仿佛，甚为诧异。转思前方不效，无乃病重药轻乎？询知病童平日脾胃素壮，爱吃烧饼面食，食毕爱喝凉茶凉水。予恍然，此必湿邪盘踞中州，加之疹后余邪未净，内外夹攻，致有此患。遂执笔写方，用逐水饮加味：

甘遂一钱　泽泻一钱五分　车前子三钱，布包　炒二丑二钱　桂枝一钱　通草七分　忍冬藤一两

此方服后，连拉带溺足有十数次，次日诸病若失，复飞舆相招，见

病童不似昨之肥胖，喜笑自若，然大泻后正气必伤，须扶养正气为是，遂用：

野党参三钱　白茯苓三钱　芡实五钱　土炒白术一钱半　土炒山药三钱　泽泻一钱　制川朴一钱　炒薏仁米三钱　紫蔻仁五分　整广皮五分　姜两片　红枣两枚

此方连服两剂，诸病全愈，元气已复，惟脾胃不似前之强壮，饮食甚少，嘱向药肆买八珍糕常服，连买二三斤，吃完复旧如初。

一纪童年八岁瘟疹后发颐

纪童，年八岁，初冬出瘟疹，隐而复现者四次，厥后后项发颐，即邀予治。见其肿处大如手掌，色白不变，亦不疼痛。第后项不能转动，形神困顿，饮食不香。询知起病至今足有两月，延医服药，日渐加剧。细阅前方，非沉香、佛手，即橘叶、青皮。予不解前医因何用此，其父母同曰：此孩平日爱生气，起病之初与他童争吵而得。予闻之付之一笑，不暇详问，细思此病本属无妨，过服破气药，正气大伤，必得大补正气，方有转机，于是执笔定方，用：

生箭芪一两　当归四钱　茜草四钱　野党参一两　川芎一钱　桔梗二钱　土炒小于术三钱　忍冬藤六钱　甘草二钱　藿香一钱　砂仁五分，打，后下

此方连服两剂，精神稍好，肿处与前无异，予诧曰：此童仅八岁，能受大剂补托，今病若此，成化均无把握，不得已再仿前方更变，服后看其如何，方用：

正号鹿角胶一钱五分　土炒小于术三钱　炙山甲一钱五分　生口芪一两五钱　上肉桂面三分，冲　野党参一两五钱　当归一钱五分　紫草一钱五分　橘叶五分　桔梗一钱　炙僵蚕三钱　甘草一钱五分

此方连服两剂，后项肿处始见高耸，按之引手，知已有脓，遂用刀刺破，疮口插八将纸捻，膏罩，内服用：

生口芪七钱　忍冬藤三钱　茜草一钱五分　野党参五钱　当归一钱五分　桔梗七分　土炒白术一钱半　川芎七分　甘草一钱　正号鹿角胶一钱

此方连进五剂，疮口已流清水，遂不用纸捻，惟掺八将散，膏罩，

日易三四次，旬日完功。

纪童年十五岁瘟疹发颐

纪童，年十五岁，秋间瘟疹愈后发颐，邀予诊时已穿殓衣置于板上。见其面色枯白，两颧额角红一阵青一阵，手足时或抽搦。询知病已月余，前数日业已下地，昨日稍感凉风，顿患惊厥。昨掌灯时至今午已惊厥十数次，午前见病更危险，故穿殓衣搁于空屋。现在比午前轻减，然生死存亡付诸度外，先生有无法想一援手否？予想此病断不至死，诊脉六至有余，想必内热未清，凉风外袭，内外勾结致有此惊骇。告其父曰：生死固不敢必，然脉象有根，看府上福气何如。于是发颐处敷金不换，蜜水调，内服方用：

羚羊片一钱五分，同灯草一束先煎　双钩藤六钱，后下　天竺黄一钱五分　川贝母三钱　京胆星一钱五分　薄荷一钱，后下　全蝎两只　元参五钱　桑叶五钱　连翘五钱　甘草一钱

此方服一剂，次日病情大减，昨午后至今午后仅抽搐两次，且时候不大，也能略进饮食，脉象尚够六至，内热依然未净，遂改方用：

乌犀尖七分，摩冲　天竺黄二钱　桑叶四钱　羚羊角一钱，摩冲　鲜生地六钱　川贝母二钱　双钩藤六钱，后下　元参四钱　甘草一钱

此方服一剂，抽搐已定，内热已清，惟发颐稍觉高肿，扪之觉痛，知难消化，遂改用：

生口芪五钱　当归二钱　川芎一钱　炙山甲二钱　白芷二钱　赤芍二钱　角刺二钱　炙僵蚕三钱　忍冬藤四钱　甘草一钱五分

此方连服两剂，脓头已露，遂用刀刺破，脓出盅许，疮口插八将纸捻，膏罩，内服方用：

生口芪五钱　桔梗一钱五分　花粉三钱　当归一钱五分　忍冬藤五钱　甘草一钱　白芷一钱五分　连翘三钱

此方连服三剂，疮口已流清水，止不服药，疮口仅掺八将散，膏罩，不旬日完好如初。

蜒蝣毒治验

一张姓年五十绕项蜒蝣毒

张姓，年五十，秋初绕项患蜒蝣毒，刚起一二天即邀予治。见其左缺盆绕过右缺盆，环过肩胛，蔓延天柱骨，长有一尺五六寸，宽仅三寸，紫黯一条，稍津血水，身热灼手。询知两整日昏迷不醒，饮食不进，二便不通，惟昏昏沉睡。诊得两手脉象数而有力，两寸尤甚。此系邪热蓄于肺胃，上犯心君，当以清解，毒邪从外达速速溃腐乃佳。外敷拟用燕泥散，奈燕窠泥一难觅，只可从权，用如意散香油调敷，内服方用：

乌犀尖二钱，摩冲　银花七钱　丹皮三钱　细川连三钱　元参七钱　公英七钱　桔梗三钱　连翘七钱　人中黄三钱　灯草三十寸　鲜竹叶二十片

此方服一剂，次日复邀予诊，燕窠泥业已觅到，遂照方配一料，香油调上，病情与昨无异，内服亦照原方。第三日复邀予诊，病人神识稍清，略进饮食，二便业已通利，惟觉头目昏晕，疮上血水颇多，大有溃腐之势。诊两手脉象，依然数而有神，邪毒尚未外达，照前方略为加减：

乌犀片一钱五分，先煎　鲜生地七钱　连翘五钱　雅川连三钱　丹皮三钱　淡芩三钱　银花七钱　元参七钱　人中黄三钱　灯草三十寸　竹叶二十片

此方连服两剂，诸病悉除，疮口溃烂长有尺许，腐肉欲脱，当用利剪剪下，重约十一二两。疮口用红玉膏搀燕泥散搅和摊棉纸贴之，内服清心托毒之剂，方用：

细川连三钱　当归三钱　丹皮二钱　生口芪七钱　连翘五钱　白芷一钱五分　忍冬藤七钱　元参五钱　公英五钱　桔梗三钱　花粉三钱　甘草三钱　鲜竹叶二十片

此方连服两剂，疮口余腐脱净，已生新肉，外用红玉、铅粉、松香三膏掺和摊纸贴之，内服加味八珍汤连十四五剂，疮口已敛如指大，遂改掺人字生肌，纸膏罩之，旬日完功。

一何姓年二十六岁左足蜒蝣毒

何姓，年二十六年岁，铁厂营业。夏初左足患蜒蝣毒，起半月余始邀予治。见其左足跗环两踝上延腓腨长有尺许，宽六七寸，青紫焮赤，频流血水，辨不清疮头何处。病人精神甚好，询知六七夜未曾合眼，昼夜疼痛，且喜饮食尚好，二便通利，身热不大，退后微汗。病势虽凶，尚可施治。流血水处用燕泥散香油调敷，焮赤未破处用四黄散、如意散两搀，香油调敷，内服利湿败毒之剂，方用：

东地龙四钱　忍冬藤八钱　川萆薢八钱　茵陈草八钱　连翘六钱　赤苓四钱　泽泻二钱　公英六钱　防风二钱　长牛膝四钱　黄柏二钱　甘草二钱

此方连服两剂，动静毫无。予甚诧异。转思病势如此。徒用利湿败毒无济，必得大补气血，方有转机。遂改用加味四妙汤倍重，并加茵陈、独活、东地龙、黄柏等连四剂，疮始大溃，腐肉逐渐剪去，其臭味令人掩鼻。内服仍照前方进退，外上用红玉、松香两膏掺和，摊纸贴之。又十余日，腐肉始才剪净，左足指至腓腨长尺许，仅剩筋脉而已，于是外用松香、铅粉、玉红三膏掺和，摊纸贴之，用洋布裹之，内服方用：

生口芪二两　土炒白术一两　当归八钱　野党参二两　忍冬藤二两　白芷二钱　茯苓六钱　丹参八钱　生地八钱　长牛膝四钱　川芎二钱　甘草二钱

此方连服四十余剂，始不服药，外掺人字生肌散，用油纸摊松香、铅粉、玉红三膏贴上，用布扎之，计起至落痂约二百余天，始能下地。

一房姓年六十外右手臂腕蜒蝣毒

房姓，年六十外，夏令右手臂腕患蜒蝣毒，起四五天即就予治。见右臂腕青紫焮肿，形神困顿，诊脉洪大，重按则无。此本源已绝，辞不能治，病人子再三哀恳，不得已为其立方，用：

鲜生地七钱　地丁草五钱　茜草三钱　银花七钱　公英五钱　桔梗三钱　连翘五钱　川连三钱　甘草三钱

此方服一剂，次日又邀予诊，见病人坐炕上低首不语，见予至，略一回首，即凄然泪下。予即安慰一番，弗自烦恼。见腕臂患处与昨无异，病人自言今日轻减，细诊脉象仍前洪大无根，无法施治，然病人面前不敢稍露难色，惟曰：容我慢慢设法。遂外用如意散香油调上，内服用：

羚羊片二钱，同灯草一束先煎　银花七钱　细川连三钱　公英五钱　桔梗三钱　连翘五钱　鲜生地七钱　人中黄三钱　茜草五钱　竹叶二十片

此方未服，次日复邀予诊，见予方贴在壁上，且有他医方并贴一处，无非清瘟解毒寥寥七八味而已。予询昨日果服谁方，予心中早已瞭亮，其间必有缘故，欲不立方。病人苦苦哀恳，立方恐未必服，正在踌躇，适病家至戚某君见予，扬言务请先生设法。予当病人不便明言，惟告以昨日未服予方。某君乃大声骂其大儿，谓此子混账，昨日先生走后即持方向药肆抓药，未抓先算，需洋两元四角，其大儿闻药肆言，即默然不语，另请某医，某医细阅病状并诊脉，谓些些小病，绝无妨碍，故未服先生药耳。当此之时，其大儿并不在座，其戚复曰：今早余看视病人，举家详细告我始知。如此病症，究竟能否挽救，先生明以告我。予暗告其戚曰：此病脉已无根，决无生望，立方服药不过聊尽人事而已。其戚乃蹙眉曰：今若此，务请先生定方，生死有命，决不归咎先生。于是情不可却，只得勉拟一方于下：

乌犀片二钱　鲜生地八钱　银花四钱　羚羊片二钱　丹皮二钱　茜草四钱　元参四钱　公英四钱　连翘四钱　甘草二钱　竹叶二钱

此方服一剂，次早即邀予诊治，并促予速往。予即随去，见病家大小笑容可掬，乃向曰：今日如何？佥曰：今日大好。入病房见病人亦笑容可掬，予诚不解，究系何故？遂阅臂腕，已干壳无脓无血，此乃死象，何病人如此？病家如此？转思回光返照，今晚必不能过。遂告病家曰：速备后事，予断今晚必死，何得空欢喜？于是病家目瞪口呆，予亦就此告别。次早探询，果于昨晚病故。

一边姓年三十岁右足蜒蝣毒

边姓男，年三十岁，春末夏初右足患蜒蝣毒，起念余日始邀予治。见左足跗面上至踝骨内外焮赤肿痛，色如重枣，拇指旁流血水，痛极昼夜呼号，诊其脉沉数，幸饮食尚好。予此时不敢遽断为蜒蝣毒症，大都湿邪留滞分肉之间，始有此患，外用金不换香油调上，内服方用：

炙山甲二钱　炙乳没各一钱半　长牛膝二钱　角刺二钱　防风二钱　银花四钱　归尾二钱　白芷二钱　连翘四钱　泽泻二钱　陈皮一钱　甘草二钱　黄酒一盅，兑服

此方连服两剂，拇指血水更多，足跗踝骨里外渐觉青紫，始断为蜒蚰毒，遂外用燕泥散香油调上，内服方用：

生口芪七钱　炙山甲二钱　长牛膝三钱　银花七钱　当归三钱　角刺一钱五分　白芷二钱　川芎一钱五分　炙乳没各一钱五分　甘草二钱　茜草三钱　陈皮一钱五分　黄酒一盅，兑服

此方连服两剂，足跗青紫者渐见腐烂，外仍敷燕泥散，内改方：

生黄芪一两　茜草四钱　长牛膝二钱　野党参一两　忍冬藤一两　陈皮一钱　土炒白术四钱　当归四钱　东地龙四钱　甘草二钱

此方连服两剂，足跗拇指腐肉渐脱，踝骨内外刚露青紫。外敷燕泥散，内照前方连两剂，踝骨青紫尚未溃烂，因夜冒凉风，咳嗽痰稀，脉浮紧，苔白，寒热战栗，计起病至今已将匝月，从未发烧，此初次寒热也，只可先理新邪，暂用表解，遂改用：

川桂枝一钱五分　紫苏叶二钱　炒枳壳一钱　柴胡二钱　野党参四钱　前胡二钱　淡芩三钱　整广皮一钱　制半夏三钱　甘草一钱　姜两片

此方服一剂，寒热轻减大半，咳嗽依然未减，而且自汗淋漓，脉浮紧稍和，舌苔忽变灰腻，因思原有湿邪，此次外感凉风，内外勾结，法当标本兼图，方用：

野党参一两　柴胡一钱五分　制半夏三钱　荆芥炭三钱　葛根一钱五分　橘红一钱　前胡一钱半　土炒白术三钱　茯苓三钱　甘草一钱　姜两片

此方连服两剂，寒热已无，咳嗽较轻，尚未之净，自汗仍有，遂改方用：

生黄芪皮七钱　杏仁泥三钱　防风七分　浮小麦五钱　制半夏三钱　甘草一钱　陈皮七分　白茯苓三钱　棉花子七粒　红枣两枚

此方连服两剂，咳嗽已愈，自汗已除，惟浑身酸懒，懒于动弹，日间嗜睡，夜不成寐，而踝骨腐烂已逐渐钳去烂肉不少，足跗拇指已长新肉，遂用松香、铅粉、玉红三膏掺和，摊纸贴之，踝骨用燕泥散香油调

敷，内服方用：

生枣仁一两　制半夏四钱　夜交藤四钱　炒枣仁一两　合欢花二钱　秫米六钱

此方服一剂，夜已安眠，浑身酸懒较好，止不服药。踝骨内外烂肉已净，亦用三膏掺和摊贴足跗拇指，上下一律如此。三日满拟收功在即，不料陡生他病，病人因气恼昏厥，不醒人事，醒后胸即发堵，疼痛不能近手，即邀予治。见其面色发滞，形神困顿，诊脉沉滑，内必有痰，遂用控涎丹姜汤送五分，服后泻一遍吐一遍，胸前仍不爽利，遂改服加减千金苇茎汤，方用：

苇根一两　桃仁泥二钱　陈皮一钱　冬瓜子六钱　炒瓜蒌仁四钱　桔梗一钱五分　生苡仁六钱

此方服一剂，大见轻减，遂照前方再服一剂，病已全愈，疮口仍贴三膏，内改服黄芪、党参两膏掺和，开水冲服三四钱，日三次，如是者月余，疮口均敛，忽咳嗽痰中带血，又邀予治。予诊其脉象虚数，遂用咳血方，用：

炙诃子皮一钱半　海浮石三钱　川贝母一钱五分　炒瓜蒌仁三钱　炒山栀一钱半　藕节三钱　上青黛七分，布包

此方连服两剂，咳嗽已愈，又邀予诊。予劝其不必服药，惟嘱保养而已。

韩姓妇年五十岁胸乳蜒蝣毒

韩姓妇，年五十岁，初秋臑内连胸乳患蜒蝣毒，起匝月始邀予治。见其右臑靠胸乳腋下回亘尺许，紫黯不华，稍有血水，辨不清头在何处。病人面色滋润，毫无病容。询知病起一月有余，初起臑内乳旁各起黍米大紫泡一颗，微痒不疼，并无寒热，饮食如常，以为风毒粟疮，毫不介意，至第九日才觉微有寒热，遂邀某某内外两科诊视一月，日渐加重，毫不奏功。昨日舍亲某提及先生高明，今早专诚邀请，是否有无妨碍。予告以此病名蜒蝣毒，外科诸书并未载及，病势极重，弗以泛常视之。幸饮食尚好，可以施治。从旁有至亲某诮诘：此病因何而起？

予告曰：肝火郁结，加之湿邪为患。又诘：当用何法治之？予曰：解郁疏肝，利湿化毒，舍此别无他法。于是外用燕泥散，香油调上，内服方用：

当归三钱　黑山栀三钱　白茯苓三钱　柴胡一钱五分　橘叶一钱五分　忍冬藤七钱　杭白芍五钱　防风一钱五分　甘草一钱五分　连翘五钱

此方服一剂，毫无动静，嘱照原方再服一剂，仍无动静，第三日又邀予诊，见病人行动照旧，问病情今日如何，答曰：与前无异，惟日来小溲不畅，余无他苦。细察臑内、胸乳稍觉活动，遂改方用：

上琥珀八分，研冲　鲜生地八钱　防风二钱　萹蓄草四钱　杭白芍六钱　淡苓四钱　柴胡二钱　当归二钱　黑山栀二钱　连翘四钱　甘草二钱

此方嘱连服两剂，小溲已畅，复邀予诊，见病人躺在炕上，势甚狼狈。问何以今日如此？病家答曰：前服三剂，虽不见功，并无他患。昨服第四剂后晚上大发寒热，今日臑臂、胸乳均红肿疼痛。予急告曰：此大吉之兆，不算坏处。病家转询予曰：今早一家见病人如此，莫不惶急万分，先生谓大吉之兆，有说乎？予曰：此病坏在不疼，今已疼痛红肿，阴转为阳，岂非吉兆？病家疑信参半。今日病势如此，可保性命，肿处满敷如意散，香油调，内服方用：

生口芪一两五钱　当归一两　赤芍三钱　野党参一两五钱　茜草四钱　柴胡一钱五分　忍冬藤一两五钱　连翘六钱　川芎一钱五分　甘草三钱　炙乳没各一钱半

方写毕，嘱病家照方连服两剂，必有佳音。病家见予方分两如此之大，未免怀疑。予急告之曰：若不急服此方，性命实不能保。病人隐闻“实不能保”四字，急大声告旁人曰：快将高先生方抓来，我立刻要吃，吃药死了不与你们相干。于是病家急遣人抓药，服两剂后越日复来邀请，予急往诊治，见病人面目顿改旧观，满露病容，急看臑内已脱烂肉一块如手掌，胸前亦如之，于是改用玉红、松香两膏摊纸贴之，内服方用：

生口芪二两　全当归一两　柴胡二钱　野党参二两　土炒白术一两　花粉四钱　制香附二钱　忍冬藤一两　甘草二钱

此方连服两剂，疮口满见新肉，四围余肿已消，病家亦甚喜欢，惟

夜卧不安，睡沉则盗汗如洗，外改用松香、铅粉、玉红三膏搅和摊纸贴之，内服改方用：

生黄芪皮二两　大熟地八钱　煅牡蛎七钱　麻黄根二钱　当归三钱　防风一钱五分　大生地六钱　忍冬藤七钱　合欢花三钱　浮小麦一两

此方连服两剂，盗许已无，夜亦稳卧，忽嚷口渴唇干，恣饮无度，再改方用：

西洋参四钱　银花四钱　丹皮二钱　瓜蒌根四钱　鲜生地四钱　鲜石斛四钱　干寸冬六钱　元参四钱　甘草二钱

此方连服两剂，口渴唇干均好，亦不恣饮，又变溏泄溺赤，胃纳不香，又改方用：

土炒白术二钱　藿香一钱　制川朴一钱　赤苓三钱　紫蔻仁五分　陈皮七分　炒扁豆二钱　泽泻一钱五分　车前子三钱，布包　怀山药四钱　莲子肉二钱　姜两片

此方连服五剂，诸病悉除，胃气已好，疮口已敛，仅如指大，两处用生肌八宝散掺之，纸膏罩之，十数日完好如初。

一男子年三十外右手蜓蝣毒

一男子年三十外，身长六尺有奇，人亦结实异常。夏令右手患蜓蝣毒，势殊凶恶，就医院看时右肩及臂腕均焮肿，牵及胸乳一带，隐隐红肿，正头在臂里，心肺部分色紫黯，其余自肩至臂腕均青紫相兼，脉数大无伦，目珠红赤，身热灼手，大解多日不通，旁观无不咋舌，谓此病焉有生理。予踌躇至再，乃外用青九一丹掺于破处，纸膏罩，其余绵亘亦无处上药，内服：

犀角片一钱五分，先煎　细川连一钱五分　连翘六钱　鲜生地七钱，洗打　枯芩四钱　生军八钱，后入　金银花六钱　元明粉四钱，冲　丹皮四钱　甘草三钱　竹叶三十片　木通一钱五分

此方服一剂，身热病情如昨，大解亦未通，外仍上前药，内改方：

犀角片二钱，先煎　连翘七钱　木通三钱　大黄一两二钱，开水泡，挤汁冲　元明粉五钱，冲服　忍冬藤六钱　鲜生地二两，洗打　元参八钱　枯芩六钱

菊花四钱　甘草四钱　竹叶三十片　黛灯心三分

此方服一剂，仅大解两次，热较减，目珠红色亦退，惟肩臂青肿处均欲泻开，血水淋漓，外上青九一丹，用玉红膏摊油纸上罩之，内改方：

犀角片一钱，先煎　丹皮三钱　桑叶三钱　细川连七分　枯芩三钱　池菊花四钱　连翘四钱　炒山栀四钱　人中黄一钱五分　忍冬藤一两，煎汤代水

此方服两剂，内病毫无，惟臂膊血水淋漓不断，肿虽消而余波未净，腐肉将脱未脱，外仍上青九一丹稍和升丹掺之，玉红膏摊纸罩之，内改方：

生口芪六钱　川桂枝七分　炒白术三钱　白芷一钱五分　片姜黄五分　川芎一钱五分　瓜蒌根四钱　白归身四钱　连翘四钱　甘草一钱五分　夜交藤五钱　桑枝一两

此方连服两剂，腐肉将脱者用剪剪去，稍手重，鲜血迸流。盖是处全系脉络，血最多。照此方又两剂，腐肉已净，新肉已生，用白九一丹掺之玉红膏罩，内仍以此方略为加减，服两剂，嗣不服药，溃处仍上白九一丹、玉红膏，到结痂未更他药，又月余收功。

此病真险，初用大黄八钱，腹中仅小痛一阵，二次用大黄一两二钱，仅大解两次，稍胆小能进如许大剂乎？此症在富贵人患之万不能好，见予之方早魂飞天外，谁敢姑试服之？

陈吴氏年二十外产后左膊近腋蜒蝣毒

陈吴氏，年二十外，新产不及匝月，左膊近腋处起小紫血泡，擦破第流血水，疮口四围青紫如手掌大，邀予诊视。见其面红耳赤，身热口渴，溃破处口虽不大，而四围青紫，如此大非善象，加之产后，殊难着手，外用：

朝北燕窠泥二钱　儿茶一钱　黄柏七分　真青黛一钱　轻粉一钱　梅片一分

上共研细末，用香油调上，内服：

川桂枝七分　连翘三钱　忍冬藤三钱　片姜黄五分　土炒枯芩二钱　瓜蒌根三钱　姜汁炒细川连七分　姜汁炒山栀二钱　甘草一钱　竹叶十片

此方连服两剂，身热已去，肿处青紫业已腐开，仍上前药，内改方：

川桂枝五分　片姜黄五分　全当归三钱，酒炒　连翘一钱五分　瓜蒌根二钱　川芎八分　白芷七分　甘草七分　桑枝五钱，酒炒　夜交藤五钱

此方服两剂，腐肉已净，新肉已生，仍掺前药，不数日完功。

此病与前病大小轻重判若天渊，所以用药亦有分寸。

挂肩、流注、膘痈、藕包毒、臂痈、臂疽、漏肩风、藕节毒治验

一徐姓男子年三十七八臑痈

一男子徐姓，年约三十七八，左手膊忽然漫肿酸痛，不能举扬，寒热交加，乃就予诊，见其肿势上至肩井，下至臂腕，绵亘一带，漫肿无头，外敷冲和膏，内服：

川桂枝一钱五分　全当归三钱　羌活二钱　威灵仙二钱　陈皮一钱　川芎一钱　片姜黄一钱五分　制川草乌各一钱五分　甘草一钱　姜半夏二钱　桑枝酒炒，五钱　丝瓜络一段，酒炒

此方连服三剂，肿势消减，疼痛亦轻，仍难举扬，照此方又服三剂，臂腕肩井一带肿势消尽，惟臑部尚漫肿，不释亦不痛，乃改方：

川桂枝一钱五分　片姜黄一钱五分　炒茅术一钱五分　法半夏二钱　全当归三钱　炙乳没各一钱五分　威灵仙一钱五分　川芎一钱　川草乌各一钱　全蝎酒洗，两只　桑枝酒炒，五钱　夜交藤五钱

此方连服三剂，肿势全消，惟举扬尚欠舒利，仍照此方嘱服六七剂，诸病霍然。

此系夜卧，肩井露在外故，风寒乘虚里袭，加之原有湿邪，凝聚一处，结而为肿，治之须处处着意，方为合法。

此名臑痈。

一熊姓妇人臑痈

一熊姓妇人，秋令右肩膊连及臂腕无形酸痛，手难举扬，渐至臑部

肿起，漫散无头，酸痛较甚，皮色不变，就予诊治。见臑部已结肿如手掌，有根盘，不高耸，看此光景，不易消释，仍外贴散膏，内服：

炙甲片二钱　法半夏二钱　全当归三钱　麻黄五分　川芎一钱　陈皮一钱　威灵仙一钱五分　炒茅术一钱五分　桂枝五分　片姜黄一钱五分　甘草一钱　桑枝酒炒，五钱　丝瓜络酒炒，一段

此方服两剂，诸病照昨无异，惟肿势似乎高大，势欲造脓，乃改方用：

炙甲片一钱五分　白芷七分　桂枝一钱　角刺二钱　川芎一钱　片姜黄一钱五分　当归三钱　生黄芪三钱　甘草一钱

此方服两剂，肿处按之引手，用火针刺破，脓出半碗，外用升丹纸捻，内服：

生黄芪三钱　全当归三钱　秦艽二钱　川桂枝七分　紫丹参三钱　炒茅术一钱五分　片姜黄一钱　白芷八分　红花酒炒，一钱　甘草一钱　桑枝酒炒，五钱　丝瓜络酒炒，一段

此方连服两剂，肿消脓少，手仍不能举扬，仍上升丹纸捻于外，内服：

川桂枝一钱　全当归酒炒，三钱　防风一钱五分　炒黄芪三钱　片姜黄一钱　夜交藤三钱　川芎一钱　紫丹参酒炒，四钱　秦艽二钱　赤芍酒炒，三钱　桑枝酒炒，五钱　丝瓜络酒炒，一段

此方连服三剂，疮口仅流黄水，外掺升丹，内服此方，又三剂后复旧如初。

此名臑痈，亦系风寒湿入络而成此病。

一曹姓妇人年四十外漏肩风

一曹姓妇人，年四十外，两肩膊不时疼痛，阴雨较甚，如是六七年不治，亦无大碍。一日手向高处取物，似撑伤筋脉，遂觉不能动转，不能举扬，微肿且有寒热，就予诊治。见其病势如此，外贴追风膏，内服：

生麻黄五分　柴胡一钱五分　枯芩二钱　桂枝七分　防风一钱五分　片姜黄一钱五分　紫丹参三钱　秦艽二钱　姜半夏二钱　甘草一钱　桑枝酒炒，

五钱　姜两片

此方服两剂，寒热已净，余病依然，外仍贴追风膏，内服：

川桂枝一钱五分　炒茅术二钱　全当归三钱　威灵仙一钱五分　陈皮一钱　姜半夏二钱　秦艽二钱　制川草乌各一钱　片姜黄一钱五分　炙乳没各一钱　桑枝酒炒，五钱　瓜络酒炒，一段

此方连服三剂，肿见消，痛渐轻减，惟动转举扬绝不见效，乃改方：

鸟不宿三钱　全当归三钱　桂枝一钱五分　过山龙三钱　夜交藤四钱　片姜黄一钱五分　炒茅术二钱　川芎一钱　制川草乌各一钱　防风一钱五分　桑枝酒炒，五钱　络石藤酒炒，五钱

此方服十剂，又来就诊，动转举扬大见轻减，仍照此方嘱再服十剂，服后诸病尽释，惟梳头手向后托仍不得力，又来就诊，坚求除根，盖病者恐遇阴天又复发也，予日可，乃拟浸酒方用：

鸟不宿三钱　片姜黄一钱五分　制川草乌各一钱　过山龙二钱　防风一钱五分　秦艽三钱　全当归三钱　川芎一钱　丝瓜络一段　威灵仙一钱五分　陈皮五分　番木鳖油炙，二粒　炙穿山甲二钱　姜半夏二钱　炙乳没各三分　川桂枝一钱五分　桑枝酒炒，五钱　络石藤五钱

此方照配十剂，用绍酒十五斤连药入坛泡一宿，次日隔汤炖煮一炷香为度，坛口用布扎砖压，弗泄气。每临卧，温服一二杯，服后又配一料，永不再发。此乃二十五年前事，今此妇尚在，常以此方传诸人，服之亦奏效。

此症名漏肩风，又名肢痹，亦系风寒湿乘产后空虚而入。盖此妇自述病由产后得也，故知之，并非捉风捕影。

一男子藕包毒

一男子夏令臑里结肿如痂，十一二日始就予治。按之肿处已引手，予欲用火针刺破，惧不允，强以刀刺入时，彼畏痛向后一仰，碰伤络脉，血流不止，当用湿纸连易三四张，血止不流，升丹捻上，内服：

川桂枝五分　上血竭一钱五分　醋煅自然铜一钱五分　片姜黄七分　当归尾三钱　泽兰叶一钱五分　紫丹参三钱　刘寄奴二钱　川芎八分　红花七分

丝瓜络酒炒，一段　夜交藤五钱

此方服一剂，次早又来就诊，始挤出花白脓，外用升丹纸捻，内服：

生绵芪三钱　炒丹参三钱　白芷一钱　忍冬藤二钱　片姜黄七分　连翘三钱　全当归三钱　川桂枝五分　甘草一钱　桑枝酒炒，五钱　夜交藤三钱

此方连服两剂，肿消脓少，又两剂复来就诊，脓已净，口将敛矣。即用白九一丹掺疮口，纸膏罩之，数日结痂。

此病名藕包毒，乃湿瘀交阻。若用火针刺破，收功更速。此系因刀碰伤络脉，故须服药，否则勿药即愈。

一妇人臂痈

一妇人臂弯下侧结肿如茄，痛疼寒热，口不高尖，势将造脓，外贴散膏，内服：

角刺一钱五分　当归三钱　连翘二钱　白芷一钱　川芎八分　桂枝五分　生芪三钱　银花三钱　甘草一钱　片姜黄七分　自穿蚕茧一枚

此方服一剂，次日火针刺破，脓出一酒杯许，色紫红，外用升丹纸捻，内服：

忍冬藤三钱　桂枝五分　白芷七分　连翘二钱　片姜黄七分　川芎八分　丹参酒炒，三钱　当归三钱　甘草一钱　桑枝酒炒，五钱　丝瓜络酒炒，一段

此方服两剂，肿消脓尽，外上升丹纸捻，内不服药，数日结痂而愈。

此症名臂痈，亦可名藕节毒，系湿瘀交阻而成。

一男子臑痈

一男子皮匠为业，夏令左臑及臂焮肿疼痛，就予诊治，见上下共有三头，一臑外，一臑里，一臂侧。先从臑部用火针刺破，脓出不少，外用升丹纸捻，内服：

川桂枝一钱　全当归三钱　花粉三钱　川芎八分　片姜黄一钱　白芷一钱　赤芍二钱　连翘三钱　甘草一钱　桑枝酒炒，五钱　丝瓜络酒炒，一段

此方服剂，次早又来就诊，在其臂侧臑里挨次用刀刺溃，外仍前法，内服：

紫丹参二钱　全当归三钱　秦艽三钱　川桂枝七分　川抚芎八分　炒赤芍三钱　片姜黄一钱　白芷一钱　忍冬藤二钱　桑枝酒炒，五钱　夜交藤五钱

此方服两剂，肿已全消，脓水仍淋漓不断，外用升丹纸捻，内仍服此方三剂，又来就诊，脓已净，惟流稀水，外用升丹掺之，内不服药，数日痊愈。

此症可名臑痈、臂痈，又可名流注，总之湿瘀交阻而成。凡手膊诸痈，均用桂枝、片姜黄，以其为手臂横行引经药。风湿症不红惟肿，故二物分量不妨加重，如但为引经，用只几分可矣，学者须知之。

乳疽、乳痈、乳发、内外吹乳、乳疖治验

一陈姓妇年二十二岁乳痈

陈姓妇，年二十二岁，产后不满一月患乳症，极重，起三日即邀予治。见其左乳房满见青紫，血水淋漓，正头在乳头下，大如寸碟，身热脉数，饮食不进，举家惊惶无措。询知产后三日血即不见，至今少腹时痛，小溲短赤，确系恶露未净，瘀血化热，外用红玉膏摊纸贴之，内服生化汤加减，方列于下：

当归四钱　川芎二钱　桃仁泥二钱　五灵脂二钱　白芷二钱　红花二钱　生黄芪八钱　泽兰八钱　整广皮一钱　坤草八钱　苏木四钱　炮姜炭一钱

此方连服两剂，身热已退，腹痛稍舒，略进饮食，第疮口大如手掌，昨青紫处均已溃烂，外仍用玉红膏摊纸罩贴，内改方用：

生口芪八钱　川芎一钱　制香附一钱五分　全当归四钱　泽兰四钱　白芷二钱　忍冬藤四钱　乌药二钱　花粉四钱　丹参四钱　坤草二两

此方连服两剂，腐肉已脱，诸病悉除，第精神不振，胃口不开，外仍照前法，内改服：

野党参四钱　整广皮一钱　砂仁打，后下，六分　生口芪六钱　白归身二钱　土炒白芍四钱　土炒白术二钱　藿香一钱五分　甘草八分　煨姜两片

此方连服两剂，精神渐复，胃纳亦佳，止不服药，外改换松香、铅粉、玉红三膏掺和摊贴，每日一易，约二十余日始得竣功。

一曹姓男子年五十岁乳疽

曹姓男子，年五十岁，夏令患乳疽，初起即就予治。见其乳头上侧起一粟粒燎泡，四围焮肿，回亘六七寸，形寒身热，头痛干恶，脉浮数有力，右手沉缓，此内蕴湿邪，外受风热，致成此患。当用如意散蜜水调敷红肿处，内服荆防败毒散加减，方用：

荆防风各一钱五分　桔梗二钱　连翘四钱　羌独活各一钱五分　制半夏四钱　炒枳壳一钱　前柴胡各一钱五分　赤苓四钱　甘草一钱　竹茹四钱　蔓荆子一钱五分　甘草一钱　葱一根　姜两片

此方服一剂，稍觉汗泄，身热头痛稍轻，乳房焮肿依然，旁生粟粒脓泡数颗，知系疽症，将来必如带子蜂房，蔓延一片，于是改敷金不换，香油调，内服照前方进退。又进一剂，次日复来就诊，见乳头上侧原起粟粒燎泡处，似乎紫黯不华，势将溃腐，疮头掺八将散，纸膏罩贴，内服改方用：

炙山甲二钱　当归尾三钱　白芷一钱五分　沉香片一钱　川芎一钱五分　陈皮一钱五分　角刺二钱　赤芍二钱　炙乳没各一钱五分　银花四钱　防风一钱五分　甘草二钱　黄酒一盅，兑服

此方连服两剂，疮头业欲溃腐，继起者接连蔓延一片，疮孔如黍粒者计有六七十粒，形寒身热较前尤剧，疮口掺疽药，搀海浮散，纸膏罩之，内服用：

生口芪七钱　连翘五钱　当归三钱　川连三钱　白芷一钱五分　赤芍三钱　银花五钱　桔梗三钱　花粉五钱　甘草三钱

此方连服两剂，疮口虽溃腐未脱，而四围如带子蜂房者难以数计，寒热顿减，第形神困顿，正气不充，不克托毒外发。如此情形，非大补气血不可，疮口满上疽药和海浮散，另用松香膏摊纸贴之，内服改方用：

生北口芪一两五钱　忍冬藤一两五钱　白芷三钱　野党参一两五钱　茜草三钱　花粉五钱　角刺三钱　当归三钱　川芎一钱五分　桔梗一钱五分　甘草三钱

此方连服三剂，疮口大溃，脓出不少，腐肉渐脱，精神大见起色，

戚云门
王钟岳
贡一帆
孙御千
戚金泉
叶德培
姜学山
姜宇瞻
姜恒斋
吴　达
缪　岐
柳宝诒
方仁渊
高憩云
薛文元
曹颖甫
郭柏良
章巨膺
醉　樵

惟汗后受风，身上自觉寒冷，外仍，煎法改用：

藿香一钱五分　苏梗一钱五分　薄荷叶后下，一钱　荆芥炭二钱　白芷七分　桔梗一钱五分　制半夏二钱　前胡一钱　甘草一钱五分　炒白蒺藜四钱　姜两片

此方服一剂，身上不觉寒冷，疮上情形颇好，惟胸闷舌干，饮食乏味，未免感受暑热，外仍照旧上药，内又改：

藿香一钱五分　杏仁一钱五分　制半夏一钱五分　制川朴一钱　砂仁壳一钱　益元散布包，三钱　生扁豆三钱　陈皮五分　鲜荷叶一角　西瓜翠三钱

此方连服两剂，内病悉愈，胃口已开，止不服药，外面疮口腐肉已净，新肉已生，改掺九一丹，用松香、铅粉、玉红三膏掺和，摊纸贴之，月余始能结痂。

此病本不难治，惟变症多端，要随时随事相体裁衣，悉合病机为难耳。

一何姓妇年二十五岁乳痈

何姓妇，年二十五岁，秋间患乳痈，起十余日始就予治。见左乳房肿如口袋，按之引手，业已成脓，脓头在乳头下侧，当用刀刺破，脓出三大碗，肿仅消去一半，较右乳房大小倍之，疮口上升丹纸捻，内服方用：

生口芪四钱　花粉四钱　公英四钱　当归二钱　白芷二钱　连翘二钱　川芎一钱　忍冬藤四钱　甘草二钱

此方服两剂，疮口脓水甚少，肿已全消，乃右乳房突然焮肿疼痛，寒热如虐，脉象弦数，此必风热为患。左乳房仍用升丹纸捻，右乳房用冲和膏蜜水调敷，内服改方用：

柴胡二钱　防风二钱　银花四钱　黄芩四钱　薄荷叶后下，一钱　连翘四钱　荆芥二钱　公英四钱　甘草二钱　橘叶一钱　全瓜蒌四钱

此方连服两剂，右乳房肿已消化，寒热尽去，止不服药。其左乳房亦仅流清水，不用纸捻，改用海浮散掺于疮口，数日收功。

一冯蒋氏年三十二三岁内吹

冯蒋氏，年三十二三岁，春天患内吹，邀予诊时已妊娠七月，见其两乳房结核累累，大小七八枚，皮色照常不变，寒热如疟，每在午后热过身凉，与好人无异，而且饮食如常，别无他苦，然结核如此之多，且在两乳房，消化无法，只得外用冲和膏蜜水调敷，内服方用：

柴胡二钱　橘叶二钱　浙贝母四钱　淡芩四钱　青蒿四钱　砂仁打，后下，一钱　白芷二钱　煅石膏四钱　甘草一钱　姜两片　红枣两枚

此方连服两剂，寒热已退，两房结核如前，无法可设。转思此病因肝气不舒，胃有伏热，用石膏胃热已退，不能再用苦寒，有伤胃气，因将冲和膏加香附面并以干醋、麻油调敷，内服改方用：

柴胡一钱五分　白茯苓三钱　薄荷叶后下，五分　白芍三钱　土炒白术一钱五分　橘叶七分　当归一钱五分　砂仁打，后下，五分　甘草七分　姜两片

此方连服三剂，两乳房结核依旧不消，照前方又服两剂，左乳房结核四处，异常发痒，似见消化，右乳房结核四处，皮色发红，不能消化，遂改服橘叶散加味，消溃听之，方用：

橘叶二钱　柴胡一钱五分　忍冬藤四钱　川芎一钱　炒青皮一钱　甘草一钱五分　淡芩三钱　公英三钱

此方连服两剂，右乳房结核业有两处成形，遂不服药，改服蒲公英膏，每早晚开水冲三钱。越两日又邀予诊，见成形两处，业已有脓，用刀先后刺破，脓出不少，疮口插八将纸捻，纸膏罩贴，内服方用：

生黄芪三钱　橘叶七分　公英三钱　忍冬藤三钱　白芷一钱五分　连翘三钱　当归一钱五分　花粉三钱　甘草一钱　淡芩一钱五分

此方连服两剂，左乳房结核均已消化无形，右乳房溃破处脓仍不少，两结核颇觉缩小，亦能消化。仍照前方再服两剂，溃破处疮口已流清水，改掺八将散，膏罩，其结核亦泯然无迹。止不服药，又七八日始克完功。

一褚姓妇年三十三岁外吹

褚姓妇，年三十三岁，产后已过百天，患外吹结乳，初起三天即邀予治。见其右乳房大如覆碗，皮红身热，口苦苔黄，势颇不善，外用冲

和膏蜜水调敷，内服荆防牛蒡汤加减，方用：

荆防风各二钱　柴胡二钱　全瓜蒌六钱　炒牛蒡子四钱　橘叶二钱　淡芩四钱　银花四钱　制香附二钱　蒲公英四钱　连翘四钱　浙贝母四钱　甘草二钱

此方连服两剂，身热已退，红色亦消，第肿势仍不见小，外仍敷冲和膏，内改方：

川楝子一钱五分　杭白芍五钱　浙贝母五钱　柴胡一钱五分　制香附一钱五分　炒青皮七分　炒元胡一钱五分　整广皮一钱五分　川芎七分　甘草一钱五分

此方连服两剂，肿已全消，止不服药，惟用冲和膏蜜水调敷即愈。

一侯姓妇年二十八岁结乳

侯姓妇，年二十八岁，产后旬余患结乳，起四五日方邀予治，见其两乳房大如栲栳，小孩哌哌啼哭，不绝于耳，询知乳头堵塞，乳汁不通，因而肿胀如此之大。细审脉象，病状别无所苦，遂用：

炒大麦芽二两，煎水代茶。

此方服后毫无效果，乃改用四物汤加味，方用：

当归八钱　干地黄砂仁一钱拌炒，六钱　杭赤芍四钱　川芎二钱　赤苓四钱　泽泻二钱　猪苓四钱　车前子布包，四钱　炒麦芽一两

此方连服两剂，两乳房肿势大消，惟乳头仍不通畅，遂命病家另觅大孩吮之数次，居然通快。但两腋忽又各起结核一枚，大如核桃，扪之疼痛，寒热大作，头痛欲劈，此虽乳汁凝滞，气血乖违，然必兼感凉风所致，外用冲和膏敷其结核，内改方用：

荆芥炭三钱　当归三钱　赤芍二钱　细辛五分　川芎一钱五分　制香附一钱五分　橘叶一钱五分　大熟地五钱　红花一钱　柴胡一钱五分　紫苏叶一钱五分　甘草一钱　姜两片

此方服一剂，头痛顿减，寒热亦除，令其好好调养，不可乱投药饵，旋即告痊。

一黑姓妇年十九岁产后乳痈

一黑姓妇，年十九岁，产后匝月患乳痈，起七八日始就予治。见其右乳房旁侧肿大如茄，按之引手，知已有脓，遂用刀刺破，出脓碗许，疮口用升丹纸捻，内服方用：

当归二钱　白芷二钱　忍冬藤四钱　川芎一钱　赤芍二钱　橘叶二钱　丹参四钱　坤草四钱　甘草一钱

此方服一剂，次日又来就诊，疮口脓已见少，别无所苦，惟头目昏晕，似疼非疼，此受风所致，遂改方用：

荆芥炭三钱　当归一钱五分　黑豆皮三钱　泽兰三钱　桑叶三钱　甘草一钱　炒白蒺藜三钱　川芎一钱　蔓荆子一钱五分　煨天麻七分

此方连服两剂，头目昏晕霍然无恙，疮口已流清水，仍用升丹掺之，纸膏罩贴，止不服药，数日全愈。

一妇人左乳结核

一妇人患乳痈，初起左乳结核，大等桃李，焮肿倍之，微红微热，不甚疼痛，先向药肆买散膏贴之无效，根盘渐大，寒热频作，势欲造脓，始邀予治。见其焮肿根坚，疮头高耸，不能消散。外敷冲和膏醋调束其根脚，内服：

角刺一钱五分　白芷一钱　川芎一钱　花粉三钱　黄芪三钱　赤芍三钱　当归三钱　公英三钱　甘草一钱

此方服两剂，内脓已熟，即用刀刺破，外用升丹纸捻，内服：

黄芪三钱　瓜蒌子三钱　赤白芍各二钱　白芷七分　橘叶五片　忍冬藤三钱　连翘三钱　当归三钱　甘草一钱

上方两剂，已肿消脓净。仍用升丹纸捻插入，日换二三次，三日后又邀予治，已流清水，疮口不用纸捻，惟掺升丹少许，不数日收功。

一妇人乳痈

一妇人患乳痈，二三日来就予诊，见其左乳结核大如鹅卵，皮色不红，推之活动，且无寒热，外敷冲和膏，内服：

柴胡一钱　川芎七分　陈皮一钱　炒青皮一钱　杭白芍三钱　蒲公英三钱　醋香附一钱五分　甘草一钱　当归二钱　象贝母三钱　瓜蒌切，三钱

服两剂，肿稍收束，再用前方两剂，块已消释无形。

此症治之早，固易消释，若过七日则难矣。

一妇人失治乳痈

一妇人患乳痈失治，邀予往视，已溃烂，仅流黄水，疮口较酒杯稍大。予外用白九一丹掺于疮口，复以玉红膏摊油纸罩上，内服：

生黄芪三钱　天花粉三钱　云茯神三钱　炒白术一钱五分　香白芷一钱　忍冬藤三钱　归身三钱　杭白芍三钱　甘草一钱

上方两剂，黄水渐少，疮口渐平，又服前方两剂，仍用前药掺贴，十数日收功。

一某妓年十六七岁乳痈

一某妓，年十六七岁，患乳痈，两乳肿起如小口袋，邀予诊治时已七八日，询之知系产后月余孩夭，乳浆内逼而成此症，红肿无头，亦有寒热，外用冲和膏酒调敷，内服：

荆芥二钱　醋香附二钱　陈皮七分　防风一钱五分　天花粉三钱　蒲公英三钱　柴胡一钱五分　黄芩二钱　炒牛蒡杵，二钱　忍冬藤三钱　甘草一钱　王不留行三钱　生麦芽一两，煎汤代水

此方服两剂，寒热已去，左乳红肿渐消，右乳照前未化，仍用前方再服两剂，左已消释，右渐成脓，然头尚隐伏不起，且有两处，遂改服：

角刺一钱五分　南花粉三钱　蒲公英三钱　白芷一钱　赤芍三钱　生黄芪三钱　当归三钱　川芎八分　甘草一钱　生大麦一两，煎代水

此方服一剂，头已高耸，惟皮尚厚，用火针刺之，流脓碗许，外用升丹纸捻，内服：

柴胡一钱　白芷一钱　全当归三钱　橘叶五分　连翘三钱　公英四钱　花粉三钱　杭芍三钱　草节一钱

此方连服两剂，肿消脓净，惟流清水，且其两头已归一处，又服两

剂平复如初。

此症名浆逼乳痈，又名外吹乳痈。盖小孩殇后，初为乳浆所逼，嗣令佣妇吮咂，风由人口吹入故名。治之早，轻而易举，若失治，则乳浆串贯囊塥，不知伊于胡底。然可一言以蔽之，曰无性命之忧。

一妇人因小孩夭殇乳汁不回乳痈

一妇人亦因小孩夭殇，乳浆不回，致成乳痈。右乳坚肿处不红微热，内热口渴，疼痛夜甚，已经他医治疗多日无效，特延予往治。见其肿痤色白坚硬，推之不动，半系乳浆不回，半由思孩悲切，郁怒伤肝所致，外用冲和膏加台麝二分醋调敷束其根脚，内服：

柴胡一钱　杭白芍四钱　炒山栀一钱五分　花粉二钱　川郁金一钱五分　玫瑰花五朵　全当归三钱　王不留行三钱　橘叶五分　黄芩二钱　甘草一钱

上方连服两剂，虽口渴内热已除，肿块毫无动静，仍服原方两剂，肿热未见松减，根盘稍觉活动，下侧隐有一头，似欲造脓，是处随贴文八将散膏内服：

角刺一钱五分　柴胡一钱　当归三钱　白芷八分　橘叶五分　公英三钱　花粉三钱　生黄芪三钱　王不留行三钱　甘草一钱　自穿蚕茧一枚

此方连服两剂，下侧头已耸起，用火针刺之，脓出半盏，随用升丹捻插入，内服昨方去角刺、橘叶，加赤芍二钱，两剂后脓渐少，肿仍不消，旁又隐伏一头，乃胃汁贯串所致。仍用昨方加角刺一钱五分，服后继起一头，忽泯然无迹，其先破处脓水转多，盖已两处合而为一矣，因改方用：

柴胡一钱　忍冬藤三钱　当归三钱　花粉三钱　连翘二钱　赤白芍各二钱　公英三钱　川芎八分　甘草一钱

上服两剂，肿消脓净，仅流黄水，用升丹掺疮口，纸膏罩之，内不服药，如此六七日完功，统计前后将及匝月。

此病本不难治，缘思孩悲切，郁怒伤肝，以致多费如许周折，若仅胃汁壅滞，在年轻人患之，原可不必服药，如年龄稍长，或另有别情，不得不相机因应耳。

一妇人年三十六七岁湿火乳痈

一妇人年约三十六七，春间左乳初起黄豆大白瘰，微痒，搔之皮破，频流脂水，疮口日渐开大，并不疼痛，故不以为意。厥后疮口渐变紫黯，乃觉疼痛时如针刺，且兼寒热。妇性嗜饮，家本小康，四时酒常不断，每当疼痛难忍时辄饮酒以解之，如是者又五六日，疮口之大已如烧饼，时流血水，疼痛日甚，方邀予治。见其疮口如此，四围亦红肿不堪，此即湿火乳痈是也，当即用疽药少和升丹掺其破处，复以玉红膏摊纸贴之，内服：

夏枯草一钱五分　连翘三钱　赤芍三钱　煅石膏四钱　角刺一钱五分　川萆薢三钱　枯黄芩二钱　白芷一钱　云茯苓三钱　六一散布包，五钱　忍冬藤三钱

此方连服两剂，疮口黑腐已去大半，仍照前方加炒白术一钱五分，服两剂黑腐已净，红肿亦消，因用白九一丹掺于疮口，内服：

生黄芪三钱　白芷七分　煅石膏三钱　绿豆衣一钱五分　瓜蒌皮一钱五分　六一散布包，四钱　忍冬花三钱　连翘三钱　通草五分　朱茯神三钱

此方两服后又邀予治，疮口仅剩钱大，仍掺白九一丹，玉红膏罩之，内不服药，不出十日已结痂矣。

此名湿火乳痈，又名乳发，前人均未道及。高锦庭始有此说，用药从此中着想，自然发无不中。若按寻常乳痈治之，虽不至殒命，然缠绵几月在所难免。

一吕廷芷观察长媳乳痈

吕廷芷观察长媳，冬间患左乳结肿，疼痛，寒热，色红，肩舆相邀，见其结肿根盘虽不甚大，然头有三处，询之系晚间乳置小孩口内睡着，被孩鼻息凉风吹入乳内，因而结肿。此名外吹乳痈，外用冲和膏醋敷束其根脚，内服：

荆芥二钱　全瓜蒌四钱　陈皮八分　蒲公英三钱　防风一钱五分　柴胡一钱　花粉二钱　连翘三钱　炒牛蒡子三钱　忍冬藤三钱　角刺一钱五分　草节一钱

上服两剂，寒热已除，疼痛日甚，肿势如前，仍照前方又两剂，右侧一处头已高耸，按之引手，内已有脓，予即欲刺破，病人畏痛，坚不肯刺。予曰：今日刺之，或不致贯串囊槅，否则两三头均要溃破。举家以身体不好为辞，倘刺破虚晕如何。予曰：倘有差错，予力任之。于是强刺一处，脓出杯许，仅泄十分一二，病者畏痛不肯挤，亦听之。外上升丹纸捻，两未溃破处乃贴散膏，内服：

角刺一钱五分　醋香附一钱五分　炒杭芍三钱　生黄芪三钱　青皮七分　象贝母二钱　全瓜蒌切，三钱　蒲公英三钱　当归三钱　甘草一钱

方服两剂，脓出极多，两肿处一已消释，一已脓熟，当亦刺破。盖病者此次毫不畏惧，任予施术。外均上升丹药捻，内服原方去角刺，加柴胡八分，两剂肿势全消，脓亦净，仍用升丹掺少许于疮口，日一二易，不数日结痂矣。

此病若初刺破时任予挤尽脓血，则第二次刀刺可免，只以病人畏惧刀针，转多吃苦。然若医者手软，或辨脓不真，心存畏缩，其受累必更不浅。

一妇人年四十外乳痈

一妇人年四十外，右乳结肿，初如棋子，渐大如李，又如桃，自买散膏贴之不应，乃就予治。见其根盘大如手掌，推之不动，寒热频作，皮虽不变，而疮头有蚕豆大一块，微红，按之引手，遂用刀刺破，脓出盏许，外用升丹，内服：

柴胡一钱　醋香附杵，一钱五分　南花粉三钱　角刺一钱五分　炒青皮八分　黄芩一钱五分　杭白芍三钱　川郁金一钱五分　甘草一钱

两剂后复就予诊，脓虽不多，肿块仍然如昨，再服原方两剂，始觉松减。仍照原方又服三剂，块已消去大半，脓水亦净，外用九一丹掺疮口，内服逍遥散加减：

当归三钱　炒白术一钱五分　杭白芍三钱　柴胡八分　丹皮二钱　甘草八分　黄芩一钱　炒山栀一钱五分

上方嘱服多剂，不数日疮口已结痂，肿块亦泯然无迹。

此病外无小孩吮乳，内不怀孕，既非乳岩，又非乳痰、乳癖，只可名乳痈，病因恼怒伤肝而得。盖此妇性同男子，与人口角忿争，事过辄不置于心上，故与抑郁伤肝者不同。溃后方中仍用角刺者，以其坚块未化也。末服逍遥散多剂，乃善后最良之法。学者须从此中留意，虽不中，亦不远耳。

一男子左乳头结核

一男子乳头结核如棋子大，色白不疼不痒。友人告之曰：此乳岩根萌，急就予治。予曰：恼怒伤肝，须将不称心事置之度外，不治自愈。坚求拟方，用：

鲜橘叶三片　象贝母二钱

每日用茶壶泡之当茶饮，如此月余泯然无迹矣。

一男子乳头疖

男子乳头结肿，六七日即就予诊，见其根盘仅如桃李，头已微红，势将造脓，方：

角刺一钱五分　生黄芪二钱　川芎八分　橘叶五分　当归二钱　甘草一钱　白芷一钱

上服一剂，次日刺溃，用升丹药捻日易一二次，二三日收功。

此即乳疖症，本可不必赘入，因各症有各症之形状，深恐轻重异视，故附及之。

一妇人右乳疽

一妇人右乳下侧始起一粟瘰，色紫，根盘散大，寒热频作，疼痛澈心，疮口日渐延开时流血水，四围粟瘰有数十粒旋绕疮口，俨同蜂房之象，是名乳疽，亦名乳发，近十日方就予治。见其疮口已将溃腐，外用疽药搀升丹掺之，内服：

角刺一钱五分　白芷七分　南花粉三钱　连翘三钱　象贝母三钱　忍冬藤三钱　绿豆衣一钱五分　杭赤白芍各二钱　当归二钱　甘草一钱

连服两剂，腐肉渐脱，仍照前方加黄芪三钱、蒲公英三钱，又服两剂，腐肉脱净，疮口已长新肉，然尚有烧饼大，改掺白九一丹，并以玉红膏纸贴之，内服：

生黄芪三钱　党参三钱　朱茯神二钱　归身二钱　炒白术一钱五分　忍冬藤二钱　蒲公英三钱　连翘三钱　草节一钱

此方连服三剂，肿已全消，口亦收小。嗣因家事夫妇争吵，疮口鲜血迸流，动怒伤肝，遂致心火妄行，急邀予治。见其疮口忽变紫黯，发热，瞳睛红赤，询之变故，外掺青九一丹，内服：

党参二钱　炒丹皮二钱　木通一钱五分　连翘心一钱五分　鲜生地洗打，六钱　羚羊片一钱五分　细川连五分　忍冬藤三钱　元参三钱　炒山栀三钱　菊花二钱　甘草一钱　竹叶十片　青黛拌灯心，三十寸

此方连服两剂，血止不流，目红亦退，惟疮口紫黯依然，且弛大不收，改掺疽药搀升丹，纸膏罩之，内服：

生黄芪三钱　细生地四钱　云茯苓三钱　当归身三钱　炒白术二钱　党参三钱　炒忍冬花一钱五分　杭白芍三钱　五味子三分　甘草炙黑，一钱　煨姜两薄片　红枣炙香，三枚

此方连服三剂，疮口黑色已转淡红，似觉敛小，仍照原方又两剂，口已敛如钱大，外用白九一丹掺之，内不服药，又六七日结痂，然前后已近五十天。

此病本七日成形，十四日腐肉脱净，二十一日敛口结痂，二十八日痂落，因争吵肝火上冲，心火妄行，致鲜血迸流，多如许周折。幸病家深信予治，可以一手奏绩。若更李易张，不知若何变象。故曰：病不在善治，善在自养。

一顾廷赓长儿媳内吹

顾廷赓乃媳，怀孕七月，两乳结肿如桃，头有五六处，有焮肿高耸者，有漫肿平塌者，根盘大小不一，形寒发热，疼痛手不可近，八九日方邀予治。见其胃热甚炽，张口秽气喷人，嗅之欲吐。肿处用冲和膏酸醋调敷，内服：

生石膏一两　肥知母一钱五分　川芎一钱五分　鲜苇根一两　白芷一钱五分　甘草一钱五分　炒山栀三钱

此方连服两剂，胃热稍减，肿块有稍轻减者，有依然如昨者，病家询予：可望消散乎？予曰：消散固难，纵溃脓亦收功不易。此名内吹风病，孕妇平日嗜食热物，或爱饮凉水，久则胃有积热，小儿在母腹内，日吮其血，致将胃热逼入口内，逼极则小儿热气外喷，遂有此患。须待分娩后不治自痊。目前无论如何，只可以大化小，解重为轻。病家又曰：嗜食热物，胃有积热，敬闻命矣。若爱饮凉水，则胃亦有积热，其故安在？敢请其说。予曰：吾人饮食先入于胃，胃为水谷之海，与脾相表里，脾为消导之官，凡饮食入胃，随传入脾，脾之内有如沸汤，昼夜不息，惟胃经本有微寒，故喜食热物者，因寒见热顿觉宽舒，遂成癖嗜。积久寒化为热，其由来者渐矣。若爱饮凉水，其胃原有积热，遇凉则快美异常，岂知快爽不过一时，及至凉性已过，则凉复转为热，有较前更甚者矣。所以嗜热爱凉，胃经均有积热。为今之计，只有随风逐浪，断无大患。若求速痊，则予无能为力，另请高明可也。务求拟方为用，逍遥散加味：

当归二钱　杭白芍三钱　柴胡八分　黄芩一钱五分　川芎七分　煅石膏三钱　甘草一钱

上方定后，病家见此方，以为隔靴搔痒，未服。邀里中一医治之，进以疏肝和胃等剂，不惟无效，转增五中烦躁，内热口渴等症。复邀予治，见其右乳里侧已有脓，当用刀刺破，并升丹纸捻纸膏罩之，内仍服前逍遥散方，两剂病人自觉轻减。邀予复诊，又将左乳里侧刺破一处，外药与上同，内仍服前方。接诊十数次，两破处尚未收敛，其未破者亦不成形。予曰暂可，毋须医药，待其分娩后再为治疗。病家此时已深信予言，直至足月分娩后三日方邀予往。予曰：今得矣，破处疮口已将收敛。病家求为开方，予曰：可向药肆买生化汤服一二剂即愈矣，不可乱投他药。后疮果不数日告痊。

此名内吹乳痈，切不可乱服汤药，总以安胎清胃热为主旨。而病家亦不可心忙意乱，宜专认一医治之，若延李更张，徒寻苦恼。

一妇人因小孩夭殇乳汁不通成痈

一妇人因小孩已夭，乳汁不通，致患右乳房结肿，逾八九日始就予治。见其肿乳与小袋无异。呻吟不绝。及视其下侧业有头，薄皮剥起，当即用刀刺破，流脓两大碗，复用升丹捻插入，内服：

柴胡一钱　白芷七分　蒲公英三钱　瓜蒌三钱　生麦芽八钱　象贝母二钱　王不留行二钱　甘草一钱

上方服一剂，次日又来就诊，肿势已消，脓亦稀少，仍用药捻并另包升丹少许，嘱其毋庸往返，将药捻用净，随掺此药可矣。

此亦乳逼乳痈，与外吹微异。

乳岩、乳痰、乳癖治验

一张戟门观察舆夫之母某氏年六十外乳岩

张戟门观察舆夫之母某氏，年六十外，患乳岩，邀予诊时已溃破，大如手掌，其高凸峻嶒，与假山无异。碰之鲜血迸流，味甚腥秽，疼痛澈心，形容憔悴，纳谷无多，内热口渴，夜卧不安，当以青九一丹掺之，外用玉红膏摊纸罩贴，内服：

炒归身三钱　炒山栀二钱　带心麦冬朱砂拌，三钱　朱茯神三钱　杭白芍三钱　炒丹皮一钱五分　枯黄芩一钱五分　细生地三钱　炙黑草一钱　炙莲房一钱五分

此方服两剂，又邀予诊，内热口渴如前，外仍上前药，内服原方加西洋参制二钱，两剂后未再来邀，越数月见其子，已浑身缞绖矣。

此妇孀居二十余年，家境萧条，其抑郁忧思，久久而成此病。初起如棋子一粒，渐如李、如桃、如茄，以至溃破，病近十载，既无调养，又无力延医，不死何待。

一义生堂某君之嫂乳岩

天津鼓楼北义生堂某君之嫂，年不满四十，患乳岩，秋令邀予诊治。见其左乳肿势綦大，坚如顽石，上侧业已溃破，仅流脓水，有时亦流鲜

血，左膀连及手臂焮肿不堪，色紫红，日夜发热，疼痛不安，溃处掺青九一丹，玉红膏摊纸罩之，内服方用：

柴胡一钱　枯芩二钱　炒山栀三钱　当归三钱　赤芍三钱　川郁金一钱五分　丹皮一钱五分　元参三钱　甘草一钱　忍冬藤一钱五分

此方服后，越日又邀予诊，诸病如前，毫无动静。覆加详视，乃一派抑郁不舒，肝火鸱张之象，因告某曰：以尊府情形，不应得此病症，良由此病多患在孀妇、尼姑或室女长未出阁者，间有非孀、尼、室女患此，然亦必有大拂意事，遂致气结不舒，或所求不得，所欲不遂，木郁不达，积久难宣者方成此症。若府上第一衣食无虞，其次高堂华屋，仆妇周旋，且令兄还在，竟尔得此，殊不可解。某始云：兄素喑哑，性急且暴，以致室中时有后谇之声，而嫂氏心本狭窄，想即因此成病。予曰：是已，然为今之计，苟延岁月则可，欲告痊恐无日矣。外仍用前法，内服：

羚羊片先煎，一钱五分　粉丹皮二钱　枯芩二钱　桑叶二钱　炒山栀三钱　川郁金一钱五分　双钩藤后入，四钱　柴胡八分　青橘叶五分　甘草一钱　杭白芍三钱　当归三钱　忍冬藤三钱

此方服两剂，虽无大效，惟臂膀紫红稍退，肿势较消。又邀予治，仍用前方进退。嗣又来邀，适是时，予奉榷宪差委解铜入京，往返数月，未能往应，旋闻于次年春季而殁。

此病若经予一手治理，或可多延二三年，然必须依予之言，不添烦恼方可，否则亦难。

一同乡陆君乃室乳岩

一同乡陆君乃室，其子供差电报局，患乳岩已有数载，溃破后方邀予治。见其右乳肿硬，与石无异，破处尚未巉凸稜岣，以破溃无多日也。脓水不多，味甚腥秽，外掺青九一丹，以纸膏罩之，内服：

当归三钱　丹皮二钱　炒白术一钱五分　杭白芍三钱　橘叶五分　甘草一钱　枯芩一钱五分　柴胡一钱

此方不知服否，缘仅往诊一次，嗣闻于次年春间而殁。

一天津南门外一妇人年五十上下乳岩

天津南门外一妇人，年五十上下，其夫为洋货行介绍人，右乳患乳岩未溃，秋间邀予诊治。见其肿块大如手掌，扪之与顽石同，且有巉稜，疼痛夜甚。知系乳岩绝症，惟其家本小康，老夫妇亦颇和美，病之由来实嘱不解。因细询其家庭状，况仅有一女，已适人，后嗣尚虚，然无子亦何至有此患？反复筹思，莫明其故，外敷冲和膏醋调，内服：

柴胡一钱　杭白芍三钱　炒香附一钱五分　广郁金一钱五分　当归三钱　橘叶五分　炒延胡二钱　川楝子一钱五分　炒青皮一钱　两头尖三十粒

此方服两剂，诸病如昨，据病人自述稍见轻减，令照前方又服两剂，仍无功验。适其夫从外来，详询于予，予直告此病百不活一，只有怡情自解，或可延一二年，否则不过数月耳。彼谓：此病何如是之剧烈？予曰：七情之病，只可自治。谚云心病必须心药医，或可望生，若徒恃草木无益也。彼又曰：新近觅得二方，不识可否与服？请酌之。予阅其方，乃《全生集》犀黄丸、阳和汤方也，并称历验多人，须并服。予曰：犀黄丸治阳症，阳和汤治阴症，那堪并用？彼似不以为然，坚求如何妥善为更易，予勉从其请，另拟方如下：

鹿角胶三钱　炒白芥二钱　肉桂去皮切后入，一钱　大熟地砂仁拌炒，五钱　炮姜一钱五分　麻黄七分　橘络七分　延胡索二钱　川楝子一钱五分

此方连服三剂，肿处已有一头势将溃破，此乃佳兆，又服三剂，头已微破流脂水。从此猛施鞭策，或有转机。乃病家忽无故乱投，配犀黄丸与服，予不知也。彼以为两方并进果有功效，遂不复邀予治，即以两方为宗旨。嗣闻于次年夏间病逝。

按：此病服阳和汤已有转机，苟一丝不乱，本此进行，未尝不可缓缓告痊，乃竟异想天开，杂投他药，欲求速效，转致殒命，岂非数欤！后闻人言病家本极寒苦，因在洋行奔走，稍有积蓄，于是买地盖房，装饰一切，俨然富家翁矣。固已称心乐意，乃因嗣续乏人，继远族某为子，而某颇不安分，妇已郁郁不乐，后其夫忽又纳妾，妒心复生，两病夹攻，致成此患。

一孀妇年五十外乳岩

一妇人年五十外，守节几三十年，生有两子，长已入庠，次乃遗腹，爱怜益甚，意无或迕，有时训诫，每反声相向，甚至被其子推跌。兄屡加规劝，弟置若罔闻，因之抑郁成疾。始起乳中结核，大如棋子，喜消怒长，不热不红，如是者已历八九年。幸其长子素孝，侍养维谨，偶或不豫，必百般慰解之。讵又暴亡，痛子情切，昼夜哭泣，遂至乳中结核日渐延大，有长无消。盖缘长子殁后，次子仍不务正，虽不似从前之反声相向，然母子之间竟不闻问。故其肿块初无痛痒，至此已彻夜胀痛，反侧不宁。复邀予治，见其性颇旷达，肿块固甚坚硬，推之似尚活动，皮色亦无变异，即告之曰：此病乃乳岩，根萌溃破，百无一生。现在病情虽剧，尚无妨碍，然须怡情自适，或可转危为安。病者答曰：惟先生命，但应如何调摄？宜食何物？应忌何物？幸逐一见示。予即详细告之，外用冲和膏加川贝、木香各一两研和，醋调敷患处，内服方用：

柴胡一钱　金铃子一钱五分　象贝母三钱　川郁金一钱五分　炒青皮一钱五分　玫瑰花七朵　全瓜蒌五钱　炒延胡二钱　全当归三钱　杭白芍三钱　两头尖三十粒

此方嘱连服十剂，肿块虽不见消，亦不见长，仍用前方略为更动，又服十剂，复邀予治。见肿块已缩小，如向日之棋子大矣。病人问：此病根可以除否？予曰：除根不敢必，但期后不复发，斯得矣。外仍敷前药，内改服：

橘叶五分　全瓜蒌三钱　川贝母去心研，一钱五分　广郁金一钱五分　醋香附一钱五分　杭白芍二钱　青木香七分　云茯神三钱　全当归一钱　两头尖三十粒　玫瑰花五朵

此方告以服十剂后可毋须药，嗣闻其服此药后病不甚发，纵发即照两方相继服之，二三剂后安然无恙，现其人尚存，年已七十有奇矣。

此病幸遇此妇，乃达者能自解释，若拘泥执一，焉得奏功？

按：此病可名乳岩，亦可名乳痰、乳癖。

一孀妇年四十外乳岩

一孀妇，年四十外，家本小康，其儿媳因产暴亡，遗孩无人抚养，遂日哺糕干，夜间孩啼，即以干乳塞其口，不十数日，居然乳浆活活足充孩腹，如是一二年，孩已长大不乳，祖母乳亦渐无。一日夜间乳被小孩压住，次日即觉乳中刺痛，寒热往来，即邀予治。见其右乳中结核仅如棋子，而肿势浑如覆碗，详询颠末，知系为小孩鼻孔凉风袭入所致，外敷冲和膏，内服：

荆芥穗二钱　炒牛蒡子研，二钱　陈皮八分　防风一钱五分　柴胡八分　醋香附二钱　连翘三钱　蒲公英三钱　黄芩一钱五分　甘草一钱

此方连服两剂，寒热已去，肿势亦消，惟其结核依然如昨，乃改方用：

象贝母三钱　炒青皮一钱五分　公英三钱　柴胡一钱　制香附二钱　赤芍二钱　川芎八分　甘草一钱　橘叶五分　雀梅藤三钱

此方两服，结核仍不能消。予曰：此核历有年，所消之不易。病者首肯曰：

已有七八年，因其不大，亦不疼痒，故置之。今求先生为我除根可乎？予曰：此根万不能除，只要自己度量开阔，遇事不放在心上，此病可永不开大。若因气恼，抑郁不舒，后必变剧，谨记予言。病人求予开方，予仍以前方与服，隔十数年，偶与儿媳因家事忿争，忽乳中结核头如鸡卵，疼痛夜甚，亟邀予治。见其病情如此，告病人还记当日予嘱之言否？此次若怡情自适，断无此患。能宗予言尚无妨，否则不堪设想。病者应之曰：谨受教。外敷冲和膏加贝母、木香各一两，醋调敷，内服：

象贝母三钱　炒青皮一钱　醋香附一钱五分　炒延胡一钱五分　杭白芍三钱　川郁金一钱五分　橘络七分　全瓜蒌四钱　甘草一钱　两头尖三十粒　玫瑰花五朵

此方连服十剂，疼痛较减，肿块亦和，再宗前方加柴胡一钱，又服二十剂，病已霍然若失，惟肿块仍如棋子大，此妇至六十四五无疾而终。

一于姓妇年三十九岁外吹

于姓妇，年三十九岁，冬间患外吹，起月余始邀予治。见其左乳房结肿四五处，大小不一，坚硬如石，入暮寒热，疼痛不能近手，彻夜难眠，饮食不进，势颇危殆。诊其脉象浮沉俱滑，似乎有脓，然细细审视，实在无脓。因思病人身体肥胖，必有痰涎盘踞上中，吐之恐伤真气，泻之不易清澈，转展思维，毫无善法，不得已外敷二圣消核散，干醋调上，内服方用：

竹沥水冲，五钱　制南星三钱　白茯苓五钱，姜汁少许冲　制半夏五钱　七爪橘红一钱五分　全瓜蒌一两　炒白芥子三钱　元明粉冲，一钱五分　甘草一钱五分

此方连服三剂，乳房结核颇见松动，遂照前方煎成，加送礞石滚痰丸三钱，如是又三剂，左乳房结核已泯然无迹，右乳房陡生结核，大小根盘数目与左乳同，仍照前方略为变更，又服七八剂，居然全数消化，真意想不到。治病本无难处，只要审病真切，自然有条不紊。

一祝姓妇年三十上下产后匝月结乳

祝姓妇，年三十上下，产后匝月患结乳，初起即邀予治。见其右乳房焮肿，大如覆碗，身热形寒，不思饮食，勉进则中脘不舒。外敷冲和膏蜜水调上，内服方用：

当归三钱　泽兰叶四钱　青蒿三钱　川芎一钱五分　炮姜炭一钱　陈皮一钱五分　荆芥炭三钱　丹参四钱　漏芦三钱　通草一钱

此方连服两剂，形寒身热已去，焮肿亦觉活动，外仍敷冲和膏，内改方用：

鹿角胶四钱　丹参四钱　川芎一钱　泽兰叶一两　漏芦四钱　浙贝母一两　当归二钱　陈皮一钱　坤草八分　甘草一钱　炒瓜蒌仁四钱

此方连服两剂，乳房焮肿已消，中间有核桃大一枚，按之引手，业已成脓，遂用刀刺破，挤出花脓不少，用升丹纸捻插入疮口，纸膏罩之，内服方用：

生北口芪五钱　炒瓜蒌皮一钱五分　丹参三钱　野党参三钱　当归二钱

坤草五钱　橘叶一钱五分　川芎一钱五分　甘草一钱　白芷一钱五分

此方连服三剂，疮口脓水已少，肿势全消，仍照前法，内不服药，不数日告痊。

一储姓室女年二十四岁乳癖

储姓女，年二十四岁，忧思郁结，患乳癖，起已年余，始邀予治。见其左乳头结肿如茄，按之石硬，皮色不变，每在午后微有寒热，不疼，但觉筋脉掣急，牵及腋下，面黄肌瘦，不思饮食。按其脉左弦右滑。病势如此，颇难措手，外贴阳和解凝膏，内服加味逍遥散，方用：

当归二钱　青蒿四钱　橘叶一钱　杭白芍四钱　柴胡一钱　地骨皮三钱　淡苓二钱　土炒白术二钱　甘草一钱　两头尖三十粒　姜两片

此方连服五剂，寒热已除，余仍照前未减，仍贴阳和解凝膏，内服改方用：

金铃子一钱五分　炒青皮七分　广郁金一钱五分　炒延胡一钱五分　杭白芍五钱　醋香附一钱五分　橘叶一钱五分　柴胡一钱五分　浙贝母五钱　玫瑰花五朵

此方连服十剂，乳头根盘渐见松动，嘱令再服二十剂，又邀予治，见乳头根盘已消去一半，仍照前方再服四五十剂，必可全消。后经半载不通音问，意谓可以消释，遂不复置念。忽一日病家有小儿患喉痧，邀予诊治，因询此女乳症如何，病家凄然答曰：此女亡已五七年。予惊问：何病致死？答曰：乳症早好，惟旧有肝疾，时发时愈，日久皆不以为意。此次旧症复发，仅五小时即已物化。既未延医，亦未服药，至今举家竟不明其致死之因。予闻之颇为叹息不置。

一曾姓妇年二十一二岁产后乳痈

曾姓妇，年二十一二岁，产后匝月患乳痈，起十二日始邀予治。见其左乳房上下各结一处，大如桃，按之坚硬，疼痛寒热，呕吐酸水，干恶胸闷，病势弗善。外贴八将散膏，内服方用：

制半夏三钱　姜汁炒竹茹四钱　佛手一钱　紫蔻仁打，后下，一钱　制川

朴一钱　神曲炭三钱　陈皮一钱　泽兰四钱　甘草一钱　藿香一钱五分　姜两片

此方服一剂，寒热未减，胸闷稍舒，其两乳房肿处微觉高耸，不能消化，遂改方用：

生黄芪三钱　丹参三钱　青蒿三钱　川芎一钱　浙贝母三钱　柴胡一钱五分　当归二钱　泽兰叶三钱　橘叶一钱

此方连服两剂，两乳房肿处均已成脓，遂用刀先后刺破，脓极稠黏，且多外用升丹纸捻，内服方用：

生黄芪三钱　白芷一钱五分　陈皮七分　当归一钱五分　丹参三钱　赤芍一钱五分　川芎一钱　坤草三钱　甘草一钱　泽兰三钱

此方连服两剂，疮口已流清水，止不服药，仍用纸捻蘸升丹插入，又三天后不用纸捻，惟掺升丹于疮口，数日收功。

一曹姓妇年二十八九岁产后乳痈

曹姓妇，年二十八九岁，产后患乳痈，自破月余，口不能敛，始就予治。见其脓水不多，疮口大仅如豆，四围紫黯坚硬，此必肝郁不舒，外受寒凉所致，外掺八宝提毒，纸膏罩贴，内服方用：

上肉桂丸药汁送下，八分　当归二钱　制香附二钱　柴胡一钱　杭白芍四钱　白芷一钱　炮姜炭六分　橘叶一钱　甘草一钱

此方连服两剂，疮口如前，四围紫黯，略转正色，遂仿前方加制附片一钱，又服两剂，四围紫黯虽除，坚硬未化，外用冲和膏酒温调上，加以升丹纸捻，内服方用：

生黄芪五钱　浙贝母三钱　杭白芍三钱　川楝子一钱五分　杭白芍三钱　柴胡一钱五分　广郁金一钱五分　制香附一钱五分　当归一钱五分　甘草一钱　炒延胡一钱五分

此方连服三剂，四围坚硬，颇见融和，仍照前方略为进退，又服七八剂，疮口已敛，坚硬亦消。据述外症虽愈，而肚腹痞积时有时无，发时则上冲胸膈，懊侬难忍，此即瘕症。遂拟两方令其相间服之，不计剂数，方用：

野党参四钱　土炒白术二钱　白茯苓四钱　当归身二钱　炒杭白芍四钱　川芎一钱　丹参四钱　大熟地砂仁一钱拌炒，四钱　炙甘草一钱　醋香附二钱　姜两片　红枣两枚

又一方

制茅术二钱　煅瓦楞子六钱　玫瑰花五朵　整广皮一钱　盔沉香一钱　坤草四钱　制川朴二钱　熟军三钱　泽兰叶四钱

以上两方，一补气血，一则缓攻痞积，嘱其早晚间服，或间日一服，服两月后看其如何再议。病家深信不疑，遂间日一服，照服两月后复来就诊，据述肚腹痞积从前五六天必发，间或十一二天一发，自服药后两月仅发一次，且上冲时较前亦短，实系大见功效，可否定一丸方，以便常服而除根株？当为拟一丸方列下：

野党参二两　白茯苓三两　白归身一两五钱　土炒白术二两　制川朴一两五钱　大熟地二两　丹参二两　整广皮七钱　盔沉香七钱　莪术一两　三棱一两　制香附一两五钱　醋煅瓦楞子三两　熟军一两五钱　上肉桂五钱　杭白芍三两　川芎五钱　甘草五钱

上药各选上品焙研细末，姜汤水泛丸绿豆大，每早晚开水送三钱，此丸一料服尽，颇见功效，嘱其再配一料照服，后见其家人，云病已除根。

一孀妇某姓年五十上下乳痈

一孀妇某姓，年五十上下，患乳岩，起已五载，始就予治。见其左乳大如馒首，坚硬如石，推之不动，当用阳和膏贴之，内服化岩汤，方用：

生黄芪一两　当归一两　制香附二钱　野党参一两　炒白芥子二钱　茜草四钱　土炒白术一两　忍冬藤一两

此方连服十剂，颇见活动，仍令再服二十剂，后于每晨嚼生绿豆一二十粒，唾津送下，如是者年余，不少间断，竟获消释。

瘰疬、气串、痰疽、血串、痰串、毒串治验

一李姓孩年约二三岁瘰疬

一李姓小孩，年约二三岁，项间患瘰疬四五枚，形同热疖。惟热疖成脓三四日总可自溃，此症虽成脓，一二月不易溃破也。盖热疖是脓，脓身重故易破，瘰疬是痰，痰轻且胶住皮肉，故不易破。此病已起三月，诸方无效，乃就予诊。予见其内脓熟极，用火针刺破两处，如蛋清，外上贝甲散，内服：

象贝母三钱　生牡蛎四钱　忍冬藤二钱　桔梗七分　生米仁三钱　连翘一钱五分　元参二钱　白茯苓三钱　甘草一钱

此方连服两剂，又来就诊，破处肿已消，而蛋清脓较多且稠。盖他未破处脓均从此处泄矣，故未破处亦泯然无形。然予终不释然，外仍上前药，稍和升丹，内改方：

川贝母去心，研，三钱　生黄芪二钱　茯神三钱　干百合二钱　瓜蒌根三钱　甘草五分　桔梗七分　生牡蛎五钱　地栗三枚

此方嘱令照服五剂，因病家距予寓远有十七八里，往来不易。越数日，病家忽专人邀予往诊，并以车来，询其病情，但曰不知，予即往诊，项间已破未破均肿起，且发热神昏，喉间痰声漉漉，势将动风，诚不解其所以致此，姑将外症置之不问，先令内服：

羚羊片同灯草一钱先煎，一钱五分　连翘心三钱　丹皮二钱　双钩藤后入，四钱　陈胆星一钱五分　炒山栀二钱　川贝母三钱　元参三钱　甘草一钱　灯草三十寸，朱砂拌　竹叶十片

此方服后热退身凉，次日仍邀予治，见其内病霍然，惟未破处转形高露，用火针连刺三枚，共破五处，皆如蛋清无异。外改上升丹纸捻，内不服药。越数日又邀予治，见肿消脓净，但流黄水，仍上升丹纸捻，内服：

川贝一钱五分　桔梗一钱　元参三钱　紫菀一钱五分　瓜蒌根三钱　甘草一钱　枇杷叶去毛，炙，两片　杏仁二钱　地栗三枚

此方连服三剂，疮口水净，已将收敛，微掺升丹少许，不用纸捻，又数日收工。

按：此症名瘰病，乃风痰流络所致，故易奏功。若气疬、痰疬则难为治矣。

嗣有挚友，见予方询之曰：君用药不论大人小儿，分量一样，何也？予曰：小儿吃药，每多作践，入口者少，予重剂纵令作践一半，入口亦有力量。又询：此病何忽发热神昏？予曰：黄芪之害。盖小儿本纯阳，不受温补，故后方不用黄芪。

一男子年二十外风痰瘰疬

一男子年二十外，项间患风痰瘰疬，初起一二处，渐生七八处，累累如贯珠，就予诊治。见其内脓均有，遂用火针刺破三处，外用升丹纸捻，内服：

象贝三钱　桔梗七分　枇杷叶去毛，炙两片　元参四钱　桑叶一钱五分　甘草一钱　丹皮一钱五分　紫菀茸二钱　瓜蒌根三钱　地栗三枚

此方连服三剂，复来就诊，又用火针刺破三处，均流蛋清汁脓。仍上升丹纸捻，内服前方二三剂，越日又来就诊，尚有两处，亦用火针刺破，外均上升丹纸捻，内改方：

党参三钱　川贝母去心，研，二钱　紫菀茸一钱五分　桔梗一钱　牡蛎四钱　甘草一钱　元参三钱　茯神三钱　川百合三钱　枇杷叶去毛，炙，两片

此方连服三剂，肿消脓净，惟流稀水，改上青九一丹，内仍服前方两剂，嗣又来诊数次，先后收功。

按：此亦风痰瘰疬。

一男孩年十七八岁气串

一男孩年十七八岁，项间胸膺一带生气串，疮破，其口大小不一，共四十余处，以致项及胸膺几无完肤。面色萎黄，咳嗽无声，肺气大伤。予是年适在关内，铁路有知予善医者，使之面求予治，予嘱买：

荆芥二两

煎汤洗净患处，另买樟脑二两、东丹二两，研末香油调敷，不数日结痂而愈。并令内服方用：

潞党参米炒，四钱　东阿胶蛤粉拌炒成珠，三钱　川贝母三钱　肥玉竹二钱　炒白术屑二钱　炙百合三钱　带心麦冬朱砂拌，四钱　炙草一钱　茯神三钱　白及一钱五分

上服三剂已全愈。

按：此症已缠绵数年，一旦霍然告痊，何其快哉！世人动谓古方不灵，此亦古法，独可谓之不验乎？

一男孩年十二三岁疬疮

一男孩年十二三岁，项患疬疮，数载不痊，毫无痛楚，亦无病容，惟项间溃破有四五处，疮口仅如豆大，微有脂水，托予友为之介绍来院就治。见其病情如此，确系食鼠残不洁之物所致，乃用壁虎散与服，不一月告痊，方用：

壁虎两条，瓦上炙，存性

研末，另买白面无餡馒头两个，烧焦研末，与壁虎末拌和一处，分作三十包，每天服一包，另用：

蒲公英一钱五分　大麦芽一钱五分　甘草一钱　忍冬花二钱　醋香附一钱　橘叶两片

上煎汤送前药末。

又男子年二十外项间疬疮

又一男子，年二十外，项间患疬，病情与前仿佛，亦照此方服之，不一月而愈。

一陆姓男子年六十外气串

一陆姓男子，年六十外，胸膺一带生有气串，大小约数十处，脂水淋漓，常用夏布束缚，日易数次，如是年余，来就予诊。予初不识此为何症，迨病人去后细细翻阅诸书，有似是而非者，有病情不合而叙其原

委颇符者，求与此病相合者竟不可得。嗣在叶天士验方编内查得一方，俟病者复就予诊，姑试之，颇效，方用：

荆芥穗二两，煎水先洗净创口

次用

洋樟二两　纬丹二两

香油调敷，初上时脂水较平时多至数倍，药几淹没，再上则脂水渐少，至三四次脂水始无，旋即结痂而愈。

一男子年十八九岁右肘尖臂湾痰疽

一男子右手肘尖臂弯结肿，如棋子者二，如李者三，推之似动非动，左手肘臂已溃破三孔，大如钱，脂水淋漓，询之起已两年，诸药罔效，此即痰疽症，与瘰疬情相似，乃用铁箍散敷未破处，其破处另配药膏贴之，方用：

煅甘石一钱　川贝母一钱　炙甲片五分　炙乳石一钱　炙没药一钱　上血竭一钱　儿茶七分　梅片一分　上青黛三分　轻粉一钱　铅粉七分

上研细末，用黄占、白占各三钱，香油五钱，以油、占及上药末共置碗内，饭锅上炖化如膏，摊油纸上，量疮大小贴之，内服方用：

川桂枝一钱　炙甲片一钱　当归三钱　片姜黄一钱五分　瓜蒌根三钱　川茅菇二钱　川贝母三钱　夏枯草一钱五分　地栗三枚

另采九头狮子草，俗名割人藤，遍地皆有。

上将草洗净，打汁出，用磁瓶收贮，每早取汁一杯，绍酒一杯温服，午后服汤药，如此十数天，又就予诊，见未破肿块已见消释，惟多敷铁箍散致浮皮起，小瘰奇痒，溃破处亦渐欲收敛，脂水亦少，嘱令仍服前方并草汁外敷，未破同前药，已溃又另拟一方，名生肌消痰膏：

轻粉一钱　儿茶七分　煅龙骨五分　上血竭一钱　飞甘石一钱　川贝母一钱　炙乳香七分　炙没药五分　梅片一分　铅粉一钱

共研细末，用白占、黄占各四钱，生猪油二两，先将猪油入锅熬烊，取油去渣，再以油入锅，兑入黄白占化开，再入末药搅和，磁罐收贮。每用油纸量疮大小摊贴。初日易一次，三四日后间日易一次，又三四日后间二三日易一次，再易二三次，听他贴住，结痂，痂脱即愈。此方贴后果如期告痊。

按：此名痰疽，病者年仅十八九岁，所以易治，若年老或气血衰弱人必须服补托药方可。

一男子年二十三四岁右手臂痰疽

一男子年二十三四岁，右手臂患痰疽，溃破四五处，脓水淋漓，且味带腥秽，已经年余，方就予治，见其病情如此，先用独灰散，上之极痛，越日又来就诊，疮口反大，乃外用前初次膏方，内服九头狮子草汁，以桂枝、片姜黄作引，服二十余日，疮口渐敛，亦用前第二膏方，未及匝月完功。

按：此亦名痰疽，而此两方治之极效，幸勿以草药贱而忽之。

一女孩年十二三岁痰核

一女孩年十二三岁，项间忽生痰核，小如棋子者六七，大如李者二三，中有一枚，其大与茄无异，推之有动者，有不动者，坚硬如石，皮色不变，来就予治。见其面色毫无病容，尚可着手，乃外敷消痰散，方用：

昆布一钱五分　白芥子二钱　炙没药一钱　广郁金一钱五分　海藻一钱五分　百合二钱　川贝母二钱　茅菇二钱　降香一钱　炙乳香一钱　醋香附一钱五分　陈皮一钱　台麝二分

共研细末，用干醋炖热调敷，内服方：

生牡蛎七钱　川茅菇二钱　柴胡七分　炒橘核二钱　元参三钱　瓜蒌根三钱　川贝母三钱　桔梗一钱　当归三钱　川郁金一钱五分　地栗五枚　陈海蜇三钱

此方连服五剂，又来就诊，病情毫无增减，外仍敷前药，内改方：

醋香附一钱五分　生牡蛎七钱　瓜蒌仁二钱　炒青皮一钱五分　元参三钱　杭赤芍三钱　橘络七分　川贝母去心，研，三钱　当归三钱　川茅菇二钱　地栗三枚此方连服五六剂，病情仍无动静，外仍敷前药，内改方：

昆布二钱　海粉一钱五分　川郁金一钱五分　海藻二钱　川贝母三钱　当归三钱　夏枯草一钱五分　生牡蛎七钱　川茅菇二钱　瓜蒌根三钱　地栗三枚　橘叶五片

此方连服五剂，病人自称较好，然予察病情依然如故，转展寻思，无一良策。忽忆九头狮子草与此病虽不吻合，姑一试之。乃嘱病人速觅此草，愈多愈妙，洗净打汁，装瓶听用，内改方：

瓜蒌根三钱　川贝母三钱，去心，研　广郁金一钱　元参四钱　川茅菇一钱五分　当归三钱　生牡蛎六钱　橘络五分　桔梗一钱　赤芍二钱　地栗三枚

此方间日一服，连服十数剂，并将九头狮子草汁每早用黄酒一杯炖热冲服，如是月余，又来就诊。见项间小者已泯然无迹，中者尚有其半，大者亦如之。乃悟此非药力，实乃九头狮子草之功也。嗣嘱不必服药，外肿核用铁箍散酸调敷，惟服九头狮子草，不到两月其病霍然。

按：九头狮子草方乃予二十四五岁时治愈一卖野药者囊痈，彼无可为报，赠予此方。初不经意，后治瘰疬症试之屡验。盖此草蔓延野地，无处无之，藤有细刺，故名割人藤，叶如狮子尾，一藤十数叶、八九叶不等，故名。今人患瘰疬，苦无治法，即诸方书所定各方，亦隔靴搔痒，岂知对此病之药草即在人之目前。既知之而仍轻忽视之，何啻觌面遇之，交臂失之，殊可惜也。此草大都可解经络凝痰，故能如此奏效。

一妇人年廿七八岁两臂肩膊痰疽

一妇人年二十七八岁，两臂及肩膊一带患痰疽，大小十数处，已有七八处溃破，仅流黏水，似痰非痰，似涕非涕，内有五六处，状如瘰疬，甚坚硬，推之不动，询之起已三年。初起惟手臂一处，并未介意，逐渐贯串。现在日晡潮热，且经水不准，或十日半月一至，或一二月一至，甚有二三月不至者。以致面黄肌瘦，形神困怠，纳谷不多。予知此病不易着手，当将其破处上贝甲散，稍和高丽参细末掺于疮口，其未破处铁箍散酸醋调敷，内服：

潞党参三钱　川桂枝五分　炙鳖甲三钱　真西琥珀研冲，五分　柴胡七分

香青蒿一钱五分　片姜黄五分　炒黄芩一钱五分　杭白芍三钱　金钗石斛三钱　丹皮二钱　甘草一钱　全当归三钱　姜两片　红枣三枚

此方连服三剂，潮热较减，余如前，仍令照服三剂，潮热已净，余病依然，外仍上前药，内服：

全当归三钱　醋香附一钱五分　丹参酒炒，三钱　杭白芍桂枝五分煎汁拌炒，三钱　川茅菇一钱五分　片姜黄五分　潞党参四钱　瓜蒌根二钱　柴胡七分　桑枝酒炒，五钱　夜交藤五钱

此方连服三剂，诸病仍无动静，因思此病经水不调，病根或即在是。于是外仍用前两方，内改方：

杭白芍肉桂五分煎汁拌炒，三钱　醋香附杵，二钱　酒炒藏红花五分　全当归三钱　益母草三钱　茯神三钱　延胡索炒，一钱五分　炒白术二钱　甘草一钱　陈皮五分　月季花七朵　绍酒一杯，兑入

此方连服五剂，又来就治。病情较前似有转机，破处色不华者今转淡红，脓水亦少，结核亦较前收小，虽不尽，此方数剂之功尚属对症，仍嘱服十数剂再议。服后又来就诊，病人自称病情较前减去一半，且信水来时色甚正，从前非紫即红黄。今悉如旧，胃口近来差胜，外仍上前两方，内改方：

杭白芍三钱，肉桂五分煎汁拌炒　真广皮五分　茺蔚子三钱　全当归三钱，小茴香一钱同炒　潞党参三钱　茯神三钱　醋香附打，一钱五分　炒白术二钱　酒炒宣红花四分　川抚芎七分　甘草七分　柴胡五分　月季花三朵　绍酒一杯，兑入

此方连服十剂，面色转正，精神较健，结核将消，疮口向敛，外仍用前两方，内改方用：

潞党参四钱　茯神三钱　肉桂五分，煎汁拌炒　杭白芍三钱　土炒白术四钱　川贝母去心，研，二钱　醋香附打，一钱五分　川芎七分　生黄芪三钱　炙草七分　砂仁拌炒大熟地四钱　月季花五朵　丝瓜络一段，酒炒

此方连服十剂，疮口竟有结痂者，肿核亦有泯然无迹者。外仍用前两方，内又此方十数剂，诸病霍然。嗣复来诊，据述信水已按月而至。

按：此病名痰疽，予始治尚从外症入手，厥后置之不问，卒亦奏功。

要知病根原系奇经而起即痰，亦肝经血瘀，脾经气滞，不能运化，凝结而成。故从肝脾治之乃探本穷源法也。

一男孩年十一二岁背膊腰胯肩臂膝踝痰疽

一男孩年十一二岁，背膊、腰胯、肩臂、腿膝、踝跗等处患痰疽一二十处，就予诊时均已溃破，凡已四载有奇。见其鸡胸龟背，形容瘦削，面色枯白，不时内热，破处所流黏水似涕非涕。其父母年已五旬，仅有此子，家亦小康，闻予善治外症，不计道里远近，医金多寡，特来就医。统计前后所经医者已不下六七十人，竟无一效。盖本痼疾，加以昨张今李，更难奏功。予细揣病情，告其父曰：此病若信予治，二三月后虽不敢必其全愈，若带疾延年则尚可许。尹父即伏地叩首曰：但得带疾延年，于愿已足，敢过望乎！于是外用生肌消痰膏遍贴，内服：

龟板胶三钱，蛤粉拌炒成珠　真箭竿黄芪三钱，防风一钱同炒　杭白芍三钱，肉桂五分煎汁拌炒　东阿胶二钱，蛤粉拌炒成珠　枸杞果三钱　云茯神四钱　鹿角胶二钱，蛤粉拌炒成珠　土炒白术二钱　炒归身三钱　炙草一钱　夜交藤五钱　路路通两枚　绍酒一杯，兑服

此方连服三剂，又来就诊，病情毫无增减，内外均用前方，又四剂，病情仍如是。其父谓予曰：此病究可治否？予曰：前曾言明，如信予治，必须诊视一二十次。时越二三月，服药近百剂方可奏功，若一二次即心急，予实无法，另请高明可也。其父再三婉求援手，予复告以主意须要拿定，我方有法。外仍用前药稍和人参遍贴，内改方用：

酒黑驴皮胶二钱，蛤粉拌炒成珠　大熟地七钱，砂仁拌炒　鹿角胶三钱，给粉炒成珠　潞党参土炒，三钱　龟板胶二钱，蛤粉炒成珠　制首乌四钱　杭白芍三钱，上肉桂六分煎汁拌炒　粉归身三钱，酒炒　土炒白术屑二钱　云茯神四钱　泽泻一钱，盐炒　炙黑草一钱　桑枝酒炒，一两　丝瓜络一段，酒炒

此方连服五剂，又来就诊，见破处情形仍无动静，面色较前略转，不似前之枯白矣。内服均照前方又四剂，复来就诊，见破处肉色从前灰黯，今则淡红。予告其父曰：病已略见功效，即指破处色泽并面色逐一详示。其父点首曰：是也，疮色我虽不懂，面色一望而知，真堪佩服。

并谓医治数年，更医数十，绝不见效。今遇先生，乃能如是，实属意想不到。予曰：非他医不能治，我独能治，此中亦自有说。因汝今张明李，人将摸着头脑，而汝已就他处，再更易，效何由见？假使汝服予方数剂，来一二次又更他医，予亦无能为也，岂真有过人之技哉？不过看理较清耳。外仍用前药，内服改方：

杜煎龟板胶四钱，蛤粉拌炒成珠　云茯神四钱，人乳煎　鹿角胶三钱，蛤粉拌成珠　菟丝饼三钱　土炒野于术二钱　法半夏一钱五分　潞党参三钱，元米拌炒　粉归身三钱　杭白芍二钱，肉桂五分煎汁拌炒　炙黑草一钱　桑枝五钱，酒炒　夜交藤五钱

此方连服五剂，又来就诊，疮口渐向收敛，诸病轻减，惟患者不肯服药，其父曰：可有别法否？询其能否饮酒，答曰：可饮三四两。外仍用前两药，内改为浸酒方用：

龟板胶一两五钱　生黄芪二两，防风五钱拌炒　云茯神三两，人乳煎　东阿胶一两二钱　党参二两，土炒　白芥子一两六钱　鹿角胶一两五钱　炒白术二两　狗脊一两五钱　大熟地四两，砂仁炒　枸杞果三两　粉归身二两　肉桂三两，拌炒　杭白芍一两六钱　法半夏一两二钱　夜交藤三两　炙草一两　络石藤四两　桑枝四两　油松节四两

此方各选上品，用真绍酒十五斤共入坛，先浸一宿，次日隔汤炖煮，一炷香为度，坛口用布紧扎，勿少泄气，每早晚随量温饮一二杯。

此酒服完一料，约一月之久，又来就诊，见其疮口敛者七八处，尚有数处亦不日将敛，仍用消痰生肌膏外贴疮口，稍加人参末掺之，内令单配药酒一料，服完诸症亦愈，惟鸡胸龟背，依然不能落地行走。予曰：带疾延年，如是而已矣。

按：此病原系先天不足，加之外受风湿，湿久成痰，凝滞络脉而成。所以治法处处顾住先天，稍佐辅气养血之剂，得以奏功。要知痰由气血不足而生，气血足则痰不治自化。

一黄姓妇年三十七岁血串

黄姓妇，年三十七岁，患血串，起数日即就予治。见其两膝上至伏

兔两旁，下至腓踹左右结核累累，大者如银杏，小者如樱桃，大小约计三十余枚，色微红，推之不甚活动，步履艰难，微有寒热，脉亦沉滑，两手一律。此乃血串络管，遂用加味膈下逐瘀汤，方用：

归尾四钱　制香附一钱五分　川芎一钱五分　上肉桂研冲，八分　炒元胡三钱　长牛膝三钱　五灵脂二钱　炒枳壳一钱五分　桃仁泥三钱　乌药二钱　赤芍三钱　红花三钱　丹皮二钱　黄酒一盅，兑服

此方连服五剂，其两腿结核已泯然无迹，惟筋脉不甚舒畅，步履仍艰，遂改方用：

秦艽四钱　川断四钱　橘络二钱　茺蔚子四钱　广寄生四钱　络石藤四钱　当归三钱　鸡血藤四钱　长牛膝三钱　丹参四钱　独活二钱　黄酒一盅，兑服

此方连服三剂，筋脉大见活动，步履亦能如常，复来就诊，嘱其不必服药，病家尚不放心，怕有后患，乃嘱其照此方配十剂，用绍酒十五斤将药入坛泡一宿，次日隔水炖煮两炷香为度，每早晚隔水温服两盅，酒尽病亦全愈。

一房姓室女年十岁血串

房姓室女，年十七岁，患血串，起已两月余始邀予治。见其两手两足大小有四五十枚，大如银杏，小若樱桃，色红，推之活动在皮里，并不高起。闻已四五月天水不见，入暮寒热如疟，面色萎黄且滞，饮食甚少，浑身倦怠异常，然尚能在地行走，有时一阵酸疼，如被针刺，脉则沉涩，两尺尤甚。此亦血串络管所致，病势如此，颇难措手，先拟逍遥散合小柴胡参进，方用：

当归二钱　柴胡一钱　野党参三钱　杭白芍四钱　制半夏三钱　青蒿三钱　淡芩二钱　白茯苓三钱　甘草一钱　姜两片　红枣两枚

此方连服两剂，寒热较减，且移至午后一二点钟，余俱无甚出入。遂将前方略为增减，照服两剂，寒热已无，惟酸痛时较前加重，且觉皮肉跳跃，遂改方用：

制半夏三钱　姜汁炒竹茹五钱　柴胡一钱五分　白茯苓三钱　炒枳实一

钱五分　丹皮三钱　整广皮一钱　甘草一钱五分　炒山栀一钱五分　姜两片

此方连服两剂，酸痛大减，跳跃已除，精神稍振，饮食加增，惟四肢结核动静毫无，遂又改方用：

丹参四钱　归尾二钱　柏子仁二钱　赤芍二钱　川芎一钱　醋香附一钱五分　刘寄奴四钱　丹皮二钱　橘络一钱五分　炒元胡二钱　丝瓜络一段

此方连服两剂，四肢并不酸痛，惟结核累累仍未消释，遂改用膈下逐瘀汤加减，方用：

五灵脂二钱　炒元胡二钱　当归二钱　桃仁泥三钱　乌药一钱五分　赤芍二钱　制香附一钱五分　丹皮二钱　炒枳壳一钱五分　上肉桂丸七分，药汁送下　柴胡一钱五分　红花二钱　黄酒一盅，兑服

此方连服五剂，四肢结核颇觉松动，惟阵痛较前更剧，并无酸楚，一再思维病系何故，治宜何法，忽天机勃发，试用身痛逐瘀汤加减与服，方用：

东地龙四钱　制香附一钱五分　五灵脂三钱　长牛膝三钱　全当归三钱　桃仁泥三钱　羌活一钱五分　川芎一钱五分　炙没药一钱五分　秦艽三钱　生黄芪五钱　红花三钱　甘草一钱五分　黄酒一盅，兑服

此方连服三剂，四肢结核颇见消释，阵痛毫无，细摸结核似有似无，皮肤红色已退。语云：穷寇莫追。遂不用前法，乃改用加味逍遥散缓缓图之：

当归三钱　丹参三钱　炒白术一钱五分　杭白芍三钱　制香附一钱五分　白茯苓三钱　柴胡一钱五分　橘叶一钱五分　丹皮一钱五分　川断三钱　桑枝五钱　丝瓜络一段

此方连服十五剂，诸病霍然，天水已见，且与常人无异。此病若不遇予，真不堪设想。

一窦姓妇年二十七岁血串

窦姓妇，年二十七岁，患血串年余始就予治。见其遍体红块，大小参差，有长者、圆者、有月牙者、尖角者，奇形怪状，指不胜屈。询知信水月必两见，不多，色亦不正，每日黎明较重，斯时心忙意乱，浑身

难受，过去与常人无异。按脉沉数有力，必系血热血滞无疑。遂拟两方，一煎水沐浴，一煎服，方列下：

茺蔚子四钱　归尾二钱　川连二钱　丹皮二钱　茜草四钱　连翘四钱　鲜生地八钱　赤芍二钱　木通二钱　甘草二钱　鲜竹叶二十片

又洗方

坤草四两　茜草一两　浮萍草二两　丹参二两　苏木一两　归尾二两　刘寄奴二两　红花一两　丹皮二两　鲜桃树叶一握　马齿苋四两

上水煎沐浴，日一次或间日一次，以病愈为度。此两方一洗一服，如此六七天，满身红块已退，黎明亦不难受，惟信水尚不能调，遂改方用：

全当归二钱　柴胡一钱　茺蔚子四钱　杭白芍四钱　淡芩二钱　黑山栀二钱　丹皮二钱　土炒白术二钱　干地黄四钱　川芎一钱　姜两片

此方连服四十剂，信水虽不一月两见，仍参差不齐，腹中疗痛，时作恶心，再改方用：

丹参四钱　姜汁炒竹茹四钱　杭白芍四钱　檀香一钱　丹皮二钱　四制香附二钱　砂仁打，后下，一钱　当归二钱　橘叶一钱　甘草一钱　姜两片

此方连服四剂，腹痛已除，信水仍无准期，嘱照前方去檀香加坤草，连服二十余剂，信水如期而至，颜色亦正，止不服药。

一孟姓妇年五十外毒串

一孟姓妇，年五十外，患毒串。初不觉，惟浑身筋脉疼痛，即就予治。服舒筋活血药二十余剂，杳不见功。细询病情，缘二十年前其夫曾患杨梅入骨，经治多医，卒无效果，卧床三年未能下地，嗣患痢疾逝世。既知受病原委，不得不改方针，于是用搜毒内解法，方列下：

土茯苓一两五钱　当归三钱　连翘五钱　一枝蒿五钱　忍冬藤七钱　白鲜皮三钱　威灵仙三钱　防风三钱　皂角子三钱　青风藤五钱　甘草三钱

此方连服三剂，病人觉筋脉舒利，不甚疼痛。嘱其照方再服三剂，更见轻减，惟肩、手臂以及胯骨、膝盖、踝骨等节骱处均生结核，大小不一，皮色紫黯不疼，于是又改方用：

忍冬藤一两　炙山甲二钱　角刺二钱　当归一两　防己二钱　生黄芪一两　茜草四钱　蜈蚣两条　甘草三钱　威灵仙二钱

此方连服三剂，其节骱结核并不见消，且觉高大，扪之引手，似乎有脓。于是改托里透脓法，用：

生黄芪一两　白芷二钱　威灵仙二钱　炙山甲二钱　当归二钱　甘草二钱　角刺二钱　川芎二钱　忍冬藤八钱

此方连服两剂，其节骱结核先刺两枚，脓极腥秽，与伤寒汗后余邪留结，发为流注，破后脓味无异，惟色灰黯不同耳。疮口插八宝提毒纸捻，纸膏罩之，内服方用：

生黄芪二两　土茯苓二两　白芷二钱　忍冬藤二两　威灵仙二钱　川芎一钱　白鲜皮二钱　当归四钱　连翘四钱　甘草节三钱

此方连服三剂，破处疮口已流清水，不用纸捻，仍用八宝提毒掺之，其未破处亦相继刺破，悉照前法加纸捻，内服改方用：

生黄芪一两五钱　当归三钱　防风三钱　野党参一两五钱　银花一两五钱　陈皮一钱五分　土炒白术三钱　威灵仙三钱　甘草一钱五分　土茯苓一两五钱，煎汤代水

此方连服三剂，其前破处已将敛口，疮口掺九一丹，纸膏罩之，后破处亦相继流水，收功均在目前。不意偶感风寒，遂大发寒热，饮食不进，特又改方用：

野党参五钱　柴胡一钱五分　醋炒升麻五分　土炒白术三钱　制半夏三钱　苏叶一钱五分　甘草一钱五分　陈皮一钱五分　葛根一钱五分　土口芪五钱　当归二钱　姜两片

此方服一剂，寒热虽减，尚未净尽，再服一剂，寒热仍属未净，饮食不思，遂再改方：

野党参四钱　青蒿四钱　知母二钱　柴胡二钱　制首乌四钱　甘草二钱　制半夏四钱　淡芩二钱　姜两片　红枣两枚

此方连服两剂，寒热已净，惟胃气仍未大醒，改用加味香砂六君子汤，方用：

野党参土炒，三钱　制半夏三钱　橘叶七分　土炒白术三钱　藿香一钱

五分　神曲炭一钱五分　白茯苓三钱　砂仁七分　炒稻芽一钱五分　甘草七分　煨姜两片　红枣炙焦，两枚

此方连服三剂，胃气大醒，疮口敛者过半，其未敛者不过略浸清水而已，可不服药。病者犹恐后患不清，日久复发，于是嘱其向药肆买八宝散三钱，分十五次用土茯苓煎汤送下，日进一副，服后永无后患。

一杨姓男子年二十七八岁毒串

一杨姓男子，年二十七八岁，患毒串数月，始就予治。见其两手、两足及两项、肩胛约有十数处，大者如桃，小者如杏，脓水淋漓，其一种腥秽气味令人掩鼻。内中破溃者虽居多数，其未破者尚有五六处。于是视脓已熟者三处先为刺破，脓固不多，肿亦随消，即用八宝提毒散蘸捻插入，其先破疮口掺海浮散，纸膏罩，内服搜根化毒，方用：

土茯苓二两　蜈蚣四条　威灵仙四钱　生黄芪一两　当归四钱　忍冬藤八钱　虾蟆两只　白鲜皮四钱　一枝蒿四钱　白芷二钱　连翘四钱　甘草三钱　皂角子七粒

前方连服四剂，其未破者已为相继刺破，所有新旧破者脓水均已见少，仍照前方连进六剂，先后破处俱见功效，脓水益少。遂将前方加减改为煎膏方以图省便，方列下：

生口芪四钱　连翘四钱　土茯苓二斤　银花四钱　防风二两　皂角子二两　野党参四钱　白鲜皮二两　威灵仙二两　土炒白术三两　白芷二两　甘草四两　当归二两　青风藤二两　黄柏二两　秦艽四两

上药各选上品，入锅先泡一宿，次日炭火煎熬，滤汁去渣，用白冰糖一斤收膏，每早晚开水冲服各三钱，服一料后诸病霍然。

一妇人年四十七八岁气串

一妇人年四十七八岁，患气串已二年，始就予治。据述浑身串痛，忽左忽右，忽上忽下，或有形，或无形。有形时按摩即散，旋即气泄，若无病然，如不按摩，不气泄，则胀如鼓，弹之彭彭有声，或三日一发，或五日一发，间或一月半月，早晚不定，了无准期，大都稍有气恼即剧。

如此情状，气串无疑，即用十六味流气饮试服，方用：

木香一钱　乌药一钱　炒枳壳一钱　制香附二钱　陈皮一钱　制半夏三钱　桔梗二钱　制川朴一钱五分　柴胡一钱五分　苏梗二钱　炒延胡二钱　当归二钱　野党参六钱　炙没药一钱　川芎一钱　甘草一钱　葱管三寸，去两头

此方连服五剂，串痛已愈大半，嘱照前方再服十剂，看果如何，服十五剂后居然全愈。病者怕根株不净，请立丸方，列方于下：

野党参二钱　木香七钱　台乌药一两五钱　土炒白术二两　制川朴一两五钱　柴胡一两五钱　白茯苓三两　炒枳壳七钱　桔梗一两五钱　陈皮一两　制香附一两五钱　砂仁七钱　制半夏二两　佛手八钱　玫瑰花五钱　当归一两五钱　白芍二两　川芎七钱　甘草一两

上药焙，研细末，用十大功劳四两，煎水泛丸如绿豆大，每早开水送三钱，服一料后永无后患。今其妇已年近古稀矣。大凡对症发药，鲜不奏功，但看症、辨症实在不易，如服药不效，当责自己认症不真耳。

一朱姓妇年三十外气串

朱姓妇，年三十外，患气串八载，始就予治。见其形容枯槁，步履艰难，风吹欲跌。询知病起时始由左肩胛，隐痛不甚重，年余串至右肩胛，再年余串至左臑臂，再年余串至右臑臂，再年余串至左髀骨，再年余串至右髀骨，嗣又串至左右肋骨，复串至左右胫骨，缠绵七八载，从未医药。盖从前串痛系自左串右，自上串下，右痛左平，上串下平，近年来不分上下左右，或两肩胛齐痛，或两臑臂齐痛，或髀骨胫骨齐痛，忽上忽下，忽左忽右。痛时肌肉跳跃，一若针攒，且前时尚有数月不痛，或数日不痛，今则无日无时无处不痛，痛时苦楚言难尽述。日来饮食不进，形神困顿，诊其两手脉象，浮取柔细无神，沉取亦如之，此乃气血两伤，所有顺气破气之剂均不能进，遂拟两方早晚分服。

早服方：

野党参八钱　白归身二钱　丝瓜络一段　土炒小于术二钱　土炒白芍四钱　鸡血藤四钱　大熟地砂仁一钱拌炒，四钱　真云茯苓四钱　真东阿胶

四钱　炙甘草一钱　夜交藤八钱　姜两片　红枣两枚

晚服方：

制半夏四钱　炒枳壳一钱　生龙齿打先煎，八钱　白茯苓四钱　姜汁炒竹茹四钱　络石藤四钱　整广皮一钱　甘草一钱　路路通两枚　秦艽四钱　姜两片

此两方令各连服两剂。复来就诊，询知毫无动静，坚请予另立方。予曰：不必更方，仍各服三剂，看其如何再议。照服后又来就诊，询其此次服药如何，病者点头曰见好。视其面色略见滋润，形神亦不似前之困顿，两手脉象虽尚柔细，稍觉有神，遂谓病者曰：病既见效，不必更方，可再照服十天后再议。嗣又来就诊，病者精神颇好，据述现在浑身串痛较前十去八九，此次可否立一丸方，以便常服？予曰：未到其时。仍从前方参进，以扫根株，方用：

野党参一两　白归身四钱　整广皮一钱　土炒小于术四钱　杭白芍四钱　真清阿胶四钱　白茯苓六钱　大熟地砂仁一钱同炒，八钱　姜汁炒竹茹六钱　甘草半生半炒，二钱　制半夏四钱　鸡血藤四钱　玫瑰花五朵　路路通三枚　姜两片

此方连服十剂，病者步履如常，浑身串痛悉除。遂令照前方十倍其剂焙研细末，另用十大功劳叶四两煎水泛丸，如绿豆大，每早晚用佛手柑泡汤送丸各三钱。

从来看病要先分清表里、阴阳、寒热、虚实，此病确系气血两亏，肝胆稍有浮热，是以早间用八珍汤加减，补其气血也，晚间用温胆汤加味，去其肝胆浮热也。学者当于此中着意，若一味破气顺气，此病安有愈期？

喉症治验

一般子堦大令门丁喉症

殷子堦大令门丁某，患喉证甚重，邀予治时咽关肿塞，帝丁向上，直抵上颚，形寒发热，大解多日不通，气促有出无回，喉间漉漉有声，

汤水不入，诊之脉沉数有力，过六七至。看此情形，断难过夜。索阅诸方，大都滋阴化火之品。盖病人声声自道阴虚，恐予不知其身体，且知予平日胆大手辣。踌躇再四，如果阴虚，前方纵不见效，何至加剧？定系实火。然病势至此，非快手不能挽回，乃拟两方相继服之，首方：

荆芥穗二钱　连翘三钱　射干二钱　象贝母三钱　桔梗一钱五分　山豆根二钱　牛蒡子二钱　元参六钱　甘草一钱五分　炒山栀二钱　竹叶十片　灯心三十寸

上方既定，即嘱赶紧去买，复开次方：

生军八钱，开水泡拧汁兑服　炒枳实一钱五分　丹皮二钱　元明粉三钱，冲服　黄芩三钱　甘草一钱

此方写毕，前方业已买来，嘱令速煎一开便得，不可过煎。一面去买次方，药到则前剂已煎成，即令慢慢灌下。次方如何煎法亦详以告知，予即返寓。次早又来邀予，询来人病状何似，曰：愈矣。服次方后连泻六七次，今日其病若失。予即往诊，见病人喜形于色，伏枕叩首者再。观其喉间，病已十去八九，帝丁垂下，饮食可进，惟觉疲软无力耳，当为另拟一方如下：

紫马勃一钱，布包　桔梗一钱　炒山栀三钱　人中黄七分　连翘二钱　金银花一钱五分　川贝母三钱　丹皮二钱　竹叶十片　灯草三十寸

此病系由风火侵入心肺胃诸经，名为慢喉风。若不邀予治，或予无此快手，万无生望。故曰：医不易为。盖此等病，性命危在呼吸之间，至今思之犹觉懔懔。

一胡姓男子年五十外喉风

一胡姓男子，年五十外，早起牙痛，继觉喉间汤水难入，项间微肿，家有发散残膏贴之，至日晡时分病渐加剧，夜半延予往诊，见其喉间肿塞，痰声漉漉，当用鸡翎探之，出痰少许。尔时予年尚轻，此种症见之不多，不敢着手，坚辞另延他医而去。其家闻言，即别邀素业专科徐某次晨来诊，告病家曰：病虽重无妨。于是先用探药，后吹药，吹后又探，如是三四次。时已近午，岂知医者尚安然施治，而病者已淹然逝矣。此

予于病者逝后闻诸他人者。

按：此病名快喉风，当予诊视时若用釜底抽薪之法，断不致死。即徐某到时一面探吐，一面用承气汤灌，亦尚可救。彼时予年轻识浅，不敢下手，而徐某则已年近六旬，且素号专科，竟亦随波逐流，眼见其毙，可慨也夫。

一陈童快喉风

陈姓小孩，夏令喉间微现红肿，就予诊治。予以为风热轻症，乃以青吹口散吹之，内服：

川连五分　苏薄荷五分，后入　荆芥穗一钱五分　连翘三钱　象贝母三钱　甘草五分　桔梗一钱　炒山栀二钱　竹叶五片

此方服后不及两刻，喉间堵塞，气促而亡。予闻之不禁中心如刺，若谓药不对症，此病此方并无背谬，若果对症，何服之不及两刻气促而亡？再三思维，或系黄连用之失之早乎？忆予治此病时年仅二十四五，抑或粗心，认症不真，致有此错，至今思之，犹惭恨无地。

按：此乃真快喉风。

一朱珊源司马仆人单乳蛾

朱珊源司马仆人某，喉间患单蛾，邀予治之。见其咽关里外鲜红似火，脉则沉而无力。此虽认定实火，然其人身体怯弱，且大便不闭，小便不赤，口不渴，身微热，只可用轻清法，吹青吹口药，内服：

连翘二钱　元参三钱　射干一钱　枯芩一钱五分　炒山栀一钱五分　甘草六分　象贝母三钱　山豆根一钱　竹叶五分　青果两枚

此方连服两剂，咽关红势转淡，仍吹前药，内服改方：

炙僵蚕二钱　元参三钱　象贝母三钱　紫马勃一钱，布包　炒山栀二钱　连翘三钱　丹皮一钱五分　桔梗八分　甘草七分　竹叶十片　青果两枚

此方服两剂，喉蛾已泯然无形，内不服药，仅吹轻吹口药，数日霍然。

按：此名单乳蛾。

一男子年三十外喉痈

一男子年三十外患喉痈，就予治时已六日汤水不下，势甚危殆。见其小舌紧靠上腭，肿起如鸡卵一个，指按之引手，业已有脓，遂用刀刺破，出脓两杯，喉间顿觉能进汤水，为吹犀黄散少许，内服：

紫马勃布包，一钱　生石膏四钱　连翘二钱　元参四钱　肥知母一钱五分　甘草一钱　川贝母三钱　桔梗一钱　鲜苇根一两

此方服两剂，已可进饮食，稍觉疼痛，外仍吹犀黄散，内改方：

元参三钱　金银花二钱　桔梗一钱　紫马勃布包，一钱　鲜石斛三钱　甘草八分　连翘三钱　象贝母三钱　鲜苇根一两

此方连服两剂痊愈。

按：此症名喉痈，系肺胃风热。

一某姓小孩喉疔

一小孩年五六岁，忽不能言，汤水亦不能咽，就治于予。见其帝丁肿如鸡心，细视系紫色血泡，用刀轻轻刺破，流出血水，随以犀黄散吹之，内服：

连翘心三钱　川连五分　赤芍一钱五分　木通一钱五分　元参三钱　甘草一钱　竹叶五片　灯心三十寸

此方服一剂，次早即愈。

按：此病系心包血热，喉科称此为喉疔，又曰帝丁。书云不可轻用刀针。试思此症若不刺破，此孩即难过夜，是书中之言亦有不可尽信者。故此等处要在临时细细留意，切勿草菅人命，特均及之。

一潘子静观察乃郎烂喉丹痧

潘子静观察乃郎，夏令遍生丹痧，喉间腐烂，汤水难进，邀予诊治。见其面红，身热灼手，喉间偏左腐烂较重，即以犀黄散吹之，内服：

板蓝根一钱五分　金银花二钱　丹皮二钱　连翘二钱　象贝母三钱　紫马勃布包，一钱　元参三钱　枯芩一钱五分　甘草一钱　竹叶五分　鲜苇根五钱

此方服两剂，遍体丹痧已退，而喉间腐烂虽轻，稍觉疼痛，仍吹犀黄散，内服：

金银花三钱　肥知母二钱　川贝母去心，研，二钱　连翘三钱　元参三钱　人中黄五分　丹皮一钱五分　紫马勃布包，一钱　炒山栀一钱五分　鲜苇根一两

此方服两剂，诸病霍然。

一汪君牧观察乳蛾

汪君牧观察令嫒患乳蛾，邀予诊治。见右咽关结肿如梅核，头似腐烂，此乃烂头乳蛾症，吹以犀黄散，内服：

紫马勃布包，一钱　炙僵蚕二钱　元参三钱　象贝母三钱　桔梗八分　射干一钱五分　山豆根一钱五分　连翘二钱　甘草一钱　竹叶五分　鲜苇根五钱

此方服一剂，次日复邀予诊。肿处较消，仍吹犀黄散，内改方：

紫马勃布包，一钱　花粉二钱　元参三钱　川贝母研，二钱　丹皮二钱　连翘二钱　桔梗一钱　甘草一钱　忍冬花一钱五分　鲜苇根一两

此方服两剂，又邀予治，肿已消，腐烂亦净，仍吹犀黄散，内照前方进退，一剂而愈。

按：此亦名单乳蛾，治之从肺胃两经着意极稳当。

一同乡翁庆甫阴阳俱亏喉症

同乡翁庆甫，冬令喉间觉稍疼痛，向药肆买胖大海两枚泡服，临卧时服下，随即大汗淋漓，是夜适大雨雪，次早间邀予往诊。见其汗出如雨，棉被上热气上腾，与水锅冒热气无异。人觉昏晕，音低气短，视喉间紫黯微肿，汤水难咽，痰声漉漉。予初见亦手足无措，因思及同道翟君景贤，胸中颇有见解，惜时未遇，无人知之，当即嘱病家飞舆往邀，俟其到后共同治疗方妥。一面买生黄芪五钱、防风一钱，用红枣七粒、棉子仁十四粒煎服，药甫下咽，翟君已到。告以原委，随诊脉毕，即询予曰：究竟虚症实症？予曰：阴阳两脱，极虚之症。彼因不知喉症，不敢用药，转询予曰：君意云何？予曰：非大补不可，且非温补不可。翟

君点头称是，于是同拟一方：

生黄芪一两五钱　别直人参四钱，另煎兑入　炒白术五钱　归身五钱　生牡蛎一两　茯神五钱　大熟地二两，制附片二钱拌炒　炙草三钱　防风三钱　杭白芍五钱，肉桂一钱五分同炒　枸杞果四钱　红枣七枚　浮小麦一撮

喉间另用吹药方：

牙皂末一分　真明雄二分　炮姜末一分五厘　上肉桂末一分　山豆根末一分　川贝母二分　煅月石一分　射干一分　泥片五厘

共研细末吹喉。

病者服药后，至傍晚汗已止，喉间略可咽汤水，嘱照此方连夜再服一剂，次早见病人精神较好，然喉间紫黯有似墨黑者，此系伏寒在内，不用大剂，此病恐仍无济，乃改方用：

大熟地一两二钱，制附片二钱拌炒　生黄芪八钱　杭白芍四钱，上肉桂一钱五分同炒　炒白术四钱　紫苏叶七分　归身四钱　鹿角胶四钱，酒溶化　炮姜一钱五分　生牡蛎一两　川贝母三钱，去心研　枸杞果四钱　炙草二钱　红枣七粒

此方连服两剂，喉间紫黯已退，稍有碎腐，改吹犀黄散，越两日诸病全愈，惟喉间尚未能净，乃改进：

川贝母二钱　枸杞果二钱　制首乌三钱　大生地四钱　大麦冬二钱　杭白芍二钱　元参三钱　瓜蒌根三钱　紫马勃一钱五分　甘草一钱　梨肉一两，引

此方连服两剂，诸症俱退。

按：此症阴阳两亏，喉间系虚火上炎，又兼伏寒在内，甚难着手。若非翟君助，予未必有此胆量，是则虽予救之，而翟君亦不为无功焉。

一男子年二十外喉蛾丹痧

一男子年二十外，秋令喉间患有似蛾非蛾，似痹非痹之症，稍有碎腐，身热灼手而畏寒，遍体起有丹痧，半隐半现，邀予诊治。见其病情如此，乃先用清解方法：

荆芥穗一钱五分　桔梗一钱　射干一钱五分　连翘三钱　元参三钱　山豆

根一钱五分　象贝母三钱　紫马勃布包，一钱　甘草一钱　鲜芫荽三钱

此方服一剂，虽微见汗，热仍不解，喉间依然，且便闭溺赤，喉间昨未吹药，今略用青吹口、犀黄两散掺和吹之，内改方：

紫马勃布包，一钱　牛蒡子炒研，二钱　连翘三钱　象贝母三钱　忍冬花三钱　枯芩二钱　板蓝根一钱五分　酒军三钱，后入　元参三钱　甘草一钱　竹叶十片　鲜苇根一两

此方服一剂，热虽减，仍未退净，大解一次，干燥异常，喉间如旧，仍吹前两药，内又照服一剂，复邀予诊，已热退身凉，喉间亦轻松，大解又见两次，惟神疲气乏，胃气不佳耳。喉间仍吹前两药，内改方：

川贝母去心，研，二钱　瓜蒌根二钱　紫马勃布包，一钱　元参二钱　桔梗七分　大带心麦冬三钱　丹皮一钱五分　人中黄五分　藕两片

此方连服两剂，诸病霍然。

按：此名烂喉丹痧症。

一某童年十二三岁喉瘤

一某童，年十二三岁，咽关偏左患瘤，年余不痊，就予诊治。外用犀黄散及青吹口两搀吹之，内服：

象贝母切，三钱　牛蒡子炒，研，二钱　苏薄荷叶五分，后入　桔梗一钱　瓜蒌根三钱　甘草一钱　元参三钱　海浮石三钱　地栗三枚

此方连服三剂，似见轻减，又服三剂，复就予诊，见其喉瘤已消其半，喉间仍吹前两药，内服：

炙百部一钱五分　紫菀茸一钱五分　桑叶二钱　白前一钱　炒牛蒡子研，二钱　象贝母切，三钱　桔梗八分　甘草七分　荆芥穗一钱五分　地栗三枚

此方连服三剂，喉间瘤已消净，仍令多服数剂，嗣未再发。

一男子年五十八岁虚火喉痹

一男子年五十外，喉间堵塞，汤水难咽，越一二月始就予诊。见其咽关两边微微红肿，并无寒热，询知有时汤水难咽，有时较好，更有午饭难咽，晚即安然无恙，两月以来已如此十数次。此乃虚火上炎症也。

喉间以肉桂二分、干姜一分、川贝母三分、黄柏二分、泥片一分研细末吹之，内服：

大生地四钱　云茯苓三钱　泽泻一钱　淮山药三钱　山萸肉去核，一钱五分　肥知母一钱五分，盐水炒　黄柏七分，盐水炒　丹皮二钱　梨皮一钱五分

此方连服三剂，又来就诊，病势毫无增减，吹服两药，悉照前方又三剂，仍然如故，吹药照旧，内服改方：

大熟地七钱　山萸肉去核，一钱五分　制附片七分　淮山药三钱　丹皮二钱　茯神三钱　上肉桂七分，去粗皮，切后入　泽泻一钱五分　带心大麦冬四钱

此方连服三四剂，喉间红色已退，又服三剂全愈。

按：此名虚火喉痹，初服知柏地黄汤不效，次服附桂八味汤，其应如响。可知药不对症则已，对则无不见效者。然吹喉之药亦有力焉。

一妇人喉痹

一妇人患喉痹六七日，汤水难咽，亦无寒热，就予诊治，见其咽关两旁鲜红，并不甚肿，此乃实火喉痹，吹青吹口药，内服：

荆芥穗一钱五分　连翘三钱　瓜蒌根三钱　射干一钱五分　象贝母三钱　苏薄荷叶一钱，后入　山豆根一钱五分　炒山栀二钱　苦甘草一钱　竹叶二十片

此方连服两剂，红势已减，可以咽饮，惟觉心烦内热，大便干燥，喉间仍吹前药，内改方：

枯芩二钱，酒炒　瓜蒌根三钱　木通一钱　象贝母三钱　炒山栀三钱　丹皮二钱　连翘三钱　酒军二钱　甘草一钱　鲜苇根一两　竹叶十片

此方连服二剂，果获全瘳。

按：此名实火喉痹。

一男子年四十外风寒喉痹

一男子年四十外，平日肩挑负贩，忽喉间肿痛，汤水难咽，形寒发热，头痛如劈，时欲呕吐。病势极重，邀予诊治。见其喉间肿塞，色紫

黑，脉浮紧，此乃风寒症，不须吹药，内服：

羌活一钱五分　川芎一钱五分　蔓荆子二钱　紫苏叶二钱　川桂枝一钱　荆芥穗二钱　白芷一钱　桔梗一钱五分　炙僵蚕四钱　甘草一钱　姜葱引

此方服一剂，汗泄热解，喉间肿仍如故，又照前方服一剂后，喉间紫黑稍退，而咽饮仍有阻碍，乃改方：

荆芥穗二钱　象贝母三钱　桔梗一钱五分　防风一钱五分　炙僵蚕三钱　射干一钱五分　苏薄荷叶后入，一钱　炒牛蒡子研，三钱　甘草一钱　鲜芫荽三钱

此方服一剂，咽饮较昨少松，又一剂而愈。

痰包治验

一中年妇人痰包

一中年妇人患痰包六七日，致舌妨于掉展，且微寒微热，邀予诊治。见舌下肿起如撞舌无异，大等白果，指按绵软，用刀刺之，流出蛋清几有一匙，搽以冰硼散，内服加味二陈汤：

细川连五分，去芦　真广皮七分　苏薄荷叶七分，后入　姜半夏二钱　枯芩一钱五分　甘草七分　地栗三枚

此方服两剂已愈，越两月复发，较前肿势更大，惟不寒热，来就予诊。见肿势如此，仍用刀刺破，亦流蛋清两匙，遂照前方加减，用：

象贝母二钱　姜半夏一钱五分　薄荷叶五分，后入　细川连四分　橘叶五分　甘草七分　连翘一钱五分　炒山栀一钱五分　地栗三枚

此方服两剂又愈，越匝月又来就治。询知此次破后流蛋清十数天，始多渐少，嗣刀口合缝，蛋清不流，是处复慢慢肿起。予始悟刀口仅一小缝易合，遂用利剪向肿处高尖上剪去豆粒大一块，流出蛋清稍带血，仍上冰硼散，内改方用：

黄芩二钱　茯神三钱　陈皮七分　川贝母三钱　姜半夏一钱五分　细川连五分　杭白芍三钱　甘草一钱　莲子心五分　地栗三枚

此方嘱令服三剂后再来诊治，到期果来，破处已泯然无迹，此即一

剪之功也。仍令照方再服十数剂，嗣后询其亲眷，果不发矣。

一男子年三十外痰包

一男子年三十外，系河营守府之戚，腮颐间结肿如茄，来就予治。询之起已两年，不疼不痒，不热不红，按之绵软，知内系痰聚无疑。正拟用刀刺时，患者口已张开，瞥见舌下肿如银杏光亮，按之亦绵软，姑先舌下刺之，流出蛋清有半碗许，腮颐肿处业已瘪下。初不料外腮之痰能从此中流出，即于破处上冰硼散，腮颐间用消痰散，酸醋炖热调敷，内服方：

姜半夏二钱　潞党参土炒，三钱　细川连去芦，五分　炒白术一钱五分　姜制朴一钱　桔梗一钱　云茯神三钱　橘红七分　甘草一钱　陈海蜇三钱　地栗三枚

此方连服三剂，又来就诊，外腮颐已泯然无迹，痰渐净，然痰套日久，皮肉中空，难保将来不再触发，外仍用消痰散，内改方：

潞党参四钱　细川连五分，去芦，切，姜汁炒　法半夏二钱　炒白术二钱　云茯神三钱　川茅菇一钱五分　紫菀茸一钱五分　广皮七分　川贝母三钱　甘草一钱　桔梗一钱　地栗三枚　陈海蜇三钱

此方嘱令服十剂后再看如何，彼照服后又来就诊，破处痰固早净，而刀口业已合缝，扪之外腮与好肉贴平，病已全愈。嘱其好好保养，嗣后肥腻少食，可不复发。年余遇之，果未复发。

按：此亦名痰包症，虽系外腮结肿，安知非因患痰。脓已熟极，无路可泄，渐渐窜及腮颐，抑或腮颐患有痰症，脓熟不破，致向舌下窜去，兹无论其窜内窜外，总之痰症虽成，脓竟可经年不破，即如前年张戟门观察佣妇肋间患痰疽，初小渐大，一二年后始来就予治，见其肿块类似大茄，按之绵软，刀刺之亦流蛋清半碗，外上升丹捻，内未服药，延二三月告痊。计前后流痰约四五大碗。此症若不经予刺破，安知不缠绵不已，贻患终身乎？

肋痈、肋疽、胁痈、胁疽、驻肋、驻胁流注治验

一沈大年三十外肋痈

一沈大，年三十外，无室人，极高大壮实，时在八月十二三来就予诊。见其右乳下肋骨旁有一头，似疖非疖，初按之似已有脓，及细细按摩，毫无形迹。疮头与好肉贴平，稍停头复露出，再按亦如是，如此三四次，予实不解其故。迨远看，肋下连及胸膺一带隐隐微肿，询其病起自何时，据述自三月间患春温病，发热咳嗽，病势颇重，连更六七医，服药百余剂，至今内病已愈，惟胸膺时觉刺痛，大都平昔担轻负重，努力营伤所致。予诊脉已见滑数，知脓已成，惟疮头仅有钱大，不知与隐肿处可一气否，殊觉游移莫定，外贴散膏，内服：

生黄芪四钱　白芷八分　川芎一钱　桔梗一钱　当归三钱　甘草一钱　川贝母三钱　赤芍三钱　丝瓜络酒炒，一段　自穿蚕茧一枚

此方嘱其连服两剂，服后能来就诊固好，否则邀予去诊亦可。至十六日乃父来述，服药后疼痛较重，余无他恙，坚请予同往一诊。是日适雨后道途泥泞，小车难行，只得步往，其家约距予寓六七里许。予到时病人坐在院内，村人知予到，围而观者不下二三十人。予揭衣看视，其情形与前仿佛，细看疮头比前稍大一二分许，初按仍似有脓，及细细按摩，亦复与前无异。予不问如何，即用刀当头刺进约五六分深，出刀而视，不但无脓，并血亦无一滴。于是众口訾议，予虽听不真切，隐约间似谓予冒失，胆大心粗。予亦默然坐视，毫无主意。忽想出一法，用卧龙丹嗅鼻取喷涕，脓如喷壶，远射丈许，约有一二碗，众始无一言，且有在门外高声呼佩服者。外用升丹纸捻，内服：

川贝母去心，三钱　马兜铃一钱五分　橘红七分　生苡仁四钱　生黄芪三钱　紫菀一钱五分　茯神三钱　甘草一钱　枇杷叶两片

此方连服三剂，又邀予诊，从前隐肿处泯然无迹，疮口脓水亦不多，外仍上升丹捻，内改方：

川贝母二钱　马兜铃一钱五分　炒瓜蒌皮一钱五分　潞党参三钱　生黄

芪三钱　茯神三钱　紫菀茸一钱五分　炒白术一钱五分　甘草一钱

此方连服三剂，疮口脓水已净，掺白九一丹，纸膏罩之，内不服药，数日霍然。

按：此症名肋痈，又可名内痈。然予用药悉从肺胃两经注意，抛却肝经，因当开刀时尚有咳嗽，故从此入手。

再：此病若稍胆小，必不敢下手，则脓必从内溃，纵不死必成漏症。

一船户年三十左右肋痈

一船户，年三十左右，左肋间结肿如手掌大，平塌不高，微红疼痛，手不可近，起五六日始就予治，外贴散膏，内服：

柴胡一钱　赤小豆二钱　桃仁三钱　归尾酒炒，三钱　川芎一钱　橘络七分　丹皮一钱五分　炒赤芍三钱　生苡仁三钱　酒炒丝瓜络一段

此方连服三剂，肿已松动，红色已退，仍用此方两剂，越日又来诊，已平复如初。

按：此名肋痈，乃湿瘀流注肝脾而成。

一妇人年四十外肝火气滞

一妇人，年四十外，两肋间隐隐刺痛，外面无形，就予诊治，授以一方而去。方用：

柴胡一钱　川郁金一钱五分　炒枳壳一钱　醋香附二钱　橘络七分　杭白芍三钱　代赭石煅，三钱　旋覆花布包，三钱　玫瑰花三朵　丝瓜络酒炒，一段　猩绛屑五分

此方连服两剂，无大效，乃改方，用柴胡清肝汤加减：

柴胡一钱　炒山栀二钱　连翘二钱　枯芩二钱　杭白芍三钱　防风一钱　当归三钱　细生地四钱　草节一钱　天花粉二钱　橘叶五片

此方服一剂，已不疼痛，又一剂而安。

按：此肝火气滞，非外症，故特志之，以资考核。

一船户年六十外肋疽

一船户年六十外，秋间左肋骨初起粟粒白泡，微痒，抓破流水，疮口紫黯，日渐延大，形如蜂房，就予诊治。疮口已大如牛眼，血水不断，疼痛夜甚，发热，胃不思纳，外用疽药掺之，内服：

柴胡一钱　白芷一钱　忍冬藤三钱　角刺一钱五分　赤芍三钱　连翘三钱　防风一钱五分　炙乳没各五分　川芎一钱　甘草一钱　南花粉三钱　黄芩一钱五分　丝瓜络酒炒，一段　夜交藤五钱

此方连服两剂，身热疼痛均减，惟疮口血水脓少，紫色稍退，外上疽药，内改方：

生黄芪三钱　忍冬藤三钱　连翘三钱　杭白芍三钱　花粉二钱　当归三钱　丹皮二钱　炒白术一钱五分　甘草一钱　夜交藤五钱

此方连服两剂，疮口均转红色，脓水已少，势将收敛，外用白九一丹掺之，纸膏罩贴，内服：

潞党参三钱　杭白芍酒炒，三钱　柴胡七分　当归二钱　川芎八分　紫丹参三钱　细生地炒，四钱　炒白术一钱五分　茯神三钱　炙草一钱　夜交藤三钱　丝瓜络一段

此方又服三剂，疮口已敛如小钱大，乃上八宝丹、玉红膏，摊纸罩之，不数日结痂而愈。

按：此名肋疽。

一男子京都人年三十外肋疽

一男子顺天人，年三十外，右肋骨初起粟粒白泡，日渐延大，就予诊时疮口已纵横二寸许，色紫黯，顽腐坚如牛颈之皮，不脱，不发热，饮食如常，外上升丹、疽药两和掺之，内服：

角刺三钱　柴胡一钱　生黄芪三钱　炒白术二钱　赤芍三钱　白芷八分　当归三钱　川芎一钱　草节一钱　忍冬藤五钱

此方连服三剂，顽肉渐觉活动，紫色依然，乃照此方又两剂，始用利剪将其顽肉剪下，无脓惟流血水，中有油花，与油滴在水内无异，外仍上升丹、疽药两搀，内改方：

生黄芪三钱　当归二钱　杭白芍三钱　白芷七分　柴胡一钱　花粉二钱　炒白术二钱　茯神三钱　草节一钱　夜交藤五钱

此方连服三剂，顽肉脱净，疮口用白九一丹和疽药掺之，内照此方再服三剂，口已敛如银币之大，仍上前药，内服：

柴胡一钱　潞党参三钱　炙黄芪二钱　归身三钱　杭白芍三钱　茯神三钱　炒白术一钱五分　炙草一钱

此方连服三剂，疮口已不甚大，外上八宝丹、玉红膏，摊纸贴之，遂平复如初。

按：此名肋疽，病本弗轻，幸年轻气血壮实，得以奏功。若年迈或气亏人难免不淹缠两月矣。

一男子年三十七八岁胁痈

一男子年三十七八岁，春间左肋骨近胁处结肿，始就徐雨田治，不效，继邀蒋心一治多次，成形由蒋刺溃，月余不敛，乃托予房主人周某介绍，邀予诊治。见其破处，口如钱大，綦深，色紫黑，颇有秽味，且所食菜屑从疮口流出，内膜已坏，用油捻燃着向疮口略照，觉油捻为气吹动，知不可治，坚辞不敏，病家再三恳求，勉拟一方，以尽人事，外用玉红膏，摊纸罩之，内服：

柴胡五分　炙黄芪二钱　归身酒炒，三钱　枸杞果二钱　党参三钱　炒白术一钱五分　茯神三钱　砂仁拌炒大熟地四钱　五味子五分　炙草七分　夜交藤五钱　炙香红枣三枚

此方煎好，送护膜散一钱五分。连服两剂，据称稍效，复邀予治，予决计不往。嗣闻又邀蒋治，延十数日而殁。

按：此病较前沈大之症似，尚少轻，何沈大刺破不数日告痊，而此病竟酿成不治？伊谁之咎，阅者自知。

一妇人年六十外胁痈

一妇人，年六十外，左肋近胁结肿，邀予诊时已经多医。见其肿处大如覆碗，疮头已浸黄水，势将自溃。余知已伤内膜，无可着手。病家

坚求开破，予曰：破固死，不破亦死，病势到此，卢扁无法。强为刺破，外掺升丹，纸膏罩之，内服：

党参四钱　金石斛三钱　炙绵芪二钱　炒白术三钱　炒白芍三钱　归身酒炒，三钱　柴胡五分　茯神三钱　炒杜仲三钱　夜交藤三钱　丝瓜络酒炒，一段

此方连服三剂，疮口无甚变动，病人自称大见功效，身体亦觉活动，精神顿长，予终不深信，姑照前方法用之，令再服数剂，嗣又来邀，仍按此方进退，如是三四次。越十数日，忽夜间杳无声息，次早儿妇呼之梳洗，不应，扪之已僵。

按：此病可名胁痈，本属无妨，医者不知，早为刺溃，遂致不可收拾，良可叹惜。

一董太史侄女驻胁流注

一董太史侄女，与青镇某姓，腰后近胁处结肿如盆，根盘极大，邀予治时亦经多人治疗。见其从季胁旁溃破，疮有两口，脓水时多时少，按之中空，且挤脓时有白沫浸出，汩汩有声，内膜已破，形容虽不十分消瘦，然萎黄不润，且艰于反侧转动，据述胯间亦破两处，与腰间相继，起亦相继自溃，数月不痊，外上升丹纸捻，内服：

党参四钱　炒白术二钱　云茯神三钱　炙黄芪三钱　炒白芍三钱　粉归身酒炒，三钱　炒杜仲二钱　炙草一钱　煨姜两片　红枣三枚

此方连服三剂，又邀予诊，见病情毫无增减，外仍用升丹纸捻，内改方：

党参四钱　炒杜仲三钱　大生地四钱，砂仁拌炒　枸杞果三钱　狗脊一钱五分　炒白术二钱　炒归身三钱　茯神三钱　炙草一钱　桑枝酒炒，五钱　丝瓜络酒炒，一段

另用护膜散加味

珍珠一钱　白占一钱五分　白及一钱五分

共为细末，分十日服。

煨姜两片　炙香红枣三枚，引

此方连服三剂，病情仍无增减，而病家极言大见功效，予终不释然，乃改进阳和汤加味：

生麻黄五分　潞党参三钱　炮姜一钱　狗脊三钱　大熟地砂仁拌炒，六钱　上肉桂七分，煎汁炒白芍三钱　盐水炒杜仲三钱　炒白芥二钱　鹿角胶酒化兑服，三钱　白归身酒炒，三钱　炙草七分　夜交藤三钱　丝瓜络一段

此方连服三剂，略见松动，反侧亦觉轻便，疮口已无白沫，仍服此方又三剂，复邀予治，见疮口白沫仍流，面色转红，虚火上炎，知不可救，乃改拟方：

带心大麦冬朱砂拌，四钱　上肉桂五分，煎汁炒杭白芍三钱　丹皮一钱五分　金钗石斛三钱　制首乌三钱　大生地砂仁拌炒，四钱　女贞子二钱　制西洋参一钱五分　炙草一钱　梨皮三钱

此方服后情形予遂不知究竟，时值岁杪，予亦无暇往视，嗣闻于次年正月杪病逝世。

按：此病本系流注轻症，乃医者不辨脓之有无，不敢刺破，听其自溃，遂致不可收拾。医者胆小，畏用刀针，转至杀人，实堪发指。然予对于此症亦不为无过，缘阳和汤方内有麻黄一味，用在溃后膜穿之时，未免大欠斟酌，故并及之以志予过。

一男孩年十三四岁右胁血瘀成痈

一男孩，年十三四岁，右胁忽结肿，焮红高大，就予治之，见其身热，扪之灼手，询知系挫跌，适有木杠在地，楞格是处，才三日。外用玉真散，黄酒炖热调敷，内服：

炙甲片二钱　炒延胡二钱　归尾酒炒，四钱　刘寄奴三钱　陈皮一钱　连翘三钱　桃仁泥四钱　泽兰叶二钱　柴胡一钱五分　赤芍酒炒，三钱　胡桃两枚，连壳打

绍酒一斤煎药。

此方连服两剂，又就予治。发热已退，再服两剂而愈。

按：此病可名胁痛，因楞格伤，故按血瘀气阻治极稳当，效亦极速。若少因，循亦欲成脓，脓成不刺，听其自溃，在小孩或无性命之忧，然

终身之累恐亦不免。

腋痈、腋疽、穿腋流注治验

一妇人年四十外腋痈

一妇人，年四十外，腋间结肿，根盘大如覆碗，坚硬异常，疼痛夜甚，手难举扬，微有寒热，脉见滑数，势将造脓，外贴文八将散膏，内进：

赤芍酒炒，二钱　黄芪三钱　角刺二钱　当归三钱　白芷八分　陈皮七分　瓜蒌根二钱　连翘三钱　川芎一钱　甘草一钱　自穿蚕茧一枚

此方连服两剂，头已高耸，用火针刺之，脓稠黏且多，外用升丹捻，内进：

醋香附二钱　角刺一钱五分　瓜蒌根二钱　酒炒杭白芍三钱　泽兰叶二钱　陈皮七分　全当归酒炒，三钱　川芎一钱　甘草八分

此方两剂，脓少肿消，仍照前方去角刺，加柴胡五分、黄芪三钱，又两剂，疮口已流黄水，再用升丹捻换之，三日后不药而愈。

按：此名腋痈，本属轻症，七日成形，十四日成脓，二十八日落痂，迟一日不能，早一日不可。

一妇人年五十外腋疽

一妇人，年五十外，平日身体瘦削，易生嗔怒。忽腋间结肿，有一白粟如豆大，根盘并不甚大，而四围漫肿，连及背膊、胸膺一带，寒热似疟。曾邀里中某医治之，服柴胡清肝汤两剂不应，乃邀予治。予见其形容瘦削，面上时红时退，此虚火上炎。然就痈疽而论，前医服柴胡清肝汤药症正对，何无效验？反复踌思，苦无善法。忽忆缓则治本，急则治标，其人虚火上炎，乃阴亏水不涵木，木火上升，姑先舍外治，内方用羚羊片、桑叶、钩藤、元参、地骨皮、肥知母、黄芩、生地、麦冬、丹皮，两剂服后，寒热已除，面色不似前之时红时白，知虚火已退，乃改进仙方活命饮两剂，疮头渐流血水，又两剂疮头已腐，且有蜂房，形

孔无多，不过十数而已。于是改用黄芪、忍冬藤、当归、杭白芍、丹参、花粉、银柴胡，如是又三剂，腐已去，新肉已生，前后计一月完功，其溃破处疽药、升丹、九一丹相继用之。

按：此名腋疽。

一男孩年十四五岁穿腋流注

一男孩，年十四五岁，腋间结肿，根盘形同鹅卵，时寒时热，三四日来就予治。外贴发散膏，内服：

炙甲片二钱　桃仁泥二钱　姜朴一钱五分　角刺一钱五分　陈皮八分　炒延胡二钱　当归尾三钱　半夏姜制，一钱五分　醋香附一钱五分　胡桃两枚

此方连服三剂而愈。

一小孩穿腋流注

一小孩腋间结肿，色白，根盘大如覆碗，不能动转举扬，十四日方邀予治。见其疮头略有红色，知脓已熟，用刀刺之，出脓碗许，当即肿消大半，外上升丹纸捻，内不服药，不五六日收功完好。

按：此名穿腋流注症，邀予诊视，内脓已成，开之仅五六日即愈。此等病前后计二十一日，不远不近。

一男子年三十外血瘀臑痈

一男子，年三十外，剃发为业，因与同伙口角，将其手膊拉伤脱骱。嗣请伤科接骱，多方推凑，骱虽合，而筋脉已伤，瘀血凝滞，遂至结肿，上至肩井，下至臂弯俱肿，不能伸屈抑扬，病已十四日，始邀予治。见其臂膊内外有头五六处，内脓均成，当从臂弯里侧刺破，不能下手挤捺，自流脓约一碗许。外上升丹纸捻，内服紫丹参、泽兰、刘寄奴、桃仁、片姜黄、川桂枝、炒延胡、赤芍等消瘀和络，两剂肿势渐消，外仍上升丹纸捻，内改用血竭、自然铜醋煅、紫丹参、炙地鳖虫、当归、桂枝、片姜黄、刘寄奴、桑枝、炒延胡、丝瓜络等，又两剂，肿消八九，脓亦日渐稀少，惟臂膊仍拳曲不舒，仍宗前方加伸筋草、红花，又三剂后，

疮口已流清水，肿亦消尽，惟筋脉弯曲，乃改用浸酒方，用：

川桂枝三钱　上血竭二钱　秦艽五钱　川芎二钱　醋煅自然铜三钱　片姜黄三钱　当归五钱　刘寄奴三钱　地鳖虫七只　紫丹参三钱　威灵仙二钱　伸筋草三钱　络石藤三钱　红花一钱五分　炙乳没各一钱五分

上用绍酒六斤，将药置入瓶内泡一宿，次早隔汤炖煮一炷香为度，瓶口扎紧，每早晚服一二杯，酒未服半，臂膊已平复如初。

按：此乃瘀血凝滞，故专注意于此，不杂他药。

一男子年三十外腋痈

一男子，年三十外，右腋漫肿，根盘大如覆盆，按之木硬，指痕不随手起，不痛微酸。此痰与死血互结，起八九日乃就予治。见其病情如此，外用白芥子末和入冲和膏内，酸醋调敷，内服炒白芥子、全瓜蒌、桃仁泥、刘寄奴、泽兰、炒延胡、法半夏、茅菇、当归尾，两服肿势如故，仍宗前方加炙甲片、红花，三剂肿块消去大半，又三剂而愈。

一女孩肋骨流注

一女孩夏令腋下近肋骨生一流注，起十四日方就予治。见其疮头已有薄皮剥起，知脓已熟极，遂用小刀刺破，出脓碗许，但根盘散大，浑无边际，乃流注坏症，然童年断不致有碍，外用冲和膏酸醋调敷束其根脚，内服当归、川芎、白芷、陈皮、赤芍、川朴、丹参等，两剂疮口已出清水，又照方两剂完功。

按：此症浑似无边，乃流注败症，然收功如此之速，此非真无边，乃类无边也，实由脓熟套开所致。

附骨疽、附骨痈、贴骨流注、少腹痈、腹皮疽治验

一俞姓附骨痈

一俞姓男子，夏令房事后受寒，左大腿通肿，浑如吊桶，无头，皮色稍变，疼痛呼号，彻夜不休，起四日邀予诊治。见其肿势如此，寒热

交剧，外敷回阳玉龙膏，内服：

荆芥二钱　羌独活各一钱五分　紫苏叶三钱　防风二钱　前柴胡各一钱五分　炒枳壳一钱　川桂枝一钱五分　赤苓三钱　桔梗一钱五分　甘草一钱　姜两片　葱一枝，引

此方连服两剂，寒热已去，疼肿依然，乃改用：

生麻黄一钱　炒白芥子三钱　长牛膝四钱　大熟地砂仁拌炒，一两　炮姜一钱五分　宣木瓜酒炒，二钱　鹿角胶酒溶化，三钱　川桂枝二钱　桑枝酒炒，一两　夜交藤四钱

此方连服三剂痛止，肿亦消，再服两剂，又较轻减，乃改用：

党参二钱　大熟地砂仁拌炒，七钱　生黄芪三钱　白术三钱　炮姜一钱　炒杜仲三钱　炒白芍三钱　防风一钱五分　羌活一钱五分　当归三钱　制附片一钱　长牛膝四钱　甘草一钱　桑枝酒炒，一两　丝瓜络酒炒，一段

此方连服三剂，诸病霍然。

按：此病可名附骨痈。

再：此症初用荆防散逐其外邪，次用阳和汤搜其内寒，末用大防风汤补虚逐寒，治法一丝不乱，加以年轻人气血壮旺，且深信予不疑，因而奏功甚速。

一张兆熊外甥附骨疽

张兆熊外甥某，年十七八岁，秋令左大腿股阳环跳穴无故酸痛微肿，初不介意，嗣肿痛日甚，寒热往来，起经一月才就予治。见其筋缩不伸，肿痛如此，外敷回阳玉龙羔，内服内托羌活汤：

全当归三钱　防风二钱　羌活一钱五分　藁本一钱五分　炒茅术一钱五分　连翘三钱　黄柏一钱　甘草一钱　上肉桂去粗皮，切后入，六钱　桑枝酒炒，五钱　丝瓜络一段

此方连服两剂，寒热虽去，而肿痛筋屈与前无异，乃改用阳和汤加味：

生麻黄五分　上肉桂一钱　炮姜五分　鹿角胶酒溶化，三钱　羌活一钱五分　长牛膝三钱　大熟地砂仁拌炒，七钱　炒黄柏一钱　炒白芥子三钱　桑

枝酒炒，五钱　夜交藤五钱

此方连服三剂，肿痛轻减，经脉稍舒，再服三剂，肿痛全去，惟筋脉尚欠舒利，乃改方用：

川桂枝一钱五分　全当归酒炒，三钱　五加皮二钱　羌活一钱　炒黄柏一钱　宣木瓜酒炒，一钱五分　秦艽二钱　真川牛膝四钱　炒茅术二钱　甘草一钱　桑枝酒炒，一两　伸筋草三钱

此方服三剂，筋亦舒利，可毋服药矣。

按：此名附骨疽，治之尚早，不难消释：且童体尤易奏功。

一王姓小孩股阳痈

一王姓小孩，甫六七岁，秋令股阳患痈，邀予治时已经匝月，脓已成熟，用火针刺溃，脓出两碗，肿尚不消，外上升丹纸捻，内服：

生黄芪防风一钱拌炒，四钱　川桂枝一钱　真川牛膝三钱　炒茅术二钱　羌活一钱五分　甘草一钱　全当归酒炒，三钱　炒黄柏七分　秦艽一钱五分　桑枝酒炒，一钱　夜交藤五钱

此方连服三剂，肿势较消，脓仍不少，外仍上升丹捻，内改方：

党参三钱　杭白芍桂枝一钱拌炒，三钱　真川牛膝三钱　生黄芪防风一钱拌炒，三钱　炒白术一钱五分　全当归酒炒，三钱　羌活一钱　黄柏炒，五分　甘草七分　大熟地砂仁拌炒，四钱　桑枝酒炒，五钱　夜交藤五钱

此方连服两剂，复邀予诊，诸症松减，脓亦稀少，再服两剂，又邀予诊，脓已净，但流黄水，仍上升丹纸捻，内不服药，不数日告痊。

一熊姓小孩年七八岁附骨痈

一熊姓小孩，年七八岁，大腿正面膝上六七寸伏兔穴处，初时骨里酸痛，色白，不能动转，腿亦不伸，起已匝月，方邀予治。见其大腿上至胯下至膝俱肿，按之如泥，色亦不变，惟伏兔穴处肿痛较甚，病根在是，内热脉数，势难消释，外用铁箍散，醋炖热调敷，内服：

藿香二钱　粉葛根二钱　姜半夏二钱　泽泻一钱五分　宣木瓜一钱五分　陈皮八分　姜制朴一钱五分　长牛膝四钱　甘草一钱　炮姜一钱　赤苓四钱

桑枝一两　丝瓜络一段

此方连服两剂，诸病依然毫无动静，乃改方：

生黄芪四钱　白芷一钱　姜半夏二钱　角刺三钱　全归三钱　陈皮七分　泽泻一钱五分　牛膝三钱　姜制朴一钱五分　宣木瓜一钱五分　甘草一钱　赤苓三钱　桑枝五钱，酒炒　丝瓜络酒炒，一段

此方连服三剂，又邀予治。伏兔穴处按之引手，内脓已成，用火针刺溃，脓出碗许，外上升丹，内服：

生黄芪四钱　炒白术二钱　川芎八分　茯苓三钱　当归三钱　白芷一钱　泽泻一钱五分　姜半夏三钱　煨葛根一钱　甘草一钱　长牛膝三钱　桑枝酒炒，一两　丝瓜络酒炒，一段

此方连服三剂，后已为伊父背来就治，见肿势已消其半，脓水稀少，外仍上升丹纸捻，内不服药，又来治二三次完功。

按：此名附骨痈，又可名贴骨流注。

一曹姓小孩年十二三岁岁附骨痈

一曹姓小孩，年十二三岁，大腿伏兔穴略侧许结肿，邀予诊时内脓已成，起经匝月，本欲刺破，因身体瘦弱，外敷铁痛散，内服托药，方用：

生黄芪四钱　长牛膝酒炒，三钱　当归三钱　潞党参三钱　白茯苓三钱　泽泻一钱五分　炒白术一钱五分　宣木瓜酒炒，一钱五分　姜半夏一钱五分　甘草一钱　桑枝酒炒，五钱　丝瓜络一段　姜两片

此方连服两剂，复邀予诊，见疮头似觉高起，乃用火针刺溃，脓出两碗半，系稀污中有粉块，外上升丹，内服：

潞党参三钱　白茯苓三钱　长牛膝酒炒，四钱　生黄芪四钱　杭白芍肉桂五分煎汁拌炒，三钱　泽泻一钱　炒白术一钱五分　白归身酒炒，三钱　煨葛根一钱　炙黑草七分　桑夜酒炒，五钱　丝瓜络酒炒，一段　煨姜两片　炙香红枣二枚

此方连服三剂，肿消脓净，但流稀水。外仍上升丹，内照此方再服两剂，忽夜受寒凉，头疼身热，畏冷不食，胸闷，又邀予治，乃为另拟

一方与服：

紫苏叶二钱　炒神曲三钱　蔓荆子一钱五分　白芷一钱　法半夏二钱　炒枳壳五分　川芎八分　嫩桂枝五分　炙内金一钱　姜两片

此方连服两剂，外邪已解，诸证俱退，不再服药，外仍上升丹纸捻，又四五次才得告痊。

按：此名附骨痈，亦名贴骨流注。

一男子年三十外股阳痈

一男子，年三十外，股阳环跳穴处初起结肿如茄，遍腿酸痛，不能行走，抬至外国医院，该院长林姓，系广东人，不辨症之阴阳表里，即用利刃将肿处割去掌大一块，血流不止，以凉水泼之。病人先服麻药，不知痛楚，迨醒后知已被割，以为旦夕可瘳，讵知月余，口仍不收，肉亦不长，时流鲜血不已，乃来就诊治。见其病情如此，往来不便，因令留治。外掺八宝丹，玉红膏，摊纸罩之，内服：

潞党参三钱　丝瓜络酒炒，一段　炒丹皮二钱　炙绵芪二钱　炒归身三钱　川芎八分　紫丹参三钱　炒生地四钱　炒白术屑一钱五分　炙草一钱　夜交藤五钱

此方连服三剂，疮口毫无动静，惟鲜血从此不流矣，外仍上前药，内改方：

潞党参四钱　酒炒归身三钱　炒黄柏五分　杭白芍三钱，肉桂五分煎汁拌炒　紫丹参三钱　羌活七分　大熟地制附片五分拌炒，七钱　酒炒长牛膝三钱　炙绵芪三钱　炒白术二钱　炙草八分　丝瓜络酒炒，一段　夜交藤五钱

此方服四剂，疮口新肉已长，外仍上前药，内又服三剂，后疮口虽平，仍大如掌，触之流血，知系新肉尚嫩，非若前之流血，乃割伤患处络脉所致，当嘱病人切勿行动，内不服药，如是十数日，疮口已敛如洋钱大。病者急欲归去，予以八宝丹、玉红膏，并为拟一方：

潞党参四钱　杭白芍三钱　川芎五分　大熟地砂仁拌炒，六钱　白茯神三钱　炙草一钱　炒白术二钱　白归身酒炒，三钱　羌活五分　黄柏炒，五分　长牛膝酒炒，三钱

此方照购四剂，交病人带去，越两月后病人来谢，云已复旧如初矣。

按：西医遇症，不论阴阳表里，动以刀割。在身体壮实者尚可不致殒命，不过痛苦难禁而已，若系气血稍弱之人，割后即死者有之，到家淹一半月死者有之，故霸术究不如王道。

再按：此症乃股阳痈毒，较附骨痈、贴骨流注为轻。

一男子附骨疽

一男子素患便血，十数载不痊，夏令环跳穴处隐隐酸痛，十数日觉痛处肿起，步履艰难，乃邀予诊。见其面色萎黄，唇白如纸，宛如新产妇人。肿处根盘不大，皮色不变。诊得两手脉细如丝，乃气血两亏之候，询知向患便血症，转展踌躇，竟无善法，姑为外贴散膏，内拟方用：

大生地砂仁拌炒，六钱　杭白芍肉桂四分煎汁拌炒，三钱　酒炒长牛膝三钱　潞党参四钱　炒归身三钱　炙绵芪三钱　枸杞果三钱　羌活五分　黄柏五分　甘草半炙半生，七分　夜交藤五钱　桑枝酒炒，五钱

此方连服三剂，肿痛均轻，而胸闷不舒，纳谷无味，此虚不受补，然本因虚致病，不补病焉能去？补则胸脘又复窒塞，如何而可？外仍贴散膏，内改方：

潞党参土炒，四钱　真广皮盐水炒，七分　生黄芪三钱，防风一钱拌炒　杭白芍三钱，肉桂五分煎汁拌炒　土炒扁豆衣三钱　炒谷芽一钱五分　酒炒长牛膝三钱　炙内金一钱　夜交藤五钱　丝瓜络酒炒，一段

此方连服三剂，脘闷已舒，肿痛亦愈八九，暂不服药，停数日再议。越十数日又邀予治，据称诸病俱痊，近因便血症又作，务求一诊。诊其脉现中空，两尺尤细弱如丝，此脾虚不能摄血，非大肠火也，为用归脾汤加减：

潞党参四钱　粉归身酒炒，三钱　炙槐角二钱　云茯神三钱　远志肉炙，一钱五分　生黄芪防风一钱同炒，三钱　炒白术一钱五分　酸枣仁炒打，三钱　龙眼肉一钱五分　炙草一钱　煨姜两片　炙香红枣三枚　莲房炭一个

此方连服三剂，便血已止，又数剂而安。嗣每触发，即以此方服之辄效。

按：此名附骨疽，治之早可以唾手奏功，若迟治或不固根本，辄用温通，则此等虚人焉得不死？

一男子痢疾后附骨痛

一男子秋间患痢疾，治愈。忽觉右腿环跳穴无形酸痛，初尚勉强支持，厥后腿不能立，伸不能屈，时寒时热，邀予诊治。见其肿势不大，按之痛处毫无根脚，外贴散膏，内服阳和汤加味：

生麻黄一钱　炒白芥三钱　羌活一钱　大熟地摘碎，一两　炮姜一钱　炒黄柏七分　上肉桂去粗皮，切后入，一钱　鹿角胶酒溶化，三钱　长牛膝酒炒，三钱　桑枝酒炒，一两　丝瓜络酒炒，一段

此方连服三剂，诸病略见轻减，再服三剂，又邀予治，已能起床，告以毋须服药。越数日复来邀予，见其面红似火，身热灼手，腹痛扪之稍安，四肢厥逆，脉大无伦，口弗渴，小解白，此假火，宜用温补，方用：

大熟地制附片一钱五分煎汁拌炒，六钱　炒白术三钱　杭白芍上肉桂一钱煎汁拌炒，三钱　煨木香七分　茯神三钱　益智仁三钱　野党参四钱　吴萸五分　甘草一钱

此方服后，热退身凉，惟口渴内热，夜不安卧，乃改方用：

朱拌带心大麦冬四钱　夜交藤三钱　莲子心五分　朱拌茯神三钱　丹皮二钱　南花粉三钱　朱拌灯心三十寸　竹叶十片

此病治之早，未成大患。若失治或治之不当，便成附骨疽大症。成脓后若早日刺破，还可挽救，迟破或听其自溃，鲜有不毙者。

一男子右腿环跳附骨痛

一男子右腿环跳穴下漫肿酸痛，即邀里中一医治之。过服温通，腠理开张，大汗淋漓，日夜不止，人几昏晕，饮食不入，势极危殆。托友人介绍，邀予诊之。两手脉大无伦，气促有出无回，知系虚寒症，人将脱矣，急用：

鹿角胶酒化兑入，四钱　高丽别直参煎汁另兑，一两　大熟地制附片一钱同

炒，一两　杭白芍上肉桂一钱同炒，四钱　防风一钱，煎汁炒　上黄芪八钱　生牡蛎一两　野于术三钱　淮山药土炒，四钱　炙草二钱　浮小麦一撮　棉子仁十四粒　红枣五枚

此方服一剂，晚间复邀予诊，汗已止，再服一剂，次日又邀予诊，人已神智清爽，惟肿痛仍不能除，乃拟阳和汤略为变通，用：

鹿角胶酒化兑入，四钱　桂枝一钱同炒杭白芍三钱　炮姜一钱　麻黄五分，同炒大熟地六钱　菟丝饼四钱　炒白芥三钱　羌活七分　制附片一钱　黄柏五分　酒炒长牛膝三钱　夜交藤五钱

此方连服三剂，诸病霍然。

按：此病亦系附骨痈、贴骨流之类。前医方极妥当，惟照阳和汤麻黄用一钱、熟地须一两方可解其躁烈，乃彼方麻黄用一钱五分、熟地用八钱，且有紫苏三钱，以致大汗不止，须知立方总要轻重得宜。

一陆姓男子年三十外类附骨痈

一陆姓男子，年三十外，深秋左右腿环跳穴处各结肿一枚，根盘不大，初起惟觉酸痛筋急，别无他苦。迨至成形，始寒热大作，邀予诊治，见其两处按之皮热，尚不引手，势难消释，乃外贴散膏，内服：

角刺三钱　连翘三钱　当归三钱　羌活一钱五分　炒黄柏七分　木瓜一钱五分　白芷一钱　牛膝三钱　生黄芪四钱　甘草一钱　桑枝酒炒，一两　丝瓜络酒炒，五钱　自穿蚕茧两枚

此方服两剂，又邀予诊，肿处按之引手，一用火针刺破，一用刀溃，脓出红白相兼，各有半碗，外上升丹，内服：

生黄芪三钱　羌活一钱　全当归三钱　炒茅术一钱五分　炒黄柏五分　川芎一钱五分　秦艽二钱　长牛膝三钱　木瓜一钱五分　甘草一钱　桑枝酒炒，五钱　丝瓜络酒炒，一段

此方服两剂，又邀予治。肿消痛止，脓水亦少。外仍上升丹，内又服两剂，不数日而瘳。

按：此病名类附骨痈，乃寒湿客于脉络，与着筋骨者有间，学者须知之。

一黄黄氏年三十外风湿化火腿痈

黄黄氏，年三十外，夏天忽右大腿全肿焮红，兼之遍起丹毒，形如堆云。起三四日即邀予治。见其大腿肿势与吊桶无异，不能反侧动转，身热灼手，舌白灰腻，此风湿化火症，先用如意散，马蓝头汁调敷，内服：

荆芥穗二钱　泽泻一钱五分　炒茅术一钱五分　川萆薢三钱　防风一钱五分　炒山栀三钱　连翘四钱　山苦参一钱五分　木通一钱五分　忍冬藤三钱　甘草一钱

当时嘱令照方服两剂，丹毒已退，身热较减，惟大腿肿势如昨，仍用如意散，白蜜调敷，内改方：

制豨莶草二钱　泽泻一钱五分　六一散布包，五钱　川萆薢三钱　连翘三钱　秦艽二钱　炒黄柏一钱　猪苓三钱　防己一钱五分　通草八分　忍冬藤三钱

此方服两剂后，肿虽未消，红色全退，满拟从此可以消释，故仍令服前方，毫无加减。不料一剂服后，大腿通变青紫，神昏谵语，毒已内陷。予即请辞，病家再三哀求，勉拟一方，用：

犀角剉末冲服，一钱　丹皮二钱　人中黄七分　炒山栀三钱　川连七分　连翘三钱　琥珀研冲，七分　元参三钱　黄芩二钱　竹叶十片　灯草三十寸

此方服后神识稍清，仍邀予治，坚不肯往，越日晚间即逝。

一彭姓妇大腿痈

彭姓妇，九月左大腿患痈，无力医治，卒致自溃，月余仍不能愈。势已垂危，乃邀予治。见其面色白如枯骨，舌则中心无苔，日晡潮热，大腿疮孔不过洋钱大，疮色紫黑，毒已内陷。予曰：病势如此，卢扁无法，请辞。病人曰：我死固与先生无涉，惟既请先生来，总要开一方，服剂药死亦瞑目。予勉从其请，为拟一方予之：

高丽参二钱　大麦冬三钱　白归身二钱　杭白菊三钱　朱茯神三钱　五味子五分　炒稻芽一钱五分　砂仁壳五分　白扁豆皮二钱　煨姜两片　红枣三枚

此方服后精神顿长，次日复邀予治。予曰：阳光返照，明日必死，坚辞不再开方。予出门即告其村人曰：明日午前必死。村人疑信参半，至明日果于是时而殁，始信予言不谬。

一刘姓男子年十七八岁大腿痈

刘姓子，年十七八岁，夏天左大腿患痈，无力医治，延至十数日始邀予诊。见其大腿满肿，自胯间自小腿胫骨及足跗一条，有七八头，按之俱有脓矣，仿佛瓜藤一串，疮头之大不过如李如桃。先从足跗刺开，冀其脓从上顺流而下，外用升丹纸捻插之，内服牛膝、木瓜、黄柏、秦艽、忍冬藤、泽泻、赤苓、茅术、六一散等，两剂后大腿肿势全消，胯以下各头，脓仍不向下流，只得再从上刺破两头，亦用升丹，内仍服昨方，越日又挨次刺破，脓并不多，予意上下必贯串一气，竟尔不通，殊属诧异。于是内服黄芪、生地、当归、丹参、赤芍、秦艽、牛膝、丝瓜络、桑枝等，四五剂后病始全愈。

按：此病如果不通，何以瓜藤一串，必以为通，何足跗刺破脓仍不顺流而下？此等病若在他医治之，必先危言恐吓，多方要索，须知医乃仁术，予常以此言书之座右。

一男子年三十外箕门腿痈

一男子，年三十外，右腿箕门穴患腿痈，匝月后始自溃破，后但流稀脓，疼痛夜甚，经多人医治，总不获痊，嗣来就予诊治。见其形容枯槁，询其饮食如何，曰饮薄粥两碗而已。困惫之状，难以言喻。其疮口仍流稀水，细视其稀水来路甚远，疮口之四围隐隐红肿，此肝经相火为患，外用青九一丹蘸纸捻插入，内服秦艽、细生地、川石斛、炙鳖甲、炒丹参、大麦冬带心炒、稻芽、扁豆、砂仁、银柴胡等，服两剂后精神略有起色，内外仍用前方。又两剂，胃气差强，能食饭半碗，粥三四碗。如此似可挽回，而疮口脓水总不见少，尚属可虑。因于青九一丹内稍加煅龙骨、白芷，越日来诊，脓水竟少，外仍上前药，内服：

制西洋参一钱五分　云茯神朱拌，三钱　远志肉一钱五分　土炒白术二钱

砂仁壳五分　柏子仁一钱五分　土炒扁豆三钱　归身酒炒，二钱　炙黑甘草七分　金石斛三钱　姜枣引

此方四五剂后竟收口而愈。

一室女年十七岁少腹痈

一室女少腹患痈，失治自溃，数月不痊，就予诊治。见其形容瘦削，风吹欲倒，疮口在胯根之上，少腹之下，挤之脓水滴滴而出，中多白沫，知内膜已伤，日晡潮热。年已十七，信水未来，诊之脉反洪大有力，予力辞不治。病人之父再四恳求援手，予外用青九一丹掺疮口，内服青蒿、琥珀、银柴胡、川石斛、地骨皮、西洋参、秦艽、杭白芍、丹参、甘草等，两剂后潮热大减，脓水渐少，仍用前方再服四五剂，病势大见起色，潮热已无，纳谷有味，予改用党参、丹参、茯神、麦冬、川石斛、扁豆、炒白术、甘草等与服。讵至次日，不能行动，寒热大作，饮食不进，初次乃乘舆来，后皆乘洋车而至。此次并舆亦不能坐，飞舆来邀予往。及细察病情，不应骤变至此，殊属闷闷。其母在旁谓曰：昨日服错药矣。询其所由，则曰：昨日我方与彼服之，故致如此。盖其母向患喘逆，昨日同来，予为之开方，用苏子降气汤。不料两相误服，然母服女方无碍，女服母方后遂因咳嗽掣痛，疮脓水就此不断。予亦无法，辞不治。去后不知又邀何医治之，越三日而殁。

按：此病予治之颇有转机，乃忽两药误服，错虽曰人事，实亦天命。

一室女年十八九岁右腿股阴疽

一室女，年十八九岁，右腿股阴穴患疽，邀予诊视已经六月。见其大腿虽肿，按之其软如棉，皮色不变，而患处根盘有如覆瓯，一望而知脓已熟透。拟用火针刺破，奈病者大声呼号，无可着手，不得已用刀刺溃，流稀脓污水约两碗许，中多粉浆。外用升丹，内服人参养荣汤两剂，脓渐少，肿见消，照方又服两剂，反寒热大作，不思纳谷。改用陈皮、稻芽、肉桂、茯神、炒白术、麦冬、丹参、川石斛等药，服后寒热去，胃口醒，再服又寒热大作，不能纳谷。予力辞不治，去后彼邀药肆郭君

治之，用清脾饮服之，病势更剧，缘郭君与予朝夕见面，故得其详。嗣亦不治，待尽而已，果不数日而殁。

按：此病本三阴亏损，寒湿乘虚里着，乃成此附骨疽症。破后予用人参养荣汤，继用养阴和胃诸方，似乎头头是道，乃初服大效，继服则不效，谓之虚不受补，本绝病，强治又奚益？

一男子少腹疽

一男子乃机器局工匠，股阴近少腹处患疽，亦失治自溃，数月不痊，托予友介绍就予诊治。见其疮口如钱大，空壳似通内脏，按之亦流稀水，中多白沫，内膜已穿，万难设法。病人及友人再四哀恳，勉为外用青九一丹，内服护膜散并人参养荣汤两剂，病势似见起色，病人固喜极，友人亦乐不可支。予谓友人曰：此病终属劳而无功。友问何故？予曰：护膜散要服在未溃以前，如今膜已溃烂，那能补续？所以与服者，不过尽人事而已。友人以为故意作难，不肯尽心医治，并疑予有索谢之意。越日同病人母子来予寓面恳，并谓：如先生治好，愿以三十金为寿。予曰：冤哉！予非为索谢也，实无法以救之。友人及其母子殊不信，必欲予治。予曰：虽千万金置之案头，亦不敢领，且无法领。复坚求予立方，勉从其请，外仍用九一丹，内服方：

炙西洋参一钱五分　炙黄芪二钱　甜玉竹二钱　炙白及一钱五分　远志肉一钱五分　金石斛三钱　炒冬术二钱　茯神三钱　甘草一钱

此方服两剂，病热日见轻减，遣人来请改方，并取药捻。予询得其状，即告来人曰：速备后事，其病不出十日。后果如期而卒。

按：以上数症即脓干气绝症也。

一陈姓小孩年十三四岁少腹痈

一陈姓童，年十四五岁，左少腹丹田旁寸许患腹痈，起十余日始就予治。见其根盘大如手掌，皮色不变，疼痛不时，步履如常，此乃痰与瘀血互阻在皮里膜外，外用冲和膏蜜水调敷，内服：

川军四钱　桃仁泥二钱　制半夏三钱　炒白芥子二钱　丹皮二钱　陈皮

一钱五分　白茯苓四钱　甘草一钱　元明粉冲，二钱

此方连服两剂，形势较松，疼痛较减，遂照前方加肉桂五分连服两剂，病情同前，外仍敷冲和羔，内改方用：

制附片一钱　败酱草一两　生苡仁一两

此方连服两剂，病势依然如故，诊得脉象微带滑数，恐将成脓，遂又改方用：

生黄芪六钱　大蓟八钱　生苡仁一两　制附片一钱　炙山甲二钱　丹皮二钱　小蓟六钱　角刺二钱　甘草二钱　当归二钱

此方连服两剂，脓头已露，遂用刀刺破，脓出不多，黏腻如膏，外上升丹纸捻，内服：

生黄芪六钱　赤芍二钱　川芎一钱　当归二钱　炒白芥子二钱　白芷一钱五分　生地四钱　橘红一钱　甘草一钱五分　生苡仁四钱　丹皮二钱

此方连服三剂，脓水渐稀，坚肿消去大半，外仍用升丹纸捻，内改方用：

生口芪五钱　当归二钱　白芷二钱　忍冬藤三钱　花粉三钱　制半夏二钱　丹参三钱　陈皮一钱　甘草一钱

此方连服三剂，疮口已流清水，坚肿全消，止不服药，外用升丹掺于疮口，旬余完功。

一陈姓年三十四五岁少腹痈

一陈姓，年三十四五岁，秋初右少腹之下，腿根之上结肿如茄，皮色不变，起月余始就予治。见其形容瘦削，步履艰难，脉细无神。细阅患处，按之引指，内脓已成。询知现就某洋行外事，予遂告以内脓已成，非破不可，如能告假一月，准保全愈，否则予不能治。病者转诘予曰：何时可以开刀？答曰：任便。病者又曰：我明日告假，今日即请刺破如何？予谢不能，须汝假先告定，然后再来。就今日先拟一方，服一二剂均可，于是用：

生口芪八钱　白芷二钱　生苡仁八钱　炙山甲二钱　当归二钱　丹皮二钱　角刺二钱　川芎一钱　甘草二钱

此方令服两剂，并予以护膜散两帖，饭汤送下。盖此处外疡与肠胃内膜贴近，预服护膜散可保不伤内膜，庶溃脓后可以顺手。若内膜受伤，卢扁无法。越日病者又来就诊，予急询以告假与否？彼直应之曰：已告假一月，请即为我开破。予遂用刀刺破，流脓碗许，疮口上升丹纸捻，内服方用：

生黄芪一两　当归二钱　炒丹参四钱　生苡仁一两　土炒白术二钱　白芷二钱　丹皮二钱　白茯苓四钱　甘草二钱

此方令服一剂，明日再诊，次早病者来诊，自称出脓后别无他苦，惟精神疲软耳，于是外仍用升丹纸捻，内改方：

生黄芪一两　白茯苓四钱　当归二钱　野党参一钱　上肉桂丸药汁送下，八分　白芷二钱　土炒白术二钱　生米仁八钱　甘草一钱

此方令其连服两剂，再看如何，越日病者遣纪来告予曰：前日经诊治后，始往告假，未准，返寓寒热大作，今日不能起床，请改前方，俟服两剂后再来就诊。予始悟病者云已准假一月之说乃谎语耳。嗣后百余天杳无音信，直至冬月杪，忽于早谴纪来邀予，急询其家人日来病势如何，据云自开刀后别无他苦，惟精神疲软。当向行主告假未准，因此心中难受，嗣后病势日增，遂舁往外国医院诊治。西医云先生刀口过小，脓出不净，即就刀口刺开寸许，血出不少。谓住医院三礼拜保好，谁知住有十三礼拜也不见好。昨已舁回寓中，为此仍来移玉一诊。是日午后即往其寓，见病人形容枯槁，唇白舌干，日晡潮热，自汗盗汗，且饮食不多，浑身疼痛，腰腿尤剧，脉虚重按无根，种种败象，疮口复懈弛不收，脓如粉汤。视此情形，气血两伤，症已棘手，当将疮口掺八宝提毒，用阳和膏罩之，内服方用：

野党参八钱　白归身三钱　大熟地砂仁一钱拌炒，六钱　生黄芪皮八钱　浮小麦四钱　钗石斛四钱　正号鹿角胶二钱　煅牡蛎四钱　干寸冬四钱　女贞子四钱　川断四钱　炙甘草一钱　夜交藤六钱　煨姜两片　炙焦红枣两枚

此方令服两剂，越日又遣纪来邀。询其现状若何，答曰大见功效。午后往诊，见病人精神颇有起色，复询病情，俱见轻减，惟虚汗尚未净尽，肚腹近又疠痛，胃纳仍不能多。视其疮口，脓出较稠，外仍照前法，

内服改方用：

生黄芪一两　煨木香一钱　川断四钱　煅牡蛎布包，六钱　制首乌八钱　狗脊八钱　龟鹿二仙胶四钱　盐水炒枸杞子四钱　盐水炒杜仲四钱　浮小麦四钱　棉花子十四粒　煨姜两片　红枣两枚

此方连服三剂，复邀予诊，询知腰腿疼痛已除，虚汗大减，惟胃气仍未能醒，疮口脓水较多，外仍用前法，内又改方用：

野党参土炒，八钱　整广皮一钱　紫蔻仁打，后下，一钱　土炒小于术二钱　苏梗叶共一钱　甘草一钱　白茯苓四钱　土炒山药四钱　莲肉二钱　浮小麦四钱　炙焦红枣两枚　棉花子十四粒　陈仓米一撮

此方连服三剂，胃气已醒，虚汗亦止，惟肚腹疼痛较剧，且似痢非痢，日夜多次，疮口脓水更多。病势如此，终难挽回，而病家又仅主仆两人，不便明言，只得勉强立方，用：

野党参六钱　土炒白芍三钱　土炒山药四钱　土炒小于术二钱　桂枝一钱　煨葛根一钱五分　神曲炭二钱　炮姜炭二钱　炒麦芽一钱　炒当归二钱　煨木香六分　荷蒂两枚

此方连服两剂，复遣纪来邀，急询其状，据称此两日内颇好。药服两剂，痢疾已除，腹痛亦愈。惟昨晚虚汗较多，余无他患。予直告之曰：此病万无生望，请速另访高明，予实无能为力。该纪聆予言目瞪口呆，数分钟不发一言。嗣谓予曰：先生何如此决裂，既如此又何不早言？予曰：汝处并无他人，既不能对病人明言，更向何人言之？汝回去可告知病者亲近人，谓予言如此，速请别人，予断难再往。其人闻知不乐而去。至次年正月杪，该纪由予医社前经过，予即招之询其究竟。云：于是日归去后不敢直告病人，托言先生已出远门，年底方回。时适病者胞姊来视，询我原委，我即直言无隐，渠忽忆及某医治法高妙，命我往请，此乃十二月十四日事也。某医到寓，谓其姊曰：此病无妨，我能包治。其姊深信不疑，遂包与某医治之，言定银圆一百元，当付二十元，于是日来治疗，甚有一日至两次三次者，至除夕尚言决无妨害，讵于元旦午后即已不禄云。

按：此病本系脓干气绝，若听予言请假一月，调理得宜，或可十救

三四。乃病者不知调养，且上下楼梯绷伤内膜，致生变故。既不能归咎于予，亦不能归咎后医，所谓尤命不尤人耳。

一曹姓年七十外腹皮疽

曹姓，年七十外，深秋患腹皮疽，起七天始邀予治，见其根盘大如三寸覆碟，疮头如带子蜂房，难以数计，疼痛夜剧，脉数有力，口渴苔黄。病系湿热为患，虽在高年，无害，疮口掺八将散，纸膏罩，四围用蟾酥锭醋摩涂，内服仙方活命饮，连进两剂，并无声响，于是外掺敷照旧，内服改方用：

生黄芪七钱　白芷一钱五分　当归三钱　炙山甲一钱五分　花粉三钱　忍冬藤五钱　角刺一钱五分　生苡仁七钱　丹皮五钱　甘草节一钱五分

此方连服两剂，疮头似欲溃腐，脓尚不多，疮口四围似属紫黯，此乃夜间感受寒凉之故。遂照昨方加肉桂五分、制附片一钱，连服两剂，疮口脓出甚多，腐肉渐脱，渐入佳境。乃疮口忽嚷疼痛，入夜尤剧，当给止疼丸十五粒，分三次开水送下，疮口换贴水银红膏，内服改方用：

炙乳香一钱　当归二钱　生苡仁七钱　生黄芪四钱　花粉四钱　丹皮二钱　炙粟壳一钱　忍冬藤四钱　甘草一钱

此方连服两剂，疮口腐肉尽脱，已露肉牙，改掺海浮散，纸膏罩之，内亦改用：

炙黄芪五钱　土炒白术二钱　当归二钱　野党参六钱　炒苡仁米四钱　陈皮一钱　忍冬藤四钱　丹皮二钱　甘草一钱　煨姜两片　红枣两枚

此方连服三剂，疮口新肉已满，大缩为小，外掺九一丹，膏罩，内病毫无，饮食知味，较无病时加增，本可不必服，药病人自称大便干燥，解时颇觉费力，于是立一小方，用：

淡苁蓉五钱　黑芝麻五钱　干寸冬五钱　火麻仁五钱　中生地五钱　白蜜五钱，冲　郁李仁三钱　元参三钱

此方连服两剂，大解已顺，解时并不艰涩。疮口仅大如钱许，复以松香、玉红、铅粉三羔掺和，用纸摊贴，以布缚之，三日一换，换两次已结痂敛口，前后不满一月告痊。

一靳姓年七十外腹皮痈

一靳姓，年七十外，夏令患腹皮痈，起六七日即就予治。见其精神矍铄，白发童颜，其痈在脐下一寸，根盘大如七寸碟，四围焮赤，疮头惟流血水，询知饮食如常，略有寒热，无甚痛楚，惟大便不通，小溲短赤，虽年老，确系实证。疮头掺疽药，四围用如意散，白蜜调敷，内服方用：

川军四钱　银花四钱　萹蓄草四钱　炙山甲二钱　连翘四钱　泽泻二钱　角刺二钱　赤芍二钱　通草二钱　防风二钱　甘草节二钱

此方服连两剂，大解已通，疮口亦流花脓，四围红肿俱退，外掺海浮散，膏罩，内服改方用：

忍冬藤一两　白芷二钱　连翘四钱　当归二钱　赤苓四钱　花粉四钱　赤芍二钱　生苡仁四钱　甘草二钱

此方连服两剂，疮口脓出不多，半系红水，仍掺海浮散，膏罩，内不服药，膏药日易两次，不两旬而愈。

大小肠痈、肠疽、腹皮痈、肚角痈、腹皮疽治验

一王姓妇年近六十类肠痈

一王姓妇，年近六十，秋间少腹旁结一起，起十一二日始就予治，见其年虽花甲，精神尚健，肿处浑似覆碗，疮头平塌，按之木硬，恶寒发热，此乃湿热挟瘀，凝阻少腹，类肠痈也，外贴散膏，内服：

生米仁八钱　泽兰叶四钱　苏木屑四钱　牡丹皮二钱　炙甲片二钱　归尾二钱　刘寄奴四钱　陈皮一钱　赤芍二钱　甘草一钱　胡桃两枚　绍酒一杯，兑服

此方连服两剂，肿势根盘收束，寒热未除，势将造脓，不能强消，外敷冲和膏，膏酒调敷，内服：

炙山甲二钱　全当归二钱　上肉桂冲研，一钱　角刺二钱　白芷二钱　赤芍二钱　生黄芪四钱　金银花四钱　川芎一钱　甘草一钱　自穿蚕茧一枚

此方连服两剂，疮头已薄皮，剥起，脓固不深，用刀刺破，出脓两

杯，惟刀出时疮口訇然一声，于放手枪无异。此病幸在肉分，若在肠上，有此一响，肠已流出，至今思之尤觉凛凛。外上升丹纸捻，内服：

生米仁八钱　川萆薢四钱　杭白芍四钱　炙黄芪四钱　赤茯苓四钱　香白芷二钱　炒白术二钱　当归二钱　花粉四钱　甘草一钱　桑枝四钱

此方服两剂，又邀予诊，肿势已消，疮口渐流血水，不用药捻，惟以升丹掺之，据称两腿疲软无力，乃拟辅正和络，方用：

紫丹参四钱　秦艽二钱　当归二钱　党参四钱　川牛膝二钱　木瓜一钱　生米仁四钱　川萆薢四钱　甘草一钱　海风藤二钱　桑枝四钱　丝瓜络一段

此方服两剂，疮口已敛，筋脉亦舒，稍能起立，惟不能步耳。

按：此病系予包治，前后共诊五次，病遂霍然。辛卯年间犹见其精神如旧，年已七十外矣。

一胡姓贾人年三十一二岁肠痈

一胡姓贾人，年三十一二岁，秋令患肠痈，邀予治时病已月余，医更四五。及予往诊时将二鼓，灯下见其形容憔悴，面色萎黄且滞，左足曲而不伸，少腹肿大，如盆覆其上，按之引手，本欲刺破，见病人身体狼狈如此，又在黄昏，不敢下手，据称前医亦知有脓，怕虚脱不敢冒险耳，因嘱病家先与服药一剂，明日再为刺破，服方用：

高丽参二钱　炙黄芪四钱　归身二钱　炒白术二钱　银花四钱　生米仁四钱　上肉桂一钱　甘草一钱

此方服一剂，明日复邀往视，见疮头较昨高耸，遂用刀刺之，脓出两盆，沾濡床褥，味稍腥秽，外用升丹纸捻，内服：

生米仁六钱　上肉桂研冲，一钱　白芷二钱　牡丹皮二钱　酒洗归身二天花粉四钱　野党参四钱　赤芍二钱　忍冬藤二钱　炙草一钱　丝瓜络一段　炙香红枣两枚

此方连服三剂，脓水渐少，肿势已平，仍照前方去花粉加白术，又三剂，服后疮口已流黄水，外用升丹掺之，内服：

紫丹参四钱　丝瓜络一段　秦艽四钱　党参四钱　归身二钱　大麦冬四钱　炒白术二钱　茯神四钱　甘草一钱

此方连服七八剂，疮口已敛，惟左腿筋脉不舒，不能行动，且微酸痛，为拟浸酒方以善其后，方用：

野党参四钱　长牛膝二钱　红花一钱　炙黄芪四钱　宣木瓜一钱　五加皮二钱　秦艽二钱　归身二钱　丝瓜络一段　杭白芍四钱　野于术二钱　络石藤四钱　川桂枝二钱　桑枝四钱　松节四钱

上药各选上品，照方十剂，用上绍酒十五斤同药入坛，先泡一宿，次日隔汤炖煮一炷香，以尽为度。每日早晚温饮二三杯，一料服完，已照常营商矣。

按：此病若迟三四日不破，必溃伤内膜，虽卢扁亦无法可施矣。

一小孩腹皮痈

一小孩腹皮偏右结痈，焮肿高凸，疮头薄皮剥起，脓已熟极，用小刀到刺破，出脓碗许，大腿亦稍屈而不伸，外用升丹纸捻插入，内服用：

黄芪四钱　粉丹皮二钱　白芷一钱　炒白术一钱　当归二钱　银花二钱　生米仁四钱　川芎一钱　甘草一钱　桑枝四钱　丝瓜络一段

此方服两剂，脓水已净，仅流稀水，惟大腿仍如前状，细视腿弯生有结核，此亦湿瘀交阻所致，外贴散膏，内服：

生米仁四钱　泽泻二钱　炒延胡索二钱　丹皮二钱　赤芍二钱　秦艽二钱　紫丹参四钱　归尾二钱　刘寄奴二钱　泽兰叶二钱　草节一钱　川牛膝二钱　桑枝四钱　丝瓜络一段

此方连服两剂，疮口已向敛小，即用升丹掺之，纸膏罩贴，腿弯肿核虽未消去，然根盘已渐收束，曲伸亦较舒利，再服两剂而愈。

按：此亦类肠痈症，其湿热瘀血阻于肠之上层，膜外与肌肉贴近，故起发甚易，收功亦不难。

一陈姓年四十外肠疽

一陈姓男子，年四十外，家中贫寒，体亦瘦弱。秋间忽少腹隐痛，右大腿时觉疲软酸楚，但为衣食计，东奔西走，靡有宁息。几及匝月，腹中疼痛较甚，少腹似亦有形，腿益酸楚，不能支撑，始请苏少颖治疗四五次，已经成脓，自溃脓出极多，厥后脓从大便泻出，疮口遂不流矣。乃邀予诊，见其人瘦弱不堪，舌干中心无液，内热夜甚，纳谷不多，溃处肿已消尽，仅有钱大，疮口少流清水，病人自述日来脓从便泄。予索便桶观之，其脓黏腻腥臭，半似烂鱼肠样。似此情形，踌躇再四，无可着手，姑为外掺升丹，纸膏罩之，内服用：

炙黄芪四钱　炒扁豆四钱　杭白芍四钱　潞党参四钱　砂仁一钱　当归二钱　炒白术二钱　炒薏仁米四钱　五味子一钱　甘草一钱　朱拌大麦冬四钱　炒稻芽二钱　炙香红枣两枚　煨姜两片

此方连服两剂，诸病依然，舌苔中心微生津液，精神似觉少健，仍照昨方加煨木香七分，再服两剂，复邀予诊，见其精神虽见起色。两颧色现红亮，乃虚阳上越。大解日五六次，半脓半似鱼肠，腹中时痛。予示意于其妻曰：病势如此，无能为力。其妻谓：病已见轻，先生何出此言？予曰：汝等不知，两颧红现，最属大忌，况似痢非痢，半系鱼肠，在内症犹无生望，更加内外夹攻乎？力辞另请高明，病家再三恳求，姑为勉拟两方，一早饭前服，一午后三四点钟服。

早方：

煨水香一钱　采芸曲二钱　防风根一钱五分　炒白术二钱　砂仁壳一钱　煨葛根一钱　炒扁豆皮三钱　茯苓三钱　制川朴一钱　甘草一钱　荷叶蒂两枚　煨姜两片

晚方：

野党参三钱　防风一钱五分，拌炒生黄芪四钱　炒白术二钱　砂仁拌炒大熟地四钱　酒炒归身二钱　制首乌四钱　炙黑草一钱　朱茯神三钱　肉桂四分，煎汁　炒杭白芍三钱　炒谷芽二钱　炙香红枣三枚　莲肉七粒

此方各服两剂，似痢非痢已减至日二三次，然鱼肠样终不能去，两颧红色亦不见退，仍坚辞而去。后闻另邀里中一医治之，越七八日而殁。

按：此即肠疽症。误在苏少颖手。盖少颖天资明敏，目空一切，立方辨证无不体贴入微，惟怕污秽，畏动刀针，致酿此病自溃，卒至无可挽回。若早邀予治，当其脓将成时或用刀或火针刺之，未尝不可挽狂澜于既倒，竟一误而至不起，惜哉！

一妇人年五十外缩脚肠痈

一妇人年五十外，左少腹患缩脚肠痈，邀予诊时脓已熟透，根盘却难定在何处，如无边流注样。疮头仅大如桃，按之绵软，色白不变，此亦脓干气绝症也，辞不治。其儿媳在旁再三恳求援手。予直告以病已死期不远，少则五六日，多或八九日，万无生望。病人在床闻之曰：我死命也，但求先生为我刺破，且图松快一时。予只得用刀刺破，脓出一二碗，中多白泡，惟疮头不过桃大，那有如许脓出，必其脓管已通内腑，外用升丹纸捻，内服：

潞南党参四钱　归身二钱　炒丹参三钱　炒白术二钱　炒扁豆二钱　白芷一钱　云茯苓四钱　五味子一钱　生米仁四钱　炙草一钱　煨姜两片　炙香红枣三枚

此方服两剂，伊子复来邀予，询其药后如何情状，乃曰大见功效，脓水俱净，神气亦好，想收功在迩矣。惟不思饮食，务请先生一诊，宜先开其胃气为主。予曰：死期只在二三日内，不可救矣。其子顿觉目瞪口呆，半晌始言曰：何致如此？似犹不深信者。予正色告之曰：回去速备后事，免致临时仓促，予无暇多谈，或另请高明可也。其子乃嗒然而去，嗣闻于第三日午时而殁。

按：是症可名肠疽，亦可名肠痈，此言缩脚小肠痈者，以腿曲不伸故名。

一小孩年十一二岁大肠痈

一小孩年十一二岁，脐旁偏右下侧结肿，腿亦曲而不伸，起三四日来就予治，见其根盘大如覆碗，皮色不变，推之不动，疮头平塌，乃外贴散膏，内服：

酒军二钱　炙山甲一钱　炒延胡索二钱　全蝎两只　归尾二钱　泽兰叶二钱　大蓟根二钱　刘寄奴二钱　桃仁泥二钱　赤芍二钱　甘草一钱　胡桃二枚，连壳打

此方连服两剂，又来就诊，内外均照前法又三剂，服后来诊，根盘已见收束，疮亦活动，外贴散膏，内改方用：

炙山甲二钱　陈皮一钱　全蝎两只　生米仁四钱　丹皮二钱　归尾二钱　上肉桂研冲，五分　赤芍二钱　刘寄奴二钱　炙乳香一钱　胡桃两枚　绍酒一杯，兑服

此方连服三剂，肿块根盘已泯然无迹，惟右腿曲而不伸，外仍贴散膏，防其死灰复燃，内服方：

紫丹参四钱　全归身二钱　宣木瓜一钱　秦艽二钱　真川牛膝二钱　丝瓜络一段　泽兰四钱　嫩桂枝一钱　海风藤二钱　甘草一钱　桑枝四钱　伸筋草四钱

此方连服两剂，大腿已觉舒展，再服二剂诸病霍然。

按：此乃大肠痈，亦可名盘肠痈，治之既早，用药复一丝不乱，自然可以消释。

一周姓妇二十五岁肠疽

一周姓妇人，年二十五六岁，产后甫满月，少腹时痛，初不觉，嗣因痛势日甚，右足曲而不伸，时寒时热，如此四五日，乃邀予诊。见其少腹皮肤甲错，细视隐肿，按之并无根脚。此虽肠疽重症，幸在年壮，气血亦旺，外贴散膏，内服活血散瘀汤加味，方用：

牡丹皮二钱　赤芍二钱　炒延胡索二钱　上肉桂研冲，一钱　桃仁二钱　刘寄奴四钱　归尾二钱　炒枳壳一钱　陈皮一钱　酒军三钱　川芎二钱　苏木屑四钱　甘草一钱　益母草四两

煎汤代水，临服兑绍酒一杯。

此方连服两剂，少腹隐肿已无，疼痛亦去，惟大腿伸曲仍不舒利，乃改方用：

上肉桂后下，一钱　醋香附二钱　宣木瓜二钱　归尾二钱　五灵脂二钱　炒元胡二钱　泽兰四钱　青木香一钱　刘寄奴四钱　淮牛膝二钱　络石藤四钱　秦艽二钱　桑枝四钱　丝瓜络一段

此方连服三剂，诸病霍然若失。

按：此病系因产后恶露未净，流注肠胃，加以外受寒湿而成，故两方通用肉桂具有深意存焉。若治之不早，或立方漫无定见，纵其年轻气

血壮旺，不至于死，然亦险矣。

一未满月之小孩腹皮痈

一未满月之小孩，夏秋之交，少腹脐右侧患腹皮痈，十数日才就予治。见其疮头光亮，大已如茄，按之引手，知脓已熟，用刀刺破，脓出不少，然中带死血块，如蚕豆粒四五。外用升丹捻，内则无可服药，破后三四日完功。

按：此病本可不载，因其中有死血块，令人不解，且未弥月之孩既不能动，又在腹皮，此瘀究从何处而来，至今闷闷，特并志之，以备参考。

一男子年三十外肠痈

一男子年三十外，贩鱼鲜为业，日往来城市，毫无间暇。一日担重下桥，绳忽绷断，左腿向前一挫，几乎跌倒。嗣后觉少腹隐隐刺痛，脚亦日见无力，欲自休息，奈无替手，只得勉强从事，照常负贩。初尚勉力支持，后竟不由自主，且大发寒热，遂致卧床不起，乃邀予治。见其少腹牵及腿跨均隐隐微肿，色不变，亦无头，视腹痛处毫无根盘，腿已曲而不伸，此乃肠疽重症，先与小金丹五粒打碎，热酒送下，内服：

大黄四钱　上肉桂后下，一钱　党参四钱　粉丹皮二钱　宣红花一钱　炒元胡二钱　赤芍二钱　陈皮一钱　桃仁泥二钱　刘寄奴四钱　归尾二钱　炙山甲二钱　甘草一钱　鲜大蓟根一两　绍酒一杯，兑服

此方连服两剂，腹痛已减，腿亦稍可伸屈，仍照前方服两剂，更用小金丹十四粒分两次温酒送下。服后腹痛已除，两腿伸屈亦能自如，但着地无力，不能动步，乃改方用：

秦艽四钱　紫丹参四钱　陈皮一钱　伸筋草四钱　宣木瓜二钱　嫩桂枝二钱　牛膝二钱　当归二钱　潞党参四钱　炒白芥子二钱　桑寄生四钱　川萆薢四钱　甘草一钱　丝瓜络一段　桑枝四钱

临服兑绍酒两杯。

此方连服三剂，极见功效，已能自来就诊，仍令再服三四剂而愈。

按：此系积劳之体，原有湿邪，加之从高挫下，瘀血凝滞肠胃，所以首方即用党参助其正气，俾大黄等可以展其药力，直达病所，得以奏功神速。当拟方时踌躇再四而后出此。

一男子年四十外肠疽

一男子年四十外，秋令患肠疽，已月余才邀予治。见其形神困惫，目睛金黄，甚至遍体皮肤隐现黄色。左足曲而不伸，少腹肿胀，浑如水臌，漫散无边，疮头耸起，长五六寸，宽二三寸，按之绵软。此乃肠疽绝症，一再踌躇，莫可措手。病家又极寒苦，且有老母妻子大小六七口，予乃告病家曰：病势如此，万无生望，姑拟方尽人事而已。方仿古法，用附子败酱散加减：

制附片一钱　生米仁八分　炒白术二钱　败酱草四钱　炒丹皮二钱　甘草一钱

此方服两剂，毫无动静，乃改方用：

茵陈草四钱　野党参四钱　炒白术二钱　生米仁四钱　制附片一钱　通草一钱　泽泻二钱　败酱草四钱　车前子二钱　六一散布包，四钱　藕两片

此方嘱令服两剂后，如何情形速来告我。予去后查无音信，嗣于友人处探知，予去后另邀他医包治，阅四五次仍不见效，再欲邀予，恐予不往，旋即逝世。

按：此病已入膏肓，卢扁无法，若信予一人治之，能于肿处早日刺溃，或可侥幸万一。

一牛姓男子二十一二岁肠痈

一牛姓男子，年二十一二，秋令患肠痈，右足曲而不伸，邀予诊治，脓已熟极，予即用刀刺破，脓出盆许，外用升丹纸捻，内服：

生黄芪四钱　酒炒归身二钱　川石斛四钱　党参四钱　生米仁四钱　炒扁豆四钱　炒白术二钱　云茯苓四钱　炙草一钱　煨姜两片　炙香红枣两枚

此方连服两剂，脓渐少，照前方又服两剂，脓已净，疮口稍有黄水，外用升丹掺之，内服：

炒党参四钱　肉桂四分，煎汁　炒白芍三钱　秦艽二钱　炙黄芪四钱　焦术屑二钱　炒当归二钱　炒扁豆二钱　川石斛四钱　宣木瓜一钱　紫丹参四钱　炙草一钱　桑枝四钱　炙香红枣两枚

此方连服两剂，脓水俱净，腿亦舒利，嘱令善自保养，不数日复旧如初矣。

按：此病年轻，且系童体，所以容易着手。然当邀予诊时若因循不肯刺破，势必溃伤内膜，或自内溃，或外溃，恐亦性命难保。

一妇人产后肠痈

一妇人产后二三日恶露即不见，嗣腹中疼痛。初不介意，渐渐少腹偏右近胯结肿，腿酸痛不能伸屈，邀予诊治。见其年纪三十上下，面黄唇白，肿处块极坚硬，推之尚动，寒热交加，外贴散膏，内服用：

归尾四钱　上肉桂后下，一钱　炒延胡索二钱　炮姜一钱　川芎一钱　泽兰四钱　焦楂炭三钱　桃仁二钱　红花二钱　醋香附二钱　核桃两枚，不去壳打，绍酒两杯兑入　益母草四两，煎汤代水

此方连服两剂，颇见功效，仍照前方又两剂，复邀予治。根盘已消释无形，惟腿胯筋脉尚不舒利，乃改方用：

上肉桂后下，一钱　乌药二钱　刘寄奴四钱　秦艽二钱　炮姜五分　炒延胡二钱　长牛膝二钱　炙没药一钱　桑枝四钱

此方连服两剂，服后诸病若失。

按：此病无非瘀血凝阻，毫无湿热，故用药偏在消瘀，亦得刻期奏功。

一男子年二十六七岁肠痈

一男子务农为业，年二十六七岁，秋令右腹患肠痈，初起根盘大如覆碗，手不可按，大便闭结，腿亦曲而不伸，寒热交增，随邀予诊治，外用散膏贴之，内服大黄汤加味，用：

生锦纹六钱　牡丹皮二钱　归尾四钱　芒硝冲，二钱　桃仁四钱　枳实二钱　白芥子二钱　甘草一钱

此方连服两剂，泻下秽浊黏滞之物，腹痛已减，肿亦大松，惟腿不舒利，乃改用：

炙甲片二钱　刘寄奴四钱　陈皮二钱　泽兰叶四钱　炒延胡二钱　秦艽四钱　牡丹皮二钱　归尾二钱　桃仁泥四钱　川桂枝二钱　丝瓜络一段　胡桃二枚

此方服两剂后，诸症悉愈，惟胃气不开，身觉疲软无力，又改方用：

真广皮一钱　砂仁一钱　炒神曲三钱　炒稻芽二钱　川朴一钱　带皮茯苓四钱　藿香一钱五分　煨姜两片

此方连服两剂，诸病若失。

按：此名肠痈，系因湿瘀交阻，且年轻体壮，故首方用大黄汤。

一妇人年四十一二岁产后肠痈

一产妇年四十一二岁，新产十四日，少腹疼不可忍，左足曲而不伸，邀予诊治。见其形容枯槁憔悴，情形不可言喻。内热口渴，少腹疼痛綦甚，手按稍松，而少腹腿胯毫无形状，是否疽痈亦不敢必。外贴散膏稍加肉桂，内服：

上肉桂后下，一钱　潞党参四钱　益母草八钱　炮姜一钱　归尾二钱　血余二钱　泽兰叶四钱　桃仁二钱　广皮一钱　煨木香一钱　酒军四钱　胡桃两枚

临服兑酒一杯。上方连服两剂，下恶露不少，诸病松减，惟内热口渴，乃改方用：

琥珀一钱　上肉桂后下，一钱　炒延胡二钱　丹皮二钱　刘寄奴四钱　赤芍二钱　当归二钱　桃仁二钱　苏木屑四钱　炮姜一钱　益母草四两，煎汤代水

此方服两剂后诸病霍然。

按：此病全系瘀血为患，一味消瘀，稍助正气、瘀消则诸病自去。若顾内热口渴，用滋阴降火，此病危矣。是以治病要审轻重，不得率尔为之，草菅人命。

一男子小肠痈

一男子初冬患小肠痈，就予诊时少腹已汩汩有声，腿胯肿势如斗，腿根上结有一头，长六七寸，宽二三寸，按之绵软，用刀刺破，脓出两盆，中多白沫，内膜已穿，万无生望。外用升丹纸捻，内服：

党参四钱　川石斛四钱　茯神四钱　炙黄芪四钱　炙白及二钱　炙黑草一钱　炒白术二钱　五味子一钱　煨姜两片　炙香红枣三枚

此方服两剂后，脓虽少而白泡仍有，终无生望，然予仍尽心设法，内服护膜散，并用：

高丽参二钱　炙黄芪四钱　炒白术二钱　大麦冬三钱　粉归身二钱　炙黑草一钱　五味子十四粒　炙香红枣三枚　煨姜二片

此方连服两剂，脓忽净尽，予曰：此脓干气绝症也，治亦徒然耳。

按：此人本乞丐，病至不了，始就予病院医治。若早到十日，或可有救，迨至病入膏肓始来，予亦何能为力。

一男子年四十外腹皮疽

一男子年四十外，脐下近毛际生一疽，初起粟粒白头，渐次开大，寒热往来，疼痛刺心，七八日始就予治。见其疮头似腐非腐，形同蜂房，根盘散大纵横，几及三寸，外掺疽药及升丹搀用，内服：

角刺二钱　赤芍二钱　当归二钱　象贝母四钱　白芷二钱　生芪四钱　银花四钱　草节二钱　防风二钱　藕两片

上方服两剂，疮头腐肉渐化，疼痛稍减，再宗前方两剂，腐渐脱，疼痛亦止，寒热亦无，乃改方用：

生黄芪四钱　南花粉四钱　当归二钱　赤芍二钱　忍冬藤四钱　甘草二钱　川芎一钱　连翘四钱

上方连服两剂，腐肉已净，新肉已生，当用白九一丹掺之，内不服药，又十数日收功。

一魏姓妇年三十一二岁肚角痈

魏姓妇，年三十一二岁，春间患肚角痈，起旬余，始邀予治。见其左腿根之上，少腹之下结肿，大如手掌，左足屈而不伸，小溲涩滞，此名缩脚小肠痈症，午后寒热，脉数苔黄，势难消化。病家坚求设法消释，予曰：内消固不敢必。观病者身体壮实，姑拟方探治，两服后看其如何再议。病家点首称是，遂立方于下：

川军开水泡，拧汁兑服六钱　桃仁泥二钱　萹蓄草八钱　炒白芥子四钱　元明粉二钱　五灵脂二钱　上琥珀研冲，一钱　丹皮二钱

此方令服两剂，越日又来邀诊，入门见病家笑容可掬，急询两日服药如何，病家喜告曰：病已愈有八九。病者欲来客屋就诊，予即阻，令勿出。语未毕，病家已导入房诊视，甫至室外，病人即下床笑谢曰：病已好矣，请先生看如何。于是先诊脉象，已见和缓，苔黄亦去，再看肿处，泯然无迹，令其缓行几步，已若无病然。予曰：如此可不需药。病者曰：请先生为我除根可乎？缘一向天水不准，或二十七八天一来，甚或一月两见者。今日信水适至，且素患白带已四五年矣。幸饭食尚好，所以无甚病痛，当即为拟一方用：

大生地砂仁一钱拌炒，六钱　炙乌鲗骨四钱　当归二钱　丹参四钱　红鸡冠花炭四钱　炒杜仲四钱　茺蔚子四钱　甘草一钱　黄酒一盅，兑服

此方连服五剂，又来邀诊。予入门询其近状，病者曰：日来精神颇好，天水已去，惟白带照旧，请先生立一丸方，以便常服。予曰可，遂拟丸方于下：

野党参三两　炙黄芪三两　芡实三两　土炒小于术二两　泽泻一两五钱　紫蔻仁五钱　生苡仁四两　制茅术一两五钱　黄柏一两五钱　白茯神三两　川断三两　石脂三两　山药四两　杜仲三两　禹粮石三两　炙海螵蛸二两　当归一两五钱　丹皮一两五钱

上药共焙，研细末，用莲子肉研粉，打糊为丸，如桐子大，每早晚开水送下各三钱。方写毕，适其叔在旁，亦道中人，见予方反复阅视曰：欲一言可乎？予请其说。乃曰：先生方极高明，惟一方于术、茅术并用，不能无疑，幸有以教之。予曰：二术并用，君疑其燥乎？曰：然。予曰：医者意也，吾从悟入，请坐以详告之。大凡妇人白带，不外脾虚湿聚。今侄女身体肥胖，外强中干，平日好饮浓茶，住室又属西厢，日光少见，

而其房又年久失修，墙壁不无潮湿。且院落低小，一遇阴天，积水不能外泄，此皆为其受病之原因也，虽燥何害？其叔闻之，色赧赧然，但称承教，五体投地。向只知先生深诸外科，不料内外俱精至此，是不独时下诸君难以颃颉，即求之古人中亦罕与匹。予曰：君毋过誉，仆于外科一门不过一知半解，若一云内科，真是一窍不通。渠曰：过谦矣。

一褚姓男子年三十五六岁大肠痈

褚姓男子，年三十五六岁，右少腹之下，腿根之上结肿，各五寸碟大，焮红坚结，腿屈不伸，起两旬始邀予治。见其病状如此，细诊脉象沉数有力，询知大便闭结，八九日不通，疼痛夜重，溲赤似血，口苦舌黄，脉症并参，湿热颇重，与加味大黄汤探治，方用：

川锦纹后下，一两　生苡仁一两　桃仁泥四钱　炒白芥子四钱　丹皮四钱　元明粉冲，三钱　连翘八钱

此方连服两剂，大便依然不见，复照前方加番泻叶三钱，仅见大解一次，且干燥坚涩，少腹根盘与前无异，诊得脉象稍带滑数。说是成脓，根盘毫无动静，若说不成，脉象已露滑数。进退两难，不得已用附子苡仁败酱散加味，方用：

制附片一钱　生苡仁一两　川军六钱　大蓟一两　炙山甲二钱　桃仁二钱　败酱草一两

此方连服两剂，少腹根盘似觉高肿，按之并不中空，脓根甚远，遂照前方加黄芪一两，服两剂复邀予诊，见少腹病根转似消化，遂再改方用：

大黄炒，六钱　大蓟一两　生苡仁八钱　元明粉冲，二钱　小蓟一两　丹皮二钱　炙山甲二钱　桃仁二钱　甘草二钱

此方连服两剂，少腹根盘居然消释，惟大腿屈伸尚难便利，遂改方：

川断八钱　丹参四钱　刘寄奴四钱　秦艽四钱　归尾四钱　长牛膝二钱　橘络二钱　赤芍二钱　大蓟八钱　甘草二钱　夜交藤八钱　丝瓜络一段

此方服五剂，大腿筋脉虽舒，尚难步履，遂改浸酒方助气舒筋，方用：

生黄芪三两　丹参三两　生苡仁四两　野党参三两　当归一两　夜交藤四两　秦艽二两　陈皮一两　鸡血藤三两　川断三两　大蓟三两　红花五钱　防风一两五钱　赤芍一两　络石藤四两　广寄生三两　丝瓜络一条

上药各选上品，用绍酒十五斤入坛先泡一宿，次日隔汤煮两炷香为度，坛口用腐皮扎紧，煮好去腐皮，用布扎紧，重石压之，勿少透气，每日早晚隔水温服一二杯。

按：此乃大肠痈症，看似难消化，后来居然消释，殊非始意所及。

囊痈、囊风、悬痈、穿裆发、偷粪鼠治验

一缪浩云年三十外囊痈

一缪浩云，年三十外，夏令患囊痈。初起寒热交增，疼痛夜甚，肿如瓠瓢，六七日始邀予治。见其肿处有疮头者四，宛似初生热疖，按之两头引手，遂用刀刺破，脓出红青色。外用升丹纸捻，纸膏罩贴，内服：

黄芪四钱　盐水炒黄柏二钱　炒白术二钱　细生地四钱　盐水炒泽泻二钱　连翘四钱　川萆薢八钱　忍冬藤四钱　六一散布包，四钱　丝瓜络一段　桑枝四钱

此方连服两剂，肿势消去大半，未破两头业均脓熟，亦逐一刺破，一脓出黄色，一出纯黑，且有臭味，外亦上升丹纸捻，内仍服昨方加当归三钱，服两剂后肿消脓净，但流清水，外不用捻，以青九一丹掺疮口，越三四日收功。

按：此病毫无奇异，惟四头脓出四色，实属罕见，三十年来仅见此一人，故特志之。

再：此系湿热症，平日务农，湿从下受。

一黄姓囊痈

一黄姓，训蒙度日。夏秋之交忽患囊痈，头偏在左，疼痛彻夜呼号，六七日才邀予治。到病家时将二鼓，见病人呻吟之声不绝于口。以灯细细视之，疮头上渐有脂水，欲自溃矣。刀刺转恐疮口开大，乃烧火针刺

之，庶不溃开。脓出两大杯，疼痛顿减，外掺升丹，因其疮头与囊子仅隔一膜，且口大不致堵塞，内服：

生黄芪四钱　细生地四钱　车前子布包，四钱　全当归二钱　赤茯苓四钱　金银花四钱　川萆薢六钱　泽泻二钱　甘草梢二钱　连翘四钱　桑枝四钱

此方连服两剂，肿消脓净，仅流黄水，用青九一丹掺之，纸膏罩贴，五六日收功。嗣疮口忽又破烂疼痛，邀予诊治，见疮色紫黑，知必年轻犯戒。予告病者曰：自不小心，致有今日。然此次较前难治，若不痛自抑制，必成漏症，至此悔无及矣。目前还有法想，但必须独居密室，夫妇隔离，或令正归宁一月，予可包治，否则另访高明。病虽小，其后患难逆料也。病者唯唯听命。于是外掺疽药，以玉红膏摊纸罩之，内服：

潞党参四钱　焦术屑二钱　丹皮二钱　云苓四钱　大生地四钱　盐水炒泽泻二钱　山萸肉二钱　枸杞四钱　炙龟板八钱　肥知母二钱　土炒山药四钱　甘草一钱　桑枝四钱　丝瓜络一段

此方连服两剂，疮口紫黑色稍淡，疼痛已除，照前方又两剂，紫黑色尽退，破烂者亦渐收敛，外上白九一丹，内服：

潞党参四钱　川萆薢六钱　酒炒长牛膝二钱　炙黄芪四钱　赤苓四钱　通草一钱　杭白芍四钱　细生地四钱　六一散布包，四钱　桑枝四钱　丝瓜络一段

此方连服五剂，又邀予诊。见疮口已收敛，精神亦顿长。予告病者曰：病已痊愈，毋须再服药饵，尚须保养一月，庶无后患，再犯前戒，则无法治矣。

按：此病本系湿热注聚，原无大患，甫愈，即近室，致破烂紫黑，几至不可收拾。予之一再谆嘱者，恐年轻人阳奉阴违故也。设使彼若再犯，病至不起，只可自怨自尤，予可告无罪矣。

一王姓虫咬从囊痈

一王姓篾匠，夏令蹲在地下工作，不知为何毒物所啮，似系蝼蚁，又似硬壳黑虫，啮后肾囊奇痒，烧矾水汤洗仍不解。次日囊肿如瓢，疑

为疝气，盖病者夙有此症，年发一二次，或三四年一发，已阅二十春秋矣。每发时用蟠葱散熏洗，内服荔核散或三层茴香丸，服下即愈。此次如前洗服竟无效，肿势日甚，彻夜呼号，近两候才邀予治。见其肿处色带微紫，手不能近，反复细阅，内脓已有，然疮头莫辨何处，无可着手。予曰：此病已成形，不能消散，方用：

角刺二钱　当归二钱　炒黄柏二钱　生黄芪四钱　川芎一钱　连翘四钱　上肉桂后下，一钱　白芷二钱　甘草二钱　自穿蚕茧一枚

此方照服一剂，次日复邀予诊，见脓头已可辨别，惟尚隐伏，皮肉甚厚，用火针刺之，出脓两酒杯，外用升丹纸捻，内服：

生黄芪四钱　煨木香一钱　白芷二钱　上肉桂后下，一钱　炒橘核四钱　乌药一钱五分　吴萸一钱　全当归二钱　甘草一钱　加荔核七粒，炙焦为引

此方连服两剂，肿势已消，脓尚未净，仍用前方加泽泻一钱五分，再服两剂，又邀予治，疮口仅流黄水，外上升丹掺之，内服：

小茴香二钱　上肉桂一钱　吴萸一钱　炒橘核二钱　煨木香一钱　胡芦巴二钱　乌药一钱五分　炒青皮一钱　长牛膝二钱　荔枝核七粒，炙焦为引

此方嘱令照服十剂，诸病愈矣。一学究旁睨予方，若甚不为然者，询予曰：此系外症，先生用药绝无一味顾及，与前方如出两手，岂非自相矛盾乎？盖予时年甫二十一二，学究自恃年长，意颇藐视。予乃正色以告曰：治病如将用兵，有进有退，有诱敌，有埋伏，有接应，有前敌，有后路，水淹炮攻各因其时。此病本系寒湿，嗣因寒化为热，故初方用黄柏、连翘，溃破时热势已退，且热乃浮热，非真热也，次方乃用吴萸、木香温燥之品以应其时令，则病已愈矣，直治其病根可矣。犹令照此服十剂者，正以祛其病根耳。如能照服，可保其疝气癞症永不复发，亦即所谓寻巢捣穴之法也。学究闻予言微哂之。幸病者信予深，如数照服，数年后途遇其人，伏地叩谢曰：先生真神仙也，贱恙至今未发。

按：此病名寒湿囊痈，治亦不难，惟祛其疝气旧根较费周折，至其被虫啮而起绝未顾及。盖因此病本不须顾，若必需顾，亦安得而舍诸。某学究一知半解，何足言此。

一钱姓年六十外湿火囊痈

一钱姓男子，年六十外，患湿火囊痈，起数十日方邀予治。见其囊皮紫黯，将脱未脱，清水淋漓，发热不解，疼痛夜甚。用利剪将囊皮剪去一半，睾丸悬露，外用玉红膏摊鲜紫苏叶上贴之，内服：

川萆薢八钱　生黄芪四钱　丹皮二钱　炒黄柏二钱　细生地四钱　金银花四钱　泽泻二钱　炒山栀二钱　甘草梢二钱　连翘四钱　鲜车前草一棵

此方连服两剂，其未脱腐肉业已自脱，疮口大如手掌，热减痛止，外掺白灵丹，以苏叶研末，和入玉红膏内，摊纸贴之，内服：

川萆薢八钱　生黄芪四钱　白芷二钱　当归二钱　银花四钱　泽泻二钱　海金沙布包，四钱　花粉四钱　细生地四钱　甘草一钱　鲜车前草一棵

此方连服两剂，新肉顿长，疮口亦渐收小，外仍用前药，内又两剂，疮口半敛，外同前法，内服改方用：

潞党参四钱　炙黄芪四钱　炒白术二钱　细生地四钱　粉归身二钱　云茯苓四钱　泽泻二钱　白芍四钱　忍冬藤四钱　甘草一钱　炙香红枣两枚　桑枝四钱

此方又服三剂，疮口已敛成钱大。外用白灵丹和八宝丹相搀掺之，加玉红膏罩贴，内服前方，越七八日结痂而愈。

按：此名湿火囊痈，又名脱囊，若治之失宜，囊子脱出，故名。先用渗湿化毒，次用扶正托毒，末以养其气血为主，化湿佐之，此乃治病一定步骤，学者当细参之，幸勿忽过。

一陈姓年近七十脱囊痈

一陈姓男子，年近七十，而精神矍铄，犹五十许人。夏间患湿火囊痈，包与予治。初起下侧囊皮起一白瘰，微痒，夜间自指甲搔破，遂流脂水，疼痛微肿，日甚一日，至七日邀予包治。见其囊肿如瓢，色红带紫，疮口虽如钱大，而四围已渐腐烂，症系脱囊。外用鲜紫苏叶蘸麻油贴于疮口，内服：

角刺二钱　川萆薢八钱　炙乳没各一钱　生黄芪四钱　秦艽二钱　白芷二钱　泽泻二钱　炒黄柏二钱　忍冬花四钱　连翘四钱　甘草二钱　鲜车前

草一棵

上服两剂，疼痛既甚，肿势亦较前倍之。病家焦急万分，予曰：无妨，今日还疼一天，过此则不疼矣。仍照昨方服一剂。明日予即往诊，见病人喜形于色，询之病人今果如何？曰：不疼矣。疮头腐烂不堪，用利剪剪去不多腐肉，味极臭秽，人皆掩鼻而过。外稍掺青九一丹，用玉红膏摊纸罩之，内服：

生黄芪四钱　细生地四钱　连翘四钱　全当归二钱　川萆薢八钱　泽泻二钱　金银花四钱　海金沙布包，四钱　炒黄柏二钱　六一散布包，四钱　鲜车前草一棵

此方连服两剂，腐肉多半剪去，睾丸悬露，急用白灵丹掺之，外以紫苏药蘸香油罩贴疮口，内服前方又两剂，腐肉已净，新肉已生，疮口内掺白灵丹，外用紫苏叶末和玉红膏摊纸贴之。如此六七日，疮口已收小如洋钱大，外仍用前法，内改服：

生黄芪六钱　茯苓四钱　杭白芍四钱　潞党参六钱　大生地四钱　大麦冬四钱　泽泻二钱　炙龟板八钱　五味子一钱　炙黑草一钱　忍冬藤四钱　炙香红枣二枚

此方连服四剂，疮口已剩钱大，外以八宝丹、白灵丹相对掺之，内仍服前方又三四剂，已结痂而愈。

一男子年三十外湿火囊痈

一男子三十外，夏令患湿火囊痈，初起寒热交加，肿势綦甚，即邀予治。见其囊偏左侧，形同鹅卵，呻吟之声不绝于口。予为拟两方，令其午后傍晚分次服之，即可消化。

午后服方：

荆芥二钱　连翘四钱　前柴胡各二钱　防风二钱　赤苓四钱　苏叶二钱　桔梗二钱　羌独活各二钱　川芎一钱　甘草二钱　香葱一枚

傍晚服方：

龙胆草二钱　炒山栀二钱　炒橘核四钱　泽泻二钱　归尾二钱　木通二钱　连翘四钱　延胡二钱　川萆薢八钱　甘草一钱　鲜车前草一棵　荔枝

核七粒

此方如法服后，次日又邀予治，见肿势已消，痛亦止，惟寒热未尽，照前方两服，次日闻人言，已霍然矣。

按：此病系湿热初起，即治可以消释。若过三四日则不能消矣，缘此病七日即成脓耳。

一陈姓年近五旬囊痈

一陈姓年近五旬，春间患囊痈，起月余始邀予治。见其偏左肾囊大如中碗，坚硬如石，疼痛不甚，入夜微有内热，诊得脉象迟缓，此乃寒湿为患，当用逐寒渗湿法，方用：

独活二钱　乌药一钱　炒小茴香二钱　炒橘核四钱　木香一钱　制川朴一钱五分　淡吴萸一钱　上肉桂丸药汁送下，一钱　炙荔枝核八粒　昆布四钱

此方连服两剂，渺无音响，惟坚硬似觉活动，皮色稍有红晕，遂改方用：

川萆薢六钱　昆布四钱　炒黄柏二钱　泽泻二钱　独活二钱　胡芦巴二钱　赤苓四钱　上肉桂丸药汁送下，一钱　枸橘核二钱　炙荔枝核十四粒

此方连服两剂，皮色更见红艳，此系寒湿化热，欲成脓也。且偏左结核四处，大如杏核，小如棋子，遂改进内托之剂，方用：

生黄芪六钱　当归二钱　柴胡二钱　炙山甲二钱　泽泻二钱　白芷二钱　角刺二钱　独活二钱　川芎一钱　甘草一钱

此方连服两剂，其结核已有两处成脓，当用刀刺破，脓出不多，仅有匙许，外用升丹纸捻，内服方用：

生黄芪四钱　生地四钱　忍冬藤四钱　防风二钱　当归二钱　泽泻二钱　川萆薢四钱　白芷二钱　土炒白术二钱　甘草一钱

此方法服两剂，破处仅流血水，止不用捻，惟以升丹掺于疮口，纸膏罩之，其未破结核业已成脓，且将自破，为用八将散掺于疮头，纸膏罩贴，内服改方：

生口芪六钱　当归二钱　白芷二钱　茜草二钱　独活二钱　忍冬藤四钱　花粉四钱　赤芍二钱　柴胡二钱　甘草二钱

此方服一剂后，两旁欲破处业已自溃，疮口大如钱许，相隔仅有分余，势欲毗连。疮口掺八将散，纸膏罩。其先破两口已将收敛，改以铅粉膏摊纸膏罩之，内不服药。次日又邀予诊，见自破两口毗连一处，口大可容拇指，细视内含肉牙，势欲外翻，遂不用掺药，但以平安饼贴之，满拟收功在迩，不料愈贴愈大，肉牙外翻，不数日大如馒头，根小头大，状似蘑菇，触之则流鲜血，是前药均不能用，姑变一法，外用翠云散香油调涂，内服滋阴化热之剂，方用：

川萆薢八钱　炙龟板八钱　柴胡二钱　炒黄柏二钱　炙鳖甲八钱　黑栀二钱　生地六钱　忍冬藤八钱　丹皮二钱　甘草二钱

此方连服五剂，无功无过，翻花略浸脓水，因嘱病者曰：药可少服，多恐有伤脾胃，惟每日为上一二次翠云散，如此百余天始得完好如初。

按：此病若不改用翠云散，竟无愈期。然此方在毒门，专为梅疮点药，移用于此居然奏效。曾忆十年前在保定官医院有一贫民，肾囊延及股内、胯间、少腹、毛际、股外、大腿后、臀、肛门一带，起有饭休，俗名猴子，又名树头肉，大小约千余粒，大者如黄豆，小者如绿豆，不疼不痒，毫无苦楚，惟夏天汗后炽痒难受，亦用此方，不数日全愈。此次复试用之，乃竟能立奏殊功，真出意料之外，但此翠云散已用去四两有奇。

一胡姓年四十左右囊痈

一胡姓年四十左右，冬令患囊痈，疮头仅大围棋子，来就予诊，见其疮头有黄豆粒大，似有脓意，当用银针刺破，流脓一指甲许，以升丹掺之，纸膏罩，内不服药。越日又来就诊，见疮口突出菌样一枚，外贴平安饼，纸膏罩。越数日见疮头竟成翻花，大似核桃一枚，回亘寸半许，不疼不痒，触之流血，询知夙患毒疮，此病恐系毒根未净，恍然大悟，遂用翠云散麻油调上，内服八宝散，方用：

滴乳石一钱　明雄五分　飞朱砂一钱　珍珠五分　老梅片五分　京牛黄五分　炙没药一钱　炙乳香一钱

共研细末，分作二十包，每早用土茯苓四两煎水送下一包，药尽而瘳。

一韩姓年四十外囊痈

一韩姓年四十外，患囊痈三载不痊，时轻时重，一日囊肿如斗，疼痛日夜呼号，不能下地行走，始邀予治。见其势颇大，按之如泥，不随手起，询知饮食如常，大便日见一次，小溲不通已四五日矣。知系水聚，乃从下侧银针连刺两孔，水出如注，然仅针孔流水，于病无济，遂用加味逐水汤，内服：

甘遂三钱　上肉桂研冲，一钱五分　土炒白术七钱　炒二丑五钱　泽泻四钱　通草三钱　车前子布包，一两五钱

此方服一剂后大泻两次，约有桶许，小溲已通，囊肿虽见大消，而精神困怠，所幸饮食照常，遂照昨方略为加减，方用：

甘遂二钱　上肉桂丸药汁送下，二钱　车前子布包，一两　土炒白术八钱　炒二丑三钱　泽泻二钱　土炒山药八钱

此方连服两剂，肾囊肿势全消，精神尚不十分颓败，惟原旧疮疤常浸脓水。病者自述从前曾患毒串，先服顶药，嗣服十宝化毒丹，毒串全愈，随患囊痈，日流脓水，竟无愈期。屈计毒串五载有奇，囊痈已整三年矣。先生能否为我除根？予一再踌躇，竟无善法，遂告病者曰：此病除根不易，姑拟一法，效否殊不敢定。遂用白芷、银花、鳖甲、干姜香油调涂疮口，日两易，内服加味十宝丹，方用：

钟乳石煅，一钱　飞朱砂一钱　青果五分　上琥珀一钱　明雄一钱　梅片三分　珍珠五分　轻圆二分　锦纹三钱　京牛黄五分　扫盆银花水煮，一钱　炙乳没各一钱五分　血余一钱五分

上药各选上品，共研细末，神曲糊丸如绿豆大，每早用土茯苓四两煎汤送十四丸。

此方服一料后，疮口脓水见少，再服一料，脓水已净，且结痂矣。三年后道遇其人，询以究竟，云自结痂三月方脱，愈后至今毫无他患，再三称谢而去。

一白姓年五十外囊痈

一白姓年五十外，患囊痈十余日来就予治。见其左睾丸大如鹅卵，肾囊尤大，疼痛不能近手。细看下侧光亮，按之更痛，是内脓已熟之候，遂用刀刺破，脓出半碗，疮口上八将纸捻，膏罩，内服滋阴内托之剂，方用：

生北口芪六钱　生地四钱　连翘四钱　川萆薢六钱　忍冬藤六钱　泽泻二钱　当归二钱　土炒白术二钱　忍冬藤八钱　白芷二钱　甘草二钱

此方连服两剂，越日又来就诊，疮口已流清水，肿亦全消，收功在迩。旁侧尚有一头如桂圆大，上起白头，亦用刀刺破，脓出不多，稠黏与前不一。疮口仍用八将纸捻，先破处掺八将散，均用膏罩。然脉象见缓，舌苔灰腻，湿邪仍有未净，若不锄其根株，恐贯串囊槅，贻留后患。于是逐湿滋阴，标本兼顾，方用：

炙龟板八钱　忍冬藤八钱　川萆薢八钱　生地八钱　白芷二钱　生薏仁米八钱　当归四钱　泽泻二钱　赤苓四钱　甘草二钱　黄柏二钱　长牛膝四钱

此方连服四五剂，两疮口脓水均净，遂用九一丹掺之，膏罩，不数日完功。

悬痈、穿裆发、骑马痈、偷粪鼠治验

一男子年二十外骑马痈

一男子年二十外，夏令肛门外结肿，邀予诊治时身热灼手，饮食不进，疼痛不能转动反侧，肿痛处头并不大，根盘纵横二寸许，脉见滑数，势欲造脓，乃外贴八将散膏，内服：

角刺一钱五分　防风一钱五分　瓜蒌根三钱　生黄芪五钱　炙乳没各一钱　当归二钱　黄柏二钱　白芷二钱　川芎一钱　甘草一钱

此方服一剂后，明日又邀予治，见疮头略见高耸，用火针刺之，出脓两杯许，外上升丹纸捻，内服：

生黄芪五钱　细生地三钱　白芷一钱五分　泽泻一钱五分　忍冬藤三钱　白术一钱五分　当归二钱　连翘三钱　甘草一钱　鲜车前草一棵

此方连服两剂，脓水已净，四围余肿不消，外仍上升丹捻，内改方：

生黄芪三钱　当归一钱五分　赤芍一钱五分　细生地三钱　秦艽一钱五分　泽泻一钱五分　白术一钱五分　忍冬藤三钱　六一散布包，三钱　桑枝五钱　夜交藤五钱

此方连服两剂，余肿已消，又两剂余肿俱净，疮口亦敛。

一男孩年十四五岁悬痈

一男孩年十四五岁，夏令前阴后、后阴前忽然结肿，初甚小，渐大如桃，头不高，寒热交增，疼痛，此乃湿热挟瘀，凝滞面成，外敷点舌丹，内服：

归尾三钱　长牛膝二钱　炙槐角三钱　丹皮一钱五分　泽泻二钱　黄芩二钱　刘寄奴三钱　黄柏一钱五分　六一散布包，三钱　马齿苋五钱

此方连服两剂，热去而肿块不消，外仍敷点舌丹，内服：

角刺一钱五分　炙甲片一钱五分　赤芍三钱　归尾三钱　黄芩三钱　泽泻一钱五分　桃仁一钱五分　马齿苋五钱　六一散布包，五钱　连翘三钱　胡桃两枚

此方连服两剂，肿块已消其半，又两剂而痊。

一男子偷粪鼠

一男子患偷粪鼠，就予治时已溃破匝月，紧靠肛门，两孔时浸臭水，且时内热，面黄肌瘦，纳谷不多，外上青九一丹，内服：

细生地四钱　炒归身二钱　牡丹皮二钱　黄柏二钱　泽泻二钱　地骨皮四钱　杭白芍四钱　白术二钱　青蒿梗二钱　秦艽二钱　甘草一钱　鲍鱼片二钱

此方连服三剂，内热已净，胃气差强，破处脂水仍淋漓不断。外仍上青九一丹，内改方：

龟板胶四钱　生黄芪四钱　杭白芍四钱　大熟地四钱　潞党参四钱　粉归身二钱　泽泻二钱　白术二钱　炙甘草二钱　夜交藤八钱

此方连服十剂，又来就诊，脂水已少，再服十剂而痊。

按：此偷粪鼠，确系三阴亏损症。

一幼童年十二三岁骑马痈

一幼孩，年十二三岁，夏令肛门右侧距肛门仅六七分，忽结肿如桃，按之坚硬，推之不动，疮头并不高起，邀予诊治。见其阵痛发热，势将造脓，方用：

角刺二钱　忍冬花四钱　当归二钱　黄芪四钱　连翘二钱　泽泻二钱　白芷二钱　甘草一钱　自穿蚕茧一枚

此方服一剂后，次日又邀予诊，见疮头依然平塌，但按之引手，用火针刺溃，外上升丹纸捻，内服：

黄芪四钱　白术二钱　粉萆薢四钱　白芷二钱　细生地四钱　当归二钱　连翘二钱　川芎一钱　六一散布包，四钱　桑枝四钱

此方连服两剂，瘀口脓已净尽，但流血水，外上升丹，去捻，纸膏罨之，内不服药，越三四日完功。

按：此本湿热轻症，又在童年，故治之较易。若从酒色而得，乃漏症根萌，未可轻视。

一黄姓成衣偷粪鼠

一黄姓成衣，年二十五六岁，平日最好酒色，当为予家缝纫，故知之。秋令肛门左侧结肿，初如棋子，渐如李如桃，坐卧不安，邀予诊视，知系阴虚湿注，肿块如大指一条，直贯肛门，此即偷粪鼠也。外用点舌丹凉茶化开敷之，内服：

细生地四钱　丹皮二钱　地榆炭四钱　全当归二钱　元参四钱　杭白芍四钱　槐角四钱　龟板八钱　连翘二钱　泽泻二钱　马齿苋四钱

此方连服两剂，遣人告予甚效。嘱令再服两剂，疼痛转甚，又邀予诊。见肿处已薄皮剥起，知脓已熟，即用刀刺，脓出灰紫，稀而且多，味甚臭秽。外上升丹，内照昨方加黄芪三钱，服三剂脓已净，而臭水仍淋漓不断，然已能下地行走。予嘱其以少劳动为是。视其疮口尚如米粒大，仍有臭水，外以升丹掺之，内服：

炙黄芪四钱　大生地砂仁一钱拌炒，四钱　白术屑二钱　潞党参四钱　归身二钱　粉丹皮二钱　炙鳖甲八钱　杭白芍四钱　炙黑草一钱　煨姜两片　红枣三枚

此方连服三剂，疮口已敛，为拟善后方用：

大熟地砂仁一钱拌炒，四钱　川芎一钱　长牛膝二钱　萸肉二钱　杭白芍四钱　川萆薢八钱　党参四钱　白术屑土炒，二钱　茯神四钱　粉归身二钱　炙黑草一钱　桑枝四钱　炙香红枣二枚

此方令其服二十剂，至少十剂，庶无后患，并须自家保养，不慎必成漏症。乃患者药既不服，予言亦漫置之。未及半月，又来就诊，云其疮口近又溃破，臭水不止，务请先生救我。斯时而色迥不若前，枯槁憔悴，知犯色戒，予曰：此病汝当自治，予无能为力。无已仍服前善后方，或可希冀获痊，否则成漏无疑。渠因前言已验，如嘱而去。服有二一十剂，病果霍然。但后仍不自慎，屡犯屡痊，遂至面色萎黄，精神困顿，不及二年终成损症而殁。

按：此病若能终始悉听予言，何致有此后患？而乃阳奉阴违，率致不起，孽由自作，夫复何尤？

一李姓商人年三十外肛门右侧结肿

一李姓商人，年三十外，体虽肥胖，外强中干。夏令肛门前右侧结肿，初如棋子，渐如李桃，疮口平塌，疼痛夜甚，内热口渴，股臀一带无形胀痛，不能仰侧，伏枕少安。痛时辄自惊醒，起已八九日，曾请两医治疗无效，乃邀予诊。细察病情，必有瘀血凝结络脉。询其所由，云前由洋车跌下，到家势即如此。予曰：得之矣。因谓曰病本无妨，但恐淹缠时日。若能依予所嘱，或可早日告痊。病者曰：悉从遵命。乃将应忌何物应戒何事详以告之，随以点舌丹凉水化开，圈其肿处四围，内服：

高丽参三钱　苏木屑四钱　枳壳二钱　刘寄奴四钱　大黄四钱　上肉桂丸药汁送下，一钱　归尾四钱　炙乳没各二钱　桃仁二钱　延胡索二钱　自然铜二钱　穿山甲二钱　赤芍二钱　甘草二钱　核桃两枚，连壳打

绍酒一斤煎药。

此方连服两剂，又邀予治。见病人已能侧卧，股臀疼痛若失，惟肛门旁侧疮头仍无动静，乃用：

甲片二钱　归尾四钱　白术二钱　角刺二钱　泽泻二钱　茯苓四钱　细生地八钱　黄柏二钱　六一散布包，四钱　防风二钱　桑枝八钱

此方连服两剂，肿处虽薄皮剥起，疮头仍不高耸，较好肉仅显有两纸之厚，乃用刀刺破，加以升丹纸捻，内服：

生黄芪四钱　当归二钱　茯苓四钱　大生地四钱，砂仁一钱拌炒　白术二钱　川萆薢八钱　泽泻二钱　忍冬藤八钱　秦艽二钱　防风二钱　甘草梢二钱　鲜车前草一棵

此方连服两剂，脓水渐少，痛肿俱无，外仍用升丹捻，内照前方又服两剂，脓已净，但流黄水。疮口去捻，惟用升丹少许掺之，内服善后方：

龟板胶四钱　粉归身二钱　泽泻二钱　大熟地砂仁一钱拌炒，四钱　鳖甲八钱　秦艽二钱　枸杞果四钱　杭白芍四钱　炙草二钱　桑枝八钱　丝瓜络一段

此方嘱令照服十剂，愈后可无后患。病家深信不疑，照数服之果应。

按：此病本不难治，惟其股臀无形痛楚，若不细询，焉知受病之原。书曰：望闻问切，缺一不可。

一刘姓贾人年四十外悬痈

一刘姓贾人，年四十外，深秋肛门前结肿，初不介意，及邀予诊时脓已熟极，用刀刺破，流水臭秽脓碗许，外上升丹纸捻，内服：

生黄芪四钱　白术二钱　白芷二钱　金银花四钱　大生地四钱　防风二钱　泽泻二钱　全当归二钱　甘草梢二钱　鲜车前草一棵

此方连服两剂，脓已净，臭水仍多，内外照前制法又两剂，臭水始少，外惟用升丹掺于疮口，内改服：

龟板胶四钱　川萆薢八钱　杭白芍四钱　大生地砂仁五分拌炒，四钱　白术二钱　潞党参四钱　秦艽二钱　归身二钱　甘草一钱　桑枝五钱　夜交藤八钱

此方连服三剂，水已净，疮口掺白九一丹，内仍服昨方，不数日收功。

按：此名悬痈，亦可名偷粪鼠。

一男子年二十外悬痈

一男子年二十外，夏令肛门前结肿如桃，寒热疼痛，入夜尤甚，六七日方邀予治。见其肿势光亮，内脓已成，予欲刺破，病者畏惧刀针，坚不肯刺，乃拟方用：

角刺二钱　当归二钱　白芷二钱　甘草二钱　生黄芪四钱　川芎二钱　甘草二钱　炙山甲二钱　马齿苋四钱　自穿蚕茧一枚

此方服一剂后，是夜自穿，脓出不少，次日又邀予诊，破处用升丹掺上，纸膏罩之，内服：

生黄芪四钱　白芷二钱　泽泻二钱　赤芍二钱　防风二钱　细生地砂仁五分拌炒，四钱　全当归二钱　甘草二钱　桑枝四钱

此方连服两剂，脓水渐少，又两剂疮口已敛，嗣因劳动太早，或不知节欲，以致疮口仍流黄水，复就予治。予告以此病第一禁忌房事百日，其次鱼腥虾蟹及葱蒜等。若不自痛戒，必成漏症无疑。盖是处系通内脏，又系三阴地位，病本阴虚，湿热注聚，苟不节劳守戒，能无终身之累乎？

按：此症亦名悬痈。

坐马痈、上马痈、下马痈、骑马痈治验

一男子年三十上下左臂生热疖多处

一男子三十上下，业成衣，夏天左臂生热疖数枚，小如李，大如桃，脓成自用角针刺破之后，有一二日即愈，有六七日愈者，有一二十日始愈，有一二月仍不能愈者，就治于予。见其疮头根盘并不甚大，以手按之，四围板硬，而脓水须从硬处挤之方有，无则听其自流，现时疮口脓水手挤已无，势非从硬处开破不为功。若即刺破，则又有血无脓，必须服药二三剂方可，当将已破疮口用纸膏罩，中以粗捻堵塞，俾可并归一

处，乃拟方用：

角刺二钱　防风二钱　潞党参四钱　穿山甲二钱　羌活二钱　泽泻二钱　生黄芪四钱　黄柏二钱　白术二钱　甘草二钱　桑枝四钱

此方连服三剂，板硬处果然肿起，疼痛夜剧，不能行走，复邀予诊。见肿起处似有脓象，遂用火针刺之，出如豇豆汁脓约有半碗，外用升丹纸捻，并将旧疮口纸捻取出，罩以纸膏，内服：

潞党参四钱　羌活二钱　上肉桂一钱　桃仁泥二钱　紫丹参四钱　黄柏二钱　刘寄奴四钱　甲片二钱　全当归二钱　川芎一钱　泽兰叶四钱　长牛膝二钱　甘草二钱　桑枝酒炒，四钱

此方连服三剂，旧疮口已结痂，针破处脓水仍黏腻不断，外仍上升丹纸捻，内又服两剂，脓水渐觉稀少，乃改方用：

生黄芪六钱　黄柏二钱　宣木瓜一钱　泽泻二钱　茅苍术二钱　秦艽四钱　红花一钱　羌活二钱　全当归二钱　丹参四钱　甘草二钱

此方连服三剂，脓已净，肿势全消，疮口仅流稀水，外掺升丹，内服用：

炙黄芪八钱　黄柏二钱　茯苓四钱　细生地砂仁五分同炒，四钱　白术二钱　长牛膝二钱　归身二钱　泽泻二钱　甘草一钱　桑枝四钱　络石藤四钱

此方连服五剂，疮口已敛，诸病霍然。

按：此症本极轻微，治之不当，致费如许周折。倘不遇予，或遇之信而不坚，其不成漏症，有累终身者几希。某病系由湿注于膀胱，患疖未愈，即为人勉力工作，日坐案旁，血因凝滞，故予第二方用甲片、桃仁诸破血药。设无成竹在胸，敢如此孟浪乎？大凡治病能从微处着意，自然应弦合节。

一小孩坐马痈

一小孩尻骨上左侧结肿如茄，就予治时已薄皮剥起，脓已熟，即用刀刺破，脓出半碗，外用升丹纸捻，内服：

生黄芪四钱　羌活二钱　当归二钱　泽泻二钱　防风二钱　川萆薢八钱　黄柏二钱　忍冬藤四钱　秦艽二钱　甘草一钱　桑枝酒炒，四钱

此方连服两剂，脓尽肿消，仅流黄水，惟用升丹掺于疮口，纸膏罩之，内又服两剂，不数日完功。

按：此症可名坐马痈。

一男子下马痈

一男子左臀结肿，形如覆盆，疼痛夜甚，寒热交加，起四日方邀予诊。见其根盘纵横六七寸，然疮头平塌，按之如泥，不随手起，此乃湿瘀交阻症也，外敷冲和膏，内服方：

甲片二钱　桃仁四钱　羌活二钱　泽兰叶四钱　秦艽四钱　归尾四钱　刘寄奴四钱　黄柏二钱　陈皮二钱　延胡二钱　长牛膝二钱　甘草二钱　桑枝四钱　大蓟根四钱

此方连服两剂，肿势如昨，根盘略形收束，再服两剂，又邀予诊，见其肿处渐有头耸起，势将造脓，内服：

生黄芪八钱　当归二钱　白芷二钱　角刺二钱　川芎二钱　黄柏二钱　甲片二钱　羌活二钱　陈皮二钱　甘草二钱　自穿蚕茧一枚

此方连服两剂，疮口按之引手，当用火针刺破，脓出如豇豆汁色，约半碗许，肿仍不消，乃为外用升丹纸捻，内服：

甲片二钱　泽兰叶四钱　延胡索二钱　生黄芪六钱　秦艽四钱　长牛膝二钱　刘寄奴四钱　羌活二钱　归尾二钱　甘草二钱　桑枝六钱　络石藤六钱

此方连服两剂，肿消而胀仍不断，照方去甲片，又服两剂，脓出稀少，外仍前治，内改方：

生黄芪八钱　红花二钱　宣木瓜一钱　刘寄奴四钱　细生地四钱　长牛膝二钱　黄柏二钱　白术二钱　甘草二钱　桑枝八钱　丝瓜络一段

此方连服两剂，脓出稀少，内外均同前治，又两剂脓净，仅流黄水，再服三剂，仍以升丹掺于疮口，六七日全愈。

按：此症可名下马痈。

一马姓小车夫年五十外下马痈

一马姓小车夫，年五十外，右臀忽然结肿，初起即来就治，见其根盘大如手掌，漫肿无头，按之木硬，外贴散膏，内服：

甲片二钱　延胡索二钱　桃仁泥四钱　刘寄奴四钱　陈皮二钱　黄柏二钱　上肉桂一钱　泽兰叶四钱　羌活二钱　长牛膝二钱　胡桃两枚　绍酒两杯，兑入

此方连服两剂，根盘消去大半，又两剂而愈。

按：此乃湿热挟瘀症，但瘀多湿少，此中要审量轻重。

再：此症亦可名下马痈，又可名跨马痈。

一男子年二十外好驰马夹伤骑马痈

一男子年二十外，好驰马，夏天游于街衢，被小孩从后追来，马惊奔逸，竭力控骑，未致颠坠。归寓神疲气乏，渐觉两胯里侧近臀处隐隐酸痛。初不介意，次日寒热大作，两胯里各结肿如茄，头亦不高，酸痛益甚，乃邀予诊。详询所由，并视其肿处坚硬，推之亦不活动，色微带红。予告以此症系由湿热挟瘀，名骑马痈，赶紧服药，尚可消释。外各贴以散膏，内服：

穿山甲二钱　上肉桂一钱　刘寄奴四钱　防风二钱　黄柏二钱　泽兰叶八钱　连翘四钱　归尾二钱　延胡索二钱　桃仁泥四钱　赤芍二钱　酒军四钱　苏木屑四钱　胡桃两枚

绍酒煎药，另用三黄宝蜡丸五粒药汁送下。

此方服两剂，势已消大半，又两剂霍然矣。

按：此可名骑马痈，又可名跨马痈，但此症则湿热少，瘀血多，治法当从此分别，自易奏功。

一周岁小孩左臂里侧瘀阻

一周岁小孩，左臀里侧结肿，大如手掌，疮头平塌，负来就诊，按之引手，即用刀刺破，脓出黏腻瘀血，外上升丹纸捻。次日肿仍不消，脓亦不见，肿处鳞次青紫，以为毒内陷耶。然小孩神识甚好，毫无他病。予意其内必有死血，应服消瘀药品。但如此小孩，哪能服药？姑拟方嘱其母服之：

刘寄奴四钱　泽兰叶八钱　长牛膝二钱　桃仁泥四钱　红花二钱　延胡二钱　陈皮二钱　桂枝二钱　赤芍二钱　羌活二钱　甘草二钱　胡桃两枚　绍酒一杯，兑入

此方连服两剂，又来就诊。见前疮口竟已堵塞，脓水俱无。而肿处青紫依然，只有一处皮肉较薄，即用刀割开，钳出死血如指大数块，外掺升丹，内不服药。次日复来就诊，又钳出死血数块，较昨少小，仍上升丹，如是数日，肿消口敛。

按：此病系因其母沉睡，手握儿腿，致令瘀血凝滞而成。

一小孩年约三四岁右臂结肿

一小孩年约三四岁，右臂忽结肿如茄，疼痛彻夜呼号，寒热如疟，起三四日来就予诊，外贴散膏，内服：

川萆薢四钱　黄柏一钱　忍冬藤二钱　赤苓二钱　泽泻一钱　黄芩一钱五分　秦艽一钱五分　全当归一钱五分　连翘二钱　六一散布包，二钱　桑枝四钱　丝瓜络一段

此方连服两剂，寒热已去，疼痛亦除，惟肿块不消，按之似乎引手，即用火针刺之，脓出花红两匙，外上升丹纸捻，内服：

藿香一钱　紫丹参二钱　丝瓜络一段　连翘二钱　忍冬藤二钱　六一散布包，二钱　秦艽二钱　黄柏一钱　赤苓二钱

此方两剂，已脓净肿消，疮口仅流稀水，仍用升丹掺之，罩以纸膏，不数日完功。

一王姓年二十一二岁骑马痈

王姓，年二十一二岁，冬间患骑马痈，起十天始邀予治。见其肛门旁寸许焮肿高凸，扪之引指，内脓已熟，问其是否愿破，病家曰：破后有无妨碍？予曰：事在人为，破后保养得宜，此功不过旬日。若听其自溃，或溃后不知保养，成管成漏，具在意中。病家曰：既如此，请为破之，但不知果有脓否？予曰：放心，此病不但有脓，多而且臭。于是用刀刺破，出脓灰瘀，约有半碗，其臭味熏人，莫不掩鼻。脓赶净后上以

升丹纸捻，膏罩，内服方用：

生黄芪六钱　忍冬藤四钱　白芷二钱　中生地砂仁一钱同炒，四钱　炙龟板四钱　泽泻二钱　当归二钱　土炒白术二钱　甘草一钱

此方服一剂后，次日又邀予诊。见肛门旁焮肿已消，脓水淋滴不断。据述自昨破后至今脓出两碗有奇。予甚诧异，盖此病根盘不大，何以出脓如许之多？令人不解。转思病人平日或有他病，亦未可知。嗣询他人，咸谓此子向不安分，宿娼挟妓，无所不为。其妻常住母家，不许归来等语。予既得其梗概，便觉胸有成竹。疮口仍上昨药，内服改方用：

生黄芪一两　忍冬藤八钱　土炒白术四钱　川萆薢一两　威灵仙二钱　赤茯苓八钱　一枝蒿四钱　连翘八钱　威灵仙二钱　泽泻二钱　甘草二钱　当归四钱　夜交藤八钱　炙龟板八钱

此方连服两剂，越日又邀予诊，脓出不多，多系稀水。予曰：今日颇有功效，收功不出十日。询知向患梦遗，予谆嘱其晚间寝卧两足相并，不可仰腿仰睡，再三诰戒而去。当以八宝提毒少许掺于疮口，膏罩之，内服改方用：

生黄芪一两　忍冬藤六钱　煅牡蛎四钱　川萆薢八钱　白茯神四钱　莲须四钱　土炒白术四钱　煅龙骨四钱　芡实八钱　一枝蒿四钱　炙龟板四钱　甘草二钱

此方连服两剂，疮口流水不多，精神颇好，胃纳亦佳，再照前方略为进退，又服四剂，复来邀诊，疮口已敛，诸病霍然，嘱令不必服药。大凡治病，中之病即已，不可画蛇添足，转生事端。

一朱姓年三十七八岁骑马痈

一朱姓，年三十七八岁，夏令患骑马痈，起五天即邀予治。见其肛门右偏寸许结肿如桃，按之引指，内已有脓，当用刀刺破，胀出不少，半系豆汁，此系湿热挟瘀为患，疮口用升丹纸捻，内服用：

桃仁泥二钱　地榆炭四钱　泽泻二钱　归尾二钱　槐花炭四钱　黄柏二钱　赤芍二钱　丹皮二钱　白芷二钱　刘寄奴四钱　制茅术二钱　甘草二钱　忍冬藤四钱

此方连服两剂，复邀予诊，见疮口已流血水，止不服药，疮口掺升丹，不用捻，膏罩。越四五日又来就诊，疮口已敛，惟肛门左觉有结核如棋子大，坚请立方，乃为拟一方予之：

丹参四钱　茜草四钱　刘寄奴四钱　炒元胡二钱　归尾二钱　陈皮一钱　炙山甲二钱　赤芍二钱　苏木一钱　甘草二钱

此方连服两剂，又来就诊，见肛左结核颇见活动，再服四剂，越十日复来就诊，谓肛左结核已平，现患便血日夜多次，遂又改方用：

侧柏炭四钱　黄芩炭二钱　丹皮炭二钱　槐花炭四钱　银花炭四钱　当归炭二钱　马齿苋四钱　地榆炭四钱　胡连二钱　甘草二钱　柿饼炭二钱

此方服两剂，便血已愈，惟觉中脘不舒，纳谷乏味，因又改方用：

神曲三钱　川朴一钱　炒稻芽一钱五分　大腹皮一钱五分　炒枳壳一钱　玫瑰花三朵　藿梗一钱五分　砂仁一钱

此方连服两剂，诸病霍然，告以毋须再药矣。

大腿痈、寒湿流筋、湿热流筋治验

一男子年三十外大腿痈

一男子年三十外，夏天左腿里侧患痈。初起寒战如疟，头痛口干，根盘纵横六七寸，酸痛腿不能伸，邀予往治。见其肿处色微红，按之不甚觉痛，此系湿热挟瘀为患。外用如意散葱汁和酒调敷，内服用：

荆芥穗二钱　羌独活各二钱　桔梗二钱　防风二钱　紫苏叶三钱　前柴胡各二钱　赤苓四钱　连翘四钱　炒枳壳一钱五分　川芎二钱　甘草二钱　葱白三寸

上服一剂汗泄，次日仍邀予诊，寒热已退，肿势虽未减，而腿可以着地，外贴散膏，内服：

川萆薢八钱　连翘四钱　秦艽四钱　归尾四钱　刘寄奴四钱　赤芍二钱　宣木瓜二钱　陈皮二钱　牛膝二钱　甘草二钱　桑枝酒炒，一两　黄酒一杯，兑服

此方连服两剂，根盘肿势已减大半，仍照前方加炒延胡二钱、川断

四钱，又两剂消释。

按：此名大腿痈。如患在外侧膀胱经，宜佐羌活、黄柏；胆经宜加柴胡、青皮；如在正面，乃属胃经，宜加茯苓、厚朴；里侧宜加赤芍、柴胡。要在因症用药耳。

一农人年二十外大腿痈

一农人年二十外，因行远道，瘀血凝滞肝脾部分，遂至大腿结肿，根盘纵横六七寸，疮头平塌，按之绵软，不随手起，并无寒热，但足不能履地，来就予治。见其病势如此，恐难消释，遂用冲和膏醋调外敷，内服：

甲片二钱　角刺二钱　赤芍二钱　白芷二钱　当归二钱　防风二钱　牛膝二钱　桃仁二钱　陈皮二钱　甘草一钱　桑枝四钱

此人与予同村，故深知其苦。况盖渠一日不下地，即一日断炊。特用此方冀以消释，即成脓亦速，午前服药后，随即疼痛寒热。予告曰：必成脓矣。晚又视其疮头，已有棋子大，似乎中空，当用火针刺之，出如豇豆汁脓两酒杯，次早又挤出一酒杯许，午后再挤之，已出水矣。不三日结痂而愈。

按：此病若初用渗湿和络，固属不能消释，即成脓亦得四五日，溃后又须六七日始能结痂，此犹就治之得法者言之，若稍失当，脓熟不刺，或用药夹杂，则内必套大，收功在一半月间均未可定。

此症治法虽嫌过猛，然不如此，那得奏功？又那得痊愈如此之速？此所谓移重就轻法也。

一男子年四十外大腿痈

一男子年四十外，大腿外侧膀胱部分患痈。初起觉左腿筋急掣痛，随发寒热，次日热退身凉，觉筋肿胀，并无根盘肿及块，惟腿难着地，邀予诊治，见其筋肿处色微红，此乃湿热流筋症也，外不敷贴，内服：

羌活二钱　秦艽四钱　长牛膝二钱　黄柏二钱　防风二钱　茅术二钱　连翘四钱　当归二钱　泽泻二钱　六一散布包，四钱　桑枝四钱　丝瓜络一段此方连服两剂，筋脉已觉舒展，惟肿胀未消，再服两剂，复旧如初。

按：此名湿热流筋症。膀胱经故用羌活、黄柏为君治之。既早告痊亦速。

一陈姓男子年六十外湿热流筋

一陈姓男子年六十外，左腿肝脾部分筋胀酸痛，伸屈不舒，皮色不变，十数日始邀予诊。见其筋胀处有如黄瓜一条，此乃寒湿流筋症也，外贴散膏，内服：

川桂枝二钱　柴胡二钱　制附片一钱　秦艽二钱　防已二钱　五加皮四钱　赤苓四钱　茅术二钱　伸筋草四钱　赤芍二钱　全当归二钱　甘草二钱　长牛膝二钱　桑枝酒炒，一钱五分　丝瓜络一段　绍酒一杯，兑服

此方连服三剂，酸痛较减，伸屈稍舒，肿胀仍旧。照原方又服三剂，诸病与初诊仿佛，毫无轻减。予谢不敏，渠乃舁至城中就缪礼和医之，治疗六七次，延至一月余，肿处已经自溃，复邀予治，见其形神困惫，内热舌干，溃处脓虽不多，而来路甚远，从远处慢慢手托始有脓出，否则疮口干涩，四围筋脉微红，疼痛夜甚，纳谷不多。此由厥阴相火之故，万无生理。当即直告其子曰：此祸恐不能起，予实无法。病家再三恳求，勉为外掺青九一丹，内服：

香青蒿四钱　细生地四钱　西洋参二钱　鳖甲四钱　地骨皮四钱　秦艽二钱　琥珀研冲，一钱　银柴胡一钱　杭白芍四钱　夜交藤四钱

此方连服两剂，内热口渴已去，疮口四围红色稍退，惟脓水仍来处甚远，手托方有，否则不流。服两剂诸病悉去，但脓出总不爽利，且不见少，究属非妙。外仍用青九一丹，内服改方：

潞党参四钱　砂仁拌炒大生地四钱　扁金钗石斛四钱　朱拌麦冬四钱　粉归身二钱　五味子一钱　夜交藤四钱　杭白芍酒炒，四钱　秦艽二钱　炙草一钱　炙香红枣两枚　桑枝四钱

此方连服两剂，诸病并无增减，惟胸中稍觉满闷。予曰：虚不受补，终属棘手。仍坚辞之。病人在床大呼曰：我死命也，绝不归咎先生，还请援手。乃勉拟一方：

炒稻芽二钱　砂仁壳五分　夜交藤四钱　朱茯神四钱　炒莱菔子五分　炒瓜蒌皮一钱　玫瑰花两朵

此方连服两剂，又邀予治。见精神顿长，两颧现红，亦能纳谷。病家喜不自胜，以为大有转机。予曰：阳光返照，为期恐在五日内矣。病人仍恳拟方，乃用：

夜交藤四钱　大麦冬四钱　女贞子二钱　五味子一钱　朱茯神四钱　制西洋参二钱　炒瓜蒌皮一钱　炙香红枣三枚

此方连服数剂，正在予去后第六日逝世，临终犹药含在口。盖本因虚致病，年高气血亏耗，有去无回，徒恃草木之品，又岂能挽救乎？

按：此症经予疗治，处处探本求源，五方无一肤泛。彼虽死，自问无尤。

一女孩年十一二岁湿热流筋

一女孩年十一二岁，秋令忽右脚缩而不伸，筋脉胀痛，且有寒热，来予就诊。见其筋胀如黄瓜，长则不及，病属阳明胃经部位，其色微红，外敷如意散葱汁和酒调敷，内服：

川萆薢四钱　姜制朴一钱　广皮一钱　赤苓四钱　泽泻一钱　宣木瓜一钱　粉葛根一钱　半夏二钱　炒茅术一钱　藿香一钱五分　六一散布包，二钱　连翘四钱　姜两片　桑枝四钱

此方连服两剂，寒热筋脉胀痛均减，大腿仍曲而不伸，乃改方：

秦艽四钱　炒茅术二钱　制小朴一钱　川萆薢四钱　橘络二钱　泽泻二钱　白茯苓二钱　丝瓜络一段　当归二钱　宣木瓜一钱　桑枝四钱　通草一钱

此方连服两剂，筋胀业已消释，伸屈亦可舒展，惟不能行走，再服二三剂，不四五日而安。

一上海人年三十外湿热流筋

一上海人，年三十外，夏令大腿肝脾部分患湿热流筋，始请西医治之，迨成脓时，西医约令后日为其割破，彼惧痛未往，意欲听其自溃，

及就予治时已溃破匝月。见其形容憔悴，狼狈不堪，疮口汩汩有声，挤之脓水不多，内带有白沫泡，且已溃伤络脉，不能行动，纳谷无多，微兼内热，外掺青九一丹，内服：

大生地四钱　银柴胡一钱　炒白术二钱　粉归身二钱　潞党参四钱　茯苓四钱　杭白芍四钱　秦艽二钱　川萆薢四钱　酒炒牛膝二钱　桑枝四钱

此方连服两剂，初服甚效，二服即胸腹满闷，此乃虚不受补，终属棘手，且有烟瘾，脓水虽不甚多，究属入不敷出，乃改用：

杭白芍四钱　秦艽二钱　砂仁壳一钱　炒扁豆衣二钱　朱茯神四钱　炒瓜蒌皮二钱　炙内金一钱　夜交藤四钱　鲜荷梗去刺，一尺

此方连服两剂，诸病大见功效，惟脓水与前无异。再服两剂，精神稍长，胃气亦强，每食能吃碗半稀饭，遂又改方：

防风一钱五分，拌炒生黄芪四钱　土炒怀山药四钱　秦艽二钱　土炒白术屑二钱　炒扁豆衣四钱　酒炒牛膝二钱　朱茯神四钱　粉归身二钱　夜交藤四钱　莲肉七粒　桑枝四钱　炙香红枣三枚

此方连服两剂，脓水已少，疮口渐收，嘱令仍服前方，嗣后杳无消息，不知究竟。

按：此症亦名流筋毒，大抵因虚致病者多，气血强壮人颇少。

一朱姓年五十外股阴毒

一朱姓年五十外，股阴结疡越三月余始就予治。见其病根在毛际连及腿胯褶纹处，大类手掌，色白如常，推之不动，按之不疼，并无寒热，饮食照常，近于晚间稍觉酸痛，脉象沉缓，苔白。病系湿痰凝滞，外以阳和膏加麝香贴之，内服方用：

大熟地麻黄五分同打，一两　上肉桂丸药汁送下，一钱　炙山甲二钱　正号鹿角胶三钱　炮姜炭五分　刘寄奴四钱　炒白芥子三钱　甘草一钱　归尾二钱　陈皮一钱五分　长牛膝二钱

此方连服五剂，复来就诊，询知病情如昨，毫无增减，嘱其再服十剂，看系如何景况。服完又来就诊，据称近日病情颇见功效，根盘活动。诊其脉象似带滑数，知欲成脓，遂改方用：

生口芪一两　当归二钱　正号鹿角胶三钱　炙山甲二钱　陈皮一钱　川芎一钱五分　角刺二钱　炒白芥子三钱　甘草二钱　白芷二钱

此方嘱令服五剂后再看，到期又来就诊，见疮头已引指，遂用火针刺破，脓出半碗，外用升丹纸捻，内服方用：

生黄芪二两　上肉桂丸一钱，药汁送下　茯苓四钱　长牛膝二钱　炒白芥子一钱　正号鹿角胶二钱　陈皮一钱　白芷二钱　制半夏四钱　当归二钱　制朴二钱　甘草一钱

此方连服三剂，脓已见少，半系清水，遂去捻，用升丹掺于疮口，膏罩，不服药，旬日完功。

丹毒、赤白游风、风疹块、缠腰火丹治验

一女孩年五岁赤游风

一女孩年五岁，深秋患赤游风，甫起一日即就予治。见其左大腿内外俱肿，色深红，恶寒发热，神识昏迷，外用乌金散菜汁调敷，内服：

川连一钱五分　连翘三钱　马勃一钱　薄荷一钱　淡芩二钱　桔梗一钱五分　元参三钱　升麻五分　陈皮一钱　银花三钱　炒大力子二钱　板蓝根一钱五分　柴胡七分　僵蚕二钱　甘草一钱

此方服一剂后，次早复来就诊，尚未见甚功效，嘱令再服一剂，看其如何光景。越日又来就诊，见其大腿红肿已消大半，身亦不热，神识亦清，外仍敷前药，内服改方用：

大青叶一钱　连翘二钱　银花二钱　桔梗一钱　薄荷一钱　桑叶二钱　甘菊二钱　炙僵蚕二钱　川连一钱　淡芩一钱五分　甘草一钱

此方连服两剂，大腿红肿全消，上剥浮皮一层，大半脱落，可不服药，告以静养，数日即痊。

一妇人年三十余岁遍体风块

一妇人年三十余岁，初夏遍起风块，四肢尤甚，奇痒不堪。过午忽寒忽热，纳谷不多，口苦心烦，遂拟一方予之：

茺蔚子四钱　炙僵蚕四钱　生首乌八钱　蝉衣二钱　茜草四钱　丹皮二钱　荆芥三钱　归尾四钱　赤芍三钱　连翘四钱　桑白皮二钱　甘草二钱

此方连服两剂，四肢风块已退，据述前后胸时觉痒不可忍，遂改方用：

坤草八钱　丹皮二钱　茜草四钱　桔梗二钱　连翘四钱　归尾四钱　蝉衣二钱　鲜生地四钱　川连三钱　炙僵蚕四钱　黑山栀二钱　甘草一钱五分　生首乌一两

此方连服两剂，前后胸俱已霍然无恙，惟头面暴起粟粒，不痒，惟觉灼痛，又为改方用：

甘菊四钱　蝉衣一钱五分　钩藤后下，五钱　桑叶四钱　丹皮二钱　桔梗一钱五分　炒白蒺藜四钱　川连三钱　银花三钱　淡芩一钱五分　甘草一钱五分

此方连服两剂，头面粟粒泯然无迹，嘱令静养，不必服药。

一王姓年十四五岁缠腰火丹

王姓童，年十四五岁，深秋患缠腰火丹，起五六天始就予治。见其自右腰绕腹，蟠至左腰，两头仅隔寸许不连，窠粒成从，难以数计，疼痛澈心，形寒身热，入夜尤重，二便闭结，脉数苔黄，病势极重。外敷柏叶散香油调，内服方用：

龙胆草二钱　川连二钱　泽泻二钱　柴胡二钱　黑山栀三钱　车前子布包，四钱　淡芩四钱　木通二钱　归尾二钱　川军后下，四钱　鲜生地八钱　甘草二钱

此方连服两剂，两腰丹毒渐见焦头，似乎病退，乃肚腹一带遍起脓泡，有似挟湿，外仍用柏叶散，内服改方：

胆草二钱　淡芩三钱　猪苓四钱　生苡仁八钱　泽泻二钱　川连二钱　车前子布包，四钱　六一散布包，四钱　大黄四钱　制茅术二钱　制朴二钱　通草一钱

此方连服两剂，两腰丹毒悉退，肚腹脓泡亦觉隐减，再服两剂，诸症俱退。

按：此系肝火兼湿热为患，治当两面顾到方妥。

一女孩年六七岁茱萸丹

一女孩年六七岁，夏令患茱萸丹，在肩胛腋肋一带，六七成丛，身热疼痛，饮食不进，夜卧不安，势甚不善。外用柏叶散香油调敷，内服方用：

柴胡一钱　川芎一钱　川连一钱五分　桔梗一钱五分　胆草一钱　丹皮二钱　栀子二钱　鲜生地四钱　泽泻一钱五分　连翘四钱　甘草一钱　木通一钱五分

此方连服两剂，丹毒均已焦头。外仍用柏叶散香油调敷，内又服两剂而痊。

一赵童年十一二岁腰肋外毒

一赵姓童，年十一二岁，夏天腰肋肚腹一带患丹毒，遍起脓泡，六七成丛，根盘微红，痒而不疼，午后微有内热，便闭溺赤，外用四黄散、风湿散两搀，香油调上，内服方用：

制茅术二钱　川萆薢五钱　银花五钱　制川朴一钱五分　生苡仁五钱　连翘三钱　赤苓五钱　泽泻一钱五分　黄柏一钱五分　六一散布包，五钱　车前子布包，三钱　川军三钱

此方连服两剂，病势虽无增减，大便已通，外仍上前药，内服改方：

土炒白术二钱　上肉桂丸药汁送下，六分　连翘四钱　防已二钱　银花四钱　猪苓四钱　赤苓四钱　车前子布包，四钱　泽泻二钱　六一散布包，四钱　黄柏二钱

此方连服两剂，丹毒才见功效，脓泡均见结痂，午后身热已净，惟两足稍见浮肿，早轻暮重，遂另拟方用：

藿香二钱　大腹皮二钱　猪苓四钱　防已二钱　五加皮二钱　生苡仁四钱　土炒白术三钱　泽泻二钱　陈皮一钱　茯苓皮四钱　六一散布包，四钱　姜皮五分

此方速服两剂，足肿见消，入暮尚有未净，照前方加桂枝一钱，再服两剂，诸病俱退。

按：此系湿邪为患，与挟肝火湿热者不同。

一小孩狗咬后成丹毒

一小孩破狗咬伤，手面初仅浮肿，继则咬伤处渐流脓水，日见蔓延，以致臂膊遍生脓泡，湿水淋漓，已逾匝月，百治不效，乃就予治，当为拟方用：

轻粉一钱　泥片二分　黄柏末一钱　煅石膏三钱　煅蛤粉一钱　人中黄五分

共研细末，用木鳖子三粒入芝麻油煎枯，去木鳖，以油调和药末，用笔扫之，不四五日即结痂而愈。

按：此方妙在木鳖子一味。

一工人毒虫撒尿成丹毒

一工人夏月纳凉，被毒虫遗尿，胸膺立觉奇痒，以指搔之，次日痒处起一燎泡，复搔之，破流黏水，不数日蔓延一片，百治不效，乃就予治。为拟一方用：

人中白煅，一钱五分　煅石膏一钱五分　黄柏一钱五分　轻粉一钱　飞滑石一钱五分　银花末一钱五分　人中黄一钱　泥片三分

共研细末，用芝麻油调上，其有水处则干扑之，不数日即结痂而愈。

一幼女年十三四岁头面湿疮

一幼女年十三四，头面生疮，脂水蔓延，几成一片，六七月不愈，为用：

煅石膏一钱五分　白芷一钱　蛤壳煅，一钱五分　青黛一钱　黄柏一钱　人中黄一钱　梅片二分

共研细末，麻油调上，不旬日落痂而愈。

一少年腿肚里外湿疮

一少年夏令两腿肚里外生疮，初如粟米，渐大如豆，脂水黏腻不断，腿肿不能步履。予为内服当归拈痛汤，外敷风湿散，用生桐油调上，不数日结痂而愈。

一小孩四肢湿疮

一小孩四肢初起形如风瘰，微痒，搔之时流黄水，日久蔓延，竟成一片。予为外用风湿散，生桐油调上，令勿沾水，药落再上，如此十数日，遂遍成痂而愈。

一老人年约六十左右腰俞日延疮

一老人年约六十左右，夏令腰俞旁忽生粟瘰，奇痒，搔破日渐延大，来就予治。见其疮口大如洋钱，仅破薄皮，少有腐肉。予为外掺痘药，内服仙方活命饮两剂，腐肉已净，渐欲收敛，惟沿疮口四围忽延破一圈，约三分宽，浑如笔画，心知奇异。内外仍照前治。其原有一口，业已收敛，继起一圈，亦渐腐净将敛。忽圈外又套一圈，微破薄皮，其色紫黯。予再用前法，讵于圈外又套一圈，如是者四五次，病仍未愈。以为不合耶？乃竟如此效验。方果合耶？又不应叠次套开。一再踌躇，忽生变化，另用：

蛇皮炙煅，香油调上，内服蛇床子、地肤子、黄柏、茅术、六一散、厚朴、赤苓、豨莶草等药，至三五剂后不复再套，又七八日收功。

按：此病予定名曰日延疮，谓其日渐延开也。但其症在肝肾部位，且系湿热蕴久，而成斯患。叠服活命饮效而不效，此何故欤？盖活命饮惟祛脏腑湿热，而此病系在皮毛，是为病轻药重，故后用清淡剂反奏奇效，理或在斯耶？

一男子夏令缠腰火丹

一男子夏令缠腰火丹，起三日来就予治。予见其自腰俞缠及腹皮一带均起脓泡，有大如椒粒，有大如黄豆者，浑身发热，予为外用柏叶散，方列下：

侧柏叶炒炭，三钱　韭菜田内蚯蚓粪四钱　轻粉一钱五分　赤小豆炒炭，二钱　大黄三钱　雄黄一钱五分

共研细末，香油调上，内服除湿胃苓汤两剂，不数日全愈。

按：此偏于湿者，故治法如此。

一小儿缠腰火丹

一小儿夏令患缠腰火丹，来就予诊。见其自腰俞及少腹几将缠遍，起白燎泡，大如豆，小如粟，均有红根，发热睛红，便闭溺赤。予为外用柏叶散香油调敷，内服龙胆泻肝汤两剂。病虽减半，仍从他处延开，再用前方法，又两剂而愈。

按：此偏于肝肾火者，故如此用药。若不审症明确，何可轻于发药？学者于此等处要熟玩之。

一男子浑身薄皮疮

一男子浑身生薄皮疮，尤于头顶、面目、耳后为甚，微痒，日渐延开，有流黄水，有不流者，据述已两年有奇矣，百治不效，予为用：

轻粉一钱　煅人中白一钱　煅石膏一钱　金银花研末，五分　黄柏七分　梅片二分　甘草研末，五分　防风根一钱　青黛五分

共研细末，香油调上，不十日完功。

一女子大腿薄皮疮

一女子两大腿延及膝盖生薄皮疮，奇痒难忍，经久不痊，就治于予，为用：

轻粉一钱　滑石一钱五分　人中白煅，一钱　黄柏一钱　绿豆粉一钱五分　梅片三分　花椒一钱

共研细末，香油调上，旬日痊愈。

一女孩年十一二岁下体奇痒

一女孩年十一二岁，下体奇痒，嗣后时浸黄水，延及两胯，遍起粟瘰，搔痒无度，就治于予，为用：

蛇床子一钱五分　威灵仙一钱五分　土大黄根三钱　砂仁壳一钱五分　归尾三钱　苦参一钱五分

煎水频洗，另用：

蛇床子一钱五分　茅术一钱　黄柏一钱　滑石一钱五分　花椒一钱　地肤

子二钱　豨莶草一钱五分　甘草一钱　雄黄一钱五分　冰片五分

共研末，香油调上，旬日而愈。

一男子两手臂里外湿疮

一男子两手臂里外初起粟瘰，擦破流脂，日渐延开，且内热口苦，纳谷无多，起近一月方邀予治，内服：

川连五分　黄芩一钱五分　炒山栀二钱　忍冬藤三钱　苦参一钱五分　通草八分　黄柏八分　泽泻一钱　六一散布包，四钱　桑枝酒炒，一两

外用：

人中白煅，一钱五分　金银花一钱　白芷五分　黄柏一钱　飞甘石一钱　泥片二分　轻粉一钱　上青黛五分

共研细末，花椒灼油调上。

肾岩翻花治验

一俞大海肾岩翻花

一俞大海，距予寓有四里遥，地名周家谷，是处近山。一日俞入山采樵，自晨至午，觉疲极，遂憩息大石坂上，朦胧间忽觉阴茎若有物啮之。急解下衣看视，见山蚂蚁十数头麇集裤内，心知是被此物所啮，顿觉阴茎皮上奇痒异常。急归家以明矾、花椒泡水洗之，洗时觉痒稍止，次日痒处皮已浮肿，仍复奇痒异常。再用明矾、花椒泡水，日洗三四次，肿势愈甚。邀里中一医治疗，不知用何等药末，令其泡水日洗三四次，愈洗愈剧，并未服药。旋龟头亦焮肿不堪，病者因屡治不痊，遂听任自然。讵龟头外皮骤然开裂，疼痛呼号，彻夜不止。又邀一走方医者治之，且议定包治。该医日视一次，专尚外治，内不服药，阅一月余，仍然无效。乃托予友介绍，邀予诊治。见其呻吟之声不绝于耳，阴茎已不能辨其形状，浑如假山石一块，巉岩峻峋，时流臭水，秽不可近。予掩鼻细察一周，束手无策。病家乃邀邻人探予口气，意欲包治。予曰：此病毫无把握，实属无法医治，望另请高明可也。病人答曰：已请多医，治疗

无效，务乞先生援手。且令其妻子环求，予欲郤无法，谓曰：吾必尽心治疗，俟二三次后有何情形再议。于是外用玉红膏摊油纸上贴之，内服川萆薢、银花、人中黄、柴胡、炒山栀、黄柏、龙胆草、车前、泽泻等先解肝肾郁火。三剂后病势毫无动静，疼痛略见轻减，仍照前方加细生地、防风，三剂肿烂，情形仍无动静，乃外用炙鳖甲、黄柏、凤凰衣、柴胡、山栀、青黛、轻粉、泥片研末，香油和胆汁调敷，内服细生地、地骨皮、柴胡、芦荟、杭白芍、当归、金银花、人中黄等，服后疼痛已除，臭水亦少，其溃烂处从前鲜红者至此亦转淡色矣。予见此情形，胸中稍有主宰，外面仍敷昨药，内改服黄芪、防风、当归、泽泻、忍冬藤、炒白术、茯苓、酒炒牛膝等，又两剂后巉岩渐平，渐欲收敛，大约再两月可以完功。不料其中表某由外归家，特来看视，且曰：此病有何难治？力任可以保好。病人为其所惑，遂痴心乞其医治，而某亦直任不辞，遂向药肆配药，药资悉某自出。岂知自午间上药后至晡时已痛不可耐，病人欲将药洗去，某力阻不可，云明日必大见功效，何不少忍待之。病人姑忍痛以待，迨至明日，阳茎紫黯，疼尤剧烈难忍，须臾病人不得已私自将药洗净。某闻之顿足，且叹且责，后闻是夜，病人竟因疼痛难忍，自缢而殁。

按：此病经予治疗，甫有转机，以为收功有日，不料其中表某忽由外来送此妙方，致戕其生，良足悼矣。闻其中表从前曾患下疳，经医治愈后不知如何盗得一二医方；视为千金不传之秘，适见此病与下疳无异，偶一试之，竟至杀人，可不惧欤！

一冯姓男子肾岩翻花

一冯姓男子，年四十五六岁，先患下疳，医治年余，终不获痊。始则龟头腐烂，继又外皮浮肿，久久里外均腐烂不堪，邀予诊时已两周年矣。见其阴茎脱去大半，外皮纤悉靡遗，汁水淋漓，疼痛夜甚，日晡潮热，面色萎黄且滞，形神困顿，犹能勉强支持，幸饮食尚可，每饭两碗，予曰：生机即在是矣。乃外贴玉红膏和白灵丹搀入，内服黄芪、炙龟板、党参、炒白术、茯神、陈皮、甘草、细生地、当归、酒炒牛膝等五剂，疼痛少减，仍照原方加枸杞果又服五剂，溃烂处已渐长新肉，外仍用白灵丹掺入玉红膏内贴之，改进：

野党参四钱　炙鳖甲四钱　野于术二钱　大生地四钱　炙龟板八钱　丹参四钱　大麦冬四钱　归身二钱　炙甘草一钱　柴胡一钱　炙知母二钱　炒黄柏二钱　淡菜三枚，为引

此方连服十剂，已满长新肉，且渐欲收敛，仍照前方并成十剂，加猪脊筋十条煎汁，用白蜜收膏，每服三四匙，早晚不拘时服，开水送下。外仍用玉红膏加入八宝丹贴之。初令日易一次，五六日后间日易一次，又五六日三日易一次，再四五次疮口收敛，惟外皮与阴茎合而成一，不复辨其皮与茎矣。

按：此病颇属危险，倘或其中阻隔或信之不坚，断难奏效。

一友人某君肾岩翻花

一友人某君素好冶游，夏天患袖口疳，初始讳莫如深，亦不求治。追至龟头烂去小半始急而求医，遂向悬壶市上包治花柳者买秘药治之，内服外敷，未七日而愈，方且欣欣然颂卖之神效也，不知毒已人骨，将为终身之累矣。次年春仍由旧处复发，初觉微痒，继则龟头连及外皮浮肿，寒热交增，不数日外皮腐臭，旋见龟头泄去大半。于是向西人药房买花柳消毒水扫之，愈扫愈烂，因飞函来邀予治。见其阴茎外皮尽脱，茎亦仅存一半，然其形尚如假山石巉凸嶙峋，疼痛不堪，言状无脓，惟流臭水，房中虽焚香亦不能解其秽。予为反复细视并详讯其病原，渠即以前情告之。予转展寻思，竟无法想。忽悟药肆秘方无非升丹、轻粉。欲治此病，须先除此毒，然后方可设法。外用玉红膏稍和青九一丹掺和贴之，内服化毒丹，方用：

琥珀一钱　滴乳石一钱　橄榄核一钱　台麝二分　犀黄五分　珍珠一钱　灯草灰三钱　梅片二分

上研细末，分作作十二服，每用鲜土茯苓半斤煎水送一服，如此十余日，疼痛少减，臭水不流，改流稀脓，味仍臭秽。复邀予治，仍令再服一料后再议。又十余日，伏毒已化，脓不臭秽，外改用白灵丹搀入玉

红膏内摊纸贴之，内服：

鲜土茯苓二两　潞党参四钱　东阿胶二钱　金银花四钱　生黄芪六钱　茯神四钱　黄柏一钱　枸杞果四钱　炙黑草一钱　龟板胶四钱　归身二钱　炙香红枣三枚

上方连服十数剂，阴茎上已生皮，尿道口仍前无异，愈后常恐其细君见之为所嫌恶，此亦可为失足花柳者戒。

鱼口便毒、横痃痈疽、下疳治验

一男子年二十五六岁片红溲血

一男子年二十五六，患片白月余，转成片红，就予诊治。询知病由娼妓而得，现在惟溺鲜血，溺时尿道口痛如刀刺，直澈于心，诊其两手脉象，左尺滑数，此则小肠必有瘀热，遂用加减小蓟饮子，方列下：

小蓟炭五钱　藕节五钱　当归三钱　甘草梢三钱　蒲黄炭布包，三钱　木通三钱　滑石五钱　竹叶三钱　鲜生地七钱　黑栀三钱　萹蓄草五钱　上琥珀研冲，七分

此方连服两剂，又来就诊，据述病已全愈，惟恐余毒未净，贻留后患，乃为照方加土茯苓四两，又服四剂，诸病霍然。

一男子年近五旬下疳

一男于年近五旬，丧偶数年，无故忽生下疳，龟头两旁初起如黍米大两粒红瘰，微痒，自买银花、甘草泡水洗之，有时日洗一次，有时两三日不洗，缘其房屋狭小，儿孙满前，不便常洗故也。如是两月，疮口大如黄豆，邀里中医治之，服大败毒汤两剂，精神疲极，饮食少思。自系药味苦寒，有伤胃气，所致其疮口亦仍如旧。又绵延两月，予适道经是处，病人乃就便越予一诊，见其疮口虽大如豆粒，内并不深，仅破浮皮，色亦淡红，毫无毒象，不过湿热浸淫而已。询其曾医治否，渠将前服药方与阅。予曰：病轻药重，是谓过剂，此病不治亦愈，只要勤洗，久久自痊，病者求为拟方，予用：

人中黄二钱　柴胡二钱　泽泻二钱　金银花四钱　滑石四钱　连翘四钱　炒黄柏二钱　川萆薢八钱　车前子包布，四钱　通草一钱

此方连服数剂而痊。

一卖油人年四十外横痃疽

一卖油人年四十外，忽右腿患无形疼痛，行动疲软，初尚勉强支持，迨月余病势日剧，乃邀予治。见其右腿虚肿，按之松软，不能转动反侧，并无根盘，虚寒虚热，自汗盗汗。此乃三阴亏损，寒湿注聚为患。外用散膏稍加肉桂贴之，内服大生地、盐水炒杜仲、枸杞果、狗脊、川断、当归、木瓜、制附片、杭白芍、桑寄生、秦艽、川桂枝、丝瓜络、牛膝等连服两剂，病势无增无减，仍照前方又服两剂，大腿伸屈稍觉活动，寒热已无。予乃改用阳和汤加味，与方而去。适其岳来视，见予方有麻黄，诋为大谬，次日令将病人用籧篨舁至城内请缪礼和治之，用亦系温和通络之品，连往就诊三次，方既无甚出入，病亦不见增减。病家又心惑，改请黄惠卿治疗，黄方亦悖谬，惟方用威灵仙三钱，未免过泄真气。连诊两次，服药五六剂，精神益不如前，形容瘦削不堪，纳谷甚少，虚寒虚热复作，至始起至今几及两月，已将造脓，其时病家不知又为何人怂恿，复邀予治，见其形神狼狈，头扎花纸一张，不解其故，询系巫者所为。随按肿处仍松软，但较前稍大，大腿转动非人帮托不可。予反复踌思，无一善法，姑用人参养荣汤加酒蒸牛膝与服，两剂后无动静，复由其戚荐蒋心一诊治，所服何药，未见其方，无从意度。又四五次，内脓已熟，蒋即用针刺破，脓出不少。至十二三日后，忽脓水全无，有谓其病将瘥者，有谓如此大症，出脓仅十数日，遽断势恐有变。议论纷纭，莫衷一是，乃邀予与黄、蒋合诊。予先到，黄继至，蒋则未见。余见此病情，遇黄来告曰：此病虽名横痃疽，股阴疽，实系脓干气绝之症，万无生理。黄问何故，予曰：三阴亏损，寒湿乘虚袭里，始终宜固三阴为主，逐寒湿佐之，或可侥幸万一，若稍一夹杂，决无生望。同黄共拟一方，用党参、大麦冬、五味子、金石斛、玉竹等，予与黄去后，蒋始来，谓病家可放宽心，决无妨碍，不信我可包治。病家闻之，喜不自胜，当

即交与包治药资若干，则不知其详。越七八日早见其邻人某代买棺木，询之答曰：昨晚已逝世矣。

按：此症可名横痃疽，又可名股阴疽。王洪绪曾云：是处不可妄用刀针，动则必死。即指此等症而言，后学认症不明，徒执其说以为证，盖失之远矣。

再：此症针破固死，不针亦死，所谓因虚致病，非因病致虚也。

一男子横痃

一男子偶或劳苦，其胯间左右即结肿如茄，且寒热大作，俗名横痃，块胀少休，数日则泯然无形，诸病若失。年轻时年仅病一二次，渐至三四次，厥后按月一发，再后十日半月一发，甚至三日五日一发，后竟不能日离床褥。盖缘年龄日长，精力日衰故也。每当发时腿酸脚软，肿块仍前，并不高大，亦不作脓。病已十五六年，从未延医服药，至此病日加剧，宛成废人，始邀里中某医治疗。外用宣木瓜、红花、香葱、绍酒煎汤熏洗，内服独活寄生汤，方颇中肯，惟病重药轻，投以数剂不应。又自买虎骨酒服之，亦无效验。淹缠床褥年余，乃邀予治。见其形若死灰，贸然见之直疑为鬼物。其胯间结肿不过如鹅鸭卵大，按之似颇活动，腿亦伸屈自如，但疲软不能站立。予详诘所繇，知其始系属因劳致病，努力伤筋，厥后精气日亏，风寒湿邪乘虚里袭，则此肿块乃系筋胀，并非痈疽结肿之比，遂以此病只可缓图，若急切奏功，则仆无能为力。病家曰：无论如何迟慢，总求先生设法。予答曰：在现在汝等意固坚定，倘治一二月无甚效验，难免心急乱投医药，必至令仆前功尽弃。病家矢口不移，并谓此病生死已置之度外，决无变更。予乃为用虎骨胶、龟板胶、肉桂、制附片、炒茅术、桑寄生、蚕沙、牛膝、木瓜、桑枝、松节、绍酒等，嘱令服十剂后看如何再议。果如数照服，又邀予诊。见其胯间肿块半已消去，再服十剂，泯然无迹，惟两腿疲软，迄不见痊，又照前方服二十剂，疲软依然，惟略能起坐，予曰：此后不需汤药，仍以前方增减，令其泡酒常服，方用：

虎胫骨二两　狗脊一两　川桂枝一两　陈皮五钱　寻骨风一两　杜仲一

两五钱　五加皮二两　炒茅术一两二钱　茯神二两　鹿角胶一两五钱　当归一两五钱　牛膝二两　杭白芍二两　络石藤四钱　独活八钱　秦艽一两六钱　炙乳香四钱　丝瓜络一条　桑枝一斤

上用绍酒十五斤，同药入坛，先泡一宿，次日隔汤炖煮一炷香为度。坛口用布数层扎紧，弗令泄气，每早晚随量温饮一二杯，服尽已渐能扶壁而行，又两料平复如初。然此病经予一手治愈，前后将及一年，若病家信之不坚，安得完成？

一小孩夏令湿热横痃

一小孩夏令胯间结肿，初如桃，渐如茄，七八日已疮顶高凸，薄皮剥起，色红，来就予治。见其疮头如此，内脓已熟，即用刀刺，出脓两杯，外上升丹纸捻，内服：

柴胡一钱　牛膝一钱五分　川芎一钱　连翘二钱　当归一钱五分　赤芍一钱五分　泽泻一钱五分　丹参二钱　甘草一钱　桑枝四钱

此方服两剂而痊。

按：此乃湿热为患，且系小儿纯阳之体，故治之较易。

一男子年二十外横痃

一男子年二十外，夏令胯间结肿，初如桃，渐如覆碗，不甚疼痛，少觉酸楚，微寒微热，腿曲不伸。邀里中一医治之，指为缩脚小肠痈重症，诊两次无效，乃舁来就诊。予见其根盘虽大，而疮头平塌，色微红，按之有如棋子一块引手，四围尚坚硬，此乃湿热挟瘀为患，脓虽有不多，即用火针刺之。出豇豆汁色脓两杯，外上升丹纸捻，内服：

生黄芪四钱　柴胡二钱　泽兰叶四钱　刘寄奴四钱　紫丹参四钱　当归二钱　连翘四钱　川牛膝二钱　泽泻二钱　川萆薢六钱　桃仁二钱　甘草二钱　桑枝酒炒，六钱

此方连服两剂，复来就诊，仍用前方进退，又两剂后，病人已不自来，惟遣人索取丹捻，不数日收功。

按：此病人谓为横痃毒、股阴毒均无不可，但究其病原，不过湿热

挟瘀为患，用药即从此中着想，即得主脑。若指为缩脚小肠痈则大谬矣，盖小肠痈虽在腿根之上，然其病根总在少腹。吾尝谓治症不难，辨证最难，少有差谬，真毫厘千里也。

一女孩股阴毒

一女孩夏令胯间褶纹中结肿如桃，七八日即自溃破，流出稀脓不少，向药肆买升丹、拔毒膏贴之，五六日脓已净，惟流黄水，以为指日完功，不复介意，岂知自溃之。疮口收功最不易耶，况在褶纹中，立则口闭，坐则口张，转辗月余，口仍不完，且流鲜血，血时呼疼痛。自小孩不知慎护，任意行动，遂致扯伤筋脉，或擦损新肉之故，于是来就予治。见其疮口不深，色紫黯，长六七分，宽二三分，并询知日来犹流鲜血，不时阵痛，当为外用青九一丹掺之，玉红膏摊纸罩贴，内服炒丹参、炒当归、炒丹皮、杭白芍、炙黄芪、炙粟壳、炙乳没、牛膝等。两剂后血不流，疮口色亦转淡，予曰：收功在迩，不可行动，有伤筋脉。照前方又服两剂，疮口渐敛，外改掺以八宝生肌散，仍用玉红膏摊贴，内不服药，阅十数日收功。

按：此病本疡毒小疖，若早用刀刺破，不过二三日即可结痂。初既误于不治，听其自溃，继又任意行走，伤动筋脉，遂致缠绵。乃尔轻微之疾失治尚如此，若大症则又如何？

一男子精聚

一男子久耽花柳，尤嗜男风，始于尿道口旁起一红瘰，日洗数次，即已消释，旋又于右胯褶缝中结肿如茄，粗解医理，自服外科四妙汤，即当归、银花、黄芪、甘草四味，连三四剂，肿块如故，后又买鲜肥皂去筋膜打烂敷之，根盘渐觉收束，肿块亦见消融。私心窃喜，故态复萌，往就所欢，以续旧好。情因久旷，狂度不休，越五六日，褶纹旧处又起肿块，较前倍大，筋缩不伸，寒热交作。适予有事道经彼处，见其呻吟之声不绝于口，询知患此病症，乃为反复按摩，虽不引手，中空而肿块显明，皮外色并不红，既时作阵痛。病者求为设法消释，云实不胜痛楚，予曰：病势如此，万难内消，强之徒损真气，无益也。不如托化，二三日后即可刺溃，收功尚不甚难，病者踌躇者再，始请立方，予用：

生黄芪七钱　川芎一钱五分　花粉三钱　角刺三钱　当归三钱　牛膝二钱　白芷一钱五分　忍冬藤七钱　甘草一钱五分　桑枝五钱

此方连服三剂，疮头高起，按之引手，内脓已熟，用火针刺之，出血花脓两杯，随用升丹纸捻上之，纸膏罩贴，内服：

川萆薢八钱　白鲜皮二钱　赤芍二钱　金银花六钱　当归二钱　怀牛膝二钱　防风二钱　连翘四钱　泽泻二钱　甘草梢二钱　桑枝四钱　丝瓜络一段

此方连服三剂，脓渐稀少，肿亦渐消，惟筋脉挚急，尚未舒展，仍照前方再服三剂，外同前法，三四日后脉络展舒，已可下地行动，疮口尽流稀水，仍用升丹掺之，去捻纸膏罩贴，内不服药，又六七日结痂而愈。

按：此病系因交媾时忍精不泄，致令败精瘀血流滞中途，结而为肿，并非染毒。观其初起尿道口旁之红瘰洗数次即已无形可知矣，所以看病必须分别轻重，此症若当毒疮医治，妄用搜剔或用攻劫之剂，鲜有不轻变重而重变危者，医者于此，其可忽诸。

一文案某君年三十外下疳

一文案某君，年三十外，素谨饬，从未一履北里之阈。时值秋闱试毕，有同乡契友数人道经其寓，此数人者皆纨绔子，最喜冶游，率牵以去，日征逐于花天酒地之中，前后十数日，友各归里，某亦绝迹不往，但事已开端，遇有来约者即难再拒。偎红倚翠，粉腻脂香，日往月来，遂亦忍俊不禁。一日适为雨阻妓处，友人为之撮合，当即灭烛留髡，一度春风。次日即觉尿道口旁微痒，溺管刺痛，飞函招予往诊，具述受病始末。予视其尿道口起二三粟瘰，色鲜红。予告以此乃妓之不洁，前受之精犹留内，而君适逢其会，两精相对，足名妒精疮，幸治之早，尚无碍，外用金银花、甘草、花椒煎水日洗数次，内服：

木通二钱　忍冬藤四钱　长牛膝二钱　泽泻二钱　连翘四钱　滑石块四钱　炒山栀二钱　车前子布包，四钱　甘草梢二钱　竹叶二钱　灯草三十寸此方连服三剂，尿道口旁红瘰已消，惟溺管刺痛未除，仍照前方加：

琥珀一钱　瞿麦穗五钱　萹蓄五钱

又服三剂，诸病霍然。

按：此病若治之不早，必成瘙疳，如误服时人秘方轻粉、升丹等类，虽可取效一时，而其后患则不知伊于胡底矣。

一男子下疳

一男子患下疳，请卖野药者治之，未七日而愈，惟齿缝腐烂，鲜血迸流，舌尖及唇均破碎，喉亦干痛，口渴异常，就予诊治。见其病情如此，知为轻粉升丹毒所中，外用：

青果核煅，二分　犀黄二分　煅石膏二分　煅中白一分　朱砂二分　黄柏一分　人中黄二分　川连一分　薄荷叶一分　梅片一分　大蓟炭二分　蒲黄炭二分

共研细末，用芦管吹喉间，余以新笔扫扑，内服：

鲜土茯苓二两　忍冬花四钱　炒山栀三钱　连翘五钱　桔梗三钱　丹皮三钱　元参七钱　石膏五钱　大黄三钱　甘草一钱五分　青果三枚　鲜芦根二两，煎汤代水

此方连服两剂，牙缝血已不流，喉痛亦减，仍照前方去大黄再服两剂，诸病悉退，惟喉间两旁及帝丁渐欲腐烂，此乃药毒攻喉，用化毒丹一料服之全愈，方见前。

按：此症本系染毒，并不难治，乃病者急于求痊，请卖野药者治之。若辈只有升丹、轻粉、水银数方，千症一律，以致齿龈腐烂，喉间疼痛，势殊凶恶。予用数方，始得转危为安，已属不幸中之大幸。盖若辈用此等秘药时，必嘱病者以笔管钳口，使毒有路而出，不致攻喉。当时可无他患，而后患如何则彼不问矣。此人钳之不当，故药毒上攻，致有此症。目前虽费周折，后患却无，岂非大不幸中之大幸乎？

一同乡某友横痃

一同乡某友，宿妓后时觉溺管刺痛，买清宁丸服之，觉少愈，又服

数次遂痊。嗣后胯间结肿，初如桃，渐如茄，推之活动，皮色如初，毫无痛楚，惟行走筋脉似觉掣急，有人劝其速请医治，不然恐将酿成鱼口便毒，彼不之信，以为溺管刺痛，或为妓毒所染，虽胯间结肿，皮色未变，且距交接后已两月有余，似与前事无干，自毋可庸虑，此乃检《验方新编》《全生集》等书，颇自疑为股阴疽，遂服阳和汤二三剂，觉行走较前稍好，更服之不疑。又六七剂，胯间肿块依然，亦不加剧，姑漫置之。予适有他友约往晚饭，渠亦在座，向予述其病状甚详，并求拟方。予见其腮间结肿，牙齿微痛，乃阳明少阳风热，其时正当春令本邪发旺之时，因为疏散之，用方：

荆芥穗二钱　粉葛根一钱五分　炒山栀一钱五分　桑叶三钱　桔梗二钱　牛蒡子三钱　香白芷一钱五分　连翘三钱　双钩藤四钱　甘草一钱　青果三枚

此方服两剂后，来函告予腮肿牙疼俱已霍然，惟日来恶寒发热，不知何故，请往一诊。予即往视，见其案头满堆纸扇，手不停挥。盖此君素工书画，求索颇众，状甚忙碎。窥其神色言谈亦与平时无异，诊之脉现浮数，予曰：风热尚未净尽。仍宗前方进退，令服一剂，次日又邀予诊，病者曰：诸病悉愈，惟胸口满闷，或系日来不能忌口所致，请为拟一消导方可也。予即用炒神曲、炒莱菔子、瓜蒌皮、陈皮等与服，次早遣人来约午饭，并请早至，询以病情，则曰不知。予心疑之，旋即前往探视究竟，见其凭几挥毫，神色似昨，仰首予告以昨方未服，今日惟觉浑身甚不自在，余无他苦。随以手就予诊脉，甫按其手，忽自向后一掣，再诊再掣，如此三次，顿觉神情登时改变，不能言语。予急呼其仆招渠同差某君来，告以现在病情，内风已动，恐难挽回。某君曰：何至如此？予曰：明日恐已不能到夜，望速另为访请高明。予与之多年友谊，勉留一方而去，附方：

羚羊片先煎，一钱五分　连翘心三钱　丹皮二钱　竹叶十片　双钩藤五钱　元参五钱　天竺黄一钱五分　青果五粒　川贝母三钱　山栀一钱五分　人中黄一钱五分

某若见此方，舌挢而不能下者，久之曰：病何至此？又曰病何至如此？闻予去后，即邀柳林轩诊治，仍用苏叶、薄荷等疏散之剂与服，果

于次日午后而殁。盖其病已入里，纵服予方亦未必能救，况此等轻清之剂乎？譬如贼已入其内室，而人犹在门外捕捉，又焉能济事耶？然此病遽死，予亦疑之，后闻人言其临殓时，下体肿胀，肾囊尤甚，并见有西药花柳清毒丸、扫毒药水等，始知病仍死于毒症，但予两次诊视，彼绝口不提，不知何故，岂讳疾忌医，抑别有隐情欤？

一友人某白浊

一友人某素极悭吝，性尤拘谨，久客在外，不免情欲之感出。一日怀挟钱帖一千向某土妓处，亟思一畅所欲。讵情急之人，甫解罗襦，即已一泄如注，怏怏而回，既惜纸钞之白费，又未得滋味，深尝懊恼咨嗟，竟至彻夜未睡。当日觉小解频数，意不暇及，后觉刺痛，又似有物流出。越日察视，溲器中有白粉沉底，日复一日，竟有如墨盒大之粉块从溲器中倒出。日间小解十数次，晚间尤甚，于是两胯渐觉酸软，尚可勉强支持，过数日，两腿竟如痿痹，但觉酸麻，并不痛楚，而伸曲转侧均废至此，始邀予治。细询病情，殊属棘手，勉拟一方，看其服后如何再议，方用：

独活一钱五分　川萆薢五钱　益智仁一钱五分　乌药一钱五分　泽泻一钱五分　海金沙布包，三钱　吴萸七分　茯苓三钱　滑石块五钱　甘草一钱

上方服后毫无动静，又服一剂，次日不但两腿痿痹，不能动转，两手亦捏握无力，妨于举扬。见其精神日见疲惫，而小解粉浊仍未能止，转辗寻思，忽悟曰：得有治法矣。揣其病根系因粉浊数日，骨缝空虚，风寒乘虚入里而成，乃改方用：

生麻黄七分　炮姜一钱　盐水炒杜仲三钱　大熟地六钱　炒白芥二钱　制附片一钱五分　川桂枝一钱五分　鹿角霜三钱　长牛膝三钱　桑枝酒炒，一两

此方服后稍觉汗泄，两腿似乎活动，两手亦然，再宗前方进退，方用：

生麻黄一钱　防风二钱　紫苏叶三钱　炒白芥三钱　大熟地一两　川桂枝三钱　炒杜仲五钱　制附片二钱　鹿角胶四钱　羌活一钱五分　炮姜一钱

甘草一钱　桑枝酒炒，一两

此方连服两剂，汗出如洗，两腿已能动转，两手亦能举扬，在宗前方减去紫苏，又两剂而安，粉浊亦止。

按：此病始因情欲懊丧而得粉浊，继因粉浊日夜数十次，溺器逼近下体，时当春令，百脉开张，风寒即乘虚里入，而成斯患。予初治尚兼顾，其粉浊一病则置之不理，亦同时俱愈。是以治病要看重轻，要分标本。书云：缓则治本，急则治标，实为一定不易之理。方中诸药虽近燥烈，然无此种劲手，焉得奏功？好在病人独身在外，无人为之主谋。倘或议论纷杂，稍有游移，则予亦必先走稳着，而后患直有不堪设想者矣。再此症应列痿痹门，但病因花柳而起，故附于此，阅者谅之。

一妇人左胯结肿

一妇人夏令左胯褶缝中结肿如茄，初买散膏贴之，已将消释。嗣因劳动过早，重又结肿，较前益大，起十四日邀予诊，隔衣按之，业已引手，即用刀刺破，出脓碗许，外用升丹纸捻，内服：

紫丹参四钱　当归二钱　川芎一钱　忍冬藤四钱　白芷二钱　连翘四钱　赤芍二钱　秦艽四钱　草节二钱　桑枝八钱

此方连服两剂，脓已净，只流黄水，仍用升丹掺之，不数日而痊。

按：此系湿热挟瘀之症，即名横痃毒可耳。

一妇人右胯结肿

一妇人夏令右胯下结肿，十数日未曾医治，乘舆来就予诊。见其根盘大如覆碗，按之木硬，头顶平塌不红，肿处微热，据述从楼梯跌下，挫伤筋脉而得。外贴散膏，四围敷六味散，内服：

炙甲片二钱　上肉桂一钱　桃仁泥二钱　刘寄奴四钱　上血竭二钱　炒延胡二钱　炙乳没各一钱　泽兰叶四钱　长牛膝二钱　赤芍二钱　陈皮一钱　甘草一钱　核桃两枚

绍酒一斤煎药。

上方连服两剂，肿势渐消，又两剂消释。

按：此瘀血凝阻，可名股阴毒，亦可名横痃毒。予方中妙在肉桂一味以作先锋，而以山甲为帅。盖血见热则行，寒则凝。加之山甲直达病所，其桃仁、刘寄奴等无非导瘀而已，若无肉桂，则见效断不能如此迅速，特详及之。

一妇人阴旁结肿如茄

一妇人阴户偏右结肿如茄，据述初起仅棋子大一核，渐渐加大，不甚疼痛，已十四日始就予治。见其根盘半亘毛际，色白，中有豆大一头，色微红，按之引手，即用刀刺破，出脓不多。盖其四围根脚尚未化脓也，外用升丹纸捻，内服：

角刺一钱五分　连翘一钱五分　柴胡一钱　泽泻一钱　黄芪五钱　白芷一钱　黄柏一钱　六一散布包，三钱　肉桂研冲，五分　车前子布包，二钱　当归二钱

上方连服两剂，脓出较多，以余脉均化脓也。照原方去角刺又两剂，脓已少，肿亦消，又去黄芪、肉桂再两剂，已完口愈矣。

按：此症本系湿热为患，只因病初起时当作毒疮，以其夫曾患下疳，故有此误。朝夕洗涤四五次之多，遂致寒邪从兹袭入，是以其色白而坚硬。方用肉桂非无意也，破后仍用角刺者，恐其坚块不易作脓，非此不能速之。故曰：医之用药，如将之用兵。岂可冒昧从事耶？

再：此症可名阴毒，亦可名蚌痈。

一金姓年三十四五岁股阴疽

一金姓妇人，年三十四五，深秋左胯间无故酸痛，连及少腹腿根，绵亘七八寸，手不可近，大腿曲而不伸，大寒大热，起六七日来邀予治。见其面赤似火，扪之灼手，其痛处毫无形象，及两胯比视，则左胯似较少肿，外贴散膏少加肉桂，内服：

荆芥穗三钱　川桂枝一钱五分　白芷一钱五分　柴胡一钱五分　防风根一钱五分　秦艽二钱　木香一钱　赤芍一钱五分　紫苏叶三钱　独活一钱五分　陈皮一钱　甘草一钱五分　香葱一枚，连须

戚云门
王钟岳
贡一帆
孙御千
戚金泉
叶德培
姜学山
姜宇瞻
姜恒斋
吴　达
缪　岐
柳宝诒
方仁渊
高憩云
薛文元
曹颖甫
郭柏良
章巨膺
醉　樵

此方连服两剂，寒热已解，惟酸痛较前更甚，照原方加木瓜、牛膝又两剂，仍无动静，病家以为不效，更邀蒋某治疗月余，业已刺溃流脓，酸痛仍不能止，病人益疲惫不堪，脓水日流碗许，饮食日仅两碗，入不敷出，重邀予治。见其形寒狼狈，望之令人生畏，疮头从褶缝溃破，脓出不少，肿仍不消，腿亦不能转侧伸屈，且其尻骨处已破有洋钱大，俗名印疮。予知此病乃房欲后盖覆单薄而得，闻此妇性颇淫荡，夫愚而朴，虽原因之是否无可证明，而推测其病情则固确切不移。从前若即请予治疗，必先投阳和汤，继以大防风汤，或可消释无形，不至受此苦楚矣。当为外上升丹纸捻，内服鹿角胶、肉桂、黄芪、党参、炒白术、杜仲、秦艽、归身、东阿胶、中生地、酒炒牛膝等药，又三剂脓水渐少，酸痛较除，再宗前方又三剂，病去一半，胃气亦强，仍宗前方加川石斛、丝瓜络、松节等，再三剂脓已净尽，惟流黄水，外仍前法，内服浸酒方宣通络脉以善其后，方用：

黑驴皮胶二两　上肉桂七钱　陈皮二钱　秦艽一两五钱　鹿角胶二两　归身二两　党参二两　杜仲二两　枸杞果一两五钱　红花四钱　黄芪二两　生地三两　长牛膝二两　宣木瓜一两五钱　防风八钱　松节八钱　桑枝四两　丝瓜络一条

上用绍酒十五斤，连药入坛，先泡一宿，次日隔汤炖煮一炷香为度，坛口扎紧，勿令泄气。每日早晚随量温饮一二杯，酒完病已愈有八九，又一料平复如初。

按：此症可名股阴疽，若任予一人治疗，或不致如此缠绵。

一男子淋症

一男子患淋症已两月余，始邀予治。询知从前曾患毒疮，治愈后绝不涉足花柳，此次因浴后受风，忽患淋症，龟头浮肿，俗称风淋者，是为用：

荆芥二钱　羌活一钱五分　苏叶三钱　泽泻二钱　防风二钱　白芷二钱　川芎一钱五分　赤苓四钱　甘草二钱　姜两片　葱白五寸

此方连服两剂，略得微汗，龟头浮肿已消，惟淋浊未减，遂改方用：

萹蓄草四钱　泽泻二钱　荆芥二钱　滑石块四钱　瞿麦穗四钱　赤苓四钱　防风二钱　甘草梢二钱　车前子四钱

此方连服两剂，淋症见好，又三剂而瘳。

一男子下疳

一男子宿娼后先患下疳，继两胯结肿如桃，商治于予。用小败毒汤煎送九龙丹，服后泻两次，即以粥汤补住，不可过泻，恐伤真气。次日专服小败毒汤一剂，下疳已愈，惟膀间结核仍不能消，改用大败毒汤连进两剂，胯间结肿渐欲消释，惟根盘淹滞，不能尽化，乃改用四妙汤两剂消散之，方用：

黄芪八钱　当归四钱　金银花一两　甘草四钱

一妓女疳疮

一妓女患疳疮极重，据述为新狎客所染，就予诊治。见其阴户两边肿高几及寸许，中多碎腐，臭水淋漓不断，外用旱螺散扑之，内服：

鲜土茯苓四钱　蜈蚣两条　萹蓄草四钱　连翘四钱　六一散布包，六钱　防风二钱　金银花八钱　瞿麦穗四钱　车前子四钱　柴胡二钱

此方连服两剂，肿势少消，臭水仍复淋漓，当将碎腐处改掺下疳散，内又服两剂，肿消大半，臭水亦少，仍掺下疳散，内改服：

生黄芪一两　忍冬藤一两　六一散布包，四钱　防风二钱　连翘四钱　炒黄柏二钱　泽泻二钱　炒山栀二钱　当归二钱　鲜车前草一棵

此方连服十剂，病已霍然。

按：此系被男子传染而来，闻客曾患梅毒，心常惴惴，临事又恐再染，故于发泄时急提，而射精户外。妓微沾之已成此患，倘若恋情不舍，又不知若何景象矣。予治疗时不知此客为何许人，嗣见面乃予好友，故得其详如此。

一某公子马口红瘢

一某公子前在山东曾患毒疮，治愈后誓不再作冶游。一日来津假寓

养病医院，予为院医，故与予周旋数月。忽一日招予密语，自述前在某私娼家春风半度，正在情浓，闻门有斗者，即拔关而出。自问虽与交锋，而灵犀未透，似不至有他患。不料今日尿管刺痛，龟头及尿道口均有红点数瘢，不知何故，予曰：身既未泄，纵受毒亦属皮毛之疾，何必挂心。日用银花、甘草煎水洗涤数次可矣。越日鼻孔又起两粟，惊为毒已上攻，商治于予，予曰：肺经风热，又何多疑，必欲求为拟方，姑以荆芥、黄芩、炒山栀、桔梗、薄荷、桑叶、甘草等与服两剂，鼻孔疮已无形，惟尿管刺痛依然如昨，尿道口红斑日见开大，坚求再拟一方，予解之曰：无病呻吟，转恐不祥，无已少进解毒之剂以祛君惑可耳，方用：

柴胡一钱　木通一钱　忍冬藤三钱　炒山栀一钱五分　琥珀研冲，一钱　六一散布包，三钱　连翘三钱　泽泻二钱　鲜车前草一棵

此方连服两剂，尿管刺痛稍减，尿道口斑点仍然，又服两剂，刺痛已除，尿道口红斑仍不能退。予曰：此无妨事，不必再服药矣。彼坚求方，并谓前病业已治好，何必留此污点而靳不我去耶？且近来五更时辄翘然高举，大约肝火甚旺，并求兼顾，予为所嬲，乃拟一方应之，附后：

龙胆草一钱　芦荟一钱五分　柴胡一钱　川萆薢三钱　连翘三钱　炒黄柏一钱　炒山栀二钱　忍冬藤三钱　六一散布包，五钱　鲜车前草一棵，引

此方连服三剂，尿道红斑虽淡，而胃口转滞，饮食减少，予谆其勿再服药，彼私自又服三剂，红斑已退八九，胃口愈不能纳，日惟饮薄粥数瓯，精神因亦疲惫异常，此由无病服药，自寻苦恼，调养月余才得复元。假使当时信予言即不服药，一月后亦可自愈。

按：此本系小疾。而病人竟惊疑若此。设不遇予，尚不知费若干银钱，吃几多苦水，可笑人也。

一农夫横痃块

一农大初夏割麦后担麦归家，行至岸旁，左脚方欲跨上，绳忽绷断，因而挫跌，兼以本有外感，到家即寒热大作，左胯间结肿，俗名横痃块

胀，即邀予治。见其肿处根盘并不散漫，大如鹅卵，但寒热不已。先用荆防败毒散加紫苏去银花、连翘汗解，次日热退身凉，惟肿块较昨稍大，遂为外贴散膏，内服：

陈皮二钱　炙甲片二钱　归尾四钱　长牛膝二钱　刘寄奴四钱　木香一钱　桃仁二钱　炒延胡二钱　泽兰四钱　木瓜一钱五分　胡桃两枚　酒半斤

煎服。

上服两剂，肿块消释，再服两剂已泯然无迹。

按：此由努力伤筋，血瘀气阻而成，亦可名为横痃毒。

一幼妓年十四岁染毒

一幼妓年十四岁，已破瓜。始由阴户微痒，以矾水汤洗，遂见左胯结肿如茄，推之不动，皮色不变，并无寒热，此为狎客染毒而成，起十一二日邀予诊治。询知原委，乃为外贴散膏，内服九龙丹，一服泄出浊秽甚多，次日再一服，又泄不少，已不似昨之腥秽矣。随服四物汤两剂而消，然已淹缠半月之久。

一老妓素玉年四十八九岁阴茄

一老妓素玉年四十八九岁，阴户靠左忽结肿如茄，石硬，皮色不变，推之不动，几及半年，遍历诸医，绝无一效，久亦漫置之。秋令因患痢疾，请唐静研师诊治，连诊数次，痢已全愈。偶向吾师谈及下体患此恶症，意欲求治，师即以予荐之，次日吾师来条代邀，予即往诊。细察病情乃肝郁不舒，湿痰凝结为患，症殊棘手，姑拟一方试服，附后：

柴胡二钱　炒白芥子二钱　炙厚朴二钱　川郁金一钱　青橘叶一钱五分　当归二钱　法半夏二钱　杭白芍四钱　茯神四钱　甘草一钱

此方连服五剂，肿处并无动静，病人亦焦急万分，予即辞以另请明医，后不知其所终。

一陆姓年三十上下淋症

一陆姓，宦途中人，年三十上下，夏令患淋症，初起即邀予治。见其龟头青紫，肿痛夜剧，形寒身热，二便闭结，口苦苔黄，脉数有力，两尺尤甚。询其所繇，云三日前曾与娼妓交接，稍抹春药，希图久战，不料取乐一时，遂酿巨患。现惟早晨封口，溺解后无甚痛楚。今日寒热频来，颇不好受，予笑曰：乐极生悲，循环至理。细揣病情，无非肝肾郁火所致，外用青黛、黄柏、黄连、中黄、冰麝等研末，香油调上，内服方用：

龙胆草二钱　柴胡二钱　川军后下，六钱　芦荟二钱　黑栀四钱　连翘四钱　胡连二钱　黄柏二钱　丹皮二钱　泽泻二钱　马鞭草六钱　甘草梢二钱

此方有陆君之友见而谓予曰：陆君之病固系肝肾郁火，然身体素弱，恐不胜此重剂也，予曰：无妨。此病此方固自对症发药，但恐一二剂未必遽能达到目的，可勿过虑。病者闻予言，急命其仆持方往购。及药购回，予尚未去，遂嘱其如何熬法，如何服法，指挥毕予方辞归。次早陆即遣纪来邀，急询其昨晚服药后如何情形，答曰夜甚安静。予颇放心，午后往诊，病人见予笑容可掬。当即问以昨晚情形，答曰：疼痛顿减，安睡半夜。复视病状仍旧，予急询其昨方是否照服，云二煎今早始吃下。予曰：不必更方，再服一剂，看若何光景再议。病人又曰：昨方服后，并未走动，不知何故。予曰：病重药轻，药力难到。于是另加元明粉一钱冲服。次早又来邀诊，并约速往，予即随去，询问病状如何，病人答曰：昨晚泻两遍后，今早浑身极快，惟龟头似欲微溃烂，请早为我设法。予细阅龟头，并非溃烂，乃青紫悉退，上剥薄皮，状似溃腐。予告以决不溃烂，请放心可也。第尿道口尚有朱砂红点三四粒，此系余毒未净，还须清澈，遂改方用：

金银花八钱　连翘四钱　瞿麦穗四钱　一枝蒿四钱　威灵仙二钱　赤苓四钱　川萆薢八钱　萹蓄草四钱　滑石块四钱　甘草梢二钱　马鞭草四钱

此方连服三剂，尿道口红点丝毫未退，再服三剂依然如故，不得已改服八宝散一料，每早晚用土茯苓二两煎汤送各五分，如是者二十余日，尿道口红点始泯然无迹。

按：此病龟头青紫，初看甚属危险，倘从此溃烂，则不堪设想矣。纵治之应弦合节，亦须一年半载方能收功。

一友人某下疳气

一友人某年近不惑，平日最喜狎邪游，从未真个销魂。一日在某娼家遇其戚，某乃实事求是者，是夜适为大雨所阻，其戚遂力为作合，友亦面软，因留宿焉。不料春风一度，几丧厥身。次早回寓即召予，具述昨晚之事，云妓名金玉，年仅十四，貌亦中姿，破瓜绕旬日耳。而渔郎初次问津，即已迷其洞口，盘旋左右，约有时许，无计可通，不已勉藉两指，以为先容。讵甫刺进半篙，已涌泉而一泻，精疲力尽，终未得此中佳妙。天明即披衣而起，怏怏归来。尿道口似乎作痒，用银花、甘草泡水洗涤，其痒益甚，予闻之踌躇至再，终不得其原因。友徐曰：若人门户甚狭，据其自言，前度之客亦只春风一度，去不复返，且其私处似尚浮肿，闻前客初次交接，情状亦与余此次相似。予曰：得之矣。前客既系浅尝辄止，则其欲火炎炎，俱已流结玉人外户，以致浮肿，今君又复难进易退，是为两火相争，直与两精相对无异，恐七天后必生妒精疮。虽无大害，然必须慎口腹，忌失眠。予因深知吾友平日嗜赌，俾昼作夜，且酷嗜海鲜，故以此两事再三戒之。乃言谆听藐，仍旧通宵达旦，麻雀叶子接连七八夜未曾间断。至第九日忽飞函来招，予即前往，见渠已呻吟床褥，低声呼救我。予曰：近状若何？答曰：不听君言，已遭大祸。予讶曰：何致如此？渠乃羞涩出其势，请视则已。龟头紫黯，稍浸血水，厥状将腐。予急询其近日作何消遣？云此七八宵无时不与中发白为缘，梁山泊诸君相结识，每至天明，解衣少睡一觉，醒来又复集合，直至昨早始觉龟头满沾狗皮褥上之毛，当用水慢慢洗下，陡见龟头微露青紫。适有友人在此，谓无妨碍，可速向西药房买花柳消毒水。因即遣人买一小瓶来，连上六七次，一夜疼痛难忍，遂成如此病状。予曰：不必怨药水，当怨自己不慎口腹，不早睡，若听予言，那能如此？友人长叹曰：悔不能从，致肇此祸，然事已如此，还得设法援手。予曰：病势虽凶，尚无妨害，并将治愈陆症详细告之，君恙固较陆症为重，然治之得法，亦不过多费时日耳，请放心可也。于是外用黄柏、黄连、人中黄、人中白、冰、麝六味研细末，香油调上，内服：

胆草二钱　当归二钱　银花四钱　芦荟二钱　一枝蒿四钱　连翘四钱

柴胡二钱　威灵仙二钱　六一散布包，四钱　防风二钱　皂角子十四粒　川萆薢一两

此方连服两剂，龟头青黯依然，疼痛仍不少减，且发热食少，于是外仍上前药，内服止痛丸五粒先定其痛，并另留十五粒令其晚上疼甚再服，止则勿服，内另拟方用：

炙乳香二钱　柴胡二钱　胡连二钱　炙粟壳二钱　银花八钱　黑栀二钱　芦荟二钱　连翘八钱　一枝蒿四钱　六一散布包，六钱

此方连服两剂，疼痛已止，身热亦轻，惟龟头青黯，益见开大，扪之不甚疼痛，渐欲腐烂。于是先用槐枝、忍冬藤、甘草煎水洗之，然后用玉红膏摊纸包贴龟头，油纸上预剪一口，以便小溲，内服改方用：

生黄芪八钱　皂角子十四粒　土茯苓二两　忍冬藤八钱　连翘四钱　白鲜皮四钱　防风二钱　长牛膝二钱　甘草二钱

此方连服两剂，龟头青黯已化血水，渐次脱下，尚有一半，似乎坚硬，外仍照前法，内将前方略为加减，连服两剂，其龟头先腐烂处已露新肉，其一半坚硬处亦腐烂，血水淋漓，仍令照前洗方日洗一二次，外用玉红膏稍搀升丹，摊油纸包贴，内仍照前方又服四剂，龟头青黯溃烂已脱，满露新肉，尿道口早莫能辨，至此阴茎竟不识为何物，惟有巉凸嶙峋，与假山石无异而已。于是外用白九一丹外掺于烂处，用大鲫鱼膏剪口罩贴，另用软帛外裹，日易三五次不等，遇小解后即换，内改服方用：

生黄芪六钱　川芎一钱　忍冬藤四钱　野党参四钱　当归二钱　川萆薢八钱　土炒白术二钱　杭白芍四钱　连翘四钱　白茯苓四钱　生地四钱　甘草二钱　姜两片　红枣两枚

此方连服十五剂，龟头已满长平，尿道口亦约略可辨。斯时膏药不用，惟用灯花纸梢抹玉红膏罩于新生肉上，外仍用软帛包之，止不服药。正在施治时，适有两友在旁，谓予曰：先生治此重症，不满一月完功，可谓神妙极矣，然而龟头已比从前缩小一圈，将来能不与人道，有碍否？予曰：是固无妨，不惟人道不废，即生育亦无碍，惟须保养百日，决无他患。两友闻之叹服不置。

按：此病若不遇予，纵无性命之忧，然淹缠床褥半年乃意中事耳。

一同乡某龟头烂去一半

一同乡某，龟头烂去一半，即邀予治，见其龟头巉凸嶙峋，与假山石一样，疼痛夜不能卧，如此情形，颇难措手，先用槐条、花椒、透骨草、银花、甘草等煎水洗之，外掺月白珍珠散，似棉纸蘸麻油盖贴，内服方用：

生黄芪八钱　防风二钱　一枝蒿四钱　土茯苓二两　当归二钱　威灵仙四钱　白鲜皮四钱　银花八钱　连翘八钱　皂角子十四粒　甘草二钱

上水煎好，送八宝散一钱，分两次服。

此方连服四剂，溃烂处满长新肉，外仍用前法，内服改方用：

生黄芪八钱　土炒白术二钱　连翘四钱　野党参八钱　泽泻二钱　川萆薢八钱　忍冬藤八钱　生苡仁八钱　黄柏二钱　当归二钱　赤苓四钱　甘草二钱

此方连服五剂，龟头新肉已平，外改掺白九一丹，鲫鱼膏罩，再用软帛裹之，内服改方用：

生黄芪八钱　当归二钱　大生地六钱　野党参八钱　川芎一钱　川萆薢八钱　土炒白术二钱　银花八钱　连翘四钱　白茯苓四钱　炙龟板八钱　甘草二钱

此方连服十剂，龟头长好，惟略缩小，止不服药，亦不贴膏药，惟用棉纸蘸麻油罩之，软帛裹之，如此十余日告痊，但其龟头则比常人缩进半寸不生，知其细君见之当如何惋惜矣，一笑。

一某君年六十岁下疳

一某君年已六旬，初患下疳不治，龟头渐次溃烂，初不觉疼，惟痒。厥后日夜疼痛，始邀予治。见其年虽六旬，而精神容貌不过四十许人，龟头溃烂两处，大者如蚕豆，小者如黄豆粒，当用米泔水掺以银粉散，并令痛时服止痛丸五粒，内服方用：

柴胡二钱　一枝蒿四钱　当归二钱　川萆薢八钱　防风二钱　银花八钱

炙木鳖二钱　威灵仙二钱　连翘四钱　甘草二钱　泽泻二钱　炙乳没各一钱

此方连服两剂，病情无甚增减，疼痛已除，破处改掺旱螺散，内服改方：

土茯苓二两　炙木鳖二钱　蝉衣二钱　威灵仙二钱　川军四钱　虾蟆一个　蜈蚣两条　黄柏二钱　银花八钱　全蝎两只　川连二钱　连翘四钱　甘草二钱　泽泻二钱

此方连服两剂，破处色已转淡，改掺月白珍珠散，内服改方：

生黄芪一两　连翘四钱　生苡仁八钱　川萆薢一两　黄柏二钱　白鲜皮四钱　忍冬藤八钱　泽泻二钱　防风二钱　皂角子二钱　甘草二钱

此方连服三剂，破口已生新肉，且渐缩小，仍掺月白珍珠散，内不服药，如此旬余完好如初。闻此老虽年已六旬，犹少年情性，平日狎妓宿娼，月无虚度，年轻时从未受过折磨，此次小创殆毕生初次耳。

一童子年十五岁冬天浴后受风茎肿

一童子年十五，冬天沐浴后受风，茎头浮肿，亮如晶球，恶寒发热，脉浮紧，苔白，就予诊之，即用辛香表解：

荆防风各一钱五分　前柴胡各一钱五分　炒枳壳一钱五分　羌独活各一钱五分　桔梗二钱　赤苓四钱　紫苏叶二钱　川芎一钱　浮萍草三钱　甘草一钱　姜两片　葱白三寸

此方服后汗出如洗，茎头浮肿消去大半，据述小溲刺痛，色赤如血，口苦苔黄，别无他苦，此系寒风化热，改方：

上琥珀研冲，一钱　连翘四钱　川连二钱　萹蓄草六钱　木通二钱　马鞭草四钱　瞿麦穗六钱　通草一钱　甘草梢二钱　灯草三十寸　竹叶三钱

此方连服两剂，诸患霍然。

水旱鹤膝风、膝盖痈疽、委中毒治验

一谢童年十二岁旱鹤膝风

一谢姓童，年十二岁，髫年失怙，母氏多病，疏于管束。当五六岁

时，每逢酷暑日往冰窖避暑，稍长则于夏秋两季移榻冰窖，习以为常，日久阴寒之气中于溪会，膝盖漫肿，初不介意，厥后步履艰难，始就予治。见其膝盖肿势颇大，上下俱瘪，已成鹤膝风大症，遂告其母曰：此病要好，非服药百剂不克奏功，若乱投医药，则仆无能为力，请早自为计。其母曰：慕名奉请，还求设法，如先生治不好，只可怨命，断不向他处求治矣。于是将其膝眼各贴以散膏，内服方用：

独活二钱　柴胡一钱　五加皮二钱　广寄生四钱　连翘二钱　蚕沙四钱　赤苓四钱　桂枝二钱　黄柏一钱　升麻四分　牛膝二钱　松节四钱

此方连服三剂，又来就诊，病情毫无动静，膝眼仍贴散膏，内服改方用：

生地四钱　桂枝二钱　川萆薢四钱　川断四钱　威灵仙二钱　独活二钱　炙龟板四钱　蚕沙四钱　五加皮二钱　长牛膝二钱　广寄生四钱　夜交藤四钱

此方照服四剂，又来就诊，病情仍无动静，据述日来酸痛较重，余俱照旧。于是外治改用姜葱膏摊布贴于膝盖膝眼内，又改服方用：

大熟地麻黄三分同打，八钱　炒白芥子二钱　正号鹿角胶二钱　制附片一钱　炮姜炭三分　炙龟板四钱　上肉桂丸药汁送下，六分　甘草一钱　秦艽二钱　长牛膝二钱　夜交藤四钱

此方照服十剂，又来就诊，据述病势见好，酸痛较轻，然细阅病状毫无增减，外仍用姜葱膏布摊贴，内照前方再服十剂，看其如何再议。服完又来就诊，病情一仍其旧，外敷照前，内又服二十剂，仍不应，外改贴散膏三张，膝盖、两膝眼各一，内照前方再二十剂，至此统计前后服药已六十多剂，病势仍无动静。予甚焦急，其母转从容慰予曰：先生幸少安，此病根原已五六载，先生治仅两月，病情外状虽未见甚功效，而小儿近来饮食加增，精神颇好，总算功效。予闻之心深服其能知治病之难出之女流之口，尤属罕观，于是外敷改方用：

上肉桂面三钱　生附子三钱　干姜六钱　淡吴萸四钱　生南星四钱　生半夏四钱　硫黄三钱　木香二钱　红花二钱　母丁香四钱　炙乳没各二钱　当归四钱　上血竭四钱　台麝香一钱

上共晒，研细末，用粗布两方铺艾绒四两，将药面摊艾绒上，再铺艾绒，做成护膝，用带四条系扎膝上，内服方用：

制附片一钱五分　上肉桂面冲，八分　炒白芥子三钱　正号鹿角胶三钱　炮姜炭五分　巴戟肉四钱　大熟地麻黄五分同打，一两　甘草一钱　仙灵脾三钱　独活二钱　蚕沙四钱　长牛膝二钱　夜交藤四钱

此方连服十剂，又来就诊，据述日来病情颇好，腿能转动伸屈，从前膝盖冰冷，现已转热，且久无汗，今已有汗，岂非大见效乎？惟饮食不香，或系前日多食煎粽子之故。予闻之遂另拟方，暂不服前药，用：

神曲炭一钱五分　槟榔炭一钱　炙内金一钱五分　炒莱菔子一钱　陈皮一钱　砂仁壳一钱　炒麦芽一钱五分　炒枳壳一钱　藿香一钱五分　姜两片

此方连服两剂，饮食照旧，膝盖颇见轻减，遂令将前附片一方再服二三十剂，不必另更方矣。服至百余日后，其母已携子偕来叩谢，予见其履步，已健复如初矣。

按：此病治之本不甚易，予首用独活寄生汤，接用加味阳和汤，一丝不乱，始能完全奏功。然予治虽属得法，实亦由其母信之坚定，倘胸无主张，尚能保全其爱子乎？

一李童年七岁患鹤膝风

一李姓童年七岁，患鹤膝风已两载有奇，始就予治。见其左盖漫肿无头，色白不变，然上下并未见瘪，惟疼痛不时，艰于行走耳，遂外贴散膏两张，内服方用：

独活二钱　长牛膝二钱　炙虎腿骨二钱　蚕沙四钱　白茄根四钱　川断四钱　威灵仙二钱　秦艽二钱　炙龟板四钱　当归二钱

此方连服两剂，疼痛较减，余无动静。再服两剂，又来就诊，见膝盖肿势较轻，疼已大减，惟尚不能伸屈转动，且素患腹痛溏泄，似痢非痢，日夜多次，肿处仍贴散膏，内服改方用：

土炒白术二钱　白芍肉桂五分同打，四钱　补骨脂二钱　独活二钱　煨葛根二钱　煨木香八分　泽泻二钱　煨肉果一钱　制川朴一钱　炒扁豆皮四钱　姜两片

此方连服两剂，腹痛溏泄俱减，膝盖肿势依然。再服两剂，又来就诊，询知腹痛溏泄已除，因即专治膝症。外敷回阳玉龙膏烧酒调上，内服改方用：

大熟地麻黄二分同打，六钱　上肉桂丸药汁送下，五分　五加皮二钱　正号鹿角胶一钱五分　炮姜炭二分　制附片五分　炒白芥子一钱五分　甘草五分　独活一钱　夜交藤四钱　松节六钱

此方连服三剂，膝盖颇见松动，略能伸屈。再服五剂又来就诊，见其膝盖肿已全消，亦能下地行走，惟不能步武，外不敷药，内改方用：

防风一钱　野党参四钱　羌活一钱　熟地附片五分同炒，四钱　生黄芪四钱　川芎一钱　杭白芍肉桂五分同炒，二钱　当归二钱　土炒白术二钱　长牛膝二钱　炮姜五分　杜仲炒，三钱　甘草一钱

此方连服五剂，步履如常，止不服药。嗣其父赠予一匾曰：和缓重生。

按：此童虽患病日久，然膝上下并未见瘪，乃似鹤膝而非鹤膝者，初亦不料治愈如此之速。

一李姓妇年六十外膝盖痈

一李姓妇年六十外，夏天上冢，因受地内湿热熏蒸，返寓即膝盖浮肿，寒热如虐，不三日膝眼溃破如目，膝盖溃破如嘴，医者咸谓此人面疮也，谢不能治，举家惊惶无措，乃邀予治。予见老妇面善心慈，口中念佛，谓予曰：我一生未曾造孽，何竟患此恶症？是否即人面疮，先生总要救我。予笑谓之曰：此非人面疮，乃佛面疮，因汝平生念佛心诚，故现其形于汝身上。老妇信以为真，连宣佛号不置。常为外用黄连膏罩之，内服清热利湿之剂方用：

川萆薢八钱　银花八钱　独活二钱　川连二钱　黄柏二钱　赤苓四钱　连翘四钱　泽泻二钱　防己二钱　长牛膝二钱　六一散布包，四钱

此方连服两剂，膝眼膝盖疮口已露新肉，仍用黄连膏罩之，内服改方用：

藿香二钱　川萆薢六钱　生薏仁米八钱　制茅术二钱　忍冬藤四钱　通

草一钱　制川朴一钱五分　连翘四钱　秦艽二钱　泽泻二钱　黄柏二钱　牛膝二钱　六一散布包，四钱

此方连服三剂，疮口已敛，用小纸膏抹黄连膏罩之，止不服药，不数日痂落平复如初。

按：此病系在野地感受湿热，并非要症，乃医者以人面疮三字吓之，未免丧心病狂。

一妇人年二十外膝盖痈

一妇人年二十外，夏令忽右膝盖焮肿通红，筋缩不伸，形寒身热，疼痛夜甚。起三日即邀予治，知系湿热挟瘀症，外用如意散葱汁酒调敷患处，内服：

川萆薢四钱　秦艽四钱　生米仁八钱　刘寄奴四钱　泽泻二钱　忍冬藤四钱　炒黄柏二钱　六一散布包，四钱　通草一钱　归尾二钱　桑枝酒炒，一两　夜交藤酒炒，六钱

此方连服两剂，疼痛已减，红色渐淡，筋屈稍舒，仍用昨方又两剂，不数日而安。

按：此可名水鹤膝，亦可名膝盖痈。

一男孩年五岁水鹤膝风

一男孩年五岁，夏令右膝焮肿，色红如火，不能伸屈，疼痛发热，扪之灼手，目睛红赤，外用如意散葱酒调敷，内服：

羚羊片先煎，一钱　元参四钱　炒山栀二钱　丹皮二钱　象贝母四钱　双钩藤后下，四钱　桑叶四钱　连翘四钱　夏枯草二钱　甘草一钱　鲜荷梗去刺，一尺　夜交藤四钱

此方连服两剂，热退身凉，目睛红色已无，惟膝盖焮肿色红不甚松减，筋曲仍然，遂改方用：

川萆薢四钱　生米仁四钱　宣木瓜一钱　秦艽四钱　忍冬藤四钱　连翘二钱　防己二钱　长牛膝二钱　六一散包，四钱　泽泻二钱　桑枝四钱　夜交藤四钱

此方连服两剂，膝盖红肿均退，筋亦舒利，又两剂诸病霍然。

按：此症名水鹤膝，系风湿侵足三阴，积久化热。予首方用羚羊角散，以其两目赤红故也，似与下焦毫无关会，不知吴鞠通有言：治上不碍中，治中不犯下。若一牵混，反不奏功，是宜划清界限。先清上焦，俟上焦邪解，然后再治下部，反可速效。观于此症治法，岂不信然？

一周姓男子年二十四五岁旱鹤膝风

一周姓男子，年二十四五岁，平日喜狎邪游，且善唱歌，偕之游者日繁有徒，酒色流连，归家时少，群居终日，达日通宵，日往月来，形神交困。初觉左膝隐隐酸痛，毫不介意，渐至不能行动，膝盖亦渐肿起，内热夜甚，乃邀予治。见其形容消瘦，面色枯白，询其吃鸦片烟否？答以偶吸一二口，无瘾。膝盖肿势不甚，色白不变。知系旱鹤膝风症，乃嘱病人曰：宜好好保养，还可缓图，若不谨守戒忌，后患不堪设想。彼固唯唯听命，然遵否则不敢必矣，当即用阳和汤与服：

鹿角胶酒溶化，兑服，三钱　上肉桂研冲，一钱　大熟地一两，砂仁一钱拌炒　生麻黄一钱　炒白芥子四钱　炮姜一钱

此方嘱令照服十剂再看。彼服四剂，见无动静，即另请蒋心一治之数次，不效，更请缪礼和治之数次，亦不效，又就李遇良、蒋溥泉治之，终不见效。如此已近半载。忽一日又邀予诊，见其膝盖肿如小西瓜样，大腿大肉已脱，腓腨胫骨亦瘪下，所谓膝愈大而腿愈细，与鹤膝无异。形神委顿，益不如前，日晡潮热，口渴舌干无液，疼痛夜甚，坚辞不治。病者之女再三恳求，勉拟：

细生地四钱　枸杞果四钱　大麦冬四钱　夜交藤八钱　元参四钱　朱拌茯神四钱　白归身二钱　青蒿四钱　酒炒长牛膝二钱　五味子一钱　钗石斛四钱　莲子心五钱

此方本属隔靴搔痒，服两剂后诸病似见减轻，又邀予治，乃改用：

大熟地捣碎，一两　枸杞果四钱　独活二钱　蚕沙四钱　夜交藤四钱　山萸肉二钱　桑寄生四钱　松节八钱　全当归二钱　酒炒牛膝二钱　盐水炒杜仲四钱　桑枝八钱　络石藤四钱

此方连服三剂，内热已无，肿痛仍旧。又服五剂，肿痛虽不减，而筋脉觉舒利，乃病者不慎口腹，多吃油腻之物，致患红白痢疾。又邀予治，见其如此，乃曰：一波未平，一波又起，我实无法，且痢疾系内症，速另请专科治之，藉此推卻。嗣闻延至一月多而殁。

按：此等病本系败症，若一丝不乱，治之得法，或可带疾延年，乃今日邀张，明日更李，游移不定，且不守戒忌，不死何待。

一妇人年三十六七岁旱鹤膝风

一妇人年三十六七岁，患鹤膝风症几及半年，诸医罔效，托予友介绍，邀予治之。见其膝盖虽肿大不堪，而腿胫并未瘦瘪，似鹤膝而尚未成者。色白如常，疼痛夜甚，筋缩不伸，索阅前服诸方，亦无背谬，不过皆隔靴搔痒耳，为拟外用敷药：

上肉桂二钱　生黄芪六钱　干姜二钱　炙乳没各二钱　白芥子四钱　生川乌二钱　当归四钱　细辛二钱　防风四钱　生草乌二钱　降香二钱　白芷二钱　台麝五分　红花二钱

共研细末，酸醋炖热调敷，如不沾，稍加白面或蛋清。内服方用：

虎胫骨四钱　菟丝饼四钱　桑寄生四钱　蚕沙四钱　鹿角胶三钱　秦艽四钱　独活二钱　松节八钱　大熟地一两　上肉桂研冲，一钱　五加皮四钱　宣木瓜三钱　海风藤四钱　夜交藤六钱　桑枝八钱　络石藤六钱

此方令其服五剂后看如何再议。内服外敷一如所嘱。复邀予诊，见肿处稍有活动，知已应手，虽筋缩不伸，然此病根深蒂固，那得刻期奏功？仍令照方再服十剂，仍敷前药又十数日，复邀予治。见肿势渐就消释，筋脉亦觉流利，外照前法，内改方用：

大熟地一两　炙虎膝骨四钱　川桂枝二钱　五加皮四钱　枸杞果四钱　防风二钱　川萆薢六钱　全当归二钱　制首乌八钱　宣木瓜二钱　秦艽四钱　杜仲四钱　独活二钱　桑枝八钱　油松节八钱

此方连服十剂，肿已全消，惟筋脉尚欠舒利，乃改拟浸酒方，用：

虎胫骨酥炙，两对　鹿角霜一两　五加皮一两　秦艽八钱　川萆薢一两　大熟地四两　威灵仙六钱　木瓜六钱　防风一钱五分，煎汁炒　生黄芪一两

嫩桂枝八钱　细辛四钱　杜仲一两六钱　蚕沙一两　桑寄生一两　枸杞果一两　牛膝一两二钱　当归一两二钱　桑枝四两　络石藤四两　松节四两　瓜络一条

上药各选上品，用绍酒十五斤，连药入坛泡一宿，次早隔汤炖煮一炷香为度，每早晚温服一二杯。一料服尽，病已去有八九，再一料平复如初。

按：此名旱鹤膝，本属痼症，所幸病在妇人调养得宜，正气亦不十分亏损，所以能奏全功，若在男子，恐不能如此之易。

一妇人年三十外膝盖痛

一妇人年三十外，产后未满百日，先患浑身湿肿，四肢尤甚，无力医治，耽延两月，左膝忽然浮肿酸痛，筋不能伸，邀予诊治。见其头面四肢浮肿最甚，面黄唇白，左膝肿痛，似此病甚夹杂，颇难着手，为拟早晚各服一方，早方用：

炒茅术一钱五分　连皮枝苓五钱　车前子布包，三钱　上肉桂研冲，七分　制厚朴一钱五分　大腹皮一钱五分　泽泻一钱五分　陈皮七分　滑石块三钱　通草一钱　姜皮五分

晚服方

川桂枝二钱　川萆薢四钱　宣木瓜二钱　防己二钱　独活二钱　五加皮二钱　泽泻二钱　盐水炒杜仲四钱　蚕沙四钱　赤苓四钱　桑枝酒炒，四钱　丝瓜络一段　松节八钱

此方各连服三剂，后杳无音信，不知究竟如何。越十数日又邀予诊，见病人似已脱然无恙，询知前方服后极效，遂日各服一剂，现已服至八九剂矣，浮肿全消，惟膝肿犹未尽释，筋脉尚欠舒利，余无他患。外贴散膏，内服：

秦艽二钱　川桂枝二钱　鹿角霜二钱　独活二钱　川萆薢四钱　夜交藤四钱　蚕沙四钱　制茅术二钱　盐水炒杜仲四钱　木瓜一钱　五加皮二钱　桑枝酒炒，六钱　丝瓜络一段

此方连服三剂，又邀予诊，见其肿势虽未尽消，而筋脉已能舒利，行走时亦无人觉其患病矣，再三剂平复如初。

按：此病系脾虚湿聚，与他鹤膝风不同，所以奏效较速。但此病并不难治，只要看清病之原委，自然迎刃而解。若当日不用两方并进，纵无大害，亦必淹缠矣。

一男子年六十外膝盖痈

一男子年六十外，夏令在田工作，忽左膝盖起一白粟，微痒，搔破浸黄水，当觉行走不甚方便。回家随寒热交增，次早热解，而膝盖破皮处已觉肿大，疮口紫黯，疼痛且痒。向药肆买拔毒膏贴之，不数日疮口已大如洋钱，痛肿日甚，乃邀予诊。见其疮口紫黯，已有顽腐，将脱未脱，用手挤之，半脓半血，胯间因痛起结核，肿势绵亘尺许，色红，内热不清，势颇弗善。外上升丹、疽药两搀，内服：

川萆薢六钱　秦艽四钱　连翘四钱　当归二钱　生黄芪四钱　忍冬藤八钱　白芷二钱　防风二钱　角刺二钱　甘草二钱　炒山栀二钱　通草一钱　桑枝四钱　鲜荷叶一角

此方连服两剂，内热已清，红肿较淡，腐已脱。外仍上前药，内服改方：

川萆薢四钱　盐水炒黄柏二钱　赤苓四钱　连翘四钱　滑石块二钱　六一散布包，四钱　炒泽泻二钱　忍冬藤四钱　细生地四钱　通草一钱　桑枝六钱　夜交藤四钱

此方连服三剂，肿势大消，疮口已长新肉，完功在即。但病人素好劳动，已自持杖内外缓行，予力嘱不可，缘此处皮肉较薄，若行动恐伤新肉，且疮口扯伤，必又缠绵时日。外掺白九一丹，以玉红膏摊纸罩之，内服：

潞党参四钱　炒白术二钱　酒炒归身二钱　秦艽二钱　细生地四钱　酒炒长牛膝二钱　炙黄芪四钱　炙草一钱　川萆薢四钱　杭白芍四钱　桑枝四钱　丝瓜络一段　夜交藤四钱

此方连服数剂，疮口虽无变动，但弛大不收。予谓病人曰：嘱汝不要劳动，偏不见听，以致疮口久不收敛，速遵予嘱尚无妨，否则淹缠月日，殊不可料。外仍宗前法，内照方加制附片一钱，又服四五剂，疮口

果敛。

按：此名膝盖痈。

一男孩年十四五岁跌破成痈

一男孩年十四五岁，少孤，母藉针黹糊口，孩卖花生瓜子以助生活。一日地方赛会，被人挤跌桥下，幸桥不高，无大伤，而膝盖为瓷锋戳破，匆迫之际，流血与否不得而知。初不觉痛，到家始见如人嘴一条破痕，且知痛楚，兼发寒热，延至四五日方邀予治。见其寒热不解，破处仅流黄水，而肿势绵亘尺许，色红，按之灼手，破处用七厘散掺之，玉红膏摊纸罩贴，内服：

炙山甲二钱　酒军四钱　泽兰四钱　炒元胡二钱　刘寄奴四钱　桃仁泥二钱　赤芍二钱　归尾二钱　陈皮一钱　长牛膝二钱　胡桃两枚，连壳打　酒两杯，兑入

此方连服两剂，肿势已消其半，又服三剂诸病霍然。

按：此病在他人治之，以为如此寒热，自宜从此处着手，予独用消瘀活络之剂亦竟奏功。盖此寒热非因外感，当时桥下无水，亦未着凉，寒热从何而来？故确认定系瘀血凝聚为患，所以不治寒热而寒热亦止。大凡治病，必先究其所以然，始无差误。

一女孩年七八岁膝盖痈

一女孩年七八岁，夏令忽右膝盖浮肿色红，发热不解，即邀予治。外用如意散葱汁酒调敷，内服：

川萆薢四钱　泽泻二钱　连翘四钱　枯芩二钱　牛膝二钱　赤苓四钱　藿香二钱　六一散布包，四钱　炒山栀二钱　忍冬藤四钱　通草一钱　鲜荷梗一尺

此方连服两剂，热退肿减，色亦淡。外贴散膏，内改方：

川萆薢四钱　忍冬藤四钱　赤芍二钱　秦艽二钱　连翘二钱　长牛膝二钱　泽泻二钱　防己二钱　六一散布包，四钱　桑枝四钱　丝瓜络一段

此方连服两剂，诸病已愈八九，又三剂即泯然无形。

按：此名膝盖痈。

一男子委中毒

一男子膝弯漫肿色红，筋曲不舒。邀予诊时起已有两候，按之微觉引手，即用火针刺破，出如豆汁脓约两杯，外用升丹纸捻，内服：

羌活二钱　全当归三钱　秦艽四钱　赤芍二钱　黄柏二钱　忍冬藤四钱　白芷二钱　泽泻二钱　川萆薢八钱　防己二钱　川芎一钱　甘草一钱　桑枝酒炒，六钱　丝瓜络一段

此方连服两剂，又邀予诊，肿消脓少，半带红水。仍用前药捻，内改方用：

制茅术二钱　全当归二钱　丝瓜络一段　炒黄柏二钱　细生地四钱　陈皮一钱　生黄芪四钱　紫丹参四钱　秦艽四钱　泽泻二钱　桑枝酒炒，四钱

此方连服两剂，脓已无，尚有血水，内不服药，外用升丹掺之，纸膏罩之，又六七日结痂而愈。

按：此乃委中毒轻症，系湿热注于膀胱所致，且开火针时内脓刚有，破后收功较易。若迟几天，内必套大，不但多受痛苦，且收功必不能速。火针之力不綦大哉，奈何今之病家畏火针如虎，其实与刀一样，并无甚痛楚，不过外观骇人耳。

一男子戽水伤筋膝盖痈

一男子夏天戽水，挣伤筋脉，左膝弯靠外侧骤然结肿，寒热往来，即邀予治。见其肿块不大，不过筋发胀耳，乃外贴散膏，内服：

藿香二钱　泽泻二钱　枯芩二钱　赤苓四钱　陈皮一钱　连翘四钱　六一散布包，四钱　通草一钱　鲜荷梗去刺，一尺

此方服后，日又邀予诊，见其寒热已退，筋肿仍然，乃改方用：

秦艽二钱　炒丹参四钱　炒延胡二钱　归尾二钱　宣木瓜一钱　刘寄奴四钱　桃仁泥二钱　川芎二钱　牛膝二钱　泽泻二钱　六一散布包，四钱　通草一钱　桑枝四钱　丝瓜络一段

此方连服两剂，筋肿已消，惟行走尚难步武耳。再服两剂诸病霍然。

按：此可名委中毒，亦可名湿热流筋，症极小，治亦极易，惟初方用藿香等利湿清化之味，似乎隔靴搔痒，不知此病必须从此处着手，先令热退身凉，然后用和络消瘀，循序而进。若初用消瘀和络，恐暑湿之邪不化，反不能奏功。

腓腨痈疽、鱼肚毒、胫骨痈疽、臁疮治验

一男子年三十七八岁腓腨痈

一黄姓男子年三十七八，夏令腓腨患痈，初起小腿肚通痛肿微红，憎寒壮热，邀予诊治。见其根盘虽散大不堪，而中有结核仅如钱许，尚可消释，外用如意散白蜜调敷，内服：

川萆薢四钱　炒茅术二钱　泽兰四钱　东地龙四钱　秦艽四钱　连翘四钱　炒黄柏二钱　归尾二钱　川牛膝二钱　六一散布包，四钱　桑枝四钱　忍冬藤八钱

此方连服三剂，肿势全消，结核尚未化去，外贴散膏，内改方用：

川萆薢四钱　防己二钱　泽泻二钱　秦艽四钱　忍冬藤八钱　炒黄柏二钱　长牛膝二钱　宣木瓜一钱　紫丹参四钱　甘草一钱　桑枝四钱　丝瓜络一段

此方连服两剂，诸病霍然。

按：此名腓腨发，又名腓腨痈。至此症系湿热下注而成，治之早可许消释，若失治或治之不当，或成脓听其自溃，亦有性命之忧，弗以小而忽之。

一黄姓男子腓腨痈

一黄姓男子年四十外，春间忽右小腿肚里侧近胫骨处结肿，初起结核如桃漫肿，根盘绵亘四五寸，寒热往来。邀予看时已起七八日，见其肿势如此，阵痛夜甚，外用如意散白蜜调敷，内服用：

川萆薢四钱　连翘四钱　秦艽四钱　柴胡二钱　黄芩二钱　牛膝二钱　黄柏二钱　泽泻二钱　通草一钱　甘草一钱　桑枝四钱　忍冬藤八钱

此方连服两剂，寒热已去，而肿痛纤毫未减，势将造脓。外贴文八将散膏，内服用：

角刺二钱　当归二钱　连翘四钱　防风二钱　生黄芪四钱　黄柏二钱　白芷二钱　川芎一钱　长牛膝二钱　甘草一钱　自穿蚕茧一枚　桑枝四钱

此方连服两剂，内脓已熟，用火针刺之，出脓半碗，外上升丹纸捻，内服用：

川萆薢四钱　长牛膝二钱　忍冬藤八钱　生黄芪四钱　细生地四钱　秦艽四钱　防己二钱　黄柏二钱　泽泻二钱　通草一钱　当归二钱　六一散布包，四钱　桑枝四钱　夜交藤八钱

此方连服三剂，脓已少，肿消大半，痛亦停止。再两剂脓净，仅流水。外掺升丹，纸膏罩之，内服：

川萆薢四钱　细生地四钱　杭白芍四钱　炒白术二钱　茯神四钱　紫丹参四钱　当归二钱　丝瓜络一段　酒炒牛膝二钱　炙草一钱　桑枝四钱　炙香红枣两枚

此方连服三剂，诸病尽瘳。

按：此名腓腨痈，亦系湿热下注而成，惟治症有一定次序。此病须先清其寒热，次用托化。若初用托化，寒热不清，成脓反迟，且收功亦必迟慢。学者须从此中留意，庶得医之旨矣。

一李运亭鱼肚毒

一李运亭大令，乃予兄之谱友，年近五十。夏令右小腿肚结肿，疼痛异常，筋缩不伸，憎寒壮热。邀蜀人某医治之，用小金丹方改作汤剂，方用木鳖、乳没、山甲、当归各四五钱，他药各一二钱不等，连服两剂。肿痛较甚，人亦昏迷，医者尚称可以包治包消，并约不许他人插手。越数日脓成，伊亦不知内脓有无，听其自溃。溃后李君欲邀予治，适予从事河工，及予工竣返津季即招予往诊。见其疮口贴近胫骨，肿势已消，脓水仍淋漓不断。四围尚带微红，此相火内炽。询知溃已月余，筋缩不能着地，疼痛夜甚，且带红白痢疾，内热纳谷不多，形神困惫。是宜舍本求标，疮口彼自有药，为拟内服方用：

炒莱菔子一钱五分　吴萸二分，拌炒细川连一钱　土炒焦术屑二钱　南楂炭二钱　桃仁泥一钱五分　采芸曲炒，三钱　煨木香一钱　煨葛根二钱　赤苓四钱　炒子芩二钱　荷蒂一枚

此方服后痢疾较减，又邀予诊，仍照前方再服一剂，越日又邀予诊，并邀沈汉卿同诊。予先到，询知痢疾已愈，晚忽又变水泻腹痛，时作干恶，形神益不如前，且素吸鸦片，中虚之人，犹难措手，为拟方用：

姜制半夏二钱　炒白术二钱　紫蔻仁研，后下，五分　赤苓三钱　吴萸二分，拌炒川连六分　滑石块四钱　姜制厚朴一钱　泽泻二钱　通草一钱　上肉桂研，冲，六分　鲜荷梗去刺，一尺　姜汁炒竹茹三钱

此方拟成，沈君亦到，沈诊后立方与予仿佛，遂服沈方，嗣又不知邀谁医治，又六七日而殁。

按：此病系阴虚湿热下注而成。初起用萆薢渗湿汤可以消释，若治之已晚，内脓已成，趁将有时用火针刺破，亦可早日告痊。纵听其自溃，用药一丝不乱，补泻咸得其当，收敛虽延时日，断无性命之虞。乃某医入手即用小金丹改作煎剂，创千古未有之奇，然在气血壮人或可取效，李则吸烟中虚之人，用此重剂，如何能堪？某本庸医，尚无足责，而李君乃夙称精明强干者，竟孟浪服之，卒致不起，虽曰人事，亦天命耳。

一朱姓男子年四十外胫骨痈

一朱姓男子，年四十外，夏秋间右胫骨旁结肿散漫，纵横四五寸。先邀蒋心一治之数次。脓成火针刺破，月余不敛，乃邀予诊。见其疮口四围仍隐隐浮肿，稀脓日有一二酒杯，中有油花，如油搅入粥内，且来路极远，从后面旁面托之方点滴流出，否则仅滋润疮口而已。予反复踌躇，竟莫得其所以然，兼以形神委顿，纳谷不多，内热口渴，欲辞不治。转思见难即退，从此难症无人治矣，乃外用青九一丹蘸纸捻插入，内服：

潞党参元米炒，三钱　金钗石斛三钱　夜交藤三钱　秦艽一钱五分　酒炒长牛膝一钱五分　杭白芍三钱　全当归一钱五分　丝瓜络一段　炒扁豆衣三钱　地骨皮一钱五分　煨姜两片　炙香红枣三枚

此方连服两剂，虽无大效，然内热口渴较减。仍照此方再服两剂，

内热口渴已除，疮口肿势与前无异。惟夜卧不宁，心跳嘈杂，乃改方用：

制西洋参二钱　朱茯神四钱　粉归身二钱　远志肉一钱　夜交藤三钱　酒炒杭白芍三钱　朱拌带心麦冬三钱　金石斛三钱　酸枣仁炒，五钱　丝瓜络酒炒，一段　络石藤三钱

此方连服三剂，肿势似向消化，脓水亦爽利，夜卧亦安，心跳嘈杂已除。仍服此方又三剂，疮口已无脓，仅流黄水。因谓病家曰：至此予方有法除施治，谆嘱病人格外小心保养，大约十日内可以完功。疮口仍用青九一丹，内服：

潞党参元米炒，四钱　云茯神四钱　炙黑甘草一钱　炙绵芪四钱　酒炒长牛膝二钱　砂仁拌炒大生地四钱　土炒白术二钱　酒炒归身二钱　炒扁豆衣二钱　夜交藤四钱　煨姜两片　桑枝酒炒，五钱　炙香红枣三枚

此方连服三剂，诸病如前。疮口黄水日少，再服三剂黄水已净，疮口换掺白九一丹，纸膏罩贴。日换一次，过三日以外皆可勿药矣。后果如期而愈。

按：此病系三阴亏损，风寒湿邪乘虚里袭，症极难治。若服药稍不顾到，或无力延医，或今张昨李，断无生望。予为此病煞费苦心，每拟一方踌躇时许之久，始得奏功。嗟呼！医道岂易学哉？凡不知此中之难者，实不明此中之难耳。

一费姓男子年四十七八岁胫骨痈

一费姓男子，年四十八岁，初秋腿左胫骨里侧忽然焮肿，寒热如疟，次日即邀予诊。见其肿势蔓延，绵亘六七寸，通红如火烙，疼痛宛似刀割，呻吟之声不绝于耳，神色若有愤恨于心者。予反复踌躇，无可着手，外用如意散白蜜调敷，内服：

藿香二钱　枯黄芩二钱　赤苓四钱　姜半夏三钱　肥知母二钱　制朴一钱五分　柴胡一钱　六一散布包，四钱　泽泻二钱　甘草一钱　荷梗去刺，一尺

此方连服两剂，寒热已退，肿势亦颇见轻，惟疼痛仍不少减，乃改方用：

川萆薢四钱　连翘四钱　赤苓四钱　秦艽二钱　泽泻二钱　防已二钱

忍冬藤四钱　牛膝二钱　六一散布包，四钱　通草二钱　炙乳没各一钱　桑枝四钱　夜交藤四钱

此方连服两剂，肿势虽大消化，痛仍不能止，且胫骨紧靠隐隐有头，按之似觉引手，知内稍有脓象，然紧靠胫骨，未便遽刺，拟托化方：

角刺二钱　当归二钱　白芷二钱　连翘四钱　防已二钱　川萆薢八钱　生芪四钱　秦艽二钱　泽泻二钱　草节一钱　自穿蚕茧一枚　桑枝八钱

此方服后，疼痛更甚。次早即邀予往诊，见其胫骨疮头稍觉高起，遂用火针刺破，出花白脓一二杯，外上升丹纸捻，内服方：

川萆薢四钱　连翘四钱　赤苓四钱　忍冬藤四钱　泽泻二钱　通草一钱　细生地四钱　秦艽二钱　六一散布包，四钱　桑枝四钱　丝瓜络一段

此方连服两剂，脓水忽点滴全无，发热齿燥，神昏谵语，又邀予诊。见其情形，殊属不解，身热灼手，目睛通红，两手向床沿乱拍，此必心内难受已极，语亦呢喃莫辨。病实棘手，欲辞之，病家信予既深，病又未有他人加入医治，踌躇再四，无可推托，勉拟一方以尽人事，方用：

犀角摩冲，一钱　丹皮二钱　炒山栀一钱五分　羚羊片先煎，一钱五分　鲜生地五钱　元参三钱　连翘三钱　细川连一钱五分　朱茯神三钱　双钩藤后下，三钱　竹叶二十片　朱衣灯心三十寸

另加牛黄清心丸一粒药汁送下。此方药未服半已殁。

按：此病原系湿热下注而成。经予始终一手医治，中忽生变，竟致不起，怪哉。

一朱姓年五十岁胫骨疽

一朱姓，年近五十，春季左腿胫骨患痈，月余不痊，邀予诊时已经多人治疗。见其胫骨里侧溃破，疮口弛大，脓出灰紫，中有油花。且形容瘦削，日晡潮热，纳谷无味，自汗盗汗，此乃正虚邪恋之症。一再踌躇，莫有治法，姑为外用青九一丹，内服：

制西洋参一钱五分　杭白芍三钱　生黄芪三钱　香青蒿一钱五分　丹皮一钱五分　夜交藤三钱　细生地四钱　生牡蛎四钱　归身二钱　钗石斛三钱　浮小麦五钱　炙红枣一两

此方连服三剂，诸病略减，仍令照方再服两剂，竟不复邀予治，另请蒋心一治之，不及半月而殁。

按：此病本不易治，三剂而后竟已易医，是自速其死也，与我无尤。

一妇人年二十四五岁臁疮

一妇人年二十四五岁，素患臁疮，人传秘方，治之辄愈。是年夏令旧症复发，两胫骨里侧各患一疮，疮口浑如牛眼。措之辄流鲜血，彻夜呼号，不能步履。兼以信水又来，更为剧烈。邀予诊治，当即将其疮口用蜈蚣煎桐油灌洗，血仍不止。乃改用猪婆粪泡水洗之，血止不流。外上二妙散，麻油调摊，作隔纸膏贴之，内服方用：

东地龙三钱　黄柏二钱　六一散布包，四钱　连翘四钱　川萆薢八钱　长牛膝二钱　细生地四钱　秦艽四钱　宣木瓜一钱　桑枝四钱

此方连服三剂，疼痛较止，疮口黑腐稍退，仍上前膏，内服方用：

川萆薢四钱　当归二钱　牛膝二钱　泽泻二钱　防己二钱　细生地四钱　赤苓四钱　秦艽四钱　六一散布包，四钱　桑枝八钱

此方连服三剂，疮口黑腐已净，且长新肉，内又连服数剂，外用：

煅人中白一钱五分　金银花一钱　梅片二分　黄柏一钱　炉甘石一钱　白芷五分　轻粉一钱　青黛五分

共研细末，花椒灼香油调上，月余全愈。

一妇人年二十四五岁臁疮

一妇人二十四五岁，素患臁疮，自有秘方施治辄愈。一日适逢酷暑，旧症复发，两胫骨里侧各患一疮，疮口浑似牛眼，措之辄流鲜血，彻夜呼号，加以信水又来，更为剧烈，当即将其疮口用蜈蚣煎桐油灌洗，血仍不止。乃改用猪婆粪泡水洗之，血即不流，外上二妙散，麻油调摊，作隔纸膏贴之，内服东地龙、川萆薢、黄柏、牛膝、六一散、细生地、连翘、炒丹皮等三剂。疼痛较止，疮口比前大加倍蓰，盖坏肉已去，新肉渐生，仍服前方，外用：

轻粉一钱　白占另一钱五分　铅粉一钱五分　飞甘石二钱　黄占另一钱五分

东丹一钱　梅片二分

上研细末，另买素烛一支去挺。将前药及黄白占等调和一处，加香油少许，隔汤炖烊，用纸摊作隔纸膏式，针戳数孔，贴疮口。初日一易，五日后间日一易，又五日后三日一易，统计前后不满一月收功，且愈后永不复发。

一室女臁疮

一室女，冬令左胫外侧患臁疮，大如手掌，疮色紫黯，腥秽不堪，疼痛发热，形容憔悴。日惟吃薄粥两碗而已。邀予诊治，见其肿势极大，且周围红晕，外上二妙散调香油摊膏贴之，内服：

川萆薢四钱　黄柏二钱　秦艽二钱　川朴一钱五分　防己二钱　六一散布包，四钱　忍冬藤四钱　牛膝二钱　泽泻二钱　防风二钱　炒米仁四钱　连翘四钱　桑枝四钱

此方连服三剂，热退肿消，疮口紫色渐转红活，外仍用二妙散调贴，内服：

细生地四钱　当归二钱　泽泻二钱　东地龙四钱　木瓜二钱　六一散布包，四钱　黄柏二钱　川萆薢八钱　通草一钱　桑枝四钱

此方又服三剂，腐肉净，新肉生，乃改方用：

生黄芪四钱　当归二钱　忍冬藤四钱　炒白术二钱　六一散布包，四钱　白茯苓四钱　牛膝二钱　泽泻二钱　长牛膝二钱　桑枝四钱　丝瓜络一段

外用

蚌灰活蚌蚌口稍入明矾，用湿泥涂纸包入炭火内煅之，次日取出即已成灰　轻粉一钱　黄白占各二钱　东丹一钱五分　铅粉一钱五分

上共研和一处，用香油素烛各一两隔汤炖化，摊纸上，针戳孔，贴患处。间日一换，六七次即完功矣。

一周姓男子臁疮

一周姓男子，左胫骨外侧患臁疮。初起小白泡，微痒，搔破日渐延大，不四五日已大如手掌。邀予诊治。见其疮头色紫黑，时流紫血。予

曰：防恐延开，俗名蜒蚰毒，不然无如此迅速者，为拟方用：

川萆薢八钱　东地龙四钱　独活二钱　细生地四钱　炒当归二钱　牛膝二钱　连翘四钱　忍冬花八钱　六一散布包，四钱　九制豨莶草四钱　桑枝四钱

外用二妙散油调，摊作隔纸膏贴之。

此方连服三剂，疮口比前稍大，黑腐未净，仍用前两方又三剂，黑腐已净，新肉已生。外上白九一丹，玉红膏摊纸罩之，内改进：

川萆薢四钱　细生地四钱　忍冬藤四钱　全当归二钱　防己二钱　宣木瓜一钱　长牛膝二钱　秦艽二钱　东地龙四钱　六一散布包，四钱　桑枝四钱　夜交藤四钱

此方连服三剂，疮口已平，仍上白九一丹罩玉红膏，十数日收功。

内外踝疽、穿踝疽、足跗发治验

一男子外踝疽

一男子夏令外踝初生粟瘤，微痒，日渐延开，大如牛眼，血水淋漓，肿痛势甚，就予诊治。外用疽药掺之，内服：

川萆薢四钱　长牛膝二钱　连翘四钱　黄柏二钱　秦艽二钱　细生地四钱　生米仁四钱　防己二钱　当归二钱　六一散布包，四钱　桑枝酒炒，四钱　丝瓜络一段

此方连服三剂，肿痛已减，止不服药，外上白九一丹，玉红膏罩之。不十数日结痂而愈。

按：此名类外踝疽。

一小孩穿踝疽

一小孩内外踝通肿鲜红，就予治时脓已成熟。即用刀就内踝刺溃，外上升丹纸捻，内服：

生绵芪二钱　秦艽二钱　怀牛膝一钱　当归一钱五分　川萆薢二钱　宣木瓜一钱　防己一钱　细生地二钱　六一散布包，二钱　忍冬藤四钱　桑枝

三钱　夜交藤三钱

此方连服三剂，肿已消，脓水亦净，不需服药。外上白九一丹纸膏罩之，数日无恙。

按：此症名外踝痈，又名穿踝痈，乃湿热下注也。以上均系轻小之症，附志之以备参考。

一男子外踝疽

一男子冬令忽内外踝通肿，脚难着地，邀予诊视。见其色微红，按之不热，疼痛夜甚。此乃阴虚，风寒湿得以乘间里袭也。外敷回阳玉龙膏，热酒调上，内服：

大生地四钱　川桂枝二钱　长牛膝二钱　炒杜仲四钱　千年健二钱　炒茅术二钱　防己二钱　炒白芥子二钱　钻地风二钱　秦艽四钱　防风二钱　甘草一钱　桑枝四钱　夜交藤四钱

此方连服三剂，疼痛稍减，肿势依然。仍照方再服三剂，肿亦见消。乃改方用：

川桂枝二钱　川萆薢四钱　秦艽二钱　防己二钱　细生地四钱　制附片一钱　独活二钱　宣木瓜一钱　五加皮二钱　长牛膝二钱　桑枝四钱　夜交藤四钱

此方连服三剂，肿痛均无，可以行走。又三剂已霍然矣。

按：此名穿踝疽，治之早可以消化。若迟或治之不当，或听其自溃，则不易着手，纵可治愈，恐带疾延年在所难免耳。

一银匠某穿踝疽

一银匠某，左足患穿踝疽，就予治时已在西医院治疗多次。予见其内外踝通肿穿溃，疼痛夜甚，形容瘦削，疮口各大如钱，脓水淋漓不断，色白。询之始起红肿，叠敷如意散，红势随退，肿痛日加，计自溃至今已三月有余。予询其能否在此留治半年，方能望愈，否则予不能为力也。病者曰：我距津一百余里，此次趁集船来就医，家有老母妻子指我手艺度日，我出外一天，家中即断炊一天，实难久羁在此。予因给以升丹一包，嘱其日掺疮口。内为拟方，服二十剂后再来看如何，当另代设法，病者唯唯而去，方列下：

潞党参四钱　炙绵芪四钱　制附片五分，煎汁拌大熟地六钱　归身二钱　桂枝一钱，同炒杭白芍四钱　炒白术二钱　枸杞果四钱　长牛膝酒炒，二钱　秦艽二钱　独活二钱　炒杜仲四钱　桑枝四钱　络石藤四钱

此人去后杳无音信，不知其究竟。大约目前可不致有性命之忧，纵赶紧医治，亦难免带疾延年耳。

一胡云楣京兆足跗指湿疮

一胡云楣京兆，前在天津道任时左足跗近小指丫微肿微红微痒，根盘不大，邀予诊治。业已溃破，不能下地。予见其病势如此，乃为外上青九一丹，内服：

炒黄柏二钱　秦艽二钱　六一散布包，四钱　蛇床子二钱　川萆薢四钱　赤苓四钱　防风二钱　长牛膝二钱　通草一钱　桑枝四钱　丝瓜络一段

此方连服两剂，诸病松减，又改方用：

制豨莶草四钱　秦艽二钱　防己二钱　忍冬藤四钱　炒茅术二钱　泽泻二钱　蛇床子二钱　赤苓四钱　桑枝四钱　丝瓜络一段

按：此本系风湿小症，原可不列。因其内外均已用药，故附及之以备一格。

一胡姓男子铙钩碰伤足跗

一胡姓男子，深秋为人救火，被挠钩砸伤左足跗，初不介意，次日肿痛交加，时寒时热，破处口长一寸余，宽二三分，蔓延小腿肚，焮肿不堪，邀予诊治。见其如此，确系瘀血为患，破处以玉红膏摊纸贴之，内服：

炙甲片二钱　归尾二钱　长牛膝二钱　煅自然铜二钱　炒元胡二钱　桃仁二钱　血竭二钱　刘寄奴四钱　红花二钱　赤芍二钱　陈皮二钱　胡桃两枚，打碎　绍酒两杯，兑入

此方连服两剂，诸病减半，又服两剂而愈，惟破口未敛，加掺白九

一丹，玉红膏罩之，十数日结痂平复如初。

一胡姓篾伤

一胡姓篾匠，足跗被篾戳伤，随即焮肿色红，疼痛日渐延大，越日破处流脓，如此六七日，肿仍不消，脓复不少，邀予诊治。见其肿势如此，患者毫不觉苦。当为外上升丹掺之，连视数次，竟无端倪，嗣于疮口挤出篾片约三寸长，不数日遂痊。

一佃户瞿狗郎竹根戳在脚底

一佃户瞿狗郎，在竹园被竹根戳在脚底，初不介意，越日疼痛交加，足跗浮肿，与脚背发无异，人亦毫无病象，邀予治疗数次不效。嗣在其足底拔出竹根如针样两根，横在肉里，以致作祟，拔出后不数日收功。

按：此两症本因伤致病，惟其病在足跗，故并存之。

一男子足跗红肿

一男子足跗红肿发热疼痛，邀予诊治，外用鲜蜗牛打烂涂于肿处，内服：

炙甲片二钱　防风二钱　赤芍二钱　陈皮一钱　角刺二钱　川芎一钱　天花粉四钱　归尾二钱　白芷二钱　金银花四钱　象贝母四钱　草节二钱　牛膝二钱　桑枝四钱

此方连服三剂，诸病霍然。此亦湿热注在至阴之地，用平常药必无效，故用活命饮治之，捷如桴鼓。

历节风、脱节风治验

一黄金生乃室历节风

黄金生乃室患历节风，疼痛昼夜呼号，邀予诊治。见其两臂及肩膊一带逢骱即结肿一二枚。左腿踝跗、膝盖亦如之。形如热疖，不甚高起，色不变，又如疬而不坚硬，推之不动，辗转反侧，伸屈举扬俱不方便，且时寒时热，当将肿处各贴散膏一张，内稍加肉桂末，内服：

川桂枝一钱五分　片姜黄一钱五分　羌活一钱五分　威灵仙二钱　炒茅术二钱　白芷一钱　宣木瓜二钱　炙乳香一钱　秦艽酒炒，三钱　紫苏叶二钱　川芎八分　当归三钱　甘草一钱　桑枝酒炒，五钱　丝瓜络酒炒，一段

此方连服三剂，又邀予诊，见病势俱减，寒热亦轻。仍照此方再服两剂。又邀予诊，寒热已无，惟肿叠次贯串，外仍贴散膏加肉桂末，内改方用：

川桂枝一钱五分　川萆薢三钱　防己一钱五分　片姜黄一钱五分　全当归三钱　寻骨风二钱　羌独活各一钱　秦艽二钱　炒茅术二钱　陈皮一钱　威灵仙一钱五分　川抚芎一钱五分　甘草一钱　桑枝酒炒，五钱　络石藤酒炒，四钱

此方连服三剂，肩臂肿处渐化，而膝跗仍然。照方又三剂，肩臂肿处已泯然无迹，其膝跗肿处毫无动静，外仍贴散膏加肉桂末，内又改方用：

千年健二钱　川萆薢三钱　泽泻一钱五分　钻地风一钱五分　长牛膝酒炒，四钱　防己二钱　秦艽酒炒，三钱　独活一钱五分　全归酒炒，四钱　嫩桂枝一钱五分　桑枝酒炒，一两　夜交藤五钱

此方连服三剂，跗膝肿处俱已消净，惟四肢筋脉不甚舒利，乃改用浸酒方善后：

川桂枝一两　蚕沙二两　千年健一两五钱　桑寄生一两五钱　伸筋草二两　川萆薢一两六钱　长牛膝二两　炒茅术一两二钱　防己一两二钱　片姜黄七钱　川杜仲一两六钱　宣木瓜一两五钱　秦艽一两六钱　全归二两　夜交藤四两　陈皮四钱　甘草六钱　桑枝四两　络石藤四两

上药各选上品戥准，用绍酒十五斤入坛先浸一宿，次早隔汤炖煮一炷香为度，坛口用布扎好，弗令泄气。每早晚温饮一二杯。

此方未尽一料，已霍然如初。

一僧人年三十左右历节风

一僧人年三十左右，两肩膊、手臂患历节风。就予诊时起仅数日，恶寒发热，而其两手肿块共有九处之多，病状黄姓妇仿佛，惟此仅在两

手，当为外贴追风膏，内服：

川桂枝一钱五分　防风一钱五分　川芎一钱　片姜黄一钱　羌独活各一钱　陈皮七分　荆芥穗二钱　前柴胡各一钱　炒茅术二钱　法半夏二钱　赤苓三钱　甘草一钱　桑枝酒炒，五钱　姜两片　葱白三寸

此方连服两剂，寒热已除，余则毫无动静，外仍贴追风膏，内改方用：

川萆薢二钱　全归酒炒，三钱　片姜黄一钱五分　秦艽二钱　威灵仙一钱五分　炙乳香七分　川桂枝一钱　制川草乌各一钱　法半夏二钱　甘草一钱　丝瓜络酒炒，一段　桑枝酒炒，五钱

此方连服三剂，肿虽如旧，而筋脉稍觉舒利，举扬亦可自如。照方又三剂，肿渐消化，外仍贴追风膏，内又改方用：

川桂枝一钱　芜活一钱　防风一钱五分　炒茅术一钱五分　全归三钱　制川草乌各一钱　威灵仙一钱五分　片姜黄一钱　秦艽酒炒，三钱　陈皮七分　甘草一钱　桑枝酒炒，一两　丝瓜络酒炒，一段

此方连服三剂，肿已全化，筋脉尚欠舒利，又三剂霍然如初。

按：以上两症均系历节风。治法虽微有不同，亦其病情各异耳。

一男子年三十六七脱节风

一男子年三十六七岁患脱节风，始由左足中指麻痛，来就予治。见其中指色已紫黯，余四指亦肿如煮熟红枣。予初疑为脱疽，缘自学医至此虽二十年，此症从未入目，亦不料其为脱节风也。乃按脱疽治法，在筋则切，在骨则割。拟为用刀切去，并告知病人须如此治法，否则无能为力。患者坚不肯割，乃令留治。外用玉红膏摊油纸贴之塞责而已。次早病者自愿西医院治疗，而西医亦欲用刀割治，病者意仍不愿，当在西医处调养四五天，仍来就予诊治。斯时五指已焦黑如炭，足跗亦肿如熟枣。予仍欲切之，病者仍坚不从。予曰：汝不愿切，徒来无益。此时虽切五指尚易，但足跗亦恐难保耳。惟病者意既不愿，予何能强。然中心惴惴，留治亦未必果有把握，只可听之而已，姑为留养，入夜但闻病者呻吟之声达旦不绝。予不忍闻声不救，起往视之。见病人已起立院中，

持杖缓走。询其痛苦之状，直不可言语形容。如是四五夜，足跗亦渐焦黑。至此果欲予切，恐亦无此手段矣。乃买车送西医院，临行嘱以：此病我实无法，如西医要切，汝只可忍受，否则后患不堪设想。病者唯唯而去。越十数日，西医亦以车送回。予见其足跗焦黑渐延至胫骨一带，亦如熟枣。予摇首曰：汝还来作甚？前者告汝我实无法，汝来亦徒费跋涉，增我烦恼耳。病者声泪俱下，哀呼求教。予一再踌躇，竟无善法。既来姑再留养，勉拟辅正托毒一方，用：

野党参二两　炒白术二两　茯神一两六钱　炙黄芪一两五钱　粉归身二两　炙乳没各一钱五分　长牛膝二两　炙草四钱

此方服后，据称疼痛稍减，但肿势日渐延上，不数日已延至膝盖。予视之徒为扼腕，莫展一筹，仍为买车送至西医处，此后遂不复返。嗣闻病至垂危，西人用锯自膝锯下。当锯时服麻药，人遂昏迷。及醒疼痛难忍，饮食不进，越数日而殁。

按：此名脱节风，然亦可名活地狱症。

一陈姓左脚脱节风

一陈姓左脚患脱节风，邀予治时病已数月。予见其足跗焦黑如炭，势将脱落，脚底尚有筋未腐，足跟时或疼痛，面黄肌瘦，但人极平和，何竟患此恶症？殊属不解。其症好坏交界处为掺白九一丹，以玉红膏摊纸罩之，内服：

生绵芪三钱　长牛膝酒炒，三钱　茯神四钱　宣木瓜酒炒，一钱五分　潞党参三钱　炒白术二钱　丝瓜络酒炒，一段　炙草一钱　秦艽一钱五分　炒归身三钱　桑枝酒炒，五钱

此方连服两剂，毫无动静，外仍上前药，内服改方用：

潞党参四钱　秦艽二钱　当归三钱　带心麦冬二钱　独活一钱五分　杭白芍三钱　夜交藤二钱　宣木瓜一钱五分　炙草一钱　桑枝酒炒，五钱　丝瓜络酒炒，一段

此方令连服两剂，后不见其来邀，予亦无去诊，仅来索玉红膏数次，不知所终。

按： 此症亦名脱节风，与前症情形不同。一系跣足冰雪地上行走，以致寒气入骨，且恐有冤孽缠身，是可名为锯膝地狱；一则热脚受进风寒，久久乃成此病。若早邀予治，颇有法想。所以看病须分轻重。迨十数年后，此君患腓腨发，复邀予诊治数次，询知从前如何治愈，据述经先生治后，并未再请他医，惟日上白九一丹，用玉红膏摊纸贴之，如此半年始愈。予细视其足跗虽脱，踝骨尚存，外套棉袜，加以定制靴鞋，步履竟与常人无异。

薛 文 元

薛文元（1867—1937），名蕃，字文元，以字行。江阴市黄塘镇人。出身贫寒，曾在邻乡药铺当过学徒，后师从江阴名医柳宝诒学医多年，出师后至上海谋求发展。1931 年，薛文元受上海国医公会委派出任上海中国医学院院长，薛氏提出“振兴中医事业，莫过于优先育人”的理念，以正规的学院教育为先导，使得中医教育质量迅速提高，是近代上海中医界颇具影响力之人物，丁甘仁、夏应堂等前辈皆敬重之。1936 年，薛文元因身体原因辞去医学院院长之职，由江阴籍名医郭柏良接任。

薛文元先生医案

薛文元先生，吾业师也，为现代医界元老。擅长伤寒湿温、内妇调理。历任上海市卫生局中医考试委员、国医公会常务委员，现任中国医学院常务院董兼名誉院长。

戚左

［初诊］风邪湿痰交阻，肺气不得下降。肢体头面皆肿，胸闷咳呛气急，脉形浮滑。症势甚重，防生变端，姑以宣降。

川桂枝八分　光杏仁三钱　茯苓三钱　生米仁三钱　炙麻黄五分　生甘草八分　木防己三钱　北细辛四分　象贝母三钱　生姜炭一片

［二诊］昨投开泄分利，头眩肢体浮肿，咳呛气急，略见轻减。风邪痰湿交阻，肺气俱虚。症重防变，再以原意加减。

川桂枝八分　赤苓三钱　姜半夏二钱　生姜皮四分　炙麻黄四分　汉防己三钱　生甘草八分　象贝母三钱　北细辛四分　生米仁三钱

［三诊］肢体头面浮肿不退，咳呛气急，脉形沉细。湿浊阻于脾肾，肺气不得下降。症势甚重，防生变端，法当开泄分利。

汉防己三钱　光杏仁三钱　生甘草八分　生姜皮四分　茅术皮二钱　川桂枝六分　北细辛四分　泽泻二钱　炙麻黄四分　象贝母三钱

［四诊］原方加冬瓜皮三钱。

［五诊］喘咳浮肿，肿及全体，饮食不思，脉形沉细。寒湿阻于脾肾，症重防变，法当温通泄化。

乌附块一钱半　川桂枝六分　泽泻二钱　生姜皮四分　白术皮二钱　汉防己三钱　生甘草八分　炙麻黄四分　带皮苓三钱　焦米仁三钱

［六诊］昨投温通泄化，肢体浮肿，略见轻松，而喘咳如昨，脉形沉细。风寒湿阻，湿浊不化。症重防变，再以原意加减。

乌附块一钱半　甘草八分　带皮苓三钱　生姜皮四分　炙麻黄四分　白术皮二钱　泽泻二钱　川桂枝六分　车前子三钱　光杏仁三钱

［七诊］肿势已见轻减，而咳呛气急亦瘥，脉形沉细。寒湿中阻，阳不通达。症重防变，再以仲景方加减。

乌附块一钱半　川桂枝六分　白术皮二钱　生姜皮四分　煅磁石六钱　炒车前三钱　光杏仁三钱　炙麻黄四分　生甘草八分　川朴花一钱半

钱童

［初诊］湿浊积滞，阻于脾胃。面黄肌瘦，腹中痞块，饮食少纳，足背浮肿，脉形沉滑。法当和中泄化。

厚附片一钱半　宣木瓜二钱　焦山楂三钱　鲜佛手一钱　大腹皮三钱　威灵仙三钱　西砂仁八分　姜半夏一钱半　二蚕沙三钱　白梗通一钱

［二诊］面黄形瘦，腹中痞块，胀痛，饮食减少，两足浮肿，脉形沉细。寒湿积滞不化，脾阳失运，法当温化。

制附片一钱半　炙蟾皮一钱半　陈皮一钱半　生姜皮四分　白术皮二钱　炙鸡金三钱　江枳壳一钱半　西砂仁八分　泽泻二钱　茯苓三钱

［三诊］前投温化通阳，面浮足肿，腹中胀痛，均见轻减，脉形沉细。寒湿郁阻，脾阳失运，再以原意加减。

川桂枝六分　炙甘草八分　茯苓三钱　姜皮四分　制附片一钱半　大腹皮三钱　汉防己三钱　白术皮二钱　西砂仁六分　焦米仁四钱

［四诊］面浮足肿渐退，腹中痞块亦瘥。寒湿中阻，脾阳失运，再以原意加减。

制附片一钱半　川桂枝八分　炙鸡金三钱　姜皮四分　白术皮二钱　泽泻二钱　沉香曲二钱　炙甘草八分　西砂仁八分　大腹皮三钱

［五诊］连进和化通阳，面浮足肿已退，腹中痞块渐消，脉形沉细。脾虚湿阻，再以和化理中。

白术皮二钱　汉防己三钱　炙鸡金三钱　冬瓜皮三钱　泽泻二钱　带皮苓三钱　焦米仁三钱　大腹皮三钱　西砂仁八分　白梗通一钱

李右

［初诊］肢体头面浮肿，咳呛气急，大便溏薄，而经阻四月有余。里虚湿阻，肺气不得下降。症势甚重，防生变端，先以和中泄化为治。

大腹皮三钱　广郁金二钱　泽泻二钱　冬瓜皮三钱　白术皮二钱　带皮苓三钱　陈皮一钱半　煅磁石四钱　炙苏子三钱　兜铃一钱半

［二诊］昨投和中泄化，肢体头面浮肿，略见轻减，咳嗽气急，大便泄利，而经事四月不至，脉形弦滑。再以原意加减。

白术皮一钱半　西砂仁一钱　泽泻二钱　煅磁石四钱　带皮苓三钱　陈皮一钱半　款冬花二钱　木防己三钱　焦米仁三钱　冬瓜皮三钱

冯左

［初诊］伏邪湿热郁阻，寒热起伏，小溲色赤似血，夜不安寐。先以泄化。

香青蒿二钱　淡子芩二钱　泽泻二钱　荷梗一支　六一散三钱　海金沙

三钱　连翘三钱　姜半夏三钱　赤苓三钱　佩兰梗二钱

［二诊］寒热起伏，小溲色赤，夜不安寐，脉形滑数。伏邪湿热内蕴，当以疏泄。

鸡苏散三钱　赤苓三钱　白梗通一钱　荷梗一尺　香青蒿三钱　泽泻二钱　江枳壳一钱半　连翘三钱　生米仁三钱　竹茹二钱

［三诊］寒热退未清楚，小溲不爽色赤。湿热郁伏，治以泄化。

鸡苏散三钱　海金沙三钱　生米仁四钱　佩兰叶二钱　赤苓三钱　白梗通一钱　连翘三钱　泽泻二钱　炒车前三钱

［四诊］大肠湿热郁阻，大便带血，小溲不利，而遗泄时发，脉形沉滑。当以清泄。

炒川柏二钱　茯苓三钱　地榆炭二钱　藕节四个　焦茅术一钱　槐花炭二钱　当归炭二钱　泽泻二钱　广郁金二钱　炒枯芩一钱半

［五诊］遗泄已止，而大便带血，肠风。湿热郁阻，当以清泄和化。

防风炭一钱半　侧柏炭二钱　茯苓三钱　藕节炭四个　黑地榆二钱　焦茅术一钱　菟丝子三钱　泽泻二钱　广郁金一钱半　怀山药二钱

［六诊］大肠湿热不化，便血，小溲不能畅行，寒热时发，脉滑数。法当清泄。

荆芥炭一钱半　泽泻二钱　连翘三钱　荷叶炭三钱　黑地榆二钱　银花炭三钱　广郁金一钱半　炒侧柏一钱半　炒枯芩一钱半　茯苓三钱

［七诊］便血较减，小溲亦爽。大肠湿热未清，再当清泄治之。

生地炭三钱　槐花一钱半　泽泻二钱　荷叶炭三钱　黑地榆一钱半　广郁金一钱半　甘草梢八分　焦茅术一钱半　炒川柏二钱　茯苓三钱

梁左

［初诊］湿热积滞不化，脘腹胀痛，小溲白浊，脉形沉滑。当以泄化导滞。

藿梗二钱　赤苓三钱　小青皮一钱半　佛手一钱　江枳壳一钱半　炒车前三钱　白梗通一钱　泽泻二钱　焦米仁三钱　粉萆薢三钱

［二诊］湿浊郁阻，三焦气化失宣。胸脘痞痛，咳痰不爽，小溲流

浊，脉形沉滑。当以疏化治之。

川桂枝八分　泽泻二钱　瓜蒌皮三钱　焦米仁三钱　薤白头二钱　茯苓三钱　光杏仁三钱　姜半夏二钱　炒车前三钱　江枳壳一钱半

［三诊］咳嗽气急，痰吐不爽，大便不能畅行，脘腹牵痛，脉形浮滑。湿浊郁阻，肺失下降。当以泄化治之。

牛蒡子二钱　橘络一钱　象贝母三钱　炒竹茹二钱　姜半夏二钱　瓜蒌皮三钱　白梗通一钱　光杏仁三分　茯苓三钱　川郁金一钱半

［四诊］脘腹牵痛，咳呛不爽，睡中汗出，形寒，脉形浮滑。风邪在表，肺经失于下降。当以疏降为治。

苏梗二钱　赤苓三钱　象贝母三钱　桑叶二钱　炒牛蒡二钱　泽泻二钱　橘络一钱　六一散三钱　杏仁三钱　炒车前三钱

［五诊］脘腹牵痛，咳呛，诸恙渐减，饮食不佳，脉形浮滑。肺表余邪未清，再以疏泄治之。

川桂枝八分　赤苓三钱　白梗通一钱　桑叶二钱　光杏仁三钱　泽泻二钱　生米仁三钱　象贝母三钱　枳壳一钱半　竹茹一钱半

［六诊］脘腹牵痛，咳呛，诸恙渐瘥，而小溲流浊而痛，脉形滑数。湿热郁于下焦，法当分利。

粉萆薢三钱　光杏仁三钱　飞滑石三钱　生米仁三钱　炒川柏三钱　象贝母三钱　赤苓三钱　泽泻二钱　生草梢八分　白梗通一钱

［七诊］浊流色黄，小溲作痛，大便不畅。膀胱湿热郁阻，再以分利。

粉萆薢三钱　肥知母二钱　连翘三钱　白梗通一钱　泽泻二钱　车前子三钱　飞滑石三钱　炒川柏二钱　生草梢八分　生米仁三钱

［八诊］流浊已止，溲痛亦减。湿热未清，再以原法。

潼木通八分　赤苓三钱　生米仁三钱　炒车前三钱　粉萆薢三钱　生草梢八分　金银花三钱　泽泻二钱　炒黄柏二钱　竹叶二钱

徐左

［初诊］心跳呕吐黑水，略见紫血，而有寒热，面黄头昏，腰腿酸

楚，脉形滑数。湿热郁阻，症属胃痈之始。法当清泄化瘀。

生石膏四钱　忍冬花三钱　广郁金二钱　鲜芦根一支　净连翘二钱　炒丹参一钱半　生草八分　天花粉三钱　赤芍一钱半　生米仁三钱

［二诊］呕吐黑水不止，大便紫血甚多，面黄，精神疲倦，头昏心跳，而有寒热，脉形滑数，舌苔黄腻。湿热郁蒸，瘀滞不化，恐有胃痈之虑。再以清泄化瘀。

生石膏四钱　连翘三钱　银花炭三钱　鲜芦根一支　地榆炭二钱　炒丹参二钱　炒赤芍一钱半　天花粉三钱　生米仁三钱　竹茹二钱

［三诊］连进清降化瘀，呕吐黑水已止，时作泛恶，头昏不思纳食，大便犹见黑血，脉形软滑。阳明湿热已移大肠而下，再以清泄化瘀。

地榆炭二钱　银花炭三钱　泽泻二钱　藕节炭四个　天花粉三钱　赤芍一钱半　赤苓三钱　炒枯芩一钱半　生米仁四钱　槐花二钱

［四诊］前投清泄化瘀，呕吐黑水、便血均止，面黄头昏，入夜不能安寐，多梦，脉形弦滑。阳明瘀热不化，再以原意加减。

炒丹参一钱半　忍冬藤三钱　朱茯神三钱　芦根一支　黑山栀三钱　广郁金一钱半　连翘二钱　丹皮炭二钱　生米仁三钱　白梗通一钱

［五诊］呕吐咳血，大便不行，入夜发热，胸闷头昏，不能安寐，脉形弦滑。湿热内蕴，当以清泄。

嫩白薇一钱半　瓜蒌皮三钱　焦米仁三钱　荷叶一方　六一散三钱　泽泻二钱　火麻仁三钱　光杏仁三钱　白梗通一钱　炒竹茹二钱

俞右

［初诊］体本阴虚，卫阳不和，伏邪内蕴。肌表汗出，畏寒，入夜发热，头昏，饮食减少，脉形软滑，舌苔光红。法当养阴和阳。

川石斛三钱　生甘草八分　茯苓三钱　浮小麦三钱　左牡蛎四钱　泽泻二钱　连翘三钱　杭白芍二钱　青蒿子三钱　竹茹二钱

［二诊］昨投养阴和阳，自汗已减，饮食亦佳，而肢体倦软，舌碎少纳。昨方既效，再以原意加减。

川石斛三钱　黑山栀三钱　云茯苓三钱　红枣四枚　左牡蛎三钱　杭白

芍三钱　二竹茹二钱　生甘草八分　连翘三钱　淮小麦三钱

［三诊］前投养阴泄化，自汗已见减少，舌碎咽痛亦减，而入夜寒热时发。阴虚邪恋，再以养阴泄化。

川石斛三钱　生甘草八分　泽泻二钱　生谷芽三钱　香青蒿二钱　连翘三钱　白梗通一钱　黑山栀三钱　黑玄参三钱　二竹茹二钱

［四诊］阴虚阳不内敛，汗多，舌碎咽痛，脉形细软。法当养阴和阳。

炙生地三钱　黑玄参三钱　连翘三钱　生谷芽三钱　左牡蛎四钱　生甘草八分　杭白芍二钱　川石斛三钱　功劳叶三钱　竹茹一钱半

叶右

［初诊］风邪逗留，湿阻中宫。咳呛气急，腹胀，两腿浮肿，脉形浮滑。先以泄降。

汉防己三钱　光杏仁三钱　焦米仁四钱　佛手一钱　白术皮二钱　泽泻二钱　大腹皮三钱　川朴花一钱半　带皮苓三钱　枳壳一钱半

［二诊］寒湿郁阻，脾阳失运，咳呛气急，腹胀，两腿浮肿，脉形浮细。症势颇重，法当温化通阳。

川桂枝八分　炙草一钱　汉防己三钱　生姜皮四分　炙麻黄四分　象贝母三钱　焦米仁四钱　乌附块二钱　带皮苓三钱　大腹皮三钱

［三诊］昨投温化通阳，腹胀、两腿浮肿、咳呛气急，诸恙皆已轻减，脉形浮细。风寒湿阻，脾阳不运，肺气不降。再以原意加减。

川桂枝八分　白术皮二钱　泽泻二钱　生姜皮四分　炙麻黄四分　炙甘草八分　西砂仁八分　乌附块一钱半　汉防己三钱　大腹皮三钱

［四诊］腹胀咳嗽气急，较前日松，两腿浮肿坚硬。湿痰郁阻，脾阳失运。再以温化降气。

川桂枝八分　煅磁石四钱　带皮苓四钱　生姜皮四分　乌附块二钱　汉防己三钱　焦米仁三钱　白术皮二钱　炙甘草八分　陈皮一钱半

张右

［初诊］风邪湿热郁于肺胃，胸闷头昏，鼻流腥涕，带红，脉形浮滑。当以清疏。

杭甘菊三钱　辛夷仁一钱　生米仁三钱　桑叶二钱　白蒺藜三钱　象贝母三钱　白梗通一钱　黑山栀三钱　连翘三钱　竹茹一钱半

［二诊］鼻流腥涕，头胀而昏。风邪湿热，郁于肺经。法当清泄为治。

荆芥一钱半　炒枯芩一钱半　连翘三钱　桑叶三钱　杭甘菊三钱　辛夷仁一钱　赤苓三钱　黑山栀三钱　生米仁三钱　白梗通一钱

［三诊］前投清泄，鼻流腥涕渐减，头昏，纳食无味。肺胃湿热不化，再以清泄为治。

杭甘菊三钱　苦桔梗一钱　江枳壳一钱半　桑叶一钱半　辛夷仁一钱　连翘三钱　赤苓三钱　炒大力二钱　象贝母三钱　生米仁四钱

刘右

［初诊］风邪湿热郁阻，喉蛾胀痛，肢倦软，带多。法当疏化。

鸡苏散三钱　桔梗一钱　茯苓三钱　竹茹一钱半　连翘三钱　射干片一钱　泽泻二钱　象贝母三钱　赤苓三钱　粉萆薢三钱

［二诊］喉蛾肿胀渐消，胸闷，带多。湿热风邪郁阻，当以疏泄。

制僵蚕二钱　赤芍一钱半　泽泻二钱　山豆根三钱　桔梗一钱　生米仁三钱　连翘三钱　生草八分　赤苓三钱

沈右

［初诊］风邪遏肺，寒热入夜为甚，咳呛咽痛，脉形浮滑。当以疏泄为治。

薄荷叶一钱　光杏仁三钱　生草八分　桑叶二钱　大力子二钱　象贝母三钱　赤苓三钱　桔梗一钱　射干八分　马勃八分

［二诊］寒热退未清楚，咳嗽咽痛，四肢酸软。风邪遏肺，法当疏泄。

薄荷叶八分　桔梗一钱　象贝母三钱　桑叶一钱半　牛蒡子二钱　连翘三钱　赤芍一钱半　制僵蚕二钱　光杏仁三钱　马勃一钱

［三诊］寒热已退，喉蛾肿痛不消，头痛，不思纳食。风热郁肺，法当疏泄。

黑玄参二钱　光杏仁三钱　白梗通一钱　桑叶一钱半　炙牛蒡二钱　象贝母三钱　连翘三钱　山豆根三钱　桔梗一钱　赤芍一钱半

洪幼

［初诊］外感风寒，食滞不化，身热腹胀，纳食呕吐，脉形滑数。当以疏化。

大豆卷三钱　江枳壳一钱半　白蔻仁八分　佛手一钱　老苏梗一钱半　姜半夏二钱　姜竹茹二钱　连翘三钱　莱菔子三钱　白梗通一钱

［二诊］红痧外发，身热咳嗽，纳食呕吐。肺胃感受邪气，法当疏化。

大豆卷三钱　连翘二钱　江枳壳一钱　荆芥二钱　光杏仁三钱　白梗通一钱五分　桑叶二钱　炒牛蒡三钱　象贝母三钱　炒竹茹二钱

［三诊］红痧已回，身热不退，咳嗽少纳，腹中阵痛。当以清泄解邪。

荆芥穗三钱　连翘壳三钱　象贝母三钱　炒牛蒡二钱　光杏仁三钱　白梗通一钱　桑叶二钱　净蝉衣一钱五分　江枳壳一钱五分　香谷芽三钱

沈右

［初诊］红痧回后，寒热不退，咳嗽，不思纳食，骨节酸楚。肺表余邪尚未外达，当以泄化。

香佩兰三钱　杭甘菊二钱　赤茯苓三钱　连翘二钱　光杏仁三钱　白梗通二钱　桑叶三钱　赤芍三钱　象贝母三钱　焦米仁四钱

［二诊］红痧已退，身热减而未清，咳嗽胸闷，不思纳食，肢体骨节酸楚，脉形浮滑。肺胃余邪未清，再以清泄。

炒牛蒡二钱　光杏仁三钱　赤苓三钱　荆芥一钱半　江枳壳一钱半　白

梗通一钱　连翘三钱　象贝母三钱　焦米仁三钱

蒋右

［初诊］寒热入夜为甚，头疼骨节酸痛，脉形滑数。邪伏肌表，法当疏化为治。

香青蒿二钱　茯苓三钱　连翘三钱　藕节四枚　藿梗二钱　姜半夏二钱　丝瓜络二钱　泽泻二钱　炒子芩半钱　白梗通一钱

［二诊］身热形寒，红痧外布，骨节酸楚，脉形浮滑。伏邪内蕴肌表，当以疏泄。

荆芥一钱半　光杏仁三钱　生米仁三钱　桑叶三钱　连翘三钱　赤芍一钱半　白梗通一钱　老苏梗一钱半　茯苓三钱　丝瓜络二钱

［三诊］红痧渐因，寒热头痛、骨节酸痛诸恙渐见向安，再以泄化肌表余邪。

佩兰梗二钱　赤苓三钱　生米仁三钱　桑叶二钱　益元散三钱　连翘三钱　白梗通一钱　光杏仁三钱　枳壳一钱半　竹茹一钱半

郭右

［初诊］风热内蕴肺胃，咽痛而有寒热，脉形浮滑，先以清疏。

净蝉衣八分　连翘三钱　光杏仁三钱　桑叶二钱　薄荷叶八分　射干片八分　白梗通一钱　荆芥一钱半　象贝母三钱　竹茹一钱半

［二诊］咽喉红肿，较前略减，寒热夜甚，头昏，不思纳食，脉形浮滑。风邪湿热内蕴，再以清疏。

净蝉衣八分　焦山栀三钱　象贝母三钱　桑叶二钱　荆芥一钱半　射干片八分　赤苓三钱　连翘三钱　桔梗一钱　白梗通一钱

王右

［初诊］高年营虚，内风扰动，头昏，右半肢足麻木，脉形沉细。法当和营熄风治之。

煨天麻一钱　杭白芍二钱　宣木瓜二钱　炒桑枝四钱　归身二钱　左秦

艽二钱　橘络一钱　炙生地三钱　天仙藤三钱　白蒺藜三钱

［二诊］右半肢体以及面部时觉麻木，胸闷少纳，头昏欲恶，脉形沉细。高年营虚生风，当以养营熄风。

制僵蚕二钱　杭白芍二钱　炙生地三钱　炒桑枝三钱　煨天麻一钱　宣木瓜二钱　白蒺藜三钱　归身二钱　橘络一钱　茯神二钱

——《近代中医珍本集——医案分册》

一瓢砚斋医案：温病

徐女孩

昨日，身热暴壮，骤然狂躁，两目直视，色红颈强，时有反张之势，口渴，大便闭结，脉象弦数，舌苔焦黑而干。症属温邪上受，由肺经直入心包两经，西医打针，未见稍效。拟芳香透达，以救阴液。病危，方候明哲正之。

羚羊片一钱　嫩钩藤三钱　广郁金一钱半　鲜生地八钱　豆豉三钱，同打，带心　连翘三钱　赤苓三钱　黑山栀二钱　天花粉三钱　赤芍二钱　天竺黄一钱　局方至宝丹一粒，开水化服

［二诊］昨服芳香透达，神志略清，而壮热依然，言语不能出声，两目直视，颈强反张之势如昨，大便闭结，口干多饮，脉象弦数，舌苔干黑。心包温邪未化，昨方既见小效，再踵原意加减，翼其大便通行，神志转清，乃有出死入生之望。方候高明正之。

羚羊片一钱　全瓜蒌四钱　带心连翘三钱　鲜生地八钱　豆豉三钱，同打　广郁金一钱　赤芍一钱半　黑山栀二钱　川贝母二钱　天竺黄二钱　局方至宝丹一粒，开水化服

［三诊］两投芳香透达，已得大便，神志顿安，壮热亦退，象三弦数，黑苔渐化，渐露绛红。温邪内化，而阴液大伤，法当救阴邪热，冀其再见转机乃吉。方候哲正。

鲜生地一两　带心连翘三钱　天花粉三钱　鲜石斛五钱　肥知母二钱

淡子芩一钱半　黑山栀二钱　川贝母二钱　生甘草三分　鲜竹茹二钱　淡芦根二尺

［四诊］热退，神志渐见安宁能睡，黑苔尽化，舌质红润，脉静。温邪得达，可望出险，乃从养阴泄肺为主。

鲜石斛四钱　象贝母二钱　白蒺藜三钱　甜仁杏三钱　生甘草四分　茯苓三钱　瓜蒌皮三钱　肥知母一钱半　竹茹一钱半　冬桑叶一钱半

［五诊］诸恙次第相安，昨晚又觉发热，咳嗽头胀，时且形寒无汗，脉来浮数，舌苔红润。此里邪外达，由肺而出，非感受新邪也。

炒豆豉三钱　大贝母二钱　生甘草四分　熟牛蒡一钱半　黑山栀二钱　川石斛三钱　南沙参三钱　光杏仁三钱　生谷芽三钱　冬桑叶一钱半

［六诊］服宣解肺经余夏，身热得退，而咳嗽殊甚，脉静，苔薄白。足征里邪从肺经外达无疑，宜和养泄肺，以善其后。

南沙参三钱　川象贝各一钱半　川石斛三钱　熟牛蒡一钱半　生甘草四分　白蒺藜三钱　光杏仁三钱　炒扁衣二钱　生谷芽一钱　鲜枇杷叶去毛

——《现代国医》1931 年第 1 卷第 1 期第 47～48 页

一瓢砚斋医案（续一）

钱某，二十六岁。火郁吐血，初诊。

气郁化火，火升于上，阳明络伤，吐血暴涌，二日已满数盆，兼有紫块，今日时刻欲厥，四肢逆冷，脉象弦数。气有余便是火，火升血随，法当苦泄降气，气降则血自止也。方候高明正之。

川军炭三钱　广郁金一钱五分　天花粉三钱　细川连八分　炙苏子一钱五分　茜根炭一钱五分　炒子芩一钱五分　牛膝炭三钱　川贝母二钱　鲜芦根一尺　童便一杯，先服

［二诊］昨投苦泄降气，吐血已减其半，四肢得温，而胸热咳嗽，大便尤未畅解，口渴欲饮，脉象滑数，舌苔黄腻。阳明气火尚未下降，昨方既获小效，再从原意，以冀血止脉静为吉。

川军炭三钱　炮姜炭四分　炙苏子一钱五分　鲜地黄六钱　炒子芩一钱五分　牛膝炭三钱　炒丹参一钱五分　细川连八分　天花粉三钱　川象贝各二钱　鲜藕汁一两　童便一杯，先服

［三诊］大便已见通解，吐血得止，咳呛如昨，而胸热未退，神志渐见清爽，饮食略进，脉来细数，舌红。肺胃气火得化，病机已入坦途，饮食劳动，尚须谨养，方无枝节之忧。惟血去过多，气阴大伤，降气泄热中亦当顾气阴，是为要图。

鲜生地八钱　天花粉三钱　川贝母二钱　鲜金斛四钱　炙苏子一钱五分　大麦冬三钱　西洋参一钱五分　海蛤壳六钱　桑白皮三钱　鲜藕汁一两　鲜梨汁一两

［四诊］血已全止，胸热咳呛诸恙均得向安，饮食渐能加餐，连服诸方，既能获效，仍于调养气阴，以善其后。

川石斛三钱　海蛤壳六钱　川贝母二钱　西洋参一钱五分　炒扁豆三钱　甜杏仁三钱　大麦冬三钱　炙甘草四分　瓜蒌皮三钱　炙枇杷叶三钱，包煎

童世兄，十六岁。暑虐变症，初诊。

始因寒热类虐，汗多口渴烦闷，服和解方，鼻中见血，前医谓红汗乃病退之象，连投和解，鼻衄盈碗，继进大剂犀角、地黄二剂，血更成块而下，手冷面白，头汗，脉象细沉。势有欲脱之象，病已危险，阳气欲散，急服固涩以救将亡之阳，方候高明之正。

生龙骨三钱　西洋参一钱五分　小木通一钱　左牡蛎六钱　炙甘草四分　牛膝炭三钱　杭白芍一钱五分　炮姜炭四分　生枣仁三钱　鲜藕汁一两

［二诊］昨服固涩泄热，鼻衄顿止，神志已清，已能饮食，惟口干唇燥，阴液内伤。险境已出，拟养阴以补脾肾，方候哲正。

金石斛三钱　焦冬术一钱五分　粉丹皮一钱五分　熟地炭三钱　淮山药一钱五分　左牡蛎六钱　西洋参一钱五分　泽泻一钱五分　炙甘草四分　生熟谷芽各三钱

——《现代国医》1931 年第 1 卷第 2 期第 43～44 页

一瓢砚斋医案（续二）

王君，十九年六月四日初诊。

体丰于外，气弱于内，气弱则聚湿成痰，痰阻心脾之络，风阳与痰湿乘势内煽，遂致舌强难言，手足运行不利，神呆悲感，不能自主，脉来弦滑，舌苔胖腻。湿痰得风而愈炽，风挟痰而益旺，此类中重症，非可旦夕言愈也。拟补气之不足，泄痰之有余，佐以息风宣络，冀神清为幸。

羚羊片一钱　明天麻煨，一钱　陈胆星一钱五分　台参须二钱　制僵蚕二钱　远志一钱　姜半夏二钱　广郁金一钱五分　橘络八分　鲜竹沥一两　姜汁少许，拌冲服

王君，十九年六月六日二诊。

四肢渐见活动，言语蹇涩如前，喉中痰鸣，脉象弦滑。此气虚湿痰入络，类中之症，难望近功。

潞党参三钱　石菖蒲五分　远志一钱　羚羊片一钱　茯苓三钱　橘络一钱　姜半夏二钱　陈胆星一钱五分　炙僵蚕二钱　制茅术二钱　焦苡仁四钱　竹沥达痰丸三钱

王君，十九年六月十日三诊。

气虚痰湿入络，类中之后，两进益气化痰息风之方，肢体渐能自如，知觉亦能清楚，而舌强痰多，脉来弦滑，苔腻。惟向安之期，尚难轻许。前方既可获效，毋事更张。

潞党参三钱　全瓜蒌四钱　远志一钱　左秦艽二钱　姜半夏二钱　陈皮一钱　制僵蚕二钱　炒于术一钱五分　江枳壳一钱五分　茯苓三钱　酒桑枝六钱　大活络丹一粒

王君，二十年二月十日四诊。

类中经半年有余，诸恙次第向安，近来过食油腻，昨夜喉间骤然痰鸣，神志昏迷，舌强不语，两手紧握，时作抽搐，脉象浮滑。痰滞阻于

脾胃，心窍为蒙，其势颇凶。拟豁痰化滞，以通脉络。

白附子一钱　制僵蚕二钱　姜半夏二钱　枳实二钱　炙蝎尾五分　六神曲二钱　石菖蒲五分　竹茹一钱五分　陈胆星一钱五分　焦楂炭二钱　橘络一钱　局方牛黄丸一粒

王君，二十年二月十四日五诊。

前进豁痰化滞，神识已清，四肢得舒，而不能安睡，言语蹇涩，大便艰行，脉来弦滑。方既获效，再踵原意增减。

陈胆星一钱五分　潞党参二钱　六神曲一钱　左秦艽二钱　竹沥夏一录五分　江枳壳一钱五分　橘络一钱　炒竹茹一钱五分　广郁金一钱五分　茯苓三钱　制僵蚕二钱　人参再造丸一粒

——《现代国医》1931 年第 1 卷第 3 期第 35～36 页

一瓢砚斋医案（续三）

陈小姐

［初诊］初因攻读考试，劳心过度，心阴本伤，暑邪直入胞络，阳明热炽，壮热潜多，神昏谵语，鼻扇目赤，大便溏泄，口渴多饮，脉象弦数，舌苔焦黑，尖红起刺。见症邪热方盛，胃阴先伤，势甚危险。拟养阴托邪，以救津液，冀其转机，再商。方候高明正之。

玉泉散二两　鲜石斛四钱　银花炭三钱　天花粉三钱　鲜生地八钱，淡豆豉三钱同打　连翘三钱　粉丹皮一钱五分　生苡仁四钱　黑山栀二钱　炒子芩一钱五分　肥知母一钱五分　鲜竹叶三十片　鲜芦根二尺

［二诊］谵语鼻扇，较昨略减，壮热有汗，口渴多饮，今日更加头痛颇甚，目红，大便溏泄，小水不多，胸腹烦闷不安，脉象弦滑而数，舌苔稍见津液，焦黑稍化。病势稍见小效，胞络之邪未达，胃阴耗伤不复，症情尚在险境，再从养阴宣化。方候高明正之。

黑山栀三钱　鲜石斛四钱　知母一录五分　鲜竹叶三十片　嫩钩藤后入，三钱　玉泉散一两　炒子芩一钱五分　鲜芦根二尺

［三诊］两进养阴御邪，舌苔焦黑已退其半，谵语鼻扇亦安，壮热渐淡，而口渴汗多，脉象弦数带洪。营分之邪已有外达之机，肺胃阴液耗伤，势有出险之机，昨方增减，以观后效。

鲜石斛四钱　广郁金一钱五分　银花炭三钱　鲜沙参四钱　天花粉三钱　知母一钱五分　连翘二钱　炒子芩一钱五分　天竺黄一钱五分　鲜芦根二尺　鲜荷梗一尺

［四诊］壮热已退，神志得清，焦黑之苔骤化白腻，胸腹气闷，口干，时觉烦躁，脉象滑数。营分之邪得达，三焦湿热弥漫，病已转机，可望出险。法当宣化，以泄气分之湿。

鲜佩兰四钱　广郁金一钱　川通草六分　仙半夏一钱五分　赤苓三钱　生苡仁四钱　光杏仁三钱　泽泻一钱五分　炒竹茹一钱五分　鲜芦根二尺

［五诊］昨夜寒热复作，黎明即退。此伏邪外达应有之现象也。

青蒿一钱五分　炒子芩一钱五分　川通草六分　六一散包煎，三钱　瓜蒌皮三钱　生苡仁四钱　仙半夏一钱五分　赤苓三钱　炒竹茹一钱五分　鲜荷梗一尺

［六诊］诸恙均退，渐思饮食，而口干，时刻嗳气。肺胃气机未宣，当从肺胃调治，以清余波。

川石斛三钱　仙半夏一钱五分　瓜蒌皮三钱　鲜佩兰三钱　六一散包煎，三钱　生谷芽三钱　光杏仁三钱　焦神曲一钱五分　炒竹茹一钱五分　鲜荷梗一尺

——《现代国医》1931 年第 1 卷第 4 期第 54～55 页

一瓢砚斋近案

病者：周左，年三十余岁。舟山人。住浦东洋泾八埭头。

病名：风水浮肿。西医诊断，确定为心脏病。

病状经过：病者，身体短小精悍，性好运动，凡足球、篮球、掷饼、撑杆跳以及长短距离赛跑等，均为侪辈中之佼佼者。常与友人作脚踏车

竞赛，距离颇长，时间较远，勇往直前，热汗淋漓。是日，适遇大风，偶不经心，辘轱之下，遇磊石而踣，经人扶起，实疲乏不堪矣。但两足由此委顿异常，渐渐浮肿，面亦带浮而黄，大便溏薄，小便淡黄而少，体重日增，较常重三十余磅，阴囊亦肿，少腹微坚，气息较短，呼吸不能下达，烦不得卧，惟消谷善饿，饮食倍常。经延西医诊断，确定为心脏病。用爱克司光照视，心房胀大。屡服强心、利尿剂而不效，经过四月之久，由识者之介绍，就诊于余。

诊断：脉搏沉微。六十至左右。右关紧实。舌苔浮黄。

病理：余告之曰：斯证确为心脏病，但西医知其一，未知其二。但其本在肾，其源在脾，其标在心。君病起于脚踏车竞赛，劳汗当风。医经云：体摇劳苦，汗出于脾。持重远行，汗出于肾。故凡劳倦出汗，始则分泄于脾，继则分泄于肾。故曰：其源在脾。又云：勇而劳甚，则肾汗出。肾汗出，逢于风，内不得入于脏腑，客于玄府，行于皮里，传为胕肿，名曰风水。医经所述，与君病恰合符节，故斯证实名为风水也。医经又云：面肿曰风，足胫肿曰水。君于是日，适遇大风，谓之风水，不亦宜乎！然则何以谓之心脏病者？仲师《金匮》杂病“水气篇”有云：心水者，其身重而少气，不得卧，烦而躁，其人阴肿。今由西医用爱克司光照视，发现心脏肿大，此先由于脾肾受病为原发证，其后归入于心为继发证。余故谓彼知其一，而未知其二也。

［初诊］

处方

玉苏子三钱　川桂枝五分　炒白术三钱　带皮苓五千　怀牛膝三钱　汉防已三钱　青防风一钱半　生熟薏仁各二钱　黑山栀二钱　清炙草四分　建泽泻三钱　大腹皮三钱

服二剂。

［二诊］症情并无进出，改处：

清炙麻黄五分　川桂枝五分　焦茅术一钱半　热附片八分　知母一钱半　猪茯苓各三钱　远志肉一钱半　淡干姜五分　杭白芍一钱半　生熟苡仁各三钱　炒牛膝三钱　车前子包煎，三钱服二剂。

［三诊］气喘较平，夜能得卧三小时，便乃溏薄，小便较多，体重不减。改处：

清炙麻黄一钱半　乌附块一钱半　北细辛一钱　川桂枝一钱　焦茅术三钱　淡干姜五分　姜半夏二钱　肥知母一钱半　杭白芍一钱半　白茯苓四钱　炒牛膝三钱　炒苡仁六钱

服二剂。

［四诊］足肿较松，小便不长，体重减去二磅，面色转黄，咳而有痰，善肌消谷，自觉食不能饱，未敢多进，便乃溏薄。改处：

炙麻黄三钱　乌附块三钱　北细辛三钱　川桂枝一钱半　生石膏四钱　焦茅术三钱　姜半夏三钱　淡干姜一钱　炒茵陈二钱　焦苡仁八钱　怀牛膝三钱　白茯苓六钱　杭白芍二钱

服二剂。

［五诊］面浮退，黄未尽，大便减，小溲转白而长，脚肿依然，少腹已软，气急痰多，夜得安眠，消谷依然，体重又减十磅，舌苔薄白，脉搏六十五，右关带弦。改处：

炙麻黄三钱　川桂枝一钱半　乌附块三钱　北细辛三钱　生石膏六钱　姜半夏三钱　炒茵陈三钱　沉香片五分　淡干姜八分　北五味五分　杭白芍三钱　白茯苓六钱　焦茅术三钱

另服金匮肾气丸六钱。服二剂。

［六诊］足肿退十之七，体重较常重十磅，大便渐实，日解二次，消谷已减，小溲清长。处方：照前方去沉香，加泽泻三钱、商陆三钱，石膏改为八钱，肾气丸每日进六钱。

［七诊］上方服三剂，体重如常，诸恙俱平，脉搏如常，微觉口渴，舌苔薄黄，大便照常，已经结实，小溲又见微黄。改处：

大熟地四钱　鹿角胶二钱，烊化　川桂枝八分　炒于术三钱　白茯苓六钱　淮山药四钱　建泽泻三钱　怀牛膝三钱　远志肉一钱半　炒苡仁六钱　广陈皮一钱半　杭白芍三钱　宣木瓜一钱半

服十剂。

说明：斯证因脾肾气虚，寒湿不化，心阳不足，水气上乘，而阳明胃家，原因气旺热伏，故虽浮肿溏，仍消谷善饥，故初用山栀，继用知母，毕竟用大量石膏。原为越婢、小青龙、苓桂术甘、真武诸方之加减也。浮肿之原因甚多，在身半以上，皆属于风；在身以下，皆属于水。均有内因与外因之分。然此风水与《金匮》风水又不同，与《内经》所述之风水又微有别。彼西医之用器械诊断，固知其为心脏胀大，又孰知其脾、肾、胃腑之受病，恰在心脏之先。桂枝、附子，并为强心之剂。麻黄、苓、泻、车前，确为利尿之要药。术、苡，为健脾之圣品。金匮肾气丸，为补肾利水之特效丸剂。胃家伏热，佐以知母、石膏，又为退肿之神药。金匮越脾加术、附及桂、甘、姜、枣、麻、辛、附、加知母，名曰消水圣愈汤。况又有牛膝、茵陈作引经，而姜辛、五味、沉香、商陆、木瓜等，止咳定喘，行水宣络，随证加减，以百余日之病症，仅十余剂而全愈，不可谓非快事也。

——《光华医药杂志》1934 年第 2 卷第 2 期第 47～48 页

一瓢砚斋近案：痞胀

病者：黄左，年约二十四五岁，淮安人，业工，住南路。

病名：痞胀（即现所哄传之黑热病）。

经过：据云，始因饮食不节，觉胸膈作胀，继发寒热，约六七日，未服药而自愈，惟胸膈不宽，饮食不香，精神萎顿，嗣后约间三四日，作寒热一次，或连日而作，大便有时溏薄，有时艰燥，将近一月，从心下至小腹，膨膨如臌，此时饮食不能多进，纳后则腹内更胀，有时作吐，略带咳嗽。曾延数医，或云食积，或云鼓胀，或云气虚，现已四十余日，前医用通便之剂，大便日三四次，不燥不湿，色黑而奇臭，腹胀不减云云。

诊察：脉搏九十七八，沉细而附骨，舌光红无苔，唇焦，口虽作渴，不能多饮，视察腹部，绷急异常，脐突光亮，青筋饱绽，四肢消瘦，足跗微肿，面部青黯，时发潮热，并有虚汗，身重难以转侧，喜暗而恶明，奄卧床褥，侍病者，亦不胜其苦矣。观察环境，饮食与居室，颇足使病状增进。缘为本地房子，卑陋湫狭，并无地板，潮湿殊甚，空气恶浊，不言可知。饮食汲取于井水，或就近于浦中取水，蓄聚于缸，虽搅以矾，终未能绝端清洁，因左近无自来水可取也。统观病型，确与现所宣传苏北一带之黑热病，完全符合。因令改取自来水做饮料，储水之缸，洗濯清洁，并进以盖，置块雄黄于水中，宜每日取换；日中，宜令病者移塌于日光之下；床帐、被褥、衣服等，统令洗涤，清洁室中，焚香以辟秽（药铺中万寿香），此改造其环境情形也。

治疗：根据以上证候，病由食滞寒热而起，其证同于食疟；寒热之后，成为癥瘕，其证同于疟母；因痞渐积而成胀，正与丹溪所云食积痰瘀之旨相符；潮热为肝病，痞胀为脾病，大便色黑，小便如常，正与仲师蓄血之证谛合。惟气阴两伤，不宜峻攻，先始与调气养阴，退蒸逐瘀为治。

处方

生鳖甲四钱，先煎　青蒿珠三钱　粉丹皮三钱　生牡蛎六钱，先煎　单桃仁三钱　京赤芍三钱　金石斛二钱，先煎　淮山药三钱，土炒　马鞭草三钱　甜茶叶三钱　山楂炭三钱　焙白薇三钱

［二诊］上方服二剂，病无变动，惟口渴略减，舌红较润，粥饮后，腹胀似无前甚。余谓斯证，本非一二剂所能见效，约在十剂左右，始有动静耳。

处方

原方去甜茶叶，加炒乌梅八分、代抵当丸三钱。嘱令丸药，须一次服，或当做泻，可无虑也。

［三诊］据云，始服一剂，仍无变动；继服二剂，服后约二小时许，腹中绵绵作痛，渐痛渐甚，头汗涔涔；又约二小时，腹中贲响大动，大便失禁，不及如厕，狼藉满榻，污浊犹如沟泥，臭秽不堪触鼻；因为另移一榻，视其情形，困顿异常，熟睡数时，其寐甚酣，情形较佳，请试诊之。诊其脉搏较缓，一分钟九十至，按其腹脐下已松，脐以上仍急胀，

积于肠者，已除去一部分，胃与脾之间，积瘀犹未流动也。当从上焦以直达于下，再从原方，参醋黄散意。

处方

生鳖甲四钱，先煎　生牡蛎六钱，先煎　醋炒大黄三钱　川玉金一钱半　真降香一钱　金石斛二钱，先煎　青蒿珠三钱　粉丹皮三钱　江枳实一钱半　土炒淮药三钱　单桃仁三钱　制山朴一钱

［四诊］上方下服二剂，证情又无甚变动，大便日行两三次，未进食以前，腹部较松，进食以后，腹又膨急，潮热依旧不退，脉搏沉细。此缘中气已虚，虚中夹实，必当参用扶正之品，方可冀效。

处方

前方去枳实、厚朴、淮药，加生黄芪二钱、地骨皮三钱、炮甲片三钱（先煎）、枳实消痞丸三钱。因消痞丸中合四君并用，协黄芪，大足以培其中气；黄连可以泻热开结；干姜亦可以去瘀通关，况醋军、桃仁、甲片、玉金、降香等品，可使其从上进直达于下焦乎。

［五诊］连服三剂，大便乃日行二三次，惟每次宿垢甚多，腹部松十之四，潮热亦短，午夜三时即退，舌苔与脉象仍如前。在此时期，颇有进步之希望，再为处方如下。

处方

生鳖甲四钱，先煎　生牡蛎六钱，先煎　金蟾衣三钱，醋炙　青蒿三钱　地骨皮三钱　丹皮三钱　京赤芍三钱，醋炒　生黄芪二钱　大生地四钱　花槟榔三钱　全当归三钱，醋炒　枳实消痞丸三钱

仍服三剂。

［六诊］腹胀减十之七，自能起坐，大便中有黄粪，潮热渐轻，面目发黄，按脉指下较粗，一分钟八十五六至，舌红亦淡。此胃气来复之象，证已入于坦途矣。但进食以后，腹内仍觉作胀，因令改进荞麦粥，再为处方如下。

处方

生鳖甲四钱，先煎　生牡蛎四钱，先煎　绵茵陈三钱　青蒿梗三钱　粉丹皮三钱　生黄芪三钱　大生地四钱　全当归三钱，醋炒　炒乌梅八分　京赤芍

三钱，醋炒　赤苓三钱　杜红花八分　小青皮一钱半

［七诊］上方连服五剂，自改进荞麦粥后，腹中大气流动，噫气与矢气频作，顿觉宽畅异常，腹胀已十去其八，潮热尚未全清，脉搏已见缓象，小溲甚亦，大便日行二次，乃黄黑相间，舌边仍红，中有微苔，为处调理方如下。

处方

生黄芪　潞党参　淮山药　炒扁豆　白茯苓　银柴胡　粉丹皮　佩兰梗　大丹皮　京赤芍　左金丸　江枳壳　新会皮

根据上案治疗之经过，与苏北一带之黑热病，虽未必完全相符，病状变化亦未必如此简单，但该病者所处之环境，当与苏北一带居民，大致相仿；其病灶，总不离乎肝脾，癥结总不离乎瘀积。不论其病原是否因乎原虫，妙在中医之药品，如青蒿、鳖甲、乌梅、槟榔、川连等，都足以杀虫，何况无须乎杀虫！草腐为萤，木腐生虫，求其何以腐之因，去其腐，则虫自无由生存，故不必研究原虫之何以产生，而杀虫之法，自寓乎处方之中。人身之气血，因热而腐，因腐而血瘀，瘀热相蒸，欲虫之不化生得乎！不佞之顽脑，认为各种原虫，属本身之气血所变化，故清热去腐攻瘀，即为杀虫之妙策。故始用清热以去腐，继用攻瘀而扶正，使本身之气血还复如常，自能抵抗病毒。是故中医之对症疗法，实有不可磨灭之真价值在焉。

——《光华医药杂志》1935 年第 2 卷第 6 期第 61～63 页

一瓢砚斋近案：霍乱后之变化

病者：许良臣先生，现年四十岁，杭州人，住张家花园。

病状经过：值夏令盛暑之时，因连日游宴之故，暑湿之气，郁蒸于外，饮食之积，阻滞于内。一日回家，骤然发热，吐泻交作，盖已染霍乱之菌矣。顷刻之间，瘰螺转筋，四肢厥冷。经西医打针数次，手足虽暖，而体温亢进，热势增剧。周身之水分既泄，肠胃之积滞就停，热滞

相蒸，肠壁发紫，转为赤痢，昼夜无度，不能安眠，汗得淋漓，小便短数，烦闷口渴，神识不清，目珠上视，两手抽搐。经历旬日，中西群医，已告束手无策，势濒于危。延余往诊，脉息弦数，舌色光红干涸。详查脉证，霍乱病伏，虽已过去，而其毒菌，又与痢菌相互结合，胶黏肠胃。暑湿之气蕴郁未达，神经受累，肝风内动，血液交枯，气阴两伤。为今之计，急宜平肝熄风、镇定神经、消炎导滞、扶正达邪。立方如下：

羚羊尖磨冲，六分　煅龙骨四钱　左牡蛎六钱　藿梗二钱　白头翁二钱　细子芩二钱　北秦皮三钱　银花炭三钱　赤苓三钱　梗通一钱　焦山楂二钱　鲜稻叶露一两，冲　西瓜汁一杯，冲　鲜荷叶一角

［再诊］服药后，至次日，神识渐清，汗已少见，两手抽搐亦缓，此在神经方面，渐趋镇静；下痢红白，可见肠炎亦较轻减。其余脉舌证象如昨。暑邪内侵，湿滞交阻，霍乱转痢，症势尚在险途。昨方既见小效，再从原意立方。

羚羊尖磨冲，六分　煅龙骨三钱　左牡蛎五钱　鲜藿香二钱　银花炭三钱　炒子芩二钱　嫩钩藤三钱　秦皮三钱　白头翁一钱半　六一散三钱，包煎　西瓜汁一杯，冲　鲜荷叶一角　鲜稻叶露一两，冲

［三诊］红痢渐转白色，壮热略淡，小便赤，汗已减少，肝风得熄；脉转滑数，惟舌涸光红，良由霍乱初定，气阴两伤，暑湿尚在蕴郁，病势已有出险之象。

白头翁一钱半　秦皮三钱　银花炭三钱　青蒿二钱　炒子芩二钱　六一散三钱，包煎　焦山楂二钱　赤苓四钱　鲜佩兰二钱　鲜稻叶露一两，冲　鲜荷叶一角

［四诊］便痢次数未减，热势时有起伏，证情已见轻松，暑湿之气，尚在酝酿。原方去白头翁、秦皮，加赤石脂四钱（包煎）、禹余粮（四钱），服二剂。

［五诊］热势依然，时有起伏，下痢次数已减三分之一，胸口时觉烦闷，日夜不得安睡，小水色红且少，脉搏滑，舌红，颈项略见白痦，暑邪湿热，已有外达之机，因其势而导之可也。

鲜生地五钱　淡豆豉三钱，同打　青蒿二钱　连翘三钱　银花炭三钱　白薇二钱　红梗通一钱　大贝母三钱　茯苓三钱　炒枯芩二钱　鲜佩兰二钱　鲜荷叶一角　鲜稻叶露一两，冲

服后，白痦大布，身热渐淡，胸中烦闷，下痢均见减轻。自此，日见思食能睡，症已出乎险象矣。

嗣后，身热虽淡，热度时有高低，所幸白痦密布，下痢渐稀，胸中烦闷逐渐轻松，脉滑舌红。在此时期之病型，又与现代所说之肠窒扶斯相类。细菌与毒素群集于肠，在中医之术语，则为太阴阳明合病，故必须肃清肠垢，宣通肌腠，使菌毒一面从大便排泄，一面从表分排泄。此为痦透而病状轻减之绝对原因，但霍乱之后，病邪已深入于厥阴，今从厥阴仍还入于阳明，又外达于表分，气阴耗伤，达于极点，热度之高低，正邪正之进退也。故在此时期，必须养正排毒，双方并顾，守定此意，从前方出入加减。或去款通加滑石、板蓝根，或去生地易鲜沙参，或去银花易石膏，或去黄芩易川连，或竟用西洋参、鲜石斛，约十剂左右，气阴来复，周身得大汗，始获热退痢止；以后转见咳嗽，由此暑湿伏邪，完全尽达于肺表，改处清肺养胃，兼理余邪之剂，如鲜沙参、金石斛、白扁豆、金银花、连翘、大贝、白薇、冬桑叶、鲜枇杷叶、茯苓、滑石、白残花等，更加麦冬、黄芩、橘红络、枳壳、竹茹等品，出入加减者，亦七八剂，饮食渐增，偶进肉类，脉象顿见濡数，痰湿又动，挟温暑，余毒上输少阳之络，于耳项下结为痰核而成毒，此亦热气有余，发为痈脓之例，《内经》于少阳主暑气，故毒亦发于少阳之部位，乃改用银翘散法，如银花、连翘、大贝、法半夏、花粉、赤芍、丹皮、山栀、海藻、浮石、桑皮、斗铃、夏枯草、橘红络等出入加减，约两星期，以为从此可以全愈矣，讵料复因起居饮食，偶尔失慎，骤致水泻，日夜十余次，精神顿陷，入于困疲状态，饮食又减，为处：炒淮药、炒扁豆、白茯苓、广藿香、大腹皮、炒白芍、生熟苡仁、山楂炭、焦麦芽、环粟子、橘白梗、通佩兰、砂仁、木香等品又十余剂，始能回复前状，但自患病以来，二月有余，屡经反复，元气大伤，形体瘦削，阴阳俱虚，特为处平补之剂，以冀善后，恢复健康，处方大约如下：人参须、附子片、野于术、

大熟地（砂仁拌炒）、淮山药、女贞子、杭白芍、怀牛膝、茯神、远志、广皮、谷芽、南枣等品，约进廿剂，始神采焕发，渐能下床行动，病已克奏全功。至冬令，服大量膏剂，完全告疗。一病半载，二竖肆虐不已甚哉！追忆病情，方不能尽记，故改变体例，约述其梗概如上。

编者按：上案前后变化经过五种阶段，在初步时挽险救逆，单刀直入，气勇神定，正如儒将风度；在第三段养正透斑，鼓棹骇浪，履险如夷，又似舟师把舵，确镇静如常，此为全案中之最吃紧处；末段之善后调理，又如大刀阔斧，卓然名家手记，佩服！拜服！老先生年近大耋，值此新旧岁交替之际，抽暇作此为本刊增辉不少，诚堪为读者钦幸者也。

——《光华医药杂志》1935 年第 2 卷第 3 期第 47～48 页

——《光华医药杂志》1935 年第 2 卷第 4 期第 59 页

一瓢砚斋近案：热逼心包证

病者：严秀琳女士，住华德路，为产科医师。

病名：温病。

壮热两候（以七日为一候，即二周），两足不温，时发狂躁谵语，腹中胀痛，两目仰视，大便带溏色红，小溲日夜不满一次，舌强无苔，光红带紫（舌如猪肝色，往往为不治之症），脉息弦数。

病理：温病之病灶在于阳明，中医于“阳明”二字，包括消化器官而言，原从口鼻而传染，故直侵于消化器官，腹中胀痛，便溏色红，小溲亦少，可见盘踞于消化器官，上蒸于心，攻冲于脑，于是脑膜发炎，而神经失其主宰，故见狂躁谵语，两目仰视神经系变态诸现象。

诊断：温邪内伏，热逼心包，势甚险恶，姑拟芳香泄化，以运温邪外出为吉。中医对于细菌、病毒，以“温邪”二字该括之。中枢神经，以心脏为主宰，所谓心藏神者是也。心包为膻中，经名厥阴，厥阴之络（络即神经系）会于巅（巅即大脑），热毒伏于肠胃，熏蒸于上，逼于心包，犯于大脑，神经受累，故顿入于昏狂状态。

处方

鲜生地一两　淡豆豉三钱，同打　黑山栀三钱　连翘壳三钱　银花炭三钱　炒子芩三钱　京赤芍二钱　大青叶三钱　广郁金二钱　淡竹茹二钱　鲜芦根一尺　局方至宝丹一粒

［二诊］上方连服三剂，壮热略退，两足依然不温，时觉畏寒，两腿筋抽，抽甚则神志昏糊欲厥，终夜狂躁，不能安寐，脉象滑数，舌转焦黑。

病理：两足不温者，热并于上也。时觉畏寒者，热邪郁伏于里，体温不能放散于皮肤，于是调节机能失司而反畏寒。筋挛、昏糊狂躁、不寐，均是累及于神经系统，《内经》所谓血并于阴，气并于阳，故为惊狂。血并于阳，气并于阴，乃为炅中（即证中）。可见热伏血分而并于上也。

诊断：温邪热毒，仍在营分，痰火郁结，机窍为之不灵，再从芳香达邪为治。

处方

鲜生地一两　淡豆豉三钱，同打　鲜石斛五钱　黑山栀三钱　连翘壳三钱　银花炭四钱　淡子芩二钱　西赤芍二钱　车前子三钱　二蚕沙四钱　生苡仁四钱　鲜芦根一尺　局方牛黄清心丸一粒

［三诊］此方连服两剂，两足底用生附子捣烂，敷一周时，两足渐温，筋抽亦停，神志得清，已能安寐，焦黑之苔，渐化灰腻，时觉寒热，口渴，脉转浮数。

诊断：从上之病情，加以诊察，已见转机，确为伏邪由里达表之象，当从轻清宣化治之。

处方

淡豆豉三钱　黑山栀三钱　光杏仁三钱　姜半夏二钱　炒子芩二钱　连翘壳三钱　生苡仁四钱　佩兰梗二钱　白梗通一钱　淡竹茹二钱

以上方服一剂得汗，二剂后热度退清，再用轻清之剂，以理余邪，兼调脾胃，约三四剂全愈。

药理：温邪久伏，热毒盘踞于肠胃，侵入于血液，熏蒸于心包，上犯于大脑，治疗之要，自当以清血、排毒、泄热、达邪、清心、安脑，

四面兼顾，方有挽救之机。故从外台黑膏及银翘散、犀角大青诸方出入。鲜生地为清血之特效药品，其功效较之血清，有过之而无不及，实以增加本身之抗毒素为主；佐以赤芍，则所以搜索血液中之毒素也；臣以栀、豉，为透达阳明伏邪之用；银花、大清，排毒杀菌；连翘、黄芩，佐以山栀，清化以泄热；芦根、车前梗通，驱逐菌毒，从小便以排泄；至宝丹、牛黄丸，则为国药中清心安脑之圣药；鲜石斛亦所以增加本身之抗毒素也；郁金、竹茹，亦为搜索血络之要品、前仁、蚕沙，则为主治筋挛之神品；半夏、佩兰，除痰醒胃，而用附子以引热下行，对于清脑泄热之功效，尤为不可思议。故以热逼心包之重证，用药十剂，而奏全功也。

——《光华医药杂志》1935 年第 2 卷第 7 期第 58～59 页

一瓢砚斋近案：子宫瘤

病者周妇，年三十余岁，住虹口元芳路。始于去冬患少腹攻通，医者用补中益、柴胡疏肝之类辄愈，而屡愈屡发，经过四月余矣。在此数月之中，经泛来而甚少，色为紫黑，平时黄带绵绵，且素有交感出血之恙。在夏历之四月初复发，而痛不堪任，确当脐下，向为聚散无常，近则坚不可移，医用前药不应，有云杨树浦药医院善治此病，即送该院。经诊断后，先为注射定痛之针，针后昏昏沉沉，入于麻醉状态，大约系吗啡之类。用爱克斯光照射后，断为子宫瘤，施以镭锭疗法，并注射针药，内服药粉，药水等。约一星期，而子宫作痛愈不可忍矣。非但局部并臀脊前后相引，寤寐不安，呻吟病榻，奄奄一息，不得已而出院，仍延前医诊治。在此时期之证状，据前医方案，病者气液两劫，舌光绛而裂，渴饮无度，且不得前后溲，小便频数而作痛更剧，大便闭结，而后重努责，子宫之内，腐渣之物，不断流出。曾叠进养阴增液调气疏通之剂，诸恙依然，仅舌之光裂、已复原状，大便历十有七日未行，用灌肠法，亦无效，且更增，不能纳食，而呕吐，口中黏涎甚多，因逆余诊视。

面目带浮，肤色皖白，脉象细数，左关独弦，右寸独沉。详察以前经过，始为瘕聚，继为癥癖，原属瘀血湿浊凝结于子宫，但现症状二便不利，先宜宣通腑气，急则治标之例也。以前用药，殆未用开肺之品，因为处生首乌、咸苁蓉、郁李肉、全当归、京赤芍、桃杏仁、西洋参、金石斛、炙龟板、赤苓、枳实、桔梗、碧玉散等品，一剂大便即通，粪下坚黑如粒。用可知局部治疗及针药之知足以大劫津液矣。腑气内通，痛已可忍，小便仍频数，应与前方去洋参、首乌、苁蓉、郁李肉，合导赤散，加琥珀，小溲较长，痛减十之七，子宫内腐渣之物，仍源源不断，因改投导浊行瘀之品，于调气养液之中，如粉萆薢、川柏、柴胡、龙胆草、赤芍、桃仁、丹皮、代抵当丸、金石斛、龟板、赤苓、六一散等品，但大便间一二日不行，则腹痛连脊，必更转剧，此时必投郁李肉二钱与代抵当丸三钱，大便必泻，如酱色者甚多，每间一日，攻导一次，以后代抵当丸，改用一钱半，即却当病机。如此出入，约半月，并间投犀角、鲜土茯苓，以解毒，琥珀蜡矾丸以护内膜。适值汛经临期，下大小子黑瘀块，势有如崩，约半日许，而始停，精神颇卷，因改与养血守中兼化湿之品。如归身、白芍、淮药、洋参、参须、茯苓、甘草、柴胡、知母、丹皮、川贝、玉金、碧玉散、橘白等品四五剂，精神渐佳，经净以后，病已霍然，但子宫尚有黄水流出，调理半月痊愈。由此以观，西医局部器械以治疗，中医从全身原因以治疗，两相比较，轩轾可见。凡子宫诸病，中医每从肝经着手，若以肝脏属于消化系统，而不知肝脏与胞宫之关系，则此中于生理上自有特殊之原因。徒守中西门户之见者，应可废然而知所返矣。

——《光华医药杂志》1935 年第 2 卷第 9 期第 42～43 页

薛文元验案：脑充血验案

朱振声编

病者：王姓。现年廿四岁，住本埠拉都路明德村。

病名：原名大厥，从现代学说，故名之曰脑充血。

远因：病者于十三岁时，因跌仆后，头部右额脑骨损伤，调治阅三年之久，创口仅如豆粒大小，总难获敛。嗣服多量之人参，曾作一度之猝厥。厥愈而创口亦完全收功，但创痕下陷，以手按之，若无肌肉。盖一部分之脑骨已断，外仅皮肤相联，是以局部神经有过敏之智觉。从经过此番调理之后，身体各部之发育，确甚魁梧丰实，智慧聪颖。神经方面，似无若何影响。在学校中之各种课程，考试辄列前茅，且并不过于用功，但记忆力较弱耳。

近因：相安阅五六年，迨“九一八”之事变，半壁河山断送于拱让之下，偕同学等赴政府请愿。少年血气方刚，神经突受刺激，骤然仆厥。经调治全愈后，服羚羊及竹沥颇多，而因过服寒性之品，脾胃较弱，引起胸满气阻之恙。约三年未发，今秋亦因小受刺激，数日之间，连发数次，始延余诊视。

证状：将发之顷，先觉右乳作痒，心房跳动，上循结喉之傍，及于脑络，目牵斜视，后项攀折，知觉渐失，俯仆于地，神志昏迷，两手紧握，龂齿啮及于舌，故舌为之胀而出血。脉搏左手偏伏，轻时约十余分钟，重约二三小时，始渐苏甦。醒后眼球全赤，自觉精神萎疲，随时二便俱行，腰酸舌麻，手指寒冷，头部较热，不胜按摩，胸宇气阻，似欲作吐，食欲不佳，胆气虚怯，入夜不能安寐，性神经过敏，每易自举。凡发作之前，必由于饮食过饱及神经稍受刺激之后。

诊断：在初诊时，脉搏至数如常，右寸弦滑，左手关较弱，右关左尺亦软细无力。查检温器热度三十，反较低于平人。舌苔白腻。断为肾阳不固，肝风痰热，郁阻心肺，血与气并，逆行上冲，直犯于脑，而为大厥。

病理：基于上述原因及发作之经过情形，脑骨折损以后，神经系之组织，当然有不能联接，或竟两相交错，每逢血压亢进，上冲于脑，脑部充血，突发昏厥，势所必然。其主要之诱因，固属于神经之受刺激，而饮食过饱，则胃家填实，胃实则痰热上迫于心，以致心房郁血，肺部呼吸，亦因之气窒，由是血压顿时高亢而上冲。按：脑髓之充实与否，固发源于肾，由脊椎督脉而上达于脑。而所以司智觉神经之作用者，实在于肝。故《千金》言凡脑髓虚实之应，主于肝胆。又以厥阴之脉，环阴器，抵小腹，挟胃，属肝络胆，上贯隔，布胁肋，循喉咙之后，上入颃颡，连目系。上出额，与督脉会于巅。证此为观，由是可知斯证发作之顷，必先右乳作痒，心房跳动。上循喉咙、目系、头额之部分，至后项攀折，渐失知觉昏仆，是血压上行之路径，明明由迷走神。而及于大脑。醒后眼球发出，目系之郁血也。阴器易举，血之下行也。舌胀、啮齿，尤为痰阻于络之明证。《内经》云：血之与气，并走于上，则为大厥。当发作时，左脉偏伏，显系血与气并。中医之言气，即血压之谓。血压逆行于上，上即指脑部而言。上部充血，而下部反见贫血，是以四肢不温，热度反较低降。而脉搏于左手为弱。右手弦滑，所谓气乱于冲，血逆于经，血气难居。一实一虚，谓非有虚风痰热为血压上逆之先锋耶。

治疗：基于上述病因病理，而治疗之途径，自当以镇其血压下行为第一义，平肝以清脑为第二义，通阳泄热坠痰为第三义。兹为处方如下。

羚羊末五分，另吞　川雅连一钱　白附子一钱　炙蝎尾五分　寒水石　云磁石各一两　粉丹皮三钱　黑山栀三钱　京赤芍三钱　陈胆星一钱半　炙生地五钱　炒乌梅八分　鲜竹沥一两

［二诊］去羚羊、寒水石、山栀、竹沥，加抱茯神四钱、远志肉一钱半、白蒺藜三钱、橘络一钱，炒竹茹二钱。

［三诊］去川连、胆星、赤芍、丹皮、乌梅，加龙齿三钱、酸枣仁四钱、广郁金一钱半、杭白芍二钱。

［四诊］仍加川连六分、加柏子仁三钱、炙甘草五分。白附子增为一钱半，龙齿增为六钱，磁石减为八钱。

以上连诊四次，每次服二剂，一切均恢复原状，脉搏但细软而乏力耳。盖磁石、寒水石，所以镇其血压也。羚羊入肝，为清脑神经之圣药。蝎尾，尤为疏泄迷走神经之要药。白附子为通阳之主药。赤芍、丹皮，所以行其郁血。川连、黑栀、胆星、竹沥、远志、橘络、竹茹等品，皆为泄热坠痰之要品。乌梅、蒺藜，亦所以泻肝而清脑。龙齿、茯神、枣仁、柏子，皆所以镇静神经。郁金、枳壳，调气宽中。白芍、甘草，养阴益气。生地则可以补血填髓。数方并顾，用能克奏肤功。后并根据以

上数方填损，开具丸方，藉图治本，而杜其续发之源。虽未能永保能否不再续发，而奏功之迅速，确出乎意料（其实自在意中）。当病发之顷，急延沪上某名西医诊视。病灶及病理，自属诊断不误。对于治疗，认为绝对无相当之把握，暂治其标，只有镇静神经之一法。至于物资药品，犹未有适应病证之发现。余为纯粹之旧医，根本不明科学之原理。证以数十年临床试验，此类病证，亦无足为奇，爰将以不合科学之病理治疗，与现在认为科学化之学理，两相对照，余亦不自知其果否？但愿醉心科学化之医家，其毋专务于盲从，曷先自回头，且发掘吾固有之宝库，然后再从事于改革之工作，则中国医药之前途，庶有豸乎！

——《幸福杂志》1937 年第 2 卷第 12 期第 1～6 页

曹 颖 甫

曹家达（1868—1937），字颖甫，又字尹孚，号鹏南，晚号拙巢子、拙巢老人。江阴市澄江镇司马街人，祖籍为江阴市周庄镇，乃江阴伞墩曹氏第18世。曹颖甫出身于书香门第，其伯祖父曹毓瑛为清朝大臣，慈禧太后曾赐予匾额“砥砺廉隅”。其养父“深通中医，家人患疾，从不延医，自家处方服药，无不霍然病痊”，因此，曹颖甫在业儒之余亦略通医理。1902年，曹颖甫中为举人，两年后应征选知县不应，于是弃儒从医。后受丁甘仁之邀，任教于上海中医专门学校，主讲国文及《伤寒论》《金匮要略》，教学之余在慈善团体广益善堂、同仁辅元堂坐诊。其善于书画，尤爱画梅，上海期间亦贩售字画补贴生计。1937年“八·一三”事变后，曹颖甫由沪回澄。是年12月4日，曹颖甫为保护一被日寇施暴妇女，痛斥贼兵，被日寇刺中腹部，三日后（12月7日）去世，终年七十岁。

曹氏一生授徒众多，著有《金匮发微》《伤寒发微》《经方实验录》等医书，并有《梅花诗集》《气听斋骈文零拾》《评注诸子精华录》《汉乐府评注》等诗文集。其学生当中，章次公、秦伯未、程门雪等均是中医界栋梁之材。

曹颖甫先生内科医案

门人王慎轩记，再门人南山编

伤寒门遵“伤寒有五”之说，凡六淫之病皆属之

太阳伤寒

梅溪巷金左，形寒发热，头痛项背强，身疼无汗，脉浮紧。虽在炎

暑，而病机实属伤寒，宜麻黄汤主之。

生麻黄三钱　川桂枝三钱　光杏仁四钱　炙甘草二钱

记：今之时医，多谓南方无伤寒，夏月无伤寒。然此方系古历六月廿四日所开，连服两剂，病即豁然。七月中旬，天气骤寒，患此者甚众，曹师均用是方，莫不即愈。慎轩七月廿一亦患此证，承曹师书此方，一服即瘥。可见仲景师伤寒诸方，不仅为北方严冬而设也。特志之，与研究斯道者一商榷焉。

又，道前徐左，贪凉饮冷，卫阳胃气尽为所遏，发热身疼，腹痛脘胀，食入泛恶。法当透解。

紫背浮萍三钱　前胡一钱　藿梗二钱　仙半夏二钱　淡干姜一钱　淡吴萸二钱　桔梗一钱　甜瓜蒂六分

记：服此剂之后，吐出浊水甚多，诸恙悉退。

太阳风湿

火神庙陈左，发热恶寒，一身尽疼痛，脉浮紧。此为风湿，麻黄加术汤主之。

生麻黄三钱　川桂枝二钱　光杏仁三钱　炙甘草一钱　生白术三钱

服前汤已，诸恙均瘥，惟日晡尚剧，当小其制。

生麻黄一钱　杏仁泥二钱　生苡仁二钱　炙甘草一钱

又，虹桥李右，新凉外袭，汗液失宣，因而成湿，湿留肺经，因而多痰，脉浮滑。表有湿，当宣太阳。

前胡二钱　麻黄一钱半　桔梗二钱　杏仁泥三钱　生白术二钱　生苡仁五钱　炙草一钱

汗后不解

白漾巷王左，汗已出，热未撤，宜桂枝汤和之。

川桂枝三钱　白芍药三钱　炙甘草二钱　生姜七片　红枣十枚

记：此案初方系用麻黄汤，因服后汗虽出而热未退，乃予此方。其后再来复诊，病已痊愈，仅予调理而已。初方与前第一方相同，后方不关重要，故皆不录。

风疹

白漾巷王小，发热有涕，发风疹。此为风邪，当疏泄太阳。

荆芥二钱　防风二钱　牛蒡子三钱　炙僵蚕三钱　苦桔梗一钱　苏叶二钱　薄荷一钱半　浮萍三钱　西湖柳二钱　蝉衣一钱半

记：此曾复诊三次，均用原方稍与加减，渐占勿药之喜矣。

湿热

火车站赵左，发热咳嗽，溲赤足肿，脉濡数。当从肺治，猪苓汤主之。

猪苓二钱　滑石四钱　桔梗一钱　阿胶二钱　云苓三钱　通草五分　炙款冬二钱　紫菀二钱

服猪苓汤，咳嗽已，足肿退，刻诊脉象虚细而滑，湿未全去，仍宜前法加减。

猪苓三钱　阿胶二钱　滑石五钱　扁豆四钱　冬瓜仁三钱　瓜蒌皮二钱　象贝母三钱　炒泽泻三钱　桔梗二钱

秋燥

马路桥陈右，咳嗽，时发热，阙中痛，脉涩。阳明燥气为病，清润之。

杏仁泥三钱　瓜蒌仁三钱　天花粉三钱　生石膏三钱　大麻仁三钱　桔梗三钱　枇杷膏半两，冲服

记：此方服一剂之后，咳嗽大减，再令服二剂，后不再来，谅已愈矣。

阳明胃寒

梅家弄王右，饮入即吐，欲治他症，其道无由。法当先止其呕。

淡吴萸三钱　潞党参三钱　生姜五片　红枣五枚

记：服后吐即止，曾来复诊，但后用何方，所治何病，已忘之矣。因其后不再来，原方不返故也。

阳明热证

仓桥叶左，阙中痛，日晡发热，大渴引饮，白虎汤主之。

生石膏三钱　知母三钱　炙甘草二钱　生薏米四钱　陈米一撮

记：据曹师云，昔年治青和坊杨左，阙中痛，不大便七日，大渴引饮，壮热多汗，脉大而实，用大承气汤下之，一剂而阙中痛止，惟浮齿而痛，乃再与白虎汤清之而愈。是与此案相同，故附志之。

阳明实证

倒川巷张左，潮热自汗，脉滑数。属足阳明，下之愈。

生川军三钱，后入　炒川朴一钱　炒枳实三钱　芒硝二钱，冲

少阳伤寒

唐家巷姜左，口苦，咽干，目眩，胁痛，乍寒乍热。少阳为病，当和之。

柴胡二钱　条芩二钱　仙半夏二钱　生潞党二钱　佩兰梗二钱　炙甘草一钱

少阴伤寒

小南门俞左，咽喉不舒，默默欲卧，脉沉细。属手少阴。桔梗汤主之。

桔梗二钱　炙草二钱

记：以上三方，纯用经方，效果如响。

厥逆重症

小南门陈左，脉脱，手足厥冷，四逆汤主之。

生附块四钱　淡干姜三钱　炙甘草三钱

记：此方一服，即脉复肢温，后与调理而愈。据学兄章成之云，此证在前两月，已经曹师诊治，其病卧则壮热，起坐行动则身冷，跗阳不出，但人迎微动，亦服此方而愈。

痧后善哭

永兴桥陈幼，发痧子后，善哭。《经》言肺在志为悲，在声为哭。证属肺虚，以其金实则无声，金虚则成声，当实金。

大麦冬五钱　北沙参三钱　滑石五钱　甜桔梗二钱　炙草四钱

记：此方书就之际，度无大效，不谓次日来复诊，云已不哭矣。可见医者意也，但明其理而意会之，自有得心应手之妙。

狐惑

蔓立桥高幼，病后湿热未楚，虫蚀上下，声嗄，心烦，便溏，溲脓，肛门赤腐，唇龈亦腐。此名狐惑，甘草泻心汤主之。

黄连一钱　半夏二钱　干姜一钱　条芩一钱半　潞党参二钱　使君子三钱　鸡内金二钱　炙甘草三钱　大枣十二枚

记：考《金匮》百合、狐惑二病，皆属病后余热未清之候。今世医者，以狐惑病之蚀于上者为牙疳，蚀于下者为下疳，蚀于肛者为脏头风。在上者用杀虫之法，在下者用清湿热治法，治多无效。良由圣法失传，殊堪叹息。如此一服之后，诸恙均瘳。诚哉！经方之宏功，迥非常法可比也。

曹颖甫曰：此证为慎轩代诊，后来复诊，曾于案中表明慎轩之功，不敢掠美也。

泻痢门

发热泄泻

白漾巷金左，泄泻表未解，当先解表。

生麻黄二钱　紫浮萍三钱　白杏仁三钱　生白术四钱　生薏仁四钱　川

桂枝三钱　炙甘草三钱

洞泄

大南门郭左，洞泄，当分利。

川桂枝一钱　猪茯苓各三钱　生白术三钱　炒泽泻二钱

寒泻

小西门陈右，泄泻，脉迟细，当温之。

淡干姜二钱　熟附片二钱　生白术三钱　炙甘草二钱

记：凡用以上三方治愈者，前后凡二百十余人，兹不赘述。章成之兄以为司空见惯，非虚言也。

实热痢

小南门叶左，腹痛拒按，下痢赤白，脉滑数。当下之。

生川军三钱　炒川朴一钱　炒枳实三钱　芒硝二钱，冲

实热痢

引线街陈右，腹痛滞下，脉滑数，下之愈。

生军二钱　炙草一钱　芒硝二钱，冲

寒痢

小西门曹左，滞下腹痛，脉迟滑。当温之。

淡干姜二钱　熟附片二钱　炒枳实二钱　花槟榔二钱　生茅术二钱　炙甘草一钱

进前药，痢已止。胃气未醒，当调之。

淡干姜一钱半　生白术三钱　云苓三钱　炒扁豆五钱

虚痢

小西门姚左，滞下半月，色赤，腹不痛，肢酸少纳。此属脾阴不足，

法当行其津液。

怀山药三钱　生玉竹三钱　炒薏米四钱　炒谷芽三钱　白头翁一钱半　云苓三钱　干荷叶一角

记：痢疾多属湿热积滞，常法惟用清化湿滞而已，如此数方之能出奇制胜者，甚不多见。然此皆一剂或二剂告痊之验方，治病惟求其愈，奚顾乎他？虽云此非常法，不能常用耶！

少阳痢

鱼行桥王右，滞下腹痛，乍寒乍热，口苦咽干，脉弦数。阳明少阳为病，两解之。

柴胡一钱　条芩一钱半　生军一钱半　枳实二钱　半夏一钱半　炙草一钱

记：此方服后，痢先止。寒热未罢，后用小柴胡汤加桂枝收功。

诸痛门肿麻附

阳明头痛

水神阁彭左，不大便五日，头痛，脉滑。下之愈。

生川军一钱　火麻仁三钱　炒莱菔子三钱　炒枳实二钱　芒硝一钱半，冲

记：服后下燥屎数枚，头痛即止。彼头痛治头者，见此德毋瞠目乎！

鼻痛

小南门张右，阳明燥气上炎华盖，热发于窍，鼻中时发瘭，硬痛而热，时出浊涕，绿色成块。当用叶香岩法。

苦丁茶三钱　夏枯花二钱　菊花一钱半　鲜生地五钱　地骨皮三钱　牡丹皮三钱　鲜金钗　石斛各五钱　生石膏三钱　干芦根四钱

记：慎轩初见斯方，问于师曰：吾师素不信叶天士、吴鞠通之法，今何信之耶？师曰：彼一家短处固多，而长处亦有，择其善者而用之，亦无不可，但观其效可也。次日果来复诊，云已大瘥，令其再服乃愈。

咽痛

小南门杨左，脉沉实，苔微黄，咽痛便难。此为阳明燥盛，当下之。

生川军二钱　火麻仁三钱　苦桔梗一钱　炙甘草二钱　炙僵蚕二钱

记：此方一剂知，二剂已。然咽痛属此者甚少，读者勿以此为常例。

脘腹痛

大南门周左，口渴不引饮，脘腹紧痛，脉弦滑。此为土湿木陷，当温其土。

淡干姜一钱　云苓三钱　生白术二钱　佩兰二钱　乌药一钱　炙甘草一钱

记：服二剂后，来诊云已稍瘥。再令服二剂，谅已愈矣。

胃脘痛

薛家浜赵左，阴虚肝旺，木乘土位而脘痛，肝阳上浮而头眩。法当涵木。

大熟地一两　生白芍二钱　牡丹皮二钱　穞豆衣三钱　全当归三钱　山茱萸二钱　生潞党三钱　灵磁石五钱　牛七炭三钱　刺猬皮五钱

记：此种脘痛，即西医所谓胃神经痛也。神经喜柔润而恶刚燥，故此症用柔润滋养之剂，四剂即愈。近世时医治胃脘痛者，多用香燥之药，在阳虚寒湿之体，用之尚宜，然阴虚燥热者得此，未有不反增剧也。

腹痛

老县前施左，脉滑腹痛。此为宿食，当下之。

生川军三钱　炒川朴二钱　炒枳实三钱　芒硝二钱，冲

腰痛

龙德桥王右，腰痛带多，小便数。肾气衰也，当补之。

川杜仲三钱　川断肉三钱　菟丝子三钱　桑螵蛸二钱　茯苓三钱　覆盆子三钱　炒泽泻二钱　金匮肾气丸六钱，包

腰下痛

新北门陈左，腰以下酸痛，阴雨则甚，脉迟滑。此为寒湿，当予温化。

干姜二钱　木瓜三钱　生附片二钱　泽泻四钱　防己二钱　云苓三钱　木通四钱　络石藤四钱　酒一杯

疝气痛

西新桥徐左，睾丸左大右小，小腹左旁有瘕，大如小猴，食入先作胀，继则大疼，经一小时后，自觉痛处有声，痛乃渐减。此为寒湿瘀结，先予温通。

熟附片三钱　淡吴茱萸二钱　小茴香二钱　紫桂心二钱　金铃子二钱　玄胡索二钱　淡干姜二钱　全当归二钱　大川芎一钱　细辛一钱　炒莱菔子三钱　炒荔枝核七枚

前进大温之药，小腹瘕痛大瘥，但食入作胀，虽不痛，根由未除。刻据肛门重坠，寒湿欲从后出也，因势利导之。

熟附片三钱　生川军三钱　炒枳实三钱　荆三棱二钱　小茴香三钱

得利后，腹中宽舒，已可进干食，但水饮入胃，小腹仍胀，小溲短少。此为肠胃寒湿虽去，而三焦膀胱之寒湿尚无去路也。当开膀胱。

川桂枝三钱　车前子五钱　茯苓三钱　猪苓三钱　白术三钱　泽泻三钱　杏仁三钱　桔梗一钱

研末。作二服。

记：此病始于初春，历诊于曹师，曾服第一方十剂，第二方两剂，第三方两剂，迩已愈矣。

狐疝病

北火车站姚左，睾丸有大小，时时入腹作痛，蜘蛛散主之。

蜘蛛一枚，去足熬　桂枝一钱半

研末，开水下。

记：蜘蛛为有毒之物，无病之人服之，必令人胀。然此有病则病当之，非特无害，且曹师以此方治愈狐疝者，已三人矣。

历节痛

诸肢节疼痛，不可屈伸，此名历节，乌头汤主之。

生附块三钱　生麻黄三钱　生白芍二钱　生绵芪四钱　炙甘草一钱

记：次日来诊，痛已大瘥，令其再服。后不复来，谅已愈矣。

头足肿痛

头足肿痛，腹不胀，脉滑数。当引水气出水府。

炒泽泻三钱　云苓三钱　桑白皮二钱　炒苏子二钱　陈木瓜四钱　通天草三钱　潼木通五钱　飞滑石五钱，包　青盐一钱

记：服后溲长，诸恙均瘳。

脚气肿痛

湿从下受，脚气肿痛，近已上逆而脘腹并胀。宜急治，鸡鸣散主之。

海南子四钱　淡吴茱萸五钱　苦桔梗三钱　陈广皮二钱　木防己二钱　紫苏叶五钱　生姜一小块

天将曙时冷服。

记：此服二剂，泻出黑粪甚多，再令两服，黑粪转黄，诸恙均退，后与健脾而愈。又治登云桥张左，亦用此方去防已，亦有效。

曹颖甫曰：此慎轩代诊之方案也。

皮痹

十指大腿麻木，发热无汗。此为风寒湿气，合为皮痹。当从汗泄。

生麻黄三钱　川桂枝三钱　光杏仁三钱　生薏苡仁五钱　西秦艽三钱　炙甘草一钱

记：是年中元节后，患此者甚众，均用此方，莫不应手而愈。

胸痹

胸痹，短气，寸微关紧，瓜蒌薤白汤主之。

全瓜蒌五钱　老薤白三钱　上高粱酒一杯

记：患此者多系缝工，良由俯屈太久，胸中阳气不达，曹师每用此方，恒有起效。此录其一，余者方案并同，故不赘。

咳嗽门

寒饮咳嗽

咳而上气，恶寒，脉浮紧。此为中有伏饮，外感新凉，当发其汗。宜小青龙汤加减。

生麻黄三钱　川桂枝二钱　生白芍二钱　淡干姜二钱　细辛一钱　仙半夏三钱　射干三钱　前胡二钱　桔梗三钱　炙草一钱

记：此之前方，有五味子二钱，无射干，服之无效。后服此方，两剂而愈。

风水咳嗽

咳嗽吐白痰，肢节酸。此为风水，宜小青龙汤。

生麻黄二钱　淡干姜二钱　制半夏三钱　桂枝二钱　细辛一钱　炙草一钱　生白芍一钱半　五味子一钱　旋覆花二钱，包　防风二钱

虚咳

咳无痰，胸背牵痛，左尺不应，右尺极微。此人阴分虚，防成劳损，当予养阴清肺。

山百合五钱　夏枯草三钱　绿萼梅三钱　甜荠三钱　麦冬三钱　金钗石斛三钱　净蝉衣二钱　轻马勃六分　瓜蒌皮三钱　象贝母三钱　云苓三钱　北沙参二钱

支饮咳嗽

支饮内痛，时咳嗽，甚则呕吐白痰，脉迟滑。当温下。

细辛二钱　干姜二钱　制甘遂一钱　大戟末一钱半　半夏三钱　白芥子二钱　红枣八枚

痰饮咳嗽

痰饮咳嗽，脉双弦，十枣汤主之。

制甘遂一钱　炙芫花一钱　大戟末一钱　大黑枣十枚

进服十枣汤，咳嗽大瘥，今当和之。

川桂枝三钱　生白术三钱　云苓三钱　炙甘草一钱

记：曹师治咳嗽一证，最有心得，每治辄效。盖其胸中学识，迥异寻常。观乎此类数案，与用光杏仁、象贝母者，大不相同，已可知其梗概矣。

肺痈

咳吐绿痰，腥臭难闻，脉滑数。此为肺痈，桔梗汤主之。

桔梗三钱　川贝二钱　生甘草二钱　茯苓三钱　干芦根四钱

咳吐绿痰气腥，均已痊愈，刻吐白沫，脉尚滑数。仍宜清肃庚金。

天花粉四钱　大麦冬四钱　北沙参四钱　光杏仁三钱　猪苓　茯苓各三钱　川贝母三钱　肥知母一钱半　苦桔梗二钱　干芦根三钱

虚损门

肾虚

脉细欲卧，头空耳鸣，腰痛骨楚。少阴精髓衰也，当补之。

鹿角胶先煎，三钱　大熟地一两　菟丝子四钱　五味子一钱　川杜仲三钱　泽泻三钱　云苓三钱　麦冬三钱　怀山药三钱　炒谷芽三钱

脾虚

脉虚肢倦，面黄形瘦，泄泻少纳。脾虚也，补之。

生潞党三钱　生白术三钱　怀山药四钱　云苓三钱　炒扁豆四钱　炒谷芽三钱　生薏苡仁三钱　炙甘草二钱　煨葛根八分　淡干姜五分

泻止，纳增，但肢无力，足酸软。当培中下。

炒白术二钱　怀山药四钱　大熟地四钱　山茱萸三钱　川杜仲三钱　川

断三钱　菟丝子三钱　牛膝炭二钱　泽泻二钱　茯苓三钱　煨益智一钱　炒谷芽三钱

记：前方服二剂，此方服六剂，现已复原矣。

曹颖甫曰：此亦慎轩代诊效方。

阳虚

脉迟细而微，胁痛背寒，手足冷，吐黑血，短气。此为内有瘀血，元阳大衰，宜壮阳化瘀。

生附块二钱　炙潞党三钱　紫桂心一钱　茜草炭一钱半　藏红花三钱　桃仁泥三钱　牛膝炭三钱　十灰丸三钱，包

黑血已止，惟阳气未回，手足厥冷，新血未复，夜不成寐。今当壮阳和血。

生附块二钱　炙潞党三钱　生白术三钱　炮姜炭一钱　全当归三钱　炙远志一钱半　广木香一钱　酸枣仁三钱　龙眼肉十枚

夜已得睡，胁痛亦止，但背寒短气，手足厥冷，六脉若无，头眩欲厥。急当回阳。

生附块五钱　鹿角五钱　紫桂心四钱　参三七二钱　生潞党四钱　全当归三钱　生白术三钱　淡干姜二钱　炙甘草二钱　朱茯神三钱

大进温经回阳，厥逆已回，头眩亦止，但背尚恶寒，口渴不引饮，气短神疲，脉亦未起。太阳水津未布，宜桂枝加附子汤主之。

川桂枝三钱　生附子四钱　生白芍二钱　生潞党四钱　煨葛根五钱　泽泻三钱　炙甘草二钱　红枣十二枚　生姜一小块　葱廿支，去头尾

服前药，脉已复，背已温，口亦不渴，惟气尚短，四肢无力。当予健脾。

炙潞党四钱　淡干姜二钱　生白术三钱　炙甘草二钱　炒谷芽三钱　炒扁豆五钱　怀山药四钱　云苓三钱　全当归三钱　川断肉三钱

记：此病始于跌伤，伤则血瘀而吐黑血，惊则气怯而阳虚，且其人素肥，血本不旺，阳本不盛，以致变病百出。治之稍缓，命必危矣。其第二方曾服六剂，以吐血重症，谁敢重用桂、附？然此病前后五方，曾

用附子半斤之谱，病始痊愈。若照今日时医之习惯，视附子如蛇蝎者，此人尚复有生理哉！予代诊取效，曹师云然。故并录之。

血虚

曾经崩漏咯血，血未复原，血不养筋，则四肢酸痛，项强牙痛；血不化精，头空偏痛，耳鸣时聋；血虚肝燥，肝火刑金，而咳嗽无痰；血不至海，冲任虚乏，而月事不至。诊脉右寸弦滑，为木火刑金之征。左尺牢，寸关细甚，为血虚的据。不是血虚，焉有许多变证！叶氏所谓虚则百病发生，良有以也。

生绵芪二两　全当归五钱　生潞党三钱　生白芍二钱　大川芎二钱　大熟地一两　大生地一两　紫丹参三钱　川断肉三钱　川杜仲三钱　生白术四钱　大砂仁一钱半　小青皮一钱　制乳没各二钱

记：是方一剂之后，次日来诊，即云诸恙大减，乃令再服二剂。后不再来，未知结果如何。

妇科门

寒凝经停

经停四月，腹痛脉涩。宜温通。

制香附五钱　艾绒二钱　玄胡索三钱　大川芎二钱　五灵脂二钱　杜红花三钱　炮姜炭二钱　炒白芍二钱　台乌药二钱　全当归四钱　荆三棱二钱　蓬莪术二钱　桃仁泥三钱　淡吴茱萸三钱　紫桂心二钱

记：一服是方，觉少腹碌碌有声，知病根已活动，令再服一剂，后据邻人来云，经已通矣。

气郁经停

脉弦，五心热，时寒时热，腹痛，经停将及三月。此为平日多郁，郁则木不畅达，血不和畅，宜逍遥散加减。

柴胡一钱半　白芍二钱　炒薄荷一钱　全当归二钱　大川芎一钱　茯苓

三钱　白术三钱　生潞党三钱　牡丹皮二钱　地骨皮三钱　红月季花二钱　玫瑰花一钱半

血瘀经停

月事两匝不至，少腹痛，按之尤甚，面色黧黑，脉沉实。此必内有瘀血，当下之。

抵当丸五钱，作三服，开水下。

记：服后，大便下黑白秽物甚多。后与调和气血之剂，经已行矣。

血瘀经停

经停七月，前服大黄䗪虫丸核桃仁承气汤不应，小解时少腹极痛，脉大而实。当大下之。

水蛭一钱　䗪虫一钱半　桃仁一两，去皮、尖，打

下后，经已通，气血未复，脉虚，当和之。

生党参五钱　生黄芪四钱　全当归四钱　川芎三钱　大熟地一两　陈皮一钱　柴胡四分

经期溲血

血室不利，经少溲血，色紫成块，腹时痛。当与通达气机。

木防己四钱　台乌药一钱半　柴胡一钱　吴茱萸二钱　木香一钱半　小青皮二钱

记：此方二剂知，四剂愈。然其妙用极深，宜细观。

妊娠头痛

经停三月，左寸见动脉，右三部弦滑特甚。当是瓦绨之征，定叶虺蛇之吉。因血虚肝燥，头痛目眩，腹时痛。当补血安胎。

大熟地一两　全当归二钱　大川芎一钱　柴胡五分　白芍二钱　大砂仁四分　小青皮一钱　红枣六枚

崩漏

脉滑，崩漏不止。脾阳不能摄血也，当大补气血。

生党参二两　大熟地四两　生绵芪二两　陈皮五钱

记：此方随便书就，似不成方，不料次日即愈，病人喜绝，称谢不已。盖其病已四月有余，屡医无效，一日忽愈，诚足喜也。

血虚经少

月事或前或后，血少而淡，脉虚细。此为血虚。当补之。

铁屑四两　红枣二两

上，二味，以水一大罐煎至半罐，去滓，入后药：

生熟地各一两　全当归三钱　大川芎一钱　生白芍二钱　阿胶五钱　陈皮二钱

记：此方令服三剂，未知效否，无从探悉。但立方意义极妙，故录之。

倒经

经停四月有余，五日前曾有稍至，昨忽吐血盈盆，今犹未止。法当先止其冲气。

生川军三钱　牛膝炭二钱　杜红花三钱　茜草炭三钱　制半夏三钱　鲜生地五钱　鲜茅根一两

记：此方服一剂后，吐血即止。复诊方因未录出，迩已忘矣。

杂证门

下血

初，曾泄泻经月，泻止便后带血。此为脾气虚寒，脾不统血也。仲景名曰“远血”，治宜黄土汤。

生白术三钱　干生地三钱　熟附片一钱　阿胶珠二钱　生甘草三钱　伏龙肝一两，包

记：是方一服即效，后与调理脾胃而愈。

大汗不止

忽然大汗淋漓，如雨如汤。此为卫阳失守。急宜固表，以免亡阳。

生绵芪五钱　五味子二钱　生龙骨五钱　生牡蛎五钱　生附片二钱　生白芍二钱　生白术三钱　防风一钱　麻黄节五分

外用煅龙骨末一两、煅牡蛎末一两、生黄芪末五钱、粳米粉二两，和匀，用粉扑于周身。

记：服后汗即止。后与黄芪一两、白术一两，令作三次煎服，不必再来诊矣。

——《国医杂志》1934 年第 1 期第 38～40 页，第 2 期第 37～38 页，第 3 期第 56～57 页，第 4 期第 47～49 页

曹颖甫先生医案

陈左

［一诊］肺痈咳嗽，胸中痛，上连缺盆，而所吐绝非涎沫。此与悬饮内痛定者，固自不同，恐属肺痈。宜桔梗甘草汤。

桔梗五钱　生甘草五钱

［二诊］五进桔梗甘草汤，胸中痛止，而左缺盆当痛，此肺脏壅阻不通也。宜葶苈泻肺汤。

葶苈子四钱　大黑枣十二枚，先煎

［三诊］五进泻肺汤，左缺盆痛止，痰黄厚，时见腥臭及如米粥之痰，此湿邪去，能燥气胜也。宜千金苇茎汤。

鲜芦根四两　生薏仁一两　桃仁五十粒　冬瓜子五钱

［四诊］五进苇茎汤，腥臭之痰止，如米粒者亦除，惟痰当黄浊。肺痈消而胃热当盛，两脉不见沉注之脉，可以无后患矣。

粉前胡三钱　生薏茹一两　桔梗三钱　生草二钱　冬瓜仁八十粒　桃

仁三钱

拙巢按：此证在辛未七月中旬至八月朔日，凡十五日有奇。杜赤豆六钱、大小蓟各三钱、海藻二钱、芦根五两，而用药二十剂，而病始告痊。至九月后发，服后方病根乃除。犀黄醒消丸一两五钱，分五服，开水送下。服后腥臭已去，尚有绿色之痰，复制一料，服之后乃不复来诊矣。陈系浦东陆家渡人。

裘左

肠痈，腹中忽然剧痛，在脐下右旁一寸。此西医所谓盲肠炎也。于法当下，宜大就牡丹汤。

生川军四钱　粉丹皮一两　冬瓜仁一两　桃仁五十粒　芒硝金冲服，三钱

颖甫按：此大自鸣钟隆盛昌店主之次子也。服药后，一夕下三次，而病已痊，可不更复诊矣。

陆右

体本孱弱，而从事学堂，课程逼迫，饮食定暖，尖□肠中，气机窒滞，久乃变为肠痈。脐右旁痛，大便续通而不畅，今病延四月，身体羸瘦，西医于敢开割，因出医院。夜中热势甚重，食入则胀，脉滑大有力。法当下之，宜大黄牡丹汤加味，但攻下当从轻剂，不宜猛，惧不胜药力也。

生川军一两五钱　芒硝冲一钱　丹皮五钱　冬瓜仁一两　桃仁三钱　败酱草二钱

［二诊］服汤后，下经二次粪，黑如河泥，而痛仍如故，脉之滑大亦如故，仍宜前法。

生川军三钱　芒硝二钱　丹皮四钱　冬瓜仁八钱　桃仁三钱　败酱草三钱　赤白芍各三钱　炙乳没各一两　全当归四钱　杜赤豆一两

［三诊］服药半日后，下经一次，色如污泥，较前日为多，兼有蚘虫，但已为黑粪闷死，痛已略减，攻下之剂不可复用矣。

——《昌明医刊》1935 年第 1 卷第 2 期第 9～10 页

胁痛惊悸

朱振声

罗左，猝受惊痛，大便不通，夜不能寐，神志不宁，时时惧死，胸及左胁痛。乃请曹师颖甫往诊。按其脉，弦而无力。视其苔，厚而微黄。即曰：此症由于肝郁所致，得勿悲哀太过乎？答曰：前因其妻为西医剖腹而死，后即得此症也。师曰：然矣。《经》所谓“悲怒气逆则伤肝”，即此症也。盖悲则肝木郁遏于下，大便为之不通，怒则肝火冲犯于上，寤寐为之不宁。且肝为藏魂之所，魂属阳，随神而往来者也。神魂不安，故时时惧死。至胁左乃肝之部位，脉弦为肝之形象，邪盛则苔厚，热化则微黄。细参此症，邪热已盛，攻之之势，岂容再缓？然脉来无力，阴气之亏损可知，攻之不足以祛邪，而适足以伤正；补之不足以扶正，而适足以助邪。治之之法，殊为棘手，计维以养血为先务，而疏达肠胃，但用麻仁丸一味而愈。奇矣。

附：其妻素患月事紫黑，忽呕吐出黑血无算，又大便纯黑，有类瘀血。此乃肝失调达，郁而生火，火迫血瘀所致。然此证出血过多，正气已亏，治法当以养正疏肝之剂，参以逐瘀之品，慎养数月，或能挽救。今不此之求，而委于西医之手，认为肝痈，而施以刀圭，本为极虚之体，焉能御此剖解？呜呼！彼西医者，吾不知其可也。

——《长寿》1936 年第 4 卷第 41～44 期第 15～16 页

右腿酸痛

朱振声

季辅臣患右腿酸，初以为外证也，延孙梓材治之。孙为按患处，曰：此非外证也。寒湿流于足太阳，有时上下行。不治，将成行痹。孙遂为之针三阳交、足三里，方用独活桑寄生等。明日，痛益剧。孙曰：当更针三阴交，于前方加减服之。仍不验。孙因诊其脉，不言所以，嘱予为之诊。予诊其脉，六部俱微细。曰：此少阴证也。孙曰：良然。孙因曰：此证当用肉桂川朴。予曰：彼贫甚，予因用附子二钱、苍术三钱、酒炒丝瓜络三钱、威灵仙二钱、独活三钱、老桂木一钱、忍冬藤四钱。一剂而汗出，口中麻，满身皮肤如针刺，至夕而右腿渐活动。此三月二十六日事也。然脉仍微细，及明日，予又加附子一钱，乃愈。盖此证由冬令受寒，至春末感阳气而发，寒邪凝结于太阳之络，气机窒塞，右足为之不用。此即《内经》春为痿厥之痿。所谓不得养藏之道，逆冬气而伤肾也。惟其伤肾，故脉形微细。固治病贵从脉证，不可拘于时令也。

——《长寿》1936 年第 4 卷第 41～44 期第 18 页

徐姓妇阳明病治验

虞舜臣

徐姓妇，上海小西门屠肆妇也，年三十余。五月间患病，其初起病状不可知。既而发热，汗出不解，延他医治之，投以银翘、桑菊之类，数剂不应。辗转无，乃求治于曹师。按其脉，数大有力。知其为阳明证。询其大便若何？屠者曰：初病便不能食，日饮米汤，今不饮食者三日，五十日不大便矣。心下痛不可忍，汤药入口即吐。曹师谓邪入阳明，即化为热邪，熏蒸外达，故发热汗不出。热伤津液，则不能滋润肠胃，而肠中之宿食，悉变燥屎，故延至五十日之久不大便。所以不死者，以日饮粥汤，胃气尚存也。心下正当胃脘部位，肠胃中五十日不通，势必瘀热下壅，而上攻胃脘，故心下痛不可忍。细按证情，显然当用承气汤。然其为病，始则大渴引饮，继乃入口即吐。察其病由，殆由燥结在脘下，所饮之水不能与之融化，停蓄中脘，又为燥热上攻，因变呕逆。此为下燥上湿之证。《金匮》：病人欲吐者，不可下之。此为新病宿食，在膈上者言之也，与此证原自不同。然非先降其逆，则承气汤入口即吐，何由借推荡之力，而肃清中下乎》因本《内经》热因热用之法，而以吴茱萸三钱、稍加川连，先煎冷服。盖吴萸性温，最能降逆平呕，既能破除湿阻，于中下之热，又为同气相得，不致抵触。稍加川连者，所以制吴萸之太过。乃药入咽半时许，便觉吐止逆平。然后用生大黄四钱、枳实三钱、川朴三钱（先煎）、芒硝二钱（冲服），一剂而得燥屎甚多，皆坚硬苍黑，凡三四行，继以溏薄。次日延师复诊，则已起坐啜粥，不复如向之狼狈矣。

——《长寿》1936 年第 4 卷第 41～44 期第 14～15 页

郭 柏 良

郭柏良（1884—1967），别名郭纶，号闲云居士。江苏江阴人。光绪二十三至三十三年（1897—1907），在苏州名医盛亮臣及无锡名医叶杏村处学医。1913 年，在上海天潼路挂牌行医；1923 年起，任上海粤商医院医务部主任；1929 年，其在反对“废止旧医”案期间，积极参与中医药界的抗争活动，担任全国医药团体代表大会干事；1932 年起，任上海市国医公会常务理事。1936 年，国医公会推举郭柏良自筹资金在上海天通庵路创建中国医学院校舍，郭柏良任院长。“八一三”淞沪抗战期间，校舍被毁，郭柏良先后于贝勒路（今黄陂南路站）、重庆北路等地租借房屋，恢复办学。1956 年，被聘为上海市中医文献研究馆馆员。

郭氏临床擅长内科，对类中风、眩晕、哮喘、黄疸等疾病的治疗具有丰富临床经验，著有《哮喘除根新说》《哮喘病因与治法》等。其在担任上海市中医文献研究馆馆员期间，将收藏的 170 余册中医古籍捐赠上海市中医文献研究馆，以供研究。

郭柏良先生医案

郭柏良先生，为上海苏派大名医也。擅长时症伤寒、妇科杂症调理。历任中医考试委员、国医公会常务委员，暨各医院主任，现任中国医学院常务院董，兼正院长。

邓宝宝

［初诊］风温痰热，蕴伏不清，肺胃之气失降。身热舌白，咽关哽痛。治以肃肺清胃。

桑叶三钱　薄荷叶一钱二分　赤芍一钱半　防风一钱　金锁匙一钱半　制天虫三钱　山豆根四钱　玄参三钱　活芦根一两　板蓝根四钱　煅中白四钱

［二诊］风温痰热渐化，咽关哽痛已减，肺胃之气未降，舌红脉细数。再投肃肺清胃。

桑叶三钱　小豆根三钱　紫马勃五分　赤芍一钱半　板蓝根三钱　云茯苓三钱　丹皮一钱半　制天虫三钱　金银花一钱半　金锁匙一钱半　活芦根一两

杨幼

［初诊］温邪痰热，困于肺胃。先咳嗽而后壮热，继而泄泻，痰多舌白。质小症重，慎防变迁。

淡豆豉三钱　光杏仁三钱　枇杷叶三片　荆芥穗一钱半　焦麦芽三钱　南楂炭三钱　薄荷叶一钱　扁豆衣三钱　梗通草五分　象贝三钱　车前子三钱　焦六曲三钱

［二诊］温邪逗留不已，肺胃之气失降。咳呛鼻塞，身热退而未尽，舌白脉濡数，便泄。症势尚防变。

炒香豉三钱　白前三钱　云茯苓三钱　鸡苏散三钱　冬瓜子三钱　梗通草五分　光杏仁三钱　枇杷叶三片　南楂炭三钱　射干一钱半　象贝三钱　炒米仁三钱

［三诊］温邪伏而不化，发为丹痧，头面胸腹遍布，色淡不鲜，咳呛颇剧，痰不易达，慎防内陷生变。

炒香豉三钱　光杏仁三钱　白蒺藜三钱　射干一钱半　白前三钱　天将散五分，包　荆芥穗一钱半　冬瓜子三钱　枇杷叶三片　小前胡一钱半　云茯苓三钱　芫荽子一钱　玉桔梗一钱半

［四诊］身热已退，丹痧头面胸腹已回，惟咳呛颇剧，痰不易达，舌白脉数，再投疏化。

小前胡一钱半　冬瓜子三钱　焦麦芽三钱　玉桔梗一钱半　白前三钱　丝瓜络二钱　射干一钱半　梗通草五分　忍冬藤一钱半　白蒺藜三钱　茯苓三钱　枇杷叶三片　光杏仁三钱

黄右

［初诊］风毒蕴伏阳明，头部风疹遍布，奇痒不已。治与疏化。

桑叶三钱　白蒺藜三钱　白鲜皮四钱　防风一钱半　象贝母三钱　海桐皮四钱　薄荷叶一钱　光杏仁三钱　忍冬藤三钱　荆芥穗一钱半　地肤子四钱　生草节三分

另用地肤子二两（洗）。

［二诊］阳明风毒不清，风疹退而未尽，奇痒不已，脉浮舌白，再以疏化。

桑叶三钱　海桐皮四钱　象贝母三钱　玉桔梗一钱半　地肤子四钱　荆芥穗一钱半　白蒺藜三钱　白鲜皮四钱　忍冬藤三钱　生草节三分　赤芍一钱半

王右

［初诊］温邪疠毒，蕴伏肺胃，壮热五日，丹痧遍布，咽关赤肿，腐烂舌红，口渴。症势沉重，防生变迁。

淡豆豉三钱　牛蒡子三钱　黑玄参一钱半　荆芥穗一钱半　金银花三钱　煅中白四钱　薄荷叶一钱　连翘二钱　鸡苏散三钱　玉桔梗一钱半　丹皮一钱半　活芦根一两

［二诊］温邪蕴伏肺胃，挟疠气交阻阳明、太阴，丹痧遍布，身部已显，头面隐约，壮热五日不解，咽关赤肿腐烂，舌红脉数，口渴。症势仍在险途，尚防变迁，方候高明酌政。

炒豆豉三钱　炒赤芍一钱半　煅中白三钱　荆芥穗一钱　炒丹皮一钱半　活芦根一两　川贝母三钱　银花三钱　连翘一钱半　桑叶三钱　黑玄参三钱

生草三分　牛蒡子三钱

［三诊］伏温痰热，困于肺胃，身热不退，丹痧渐回，咽腐烂稍减，哽痛未已，脉象滑数。邪热蕴伏，再投消肃余邪，尚防变化。

桑叶三钱　银花一钱半　川贝母三钱　荆芥穗一钱半　赤芍一钱半　黑玄参三钱　薄荷叶一钱　丹皮一钱半　煅中白一钱半　六一散四钱　板蓝根三钱　金锁匙一钱半　活芦根一两

［四诊］伏温渐化，痰热不清，肺气尚未肃降，频频作咳，痰不易达，咽关腐烂已止，哽痛亦退。肺胃之气未清，再投清肃肺胃。

桑叶三钱　象贝母三钱　板蓝根三钱　炒丹皮一钱半　黑玄参三钱　白前三钱　炒赤芍一钱半　鸡苏散四钱　冬瓜子三钱　银花一钱半　云茯苓三钱　扁豆花三钱　枇杷叶三片

黄宝宝

［初诊］温邪痰热，伏于太阴，肺气失降。身热暮炽，咳呛不爽，慎防连热生变。

淡豆豉三钱　广郁金一钱　小前胡一钱半　射干一钱半　大力子三钱　鸡苏散三钱　光杏仁三钱　白前三钱　荆芥一钱半　玉桔梗一钱半　橘络一钱　丝瓜络一钱半　枇杷叶三片

［二诊］温邪痰热，困于肺胃，身热六日，退而未尽，咳呛渐畅，脉数舌红，再投疏化。

炒香豉三钱　飞滑石四钱　象贝母三钱　射干一钱半　牛蒡子三钱　白前三钱　光杏仁三钱　小前胡一钱半　冬瓜子三钱　云茯苓三钱　白蒺藜三钱　丝瓜络一钱半　枇杷叶三片

［三诊］温邪逗留不化，肺气失降，咳呛，肺气尚未清肃下降，舌苔白根厚，再投肃肺化痰浊。

桑叶二钱　光杏仁三钱　白前三钱　小前胡二钱　大力子三钱　射干一钱半　象贝母三钱　冬瓜子三钱　云茯苓三钱　丝瓜络一钱半　枇杷叶三片

［四诊］温邪渐化，肺气得清，痰浊逗留，舌白已化，邪滞渐退，再投清肃。

桑叶三钱　大力子三钱　生紫菀一钱半　小前胡一钱半　橘络一钱　光杏仁三钱　射干一钱半　白前三钱　白蒺藜三钱　云茯苓三钱

卢幼

［初诊］壮热两日，咳呛胸闷，气促痰多，舌白便溏，脉象滑数。症势非浅，防生丹痧，增剧。

淡豆豉三钱　白前三钱　橘红一钱　荆芥穗一钱半　象贝母三钱　云茯苓三钱　小前胡一钱半　玉桔梗一钱半　梗通草五分　光杏仁三钱　射干一钱半　白蒺藜三钱

［二诊］壮热四日，丹痧初布，烦躁咳嗽，气促，舌白厚腻。症势沉重，慎防内陷变迁。

淡豆豉三钱　荆芥穗一钱半　玉桔梗一钱半　薄荷叶一钱　芫荽子一钱　象贝母三钱　射干一钱半　天将壳二只　云茯苓三钱　光杏仁三钱　小前胡二钱　白蒺藜三钱　枇杷叶三片

［三诊］身热渐退，咳嗽不爽，肺气尚未清肃下行，舌白脉数。再投清肃余邪，尚防变迁。

炒香豉三钱　白前三钱　象贝母三钱　射干一钱半　冬瓜子三钱　车前子三钱　小前胡一钱半　橘络白各一钱　白蒺藜三钱　光杏仁三钱　云茯苓三钱　丝瓜络二钱

冯左

［初诊］湿邪温热，困于中宫。身热形寒，热势不扬，胸痞舌白，脉濡。症重，防生变迁。

苏藿梗各三钱　制半夏一钱五分　大腹皮三钱　佩兰梗一钱五分　陈皮一钱五分　赤白苓各三钱　白蔻仁一钱八分　佛手片一钱五分　泽泻三钱　炒米仁三钱　焦六曲三钱　光杏仁三钱　淡干姜八分

［二诊］咳呛喉痒，音哑，肺气不利，阴分素亏，外感表邪，症势虽浅，慎防症重。

小前胡一钱五分　广郁金一钱五分　冬瓜子三钱　射干一钱五分　挂金灯

三钱　白前三钱　光杏仁三钱　金锁匙一钱五分　云茯苓三钱　丹皮一钱五分　丝瓜络二钱　橘络核一钱　枇杷叶三片

李先生

［初诊］温邪夹湿，交阻阳明、太阴。壮热二日，咳呛气促，痰中带血，胸痞胁痛，口渴欲得热饮，痰浊黏腻，舌布薄黄，脉濡滑数。高年正虚邪恋，慎防热甚昏陷，方候指正。

清豆卷四钱　象贝母三钱　广郁金一钱　小前胡一钱五分　冬瓜子三钱　金银花三钱　白前三钱　桑白皮三钱　白茅根一两　新绛一钱　枇杷叶三片　光杏仁三钱

［二诊］温邪逗留阳明，身热退而不尽，肺胃之气失降，咳呛胁痛，口渴引饮，腹部疼痛，舌薄黄垢腻，脉象滑数。邪滞不化，症势尚未脱险，仍防变迁，方候高明指正。

桑白皮四钱　光杏仁三钱　牛蒡子三钱　小前胡二钱　旋覆花一钱五分　南楂炭三钱　川象贝三钱　真新绛一钱　广郁金一钱五分　大腹皮三钱　枇杷叶三片　金银花三钱

邵幼

［初诊］温邪痰热，困于太阴，肺气不肃。咳呛胸闷，泛恶舌白，脉数。症重，防变迁。

淡豆豉三钱　小前胡一钱五分　白前三钱　荆芥穗一钱五分　象贝母三钱　飞滑石四钱　玉桔梗一钱五分　光杏仁三钱　南楂炭三钱　射干一钱五分　白蒺藜三钱　云茯苓三钱　枇杷叶三片

［二诊］秋温化而不清，身热退而不尽，痰滞逗留，咳嗽不爽。再投清肃余邪。

淡豆豉三钱　光杏仁三钱　白蒺藜三钱　飞滑石三钱　白前三钱　橘络白各一钱　小前胡一钱五分　牛蒡子三钱　冬瓜子三钱　射干一钱五分　云茯苓三钱　丝瓜络一钱五分　枇杷叶三片

江幼

［初诊］湿温化而未清，痰滞逗留中宫，肺气不肃，舌黄根腻，热退不尽。症势前途，尚防变迁。

广藿梗三钱　焦茅术五分　赤苓三钱　白蔻仁一钱五分　生石膏三钱　炒米仁三钱　飞滑石四钱　光杏仁三钱　福泽泻四钱　淡黄芩二钱　射干一钱五分　橘络一钱　枇杷叶三片

［二诊］湿温渐化，余热不尽，咳呛渐爽，肺气尚未肃降，舌布薄白。再投清肺化痰浊。

桑白皮三钱　冬瓜子三钱　白蒺藜一钱五分　象贝母三钱　光杏仁三钱　橘络一钱　白前三钱　云茯苓三钱　丝瓜络一钱五分　梗通草六分　枇杷叶三片

梁右

［初诊］湿邪温热，困而未化，身热形寒，脉象濡数。姑投芳香达邪。

广藿梗三钱　陈皮一钱五分　大腹皮一钱五分　川朴花一钱五分　制半夏一钱五分　白蔻仁一钱五分　大豆卷三钱　焦麦芽三钱　赤白苓各三钱　建泽泻三钱　梗通草五分　炒米仁四钱　佩兰梗一钱五分

［二诊］身热形寒，退而不尽，脾胃之气，升降失司，舌干口渴，不多饮，脉象濡数。再投疏和为治。

苏藿梗三钱　大腹皮一钱五分　焦麦芽三钱　佩兰梗一钱五分　白蔻仁一钱五分　飞滑石三钱　鲜佛手一钱五分　光杏仁三钱　炒米仁四钱　赤白苓各三钱　泽泻三钱　扁豆衣三钱　焦六曲三钱

［三诊］身热形寒，已退未尽，脾胃之气，运行失职，胸痞头晕，纳少脉濡，舌白。再投和中化邪。

广藿梗三钱　白蔻仁一钱五分　焦麦芽三钱　佩兰梗一钱五分　滑石块四钱　赤白苓各三钱　大腹皮三钱　光杏仁三钱　梗通草五分　泽泻三钱　扁豆衣三钱　生米仁四钱　鲜佛手一钱五分

［四诊］身热形寒渐退，脾胃运行未复，神疲乏力，纳少胸痞，舌

白不渴。再投和化。

苏藿梗三钱　滑石块四钱　扁豆衣三钱　川朴花一钱五分　赤白苓各三钱　光杏仁三钱　佩兰梗一钱五分　炒米仁四钱　焦麦芽三钱　白蔻仁一钱五分　泽泻三钱　大腹皮三钱　鲜佛手一钱五分

［五诊］身热不扬，形寒颇剧，邪在太阴、阳明，脉濡舌白不浊、再以和化为治。

小桂枝五分　佩兰梗一钱五分　焦六曲三钱　东白芍一钱五分　白蔻仁一钱五分　大腹皮一钱五分　云茯苓三钱　光杏仁三钱　制半夏一钱五分　苏藿梗三钱　佛手片一钱五分　陈皮一钱五分

［六诊］表热形寒，退而不尽，脾胃之气，运行失司，脉濡舌白，渴不多饮。再与和中化邪。

川桂枝五分　白蔻仁一钱五分　焦麦芽三钱　东白芍一钱五分　光杏仁三钱　橘红一钱五分　广藿梗三钱　焦六曲三钱　佛手片一钱五分　佩兰梗一钱五分　大腹皮一钱五分　泽泻三钱　扁豆衣三钱

张右

［初诊］湿滞气机，脐腹之间，疼痛阵作，脉濡无力。脾胃失运，再投温中。

桂枝四分，炒　东白芍二钱　乌药片三钱　煨木香一钱五分　佛手片一钱五分　范志曲三钱　炒青皮三钱　焦麦芽三钱　光杏仁三钱　制香附一钱五分　路路通三钱　制半夏一钱五分　橘红一钱五分

［二诊］湿滞寒邪，已化未清，脾胃之气，运行失职，舌白中厚。再与运中化滞。

广藿梗三钱　制半夏一钱五分　光杏仁三钱　川朴花一钱五分　大腹皮一钱五分　扁豆衣三钱　佛手片一钱五分　焦麦芽三钱　炒米仁四钱　陈皮一钱五分　南楂炭三钱　赤苓三钱　砂蔻仁各一钱五分

顾小姐

［初诊］温邪挟湿滞，交阻阳明。身热六日，头痛颇剧，唇焦谵语，

渴不欲饮，舌薄黄腻，脉沉数。邪伏不化，症势沉重，慎防厥逆变迁，方候指正。

淡豆豉三钱　飞滑石三钱　佛手片一钱五分　焦山栀一钱五分　橘红一钱　赤白苓各三钱　光杏仁三钱　大腹皮一钱五分　南楂炭三钱　生鸡金一钱五分　焦麦芽三钱　焦六曲三钱

［二诊］温邪逗留不清，积滞阻于阳明，胃气不降，唇焦谵语，渴饮不多，舌薄黄腻，脉象沉数。症势尚未脱险，慎防厥逆变迁，方候指正。

淡豆豉三钱　大腹皮一钱五分　扁豆衣三钱　生山栀一钱五分　楂炭三钱　生苡仁四钱　象贝母三钱　麦芽三钱　滑石四钱　光杏仁三钱　瓜蒌四钱　佛手一钱五分　枇杷叶三片

王左

［初诊］气虚下陷，脱痔则步履困难，气机不能上升，高年未易速愈。

西党参三钱　炙升麻八分　焦白术三钱　炙黄芪三钱　酒炒柴胡一钱　炙甘草四分　当归身三钱　云茯苓三钱　橘红一钱五分　制半夏一钱五分　水炙紫菀三钱

［二诊］连投温补肝肾已效，再投温养脾胃。

川杜仲四钱　怀山药三钱　沙苑子三钱　狗脊片四钱　土炒于术二钱　茯苓神三钱　菟丝子三钱　川断肉三钱　炒丹皮一钱五分　西党参三钱　女贞子三钱　怀牛膝一钱五分　山萸肉三钱　大黑枣三枚

崔左

［初诊］咯血经久，时作时止，胸中气机窒塞，痰滞交阻不化，胃络受伤。治与和胃运中。

茜根炭三钱　佛手片一钱　丹皮炭一钱五分　广郁金一钱五分　江枳壳一钱五分　橘络白各一钱五分　光杏仁三钱　十灰丸四钱　扁豆衣三钱　云茯苓三钱　藕节炭一两

［二诊］咯血已止，胸痞略减，痰滞交阻。再投和胃运中。

茜根炭三钱　江枳壳一钱五分　橘白络各一钱五分　丹皮炭一钱五分　广郁金一钱五分　藕节炭一两　光杏仁三钱　茯苓三钱　十灰丸四钱　象贝母三钱　扁豆衣三钱　佛手片一钱

李右

［初诊］湿邪痰滞，逗留中宫，脘痛阵作，腹痛便泄，舌白脉濡。姑投温化。

广藿梗三钱　光杏仁三钱　制半夏二钱　佩兰梗一钱五分　小青皮一钱五分　陈皮一钱五分　白蔻仁六分　乌药片三钱　焦麦芽三钱　大腹皮二钱　香白芷四钱　香橼皮一钱五分　川芎三钱

［二诊］湿邪逗留，化而未清，脘痛略减，舌白脉濡。治投温化。

广藿香三钱　白蔻仁一钱五分　陈皮一钱五分　焦麦芽三钱　理中丸三钱　大腹皮二钱　焦六曲三钱　制半夏一钱五分　佛手片一钱　香白芷三钱　小青皮一钱五分　川芎三钱　乌药片三钱

周左

［初诊］肾阳不足，督脉不固，冲气上逆，腹部攻撑。治以温运。

制附块一钱五分　鹿角胶二分　韭菜子三钱　上官桂五分　菟丝子四钱　甘杞子三钱　淡苁蓉二钱　小茴香一钱五分　当归身三钱　补骨脂三钱　狗脊片三钱　胡桃肉三钱　茯苓神各三钱

［二诊］连投温运，肾阳较前略旺，冲气上逆。再投前法。

上肉桂一分　鹿角胶一钱二分　淡苁蓉二钱　制附块一钱五分　菟丝子三钱　韭菜子三钱　薤白头三钱　小茴香一钱　甘杞子三钱　当归身三钱　补骨脂三钱　川断肉三钱

［三诊］连投大剂温运之品，而气较略旺，冲气上逆，任、督二脉不固。再投温运。

制附块一钱五分　甘杞子三钱　当归身三钱　上肉桂一分　韭菜子三钱　补骨脂三钱　鹿角胶一钱二分　淡苁蓉二钱　川断肉三钱　小茴香一钱二分

菟丝子三钱

［四诊］阳气下陷，少腹之右攻撑有形，胀满不适，脉象弦细。再投温运。

上肉桂二分　小茴香一钱二分　小青皮一钱五分　鹿角胶一钱二分　橘核六钱　乌药片三钱　淡吴萸七分　荔枝核六钱　缩砂仁一钱五分　制香附一钱五分　范志曲三钱　焦麦芽三钱

［五诊］下陷之气未和，腹部攻撑不适，气机横逆，元阳不固，脉象弦细。再投温运。

上肉桂三分　小茴香一钱二分　小青皮三钱　淡吴萸七分　橘核五钱　乌药片三钱　炮姜炭五分　荔枝核六钱　制香附一钱五分　焦麦芽三钱　路路通三钱　补骨脂四钱

［六诊］连投大剂温运，阳气较和，腹部攻撑已减，脉象弦细。再从前法。

上肉桂三分　甘杞子三钱　补骨脂三钱　鹿角胶一钱二分　橘核五钱　路路通二钱　炮姜炭五分　小青皮一钱五分　胡桃肉四钱　淡吴萸七分　焦麦芽三钱　范志曲三钱

高右

［初诊］下陷之气未升，小溲频数，溺管刺痛，流红不已。治以益气升阳。

西党参三钱　小蓟炭四钱　益智仁四钱　炙黄芪三钱　血余炭二钱　茯苓神各三钱　炙升麻七分　陈棕炭三钱　丹皮一钱五分　酒炒柴胡一钱　阿胶珠一钱五分　东白芍一钱五分　生米仁三钱

［二诊］下陷之气失升，小溲频数已减，溺管刺痛亦瘥，流血已止。再投益气升阳。

西党参三钱　酒炒柴胡一钱　小蓟炭四钱　炙黄芪三钱　当归须三钱　血余炭二钱　炙升麻七分　侧柏炭一钱五分　陈棕炭三钱　益智仁四钱　乌药片三钱　阿胶珠一钱二分　生米仁三钱

张幼

［初诊］病久正虚，脾肾阳气不足，涕泪均少，神疲嗜卧，泛恶呕吐，小溲清长。治与温运。

制附块一钱五分　制半夏一钱五分　焦麦芽三钱　淡干姜一钱　橘红一钱五分　茯苓神各三钱　益智仁五钱　焦米仁三钱　江枳壳一钱五分　扁豆衣三钱　灵磁石一两

［二诊］昨投温运，脾肾之气略旺，阳气渐复，呕吐已止。再投温化。

制附块一钱五分　益智仁四钱　灵磁石一两　焦白术三钱　橘红一钱　制半夏三钱　淡干姜一钱　茯苓神各三钱　焦麦芽三钱　江枳壳一钱五分　生牡蛎五钱　扁豆衣三钱

［三诊］阳气已复，呕恶亦止，痰多咳呛，便泄。再投前法。

扁豆衣三钱　淡龙骨一钱　制半夏二钱　生米仁四钱　橘红一钱　炙紫菀一钱五分　焦白术三钱　光杏仁三钱　枇杷叶三钱　炙鸡金三钱　象贝母三钱

［四诊］阳气未充，脾气不运，频频呕吐，舌白脉濡，便溏。姑投温化。

制附块三钱　制半夏三钱　光杏仁三钱　淡干姜三钱　陈皮三钱　江枳壳一钱　焦白术四钱　云茯苓三钱　白蔻仁一钱　焦麦芽四钱　扁豆衣三钱　春砂仁一钱

［五诊］阳气未复，再投温运。

制附块二钱　砂蔻仁各八分　薤白头三钱　淡干姜二钱　制半夏一钱五分　川桂枝五分　焦白术四钱　陈皮二钱　茯苓三钱　白胡椒八分　灵磁石一两

唐先生

［初诊］痰火熏蒸，肝阳上升，上腭肿胀疼痛，流血颇多，脉数舌红。防生变迁。

大生地一两　大麦冬五钱　黑山栀一钱五分　丹皮一钱五分　银花五钱　藕节炭一两　赤芍一钱五分　白茅根一两　生决明一两　京玄参八钱　连翘一

钱五分　活芦根一两　金汁二两，冲

［二诊］痰火熏蒸不熄，上腭肿胀略退，出血虽止，腐烂不已，大便闭结，阴不能制阳，阳旺而上升，牙咬紧结，开合不利，脉象较前渐平。再投育阴潜阳、平肝熄风。

大生地二两　生鳖甲二钱　大麦冬四钱　东白芍一钱五分　山豆根五钱　生牡蛎一两五钱　丹皮一钱五分　京玄参四钱　火麻仁四钱　肥知母三钱　生决明一两　银花五钱　活芦根一两

李幼

［初诊］温邪痰热，交阻太阳、阳明。身热一日，颈项结核，肿胀疼痛。症势非浅，防热甚变迁。

淡豆豉三钱　天花粉三钱　忍冬藤三钱　荆芥穗一钱半　梗通草五分　飞滑石三钱　薄荷叶一钱　白蒺藜三钱　山豆根三钱　玉桔梗一钱半　炒赤芍三钱　制天蚕三钱　活芦根一两

［二诊］痰热温邪，伏于太阳、少阳之间，头项结核，坚硬疼痛，身热渐退，尚防酿脓。

桑叶三钱　炒赤芍一钱半　制天蚕三钱　海荷叶一钱　银花一钱半　天花粉三钱　荆芥穗一钱半　山豆根三钱　炒丹皮一钱半　贝母三钱　生草节四分　炒角针三钱　活芦根一两

［三诊］颈项痰痈毒已溃，脓流不畅，身热不解，痰热未清，舌白脉数。再投清化。

桑叶三钱　连翘一钱半　忍冬藤三钱　象贝母一钱半　薄荷一钱　生草三分　赤芍一钱半　制天蚕三钱　山豆根三钱　活芦根一两

［四诊］头项痈毒溃脓后，肿胀渐消，身热亦解，余毒未清。再投疏托。

桑叶三钱　忍冬藤三钱　天花粉三钱　丹皮一钱半　制天蚕三钱　薄荷一钱　赤芍一钱半　生草四分　连翘一钱半　山豆根三钱　赤苓三钱

——《近代中医珍本集——医案分册》

风火阻经

梁某，女，32 岁。

［初诊］肝肺风火内蕴，中宫痰浊逗留，且化火上升，晨间当额作胀。先投疏肝肃肺。处方：

冬桑叶三钱　白蒺藜去刺，三钱　酒炒柴胡一钱半　炒牡丹皮一钱半　川芎酒炒，一钱半　薄荷叶四分，后下　煅石决明四钱　香白芷一钱半　云茯苓三钱　苍耳子炒，三钱　藁本三钱

水煎服。

［二诊］肝肺风热未清，痰浊亦未尽化，咳嗽频作，经来色暗不畅，郁火逗留。再以疏肝理肺，佐以和运。处方：

酒炒柴胡一钱半　焦白术三钱　川芎酒炒，一钱半　当归须酒炒，三钱　牡丹皮一钱半　香白芷一钱半　炒白芍一钱半　焦栀子一钱半　云茯苓三钱　薄荷叶四分，后下　老姜一片

水煎服。

按：经前风热内蕴，故治以疏风清肝为主。复诊时经来色暗，血为火郁，即佐以凉血和营。此为随症处方，不拘成法之治。

——《上海市中医文献研究馆丛刊：临床心得选集（第一辑）》

痰浊阻滞，心阳虚弱

李某，男，71 岁。

［初诊］（1959 年 6 月 21 日）　痰滞逗留中宫。神智似清未清，嗜卧神疲，舌苔黄厚而腻，脉象弦滑，重按无力。西医谓心房扩大，正在险途。处方：

制附块三钱　肉桂片一钱　益智仁炒，四钱　淡干姜一钱　制半夏二钱　制南星一钱　光杏仁炒，四钱　干石菖浦一钱　橘白一钱　茯苓三钱　茯神三钱　淮小麦一两　柏子仁三钱

水煎服。

［二诊］（6 月 24 日）　阳气不足，痰浊阻滞，升降气机不利。声嘶嗜卧，舌苔白腻而厚，脉象浮而弦滑。身热不扬，高年防变。处方：

制附块三钱　淡干姜一钱　益智仁四钱　肉桂片一钱　制川厚朴一钱　焦苍术一钱　陈皮一钱　乌药片一钱半　制南星一钱　炙甘草五分　光杏仁炒，三钱　干石菖蒲一钱

水煎服。

［三诊］（6月26日）　痰浊尚留，气机未畅。嗜睡，神智时清时昧，舌中黄腻而厚。连投温运，脉仍重按无神，尚防虚脱。处方：

制附块三钱　肉桂片一钱二分　炒党参三钱　焦苍术三钱　淡干姜一钱半　大麦冬三钱　五味子一钱　制南星一钱二分　制半夏三钱　干石菖蒲一钱半　陈皮一钱　淮小麦一两　茯苓三钱　茯神三钱

水煎服。

［四诊］（6月27日）　痰浊逗留未化，神志较前略清，心气稍敛。脉象滑大略平，苔中黄腻稍化。正气未复，元阳不充。再与扶正养心，高年尚防生变。处方：

制附块三钱　淡干姜一钱二分　肉桂片一钱半　人参须三钱　大麦冬四钱　五味子一钱　远志肉一钱半　制南星二钱　干石菖蒲一钱　生龙骨六钱　茯苓三钱　茯神三钱　淮小麦一两

水煎服。

［五诊］（6月28日）　心阳衰弱，中气不足，痰浊逗留中宫，营卫之气不充。舌中黄腻略化，脉象滑大。阳气不运，防有呃脱之变。处方：

人参须三钱　大麦冬四钱　五味子一钱二分　天竺黄片一钱半　生龙骨八钱　煅牡蛎一两　公丁香一钱　制附块三钱　肉桂片一钱半　淡干姜一钱二分　制南星三钱　抱茯神三钱

水煎服。

［七诊］（6月30日）　连投益气扶阳，正气未复，痰浊尚留未化，阴津不能上升。舌干液少，右脉滑大未敛，嗜卧神疲。再投扶阳，仍防呃脱。处方：

人参须三钱，另煎　大熟地砂仁炒，三钱　鹿角胶一钱二分　淡干姜一钱半　肉桂片一钱半　制附块三钱　白芥子炒，三钱　生龙骨一两　生牡蛎一两　西麻黄八分　制南星二钱　炙甘草五分

水煎服。

［九诊］（7月5日） 连投扶阳温中，阳气未复，痰浊湿邪尚留脾胃。嗳逆有声，便行不畅，舌苔白腻未清。再投扶阳温中。处方：

移山参三钱 制附块三钱 淡干姜一钱二分 焦茅术三钱 带壳蔻仁一钱 薄橘红一钱 公丁香八分 肉桂片一钱半 制半夏二钱 益智仁五钱 补骨脂盐水炒，三钱 火麻仁炒，三钱

水煎服。

［十三诊］（7月13日） 阳气渐复，肾气虚馁。大便已畅，面肿退而不尽，舌中黄腻渐化，脉大无力。再投扶阳培土，益气温中。处方：

南沙参三钱 炒白术五钱 薄橘红一钱 制附块三钱 鹿角霜二钱 肉桂片一钱半 云茯苓四钱 补骨脂炒，三钱 怀山药三钱 缩砂仁八分，研，后下 炙甘草四分 川杜仲炒，四钱

水煎服。

［十四诊］心气已敛。脉象缓而无神，舌中黄腻已化。脾胃之气未健，阳气尚虚，余湿痰滞化而未清。再投扶阳培土，益气温中。处方：

西党参炒，二钱半 炙黄芪二钱 甜苁蓉三钱 制附块二钱 肉桂片一钱二分 鹿角霜一钱半 甘杞子二钱 缩砂仁四分，研，后下 炙甘草四分

水煎服。

［十五诊］投温补阳气，心气已敛。舌中黄腻未尽，痰湿未清，足跗浮肿，脉象濡弱。脾肾阳气未复，再投温阳益气。处方：

制附块三钱 肉桂片一钱半 炙黄芪二钱 西党参炒，二钱 鹿角霜一钱半 制半夏一钱半 怀山药炒，四钱 炮姜炭四分 益智仁三钱 炒白术四钱 缩砂仁五分，研，后下

水煎服。此方连服五六剂后痊愈。

按：心为一身之主宰，故称君主之官，为生之本。心虚则血不充，而脉亦萎缩，往往发现头晕目花，如入舟车之中，动荡不定。治法当以温养阳气为主，而温药之中，附、桂为诸药之主导，故本病处方始终不离附、桂。此古人所谓治心者，不必与其寒；取肾者，不必与其热也。

附注：案中所谓心气已敛，系根据患者曾至医院检查，心脏扩大程

度减轻而言。关于案中六、八、十、十一、十二诊，因病无变化，处方如前，故从略。

——《上海市中医文献研究馆丛刊：临床心得选集（第一辑）》

痰饮

朱某，男，58岁。

[初诊]（1960年12月31日） 咳逆频频，寤不成寐，痰多气急，脉象弦细。痰饮困于中宫，清阳之机被遏，阴阳不交。治拟养心阴，化痰浊。处方：

川桂枝一钱半 云茯苓三钱 制半夏三钱 莱菔子三钱 白芥子三钱 焦白术三钱 炙甘草六分 炒秫米五钱，包 炙紫苏子三钱 陈皮一钱 光杏仁三钱 熟酸枣仁三钱 煅磁石六钱

水煎服。

[二诊]（1月2日） 投温化痰饮，交济阴阳，咳逆痰多已减，夜寐略安。但阳气未充，痰浊不清，阴阳之气未和。宜从原意调治。处方：

川桂枝一钱半 焦白术三钱 云茯苓三钱 炙甘草七分 制半夏三钱 炒秫米五钱，包 莱菔子三钱 白芥子三钱 炙紫苏子三钱 薄橘红一钱 银杏肉十只 合欢皮五钱 萱草四钱

水煎服。

[三诊]（1月5日） 连投温化痰饮，咳逆气促渐平，痰浊渐减，夜寐得宁。唯阳气未充，余饮尚留未化。再从前意增损。处方：

川桂枝一钱半 焦白术三钱 炙甘草七分 云茯苓四钱 制半夏三钱 陈皮炒，一钱 炙紫苏子三钱 炒白芥子三钱 炒莱菔子三钱 胡桃肉三钱，打 银杏肉十只 炙紫菀一钱半 淡干姜四分

水煎服。

按：本例病因为脾阳不健，痰饮内停。《金匮要略》云：“病痰饮者，当以温药和之。”方用苓桂术甘合三子、二陈与半夏、秫米等，同时并进，恰合前人法度。

——《上海市中医文献研究馆丛刊：临床心得选集（第一辑）》

虚喘

林某，男 78 岁。

［初诊］（1961 年 3 月 3 日） 喘咳频频，夜寐不宁，动则气升，足跗浮肿，脉象濡细无力，舌苔白腻。证属心肾阳气素亏，虚阳挟痰浊上扰。急以扶阳镇逆，势恐喘汗厥脱。处方：

高丽参二钱 蛤蚧尾二对 肉桂片一钱 制附块一钱半 肉苁蓉三钱 熟地炭三钱 黑锡丹八分，开水先煎 五味子一钱 大麦冬三钱 益智仁三钱 熟酸枣仁三钱 云茯苓三钱 炙甘草一钱

水煎服。

［二诊］（3 月 4 日） 昨投益气扶阳，气逆稍平，足跗浮肿未退，脉濡无力。仍从前议治之。处方：

前方去大麦冬、熟酸枣仁，入补骨脂三钱、菟丝子（盐水炒）三钱。

［三诊］（3 月 5 日） 连投纳气扶阳，上逆之气渐平，痰浊略化，肾气有摄纳之机。唯咳嗽不爽，夜寐不安，足跗之肿未退，脉虚而无力。心肾之气未交。拟续投益气扶阳，使心、肺、肾三经得益。处方：

高丽参一钱半 蛤蚧尾二对 五味子七分 熟酸枣仁三钱 炙甘草一钱 北细辛一钱 肉桂片一钱四分 大麦冬三钱 制半夏一钱半 炒秫米四钱 益智仁三钱 胡桃仁四钱 金匮肾气丸六钱，包

水煎服。

［四诊］（3 月 8 日） 投益气扶阳之后，气逆已平，夜寐渐安，唯足肿依然。痰浊未清，脾胃之气失运，纳谷未增；心肾阳气不足，脉濡无力。高年阳虚，不易恢复，续与温补脾肾。处方：

高丽参一钱半 上肉桂一钱二分 大麦冬三钱 炒白术三钱 炙甘草一钱 五味子七分 淮小麦一两 合欢皮五钱 八月札三钱 熟酸枣仁三钱 胡桃仁四钱 龙眼肉三枚 金匮肾气丸六钱，包

水煎服。

［五诊］（3 月 9 日） 投温补脾肾之剂，心肾阳气渐旺。昨因多食肥腻，以致腹痛泄泻，肠鸣辘辘。胃气不和，脾气失升。脉象濡细无力，

舌苔薄白底绛。拟与扶阳培土，补泻并用。处方：

高丽参一钱　土炒白术五钱　怀山药土炒，三钱　炙甘草六分　春砂仁一钱，研，后下　白扁豆三钱　上肉桂八分　炙鸡内金一钱半　南山楂炭三钱　胡桃仁四钱　炒秫米四钱　云茯苓三钱　淮小麦一两

水煎服。

［六诊］（3 月 11 日）　服药后，腹鸣便泄已止，而阳气未复，脾胃不和，夜寐欠安，脉象濡细。且因泄伤阴，致舌干液少。再投益阴扶阳，交济坎离。处方：

土炒西洋参一钱半　肥玉竹三钱　夜交藤五钱　炙甘草一钱　淮小麦一两　制半夏三钱　炒秫米四钱　怀山药三钱　带壳砂仁一钱，后下　胡桃仁四钱　白扁豆四钱　菟丝子三钱　金匮肾气丸四钱，包

水煎服。

［七诊］（3 月 14 日）　投益阴扶阳剂后，心肾之气已交，夜寐得安，诸恙均减。少腹有时作胀，小便解而不畅，脉濡无力。素有湿热积于膀胱，阳气不通。急以通阳壮水，免致癃闭。处方：

高丽参一钱半　怀山药四钱　炙甘草五分　大麦冬三钱　陈皮炒，一钱　夜交藤四钱　补骨脂三钱　益智仁三钱　制半夏一钱半　云茯苓三钱　胡桃仁四钱，打　金匮肾气丸五钱，包　通关滋肾丸三钱，另吞

水煎服。

［八诊］（3 月 26 日）　服药后溲行得畅，足跗浮肿退而未尽，脾肾之阳未充，痰浊逗留，咳嗽频频，脉濡细，苔薄白。再以上益肺气、下养脾肾。处方：

南沙参五钱　川百合三钱　土炒白术四钱　怀山药三钱　炙甘草七分　法半夏一钱半　白扁豆三钱　功劳叶三钱　炙紫菀三钱　春砂仁一钱，研，后下　熟酸枣仁四钱　菟丝子三钱　金匮肾气丸五钱，包

水煎服。

［九诊］（4 月 3 日）　气阳渐复，而脾气未和，大便虚结。心肾之阳未充，脉濡无力，舌苔薄白。续投益气、温脾肾。处方：

高丽参一钱　肉苁蓉三钱　巴戟天盐水炒，三钱　补骨脂三钱，盐水炒

菟丝子盐水炒，三钱　炙甘草一钱　土炒白术四钱　怀山药土炒，四钱　功劳叶三钱　远志肉三钱　合欢皮四钱　萱草三钱　金匮肾气丸四钱，包

水煎服。

［十诊］（4月9日）　连投扶阳益阴，脾肾阴阳渐复，痰浊饮邪化而未清，脾胃运行不健。脉象沉濡，舌苔薄白。高年未易复原。处方：

高丽参一钱　肉苁蓉三钱　制首乌三钱　肉桂片四分　炙黄芪三钱　土炒白术三钱　炙甘草一钱　煅牡蛎一两　巴戟天三钱　缩砂仁八分　炙龟甲三钱　甘枸杞子二钱　金匮肾气丸四钱，包

水煎服。

［十一诊］（4月11日）　诊得脉象渐觉有神，纳食颇香，夜寐亦安，唯有时大便虚急，乃脾气尚未健旺之故。夫土为万物之母，土气弱则万物不生。宜温养气血之中，增入培土之品。处方：

高丽参一钱　炙黄芪二钱　甘枸杞子三钱　肉苁蓉三钱　土炒白术三钱　云茯苓三钱　炙甘草一钱　炙鸡内金一钱半　霞天胶一钱　炒谷芽八钱　炙升麻五分　煅牡蛎一两　金匮肾气丸四钱，包

水煎服。

［十二诊］（4月17日）　阳气复而未充，脾胃之气渐旺，足肿已退，营卫之气已得平衡。脉象左寸濡细，舌苔薄白。再投益阴扶阳，以冀早复健康。处方：

高丽参一钱二分　炙黄芪四钱　肉苁蓉三钱　煅牡蛎一两　煅龙骨五钱　土炒白术三钱　云茯苓三钱　二仙胶一钱二分　龙眼肉三钱　胡桃仁四钱　金匮肾气丸四钱，包

水煎服。

服药后，诸恙皆痊。后服全鹿丸，每日三钱，开水送下。

按：本案系高年肾阳不足之虚喘证，故初诊即用肉桂、制附块、肉苁蓉、熟地炭，温补肝肾；佐以蛤蚧，摄纳肾气而定喘逆；高丽参、五味子、大麦冬，乃生脉散意，取其能补气防脱；唯恐镇逆药力不胜，复以黑锡丹佐之。三诊、四诊时，气逆稍平，肾有摄纳之机，唯足肿依然，肾阳未复，仍以原议出入，去黑锡丹，加补骨脂、菟丝子、胡桃仁、金

匮肾气丸等，进一步温补肾阳，乃属治本之图。五诊时，因饮食不慎，脾胃失和，腹痛泄泻，处方于扶阳之中，兼以培土，故用土炒白术、怀山药、春砂仁、南山楂炭、炙鸡内金、白扁豆等，服后腹痛便泄均止。六诊见舌干液少，夜寐不安，改投土炒西洋参、肥玉竹，益阴扶阳。七诊加用通关滋肾丸，通阳壮水，使溲行得畅，但足跗浮肿退而未尽，脾肾阳气未充，痰浊逗留，咳嗽频呈，即与上益肺气、下养脾肾之法。连续至十二诊，立法不更，而用药则随症出入，结果病得痊可。

——《上海市中医文献研究馆丛刊：临床心得选集（第一辑）》

足痿

吴某，男，33岁，大学职员。

［初诊］筋痿时发，发则两足无力，小溲频数。一因湿热内伏，二因成年时手淫所致。从阳明与肝肾图治。处方：

川独活酒炒，三钱　川黄柏盐水炒，三钱　肥知母盐水炒，三钱　左秦艽酒炒，一钱半　川杜仲盐水炒，三钱　狗脊片盐水炒，三钱　大生地四钱　桑螵蛸四钱　益智仁盐水炒，四钱　怀牛膝盐水炒，三钱　菟丝子三钱　乌药片三钱　川断肉盐水炒，三钱

水煎服。

［复诊］湿热浸淫脉络，筋痿无力，营卫不和。连投前方已效，拟丸常服，仿虎潜丸法。处方：

大生地二两　陈皮炒，一两　巴戟天二两　川黄柏二两　川杜仲盐水炒，二两　川断肉盐水炒，一两五钱　肥知母盐水炒，二两　炙龟板二两　锁阳二两　焦茅术二两　制附块一两　怀山药土炒，二两　制川朴一两　怀牛膝二两　甘杞子盐水炒，一两五钱　益智仁盐水炒，二两　炒米仁二两　菟丝子盐水炒，二两　天仙藤酒炒，二两

上药，各研细末和匀，用炼蜜为小丸，每日临卧服四钱，淡盐汤送下。忌食生冷、牛奶、鸡蛋。

按：湿热不攘，则热伤阴血，筋无以荣，发为筋痿，且曾经手淫伤肾，津液枯耗，湿热风毒，乘虚侵入，故两足痿软。处方宗虎潜丸法，

乃清热燥湿、柔肝益肾之治也。

——《上海市中医文献研究馆丛刊：临床心得选集（第一辑）》

阳虚浮肿

张某，女，40岁。

［初诊］（1960年12月30日） 肢体全部浮肿，面色萎黄，神疲乏力，脉濡细，舌白腻。此为脾肾阳气不足。治宜扶阳利湿。处方：

制附块一钱半 怀山药土炒，三钱 熟地炭三钱 菟丝子盐水炒，三钱 赤茯苓三钱 淡干姜一钱 焦白术三钱 覆盆子三钱 炙甘草五分 补骨脂盐水炒，三钱 火麻仁三钱 巴戟天盐水炒，三钱 炒泽泻三钱

水煎服。

［二诊］（1961年1月2日） 前投扶阳利湿法，阳气略旺，面部肢体浮肿较退，唯小溲不畅，脉仍濡细乏力。中宫尚有湿困。再拟扶阳培土。处方：

制附块二钱 熟地炭四钱 怀山药土炒，三钱 甜肉苁蓉二钱 青娥丸三钱，包 肉桂片一钱 淡干姜一钱 巴戟天盐水炒，三钱 制半夏三钱 补骨脂盐水炒，三钱 焦白术三钱 炙甘草五分 陈皮一钱

水煎服。

［三诊］（1月9日） 肢体浮肿虽见略退，但面色无华，脉仍细濡。此乃脾肾之阳衰弱，湿困难化。续拟扶阳益气，培土化湿。处方：

制附块三钱 潞党参炒，三钱 巴戟天盐水炒，三钱 肉桂片一钱二分 云茯苓三钱 焦白术三钱 淡干姜一钱 八月札三钱 肉苁蓉三钱 青娥丸四钱，包 炙黄芪三钱 怀山药土炒，三钱 补骨脂盐水炒，三钱 熟地炭三钱

水煎服。

［四诊］（1月15日） 浮肿渐见减退，但脉仍濡，舌尚白。脾阳被阻，以致运行失常。宜温运中宫，以期三焦气化流畅则佳。处方：

制附块三钱 炙黄芪三钱 云茯苓三钱 熟地炭三钱 潞党参元米炒，三钱 炙甘草六分 补骨脂三钱 肉桂片一钱二分 焦白术三钱 淡干姜一钱 巴戟天盐水炒，三钱 菟丝子三钱 狗脊片盐水炒，三钱 胡桃肉去衣，四钱

水煎服。

［五诊］（1月22日） 连投温运脾肾法，阳气渐复，浮肿次第减退，当循前法续进。处方：

熟地炭四钱 补骨脂盐水炒，四钱 狗脊片三钱 炙黄芪三钱 青娥丸五钱，包 制附块三钱 巴戟天盐水炒，三钱 怀牛膝盐水炒，三钱 潞党参玄米炒，三钱 菟丝子盐水炒，三钱

水煎服。

［六诊］（1月30日） 面部、肢体浮肿已大减，脾肾之阳得苏，运化之机渐复。但脉象尚濡，还需益气扶阳，冀其早日恢复健康。处方：

移山参一钱半 制附块三钱 熟地炭三钱 淡干姜一钱 青娥丸五钱，包 炙黄芪三钱 巴戟天三钱 女贞子盐水炒，三钱 焦白术三钱 肉桂片一钱二分 补骨脂盐水炒，四钱 菟丝子盐水炒，三钱 炙甘草一钱

水煎服。

按：浮肿之症，不离乎肺、脾、肾三经，而邪之害不离乎风、寒、湿三者，然阴阳虚实，则需辨析分明。如此病则为肾阳衰微，脾运失常，三焦气化被阻，致气滞水溢而成遍体浮肿。方用扶阳益肾、温运脾湿之法，《经》所谓“阳气者，若天与日”，天明日丽，则阴霾尽化。

——《上海市中医文献研究馆丛刊：临床心得选集（第一辑）》

单腹胀

马某，男，61岁。

［初诊］（1962年5月7日） 自诉1961年底，先足肿，朝轻暮重，无寒热，在乡服中药而愈。今发仅腹部膨胀，大便结，小便少，饮食尚可，但食后或饮水则尤甚。自觉足膝筋络牵强，行动很不自然。虽经多方治疗无效，故来沪求诊云云。视其面色萎黄，腰围宽大，扣之绷急而有声。证属肝脾阳气不调，湿浊阻滞，形成单腹胀满。盖肝失疏泄，脾失运行，总由阳和不能敷布。先拟温化以消息之。处方：

熟地四钱 川桂枝一钱 炙甘草八分 麻黄一钱半 焦苍术三钱 白芥子三钱 干姜一钱 陈皮一钱 赤茯苓四钱 泽泻三钱 鹿角胶一钱

［二诊］（5月9日）　前方服二剂，症情如前，两便仍不畅通。处方：

依原方加枳实一钱半，鹿角胶加重为一钱半。

［三诊］（5月12日）　上方连服三剂，病势无甚变动。处方：

仍用阳和汤全方，外加槟榔二钱；另用生甘遂一两，研细末，面和如膏，涂脐上，用布扎好；并用生甘草四钱，煎汤频饮。如大便通，即去脐上之药膏。

［四诊］（5月13日）　经过三诊，服药六剂，腹胀未减，二便尚不利。仍是气滞湿阻，肝脾气化未调。拟进温通导下法。处方：

制川厚朴一钱　枳实片三钱　生苍术三钱　陈皮一钱　赤茯苓三钱　猪苓三钱　玄明粉三钱，后下　青皮一钱半　干姜一钱二分　广木香一钱半　泽泻三钱　大黄三钱，用开水泡两小时，冲入服

［五诊］（5月16日）　前方服一剂后，得大便一次，溲行仍少，腹胀未平。病势至此，当作进一步之治疗。处方：

制川厚朴一钱　焦苍术三钱　广木香一钱半　干姜一钱　槟榔片二钱　生香附三钱　陈皮一钱　青皮二钱　枳实片三钱　姜半夏一钱半　缩砂仁一钱，杵，后下

水煎服。

另用大黄六钱、巴豆霜二钱、干姜四钱，共研末，面糊为丸，如黄豆大。每次开水送服一钱半。如大便得通则停药，不通可再服一钱半，不能多服。如泻下大畅，可进稀粥。

按：单腹胀本属慢性证候，实者易治，虚者难治。本例虽亦为实证，但来诊时虚象毕现，且年逾花甲，不宜骤攻，故前三诊均用阳和汤出入，以资温阳宣化。至三诊时并佐以外敷法导下，但效不甚著。至五诊时，向我要求云：“我病虽未脱体，但离乡多日，工作与生活都有问题，请给予最后一方，以便回乡服用。”因此，细察其病情后，仍依温化法处方，嘱其连服十剂；另外以三物备急法制丸，吞服一二次。此后三个月，有一马姓同乡人来述：“马某自沪回家，服丸药二次，即得二便畅通，腹胀全消；又服汤药数剂，病即痊愈，今已照常参加公社工作矣。”

——《上海市中医文献研究馆丛刊：临床心得选集（第一辑）》

失眠

毛某，男，63岁。

［初诊］（1961年3月9日） 头晕目花，甚则胸闷泛恶吐酸。肥人多湿生痰，痰火挟肝阳上升之故。拟与平肝化痰法。处方：

煨天麻一钱半 嫩钩藤三钱 白蒺藜三钱 东白芍一钱半 制半夏三钱 生甘草三分 江枳壳一钱半 陈皮一钱 杭菊三钱 淡竹茹一钱半 云茯苓三钱 牡丹皮一钱半 姜二片

水煎服。

［二诊至五诊］连续五诊，除酌加缩泉丸、山茱萸、女贞子外，其他无甚出入。

［六诊］（3月22日） 投寒因热用法，虚阳有潜藏之机，心肾之阴略旺，夜寐渐安。拟养营阴、平肝阳为治。处方：

左金丸三分，开水吞 东白芍三钱 煅磁石四钱 煅牡蛎一两 炙龟甲五钱 肉桂片七分 合欢皮五钱 制半夏三钱 炒秫米三钱，包 萱草三钱 干石菖蒲八分，后下

水煎服。

［七诊至八诊］守定育阴潜阳法，症情转佳，寐已得安。

［九诊］（4月4日） 前投育阴潜阳，经过病情大佳。昨因喜事，兴奋过度，以致通宵失眠。今晨头晕而不能动摇，动则有晕厥之象。此龙雷之火上升，再以前法增损治之。处方：

小川黄连七分 川黄柏一钱半 肥知母一钱半 肉桂片五分 远志肉三钱 酸枣仁三钱 茯神三钱 制半夏三钱 陈皮一钱 煨天麻一钱 生牡蛎一两 煅磁石一两 炒秫米四钱，包

水煎服。

［十诊至十二诊］证由兴奋过度而不寐，仍守前法调治。

［十三诊］（4月15日） 投大剂育阴潜阳，阴分渐旺，龙雷之火已得其制，夜寐亦安，但多梦纷纭，心肾阴阳交而不固。仍用丹溪法，改汤为丸，则时间、经济两受其益。丸方：

熟地三两 天冬去心，三两 川黄柏盐水炒，一两五钱 肥知母盐水炒，一

两五钱　怀山药土炒，二两　益智仁盐水炒，一两五钱　小穞豆盐水炒，一两五钱　女贞子盐水炒，一两五钱　山茱萸盐水炒，二两　甘枸杞子二两　炒白芍二两　肉桂片八钱　八月札一两五钱　肉苁蓉一两五钱　五味子一两　巴戟天二两　生牡蛎六两　生龙骨三两　桑螵蛸二两　生龟甲四两

上药，各研细末，和匀，用龙骨、牡蛎、龟甲三味煎浓汁，泛成小丸。每日清晨服三钱，淡盐汤送下。

按：本案为阴虚阳旺挟痰火而形成之失眠证。如不寐头晕者，阴虚挟火也。泛恶吐酸者，肝胃不和也。证属本虚邪实，法当先治标而后顾本。故先用温胆合左金法，泻肝火而去痰浊；继用育阴潜阳而顾其本，寐得宁而阳渐藏。虽中途因特殊兴奋而不寐，然再循前法调治即安。唯患者年事已高，心营肝肾均有所亏，故用复方制丸，长期缓补，以资却病延年。

——《上海市中医文献研究馆丛刊：临床心得选集（第一辑）》

遗溺

方某，男，12岁。

［初诊］（1961年1月10日）　遗溺经久，日间小溲频数，脉象沉濡，舌苔薄白。乃先天肾阳不足，膀胱气化失司，摄纳无权。治与温摄肾阳。处方：

制附块一钱　补骨脂盐水炒，三钱　益智仁三钱　桑螵蛸五钱　覆盆子盐水炒，三钱　煅牡蛎六钱　小穞豆三钱　南沙参四钱　云茯苓三钱　炙龟甲三钱　五味子一钱　炙甘草五分　煅龙骨四钱

水煎服。

［二诊］（1月12日）　连投温补，肾阳稍振，小溲频数已减，遗溺亦止，脉尚沉濡。再投温摄肾阳。处方：

制附块一钱　补骨脂盐水炒，三钱　益智仁盐水炒，三钱　熟地三钱　桑螵蛸五钱　覆盆子盐水炒，三钱　菟丝子盐水炒，三钱　五味子八分　八月札三钱　生牡蛎打，一两　生龙骨四钱　炙甘草五分　乌药片三钱

水煎服。

按：童年遗溺，先天肾亏无疑。治用温摄肾阳为主，滋养肾阴为辅，并佐以益肺而利水之化源，病乃得愈。

——《上海市中医文献研究馆丛刊：临床心得选集（第一辑）》

痛经

毛某，女，17岁。

［初诊］经行愆期，行则量少，每临少腹疼痛，舌苔白腻，脉弦细。心脾之阴素亏，肝胆相火偏旺，血郁不畅。此为木不条达，治不宜攻，拟与疏肝舒郁法。处方：

酒炒柴胡一钱　东白芍一钱半　焦白术三钱　延胡索三钱　广郁金一钱半　女贞子三钱　茺蔚子三钱　菟丝子三钱　生甘草五分　炒青皮一钱半　薄荷六分，后下　牡丹皮一钱半　生姜一片

水煎服。

［二诊］投疏肝剂后，经行渐多，少腹之痛减而未已。夫肝为藏血之脏，肝郁气滞，则血不畅行。续投越鞠、逍遥法，俾得气畅血行为吉。处方：

酒炒柴胡一钱　酒炒川芎一钱半　当归须酒炒，三钱　制香附一钱半　炒枳壳一钱半　焦苍术二钱　陈皮一钱　范志曲三钱　东白芍一钱半　延胡索酒炒，一钱半　菟丝子三钱　制女贞子三钱　茺蔚子三钱

水煎服。

［三诊］服药后腹痛已止，经行亦畅，唯夜寐欠安。乃心脾之阴不充，肝气尚旺。仍拟疏肝逆而调心脾。处方：

酒炒柴胡一钱　炒青皮一钱　东白芍二钱　酸枣仁三钱　白茯苓三钱　当归须酒炒，三钱　炒牡丹皮一钱半　生白术三钱　合欢皮三钱　萱草二钱　女贞子盐水炒，三钱　穞豆衣三钱　菟丝子盐水炒，三钱　生甘草三分

水煎服。

［四诊］连投疏肝调心脾之剂，诸恙渐愈，脉转濡细，舌苔薄白。营阴未充。拟改汤为丸，予心、肝、肾三阴同调。处方：

熟地炭二两　当归身酒炒，二两　炒白芍一两五钱　女贞子二两　川杜仲

二两　制丹参一两五钱　川续断二两　怀牛膝二两　红花三钱　酒炒柴胡一两　青皮一两　制香附一两五钱　焦白术二两　菟丝子二两　炒牡丹皮一两

共研细末，和匀，炼蜜为丸，如梧子大。每日晨服三钱，开水送下。忌食生冷。

按：女子以肝为先天，故肾阴足，则水能涵木，而肝气条达和畅；心脾之阴充，则肝胆之相火亦不致上逆。苟能如此，则肝郁气滞之证无由而来。否则气滞血凝，经来必痛。夫气为血帅，气行则血自畅。本案着重疏肝以解气郁，调心脾以滋肾阴，标本并治，使气顺血和。后改与丸方调理，乃冀其根治耳。

——《上海市中医文献研究馆丛刊：临床心得选集（第一辑）》

类中风

胡某，女，81岁。

［初诊］（1961年4月4日）　头晕目眩，偏右手足麻木不仁，夜寐不安，唯语言尚清，舌苔白腻，脉象弦滑（收缩压240毫米汞柱）。此乃血不养肝，风阳上扰，痰火蕴伏所致。治与平肝息风，益气安神。处方：

左金丸八分，另吞　移山参一钱半　炙黄芪三钱　土炒白术三钱　云茯苓三钱　煨天麻一钱半　煅决明五钱　煅牡蛎一两　五味子八分　淮小麦一两　干石菖蒲一钱半，后下　肉苁蓉三钱　龙眼肉三钱　老钩藤三钱，后下

水煎服。

［二诊］（4月10日）　服药后诸恙如前，右肢体麻木无力，舌白厚腻，脉象左关弦而有劲。足证肝阳上扰未息，仍与前法治之。处方：

左金丸七分，另吞　移山参二钱　煨天麻一钱半　干石菖蒲一钱半　炒白芍三钱　熟酸枣仁四钱　炒竹茹一钱半　炙黄芪三钱　朱茯神三钱　煅决明五钱　煅牡蛎一两　夜交藤四钱　龙眼肉三钱

水煎服。

［三诊］（4月12日）　连投平肝益气，风阳上扰未平，心营衰弱。夜不安寐，舌仍白腻，脉象弦滑。高年气血两亏，慎防偏废。拟与大剂益气养营扶阳。处方：

移山参二钱　左金丸七分，另吞　炙黄芪三钱　制附块一钱半　淡干姜七分　熟地炭四钱　五味子一钱　东白芍一钱半　夜交藤四钱　熟酸枣仁三钱　煅牡蛎一两　老钩藤四钱，后下　朱茯神一钱半　生白术三钱

水煎服。

［四诊］（4月14日）　投大剂益气养营扶阳之剂，风阳渐平（经西医检查血压，收缩压由240毫米汞柱降至180毫米汞柱），头晕大减，右肢体麻木亦较轻，唯心营仍然衰弱，夜寐时有惊醒，乃阳不入于阴，而有此现象。拟与阴阳双调。处方：

左金丸六分，另吞　炙黄芪三钱　移山参二钱　黄精三钱　制附块二钱　熟地炭四钱　五味子一钱　东白芍一钱半　菟丝子三钱　夜交藤四钱　熟枣仁三钱　合欢皮四钱　煅牡蛎一两　朱茯神二钱

水煎服。

此方服后，嘱常服九制豨莶丸，每日服四钱，开水送下。

按：高年气营两亏，木失涵养，致肝阳上扰清空而头晕目眩；气虚血行濡滞，致肢体麻木。治宗《经》旨，补不足而泻有余，使肝火平抑，阳入于阴，则头晕自和，寐亦得安；气旺营调，则血得行而风自灭，肢体不仁亦愈矣。

黄某，男。

［初诊］（1954年8月2日）　类中偏左，足不任身，手不能举，尺脉濡弱。营卫不调，阴阳并弱，虚风痰火交阻。治拟地黄饮子法。处方：

生地三钱　熟地三钱　石斛三钱，先煎　大麦冬去心，三钱　远志肉三钱　黄甘菊一钱半　五味子八分　干石菖蒲一钱半，后下　制附块一钱半　巴戟天三钱　肉苁蓉三钱　云茯苓三钱　大红枣五枚　生姜二片

五剂。

［二诊］前投地黄饮子法，尺脉已觉有神，四肢尚难活动，唯饮食略增。营卫之气未和，痰热未清，脉络失养。再予阴阳兼顾，气血双调。处方：

朝鲜参一钱半　焦白术三钱　云茯苓三钱　炙甘草五分　熟地三钱　东

白芍一钱半　当归身三钱　川芎三钱　炙黄芪三钱　制附块二钱　巴戟天三钱　肉苁蓉三钱　肉桂片一钱　全蝎尾一对

八剂。

［三诊］前投气血双补，营卫之气渐旺，手足举动渐觉有力，病情已得减退，但风阳未息，而痰浊未清，以致虚火不静。古人云：治风先治血，血行风自灭。从此立方，再图进步。处方：

朝鲜参一钱半　焦白术三钱　炙甘草一钱　茯苓三钱　熟地三钱　东白芍一钱半　制首乌三钱　当归身酒炒，三钱　制丹参三钱　虎骨三钱　肉苁蓉三钱　巴戟天盐水炒，三钱　杜仲三钱　菟丝子盐水炒，三钱

十剂。

［四诊］投补益气血，四肢已能运动，但觉乏力，幸胃纳已能加餐，二便自调。续投气血双调，希病退正旺。还需自慎，免致复中。处方：

吉林人参一钱半，另煎冲　土炒白术三钱　云茯苓三钱　炙甘草八分　炙黄芪三钱　陈皮一钱　制首乌三钱　制丹参三钱　东白芍一钱半　枸杞子三钱　当归身三钱　肉苁蓉三钱　菟丝子盐水炒，三钱

十剂。

药后接服九制豨莶丸一斤，每日服四钱，酒、水各半送下。

按：本例为阴阳两虚之类中风证。阴虚即水不涵木，风火蠢动；阳虚则龙火不藏，虚阳上越。两者相扰，皆能蒸液成痰，壅遏气道，脉络失于和畅，乃发为偏枯。方用河间地黄饮子，是为阴阳两顾治本之法，故未及匝月，病即得安。

——《上海市中医文献研究馆丛刊：临床心得选集（第二辑）》

伏暑挟湿

杨某，男，34 岁。

［初诊］（1962 年 8 月 22 日）　伏暑挟湿，高热七日不解，胸痞泛恶，渴不引饮，便下溏泄，舌苔白腻。治从温化。处方：

玉枢丹二分，研末，开水先送下　焦六曲三钱　枳实片一钱半　粉葛根三钱　鲜藿香梗三钱　陈皮一钱　姜竹茹一钱半　焦苍术四钱　佩兰梗一钱半，后下

制半夏一钱半　白豆蔻一钱，研，后下　老姜二片

一剂。

［二诊］（8 月 23 日）　身热退而未尽，胸痞泛恶已止，便泄亦减，舌白不渴，脉象濡数。再投芳香苦降法。处方：

白豆蔻一钱，研，后下　炒枳实一钱半　赤茯苓三钱　制川厚朴一钱　陈皮一钱　姜竹茹一钱半　车前子三钱，包　焦苍术四钱　制半夏一钱半　淡干姜八分　鲜藿香梗三钱

一剂。

［三诊］（8 月 24 日）　连投温化，湿邪伏暑渐清。舌白不渴，脉象濡细。脾胃未和。再拟温化，以肃余邪。处方：

制川厚朴一钱　制半夏一钱半　炒枳实一钱半　焦苍术三钱　淡干姜一钱　白豆蔻一钱，研，后下　佛手片一钱　炙甘草六分　陈皮一钱半　淡吴茱萸四分　焦麦芽三钱

二剂。

［四诊］（8 月 26 日）　连投温化之剂，脾胃湿滞已化，身热已微，唯纳少胃呆，舌白，脉濡。治循前法，以助脾胃之运行。处方：

制川厚朴一钱　枳壳一钱半　淡干姜五分　制半夏一钱半　焦苍术二钱　陈皮一钱　青皮一钱半　佩兰梗一钱半　佛手片一钱　炙甘草五分　白豆蔻一钱，杵，后下　通草一钱

四剂.

上方服四剂，休息五日后，即恢复工作。

按：本例患者体力强健，病因为伏暑兼感寒湿。临床辨证，渴不引饮，便下溏泄，舌白腻，为寒湿侵于脾胃，虽有高热，不宜凉解，故处方始终以温化为主。经过四诊，即热退邪去而恢复工作。

——《上海市中医文献研究馆丛刊：临床心得选集（第二辑）》

阳虚伏饮

屈某，男，68 岁。

［初诊］（1961 年 11 月 23 日）　积年饮邪内伏，乃肾阳衰退所致。

近日来午后形寒，咳嗽痰多，脉沉弦，舌白。治投温阳化痰宣邪。处方：

制附块一钱半　制川厚朴一钱　补骨脂三钱　葱白头三枚　川桂枝一钱半　陈皮一钱　炙紫菀三钱　大红枣二枚　淡干姜一钱　制半夏一钱半　光杏仁三钱

五剂。

［二诊］（12 月 10 日）　停药旬余，营卫未和。形寒恶寒，入暮加剧，咳嗽气促，脉仍沉，舌苔白腻。正气虚馁，痰浊逗留。续投温阳和卫。处方：

川桂枝三钱　炙甘草六分　炙紫菀三钱　白芥子炒，三钱　淡干姜一钱　焦白术三钱　制附块一钱半　光杏仁三钱　制半夏一钱半　莱菔子炒，三钱

五剂。

［三诊］（12 月 16 日）　连投温运卫阳，入暮尚形寒。高年阳衰气虚，再投扶阳益气，佐以化饮。处方：

制附块二钱　肉桂片六分　制半夏一钱半　炙甘草八分　北细辛七分　焦苍术一钱半　莱菔子炒，三钱　淡干姜一钱　补骨脂盐水炒，三钱　东白芍炒，一钱半　大枣五枚

五剂。

服后，形寒恶寒、咳呛渐消，嘱常服黄芪膏，以固其本。

按：望七之年，阳气已衰，卫外不固，寒邪易感，感则恶寒而引动伏饮，故咳嗽痰多。方用温阳和卫，涤痰化饮，乃标本兼顾之治。病既静止，故嘱服黄芪膏，以固其本。

——《上海市中医文献研究馆丛刊：临床心得选集（第二辑）》

痿证

傅某，男，58 岁。

［初诊］（1962 年 7 月 26 日）　四肢痿躄，手不能提重物，足不能任步履，至今三个月。饮食无多，精神委顿，夜不入睡，大便干结，小便频数，舌红，脉濡细。此即《经》云：“肺热叶焦，则生痿躄。”治投益气养营。处方：

南沙参三钱　云茯苓三钱　甜肉苁蓉一钱　炙龟甲三钱　土炒白术三钱　益智仁盐水炒，三钱　川黄柏盐水炒，一钱半　桑螵蛸盐水炒，四钱　炙甘草一钱　补骨脂盐水炒，一钱半　川续断盐水炒，三钱

三剂。

[二诊]（7月29日）　四肢骨节痿而无力，步履艰难，营卫不和，溲数已减，大便已畅，脉濡无力，舌薄白。再投咸寒坚阴化湿。处方：

川黄柏盐水炒，二钱　益智仁盐水炒，三钱　桑螵蛸盐水炒，四钱　土炒白术三钱　肥知母盐水炒，二钱　补骨脂盐水炒，三钱　乌药片三钱　巴戟天盐水炒，三钱　炙龟甲四钱　菟丝子盐水炒，三钱　川续断盐水炒，三钱　炙甘草一钱半

三剂。

[三诊]（8月1日）　连投养阴化湿，步履尚不健，午后仍觉痿而无力，营卫未和，夜寐欠安。再拟养心肾之阴。处方：

川黄柏盐水炒，二钱　炙龟甲四钱　乌药片三钱　合欢皮六钱　肥知母盐水炒，二钱　桑螵蛸盐水炒，五钱　川续断盐水炒，三钱　萱草四钱　益智仁盐水炒，三钱　狗脊片盐水炒，三钱　交泰丸一钱，卧前送服

三剂。

[四诊]（8月4日）　步履渐可，夜寐稍安，脉象濡细。营卫之气未和。再投养肝益肾。处方：

川黄柏盐水炒，三钱　夜交藤五钱　桑螵蛸盐水炒，六钱　川续断盐水炒，三钱　肥知母盐水炒，三钱　炙龟甲五钱　益智仁盐水炒，三钱　川牛膝盐水炒，三钱　上肉桂片一钱　巴戟天盐水炒，三钱　合欢皮五钱　交泰丸一钱半，临卧吞

六剂。

[五诊]（8月10日）　征象较瘥，依原方调摄。

按：朱丹溪云：“肺伤则不能管摄一身，脾伤则四肢不能为用，而诸痿作矣。”故本例之治，首用益气育阴，佐以扶脾和胃；继用养心滋肾，借以培本治标。唯病属虚证，宜多调摄。

——《上海市中医文献研究馆丛刊：临床心得选集（第二辑）》

肝着

甘某，男，24岁。

［初诊］（1963年5月9日）　去秋以来，左胸胁之间隐隐作痛且微胀，心跳急促，脉弦大。胸胁乃肺肝之位，而心脏居其中，肝有瘀滞，络道失于通畅，气行自亦有阻，证属肝着。治气不足以却病，当化瘀通阳为主，疏肝理气为佐，拟旋覆花汤加减法。处方：

旋覆花六钱，包　青皮炒，三钱　青葱管三钱　广郁金一钱半　丝瓜络酒炒，一钱半　路路通三钱　橘络一钱　晚蚕沙四钱，包　当归须酒炒，五分　光杏仁三钱　枇杷叶三钱，去毛，包　红花三分

三剂。

［二诊］（5月14日）　胸胁不舒，气血尚未宣通。再拟前法损益。处方：

旋覆花六钱，包　小青皮炒，三钱　当归须酒炒，一钱　东白芍炒，四钱　丝瓜络酒炒，一钱半　橘络一钱　红花五分　晚蚕沙五钱，包　薄荷叶一钱半，后下　光杏仁三钱　青葱管四钱　鳖甲煎丸五钱，包

二剂。

［三诊］（5月16日）　连投化瘀疏肝，胸胁尚觉隐痛，胃呆纳少。再守前法，酌为加减。处方：

旋覆花六钱，包　东白芍炒，四钱　青皮炒，一钱半　生香附三钱　降香片一钱半　当归须酒炒，一钱半　橘络一钱　晚蚕沙五钱，包　光杏仁四钱　薄荷叶一钱半，后下　红花五分　炙紫苏子三钱　鳖甲煎丸五钱，包

三剂。

［四至六诊］症情逐渐减轻，前方去橘络，加牡丹皮（炒）一钱半、川郁金一钱半。

［七诊］（5月24日）　气行渐畅，胸胁脉络缓和，自觉诸恙已减轻。还需疏气和营。处方：

桑白皮四钱　光杏仁四钱　旋覆花七钱，包　炙紫苏子三钱　白蒺藜去刺，炒，三钱　降香片二钱　东白芍炒，四钱　橘络一钱　牡丹皮炒，一钱半　生香附三钱　薄荷叶一钱半，后下　红花四分　鳖甲煎丸八钱，包

三剂。

［八诊］前方去薄荷叶、白蒺藜、橘络，加广郁金二钱、橘叶三钱、晚蚕沙五钱（包）。

二剂。

［九诊］（5月29日） 胁部微有隐痛，脉象弦而无力，舌薄白。肝肺之气未畅，心营尚弱。治予肃肺养阴，以治其本。处方：

南沙参三钱　牡丹皮一钱半，炒　大麦冬三钱　东白芍炒，三钱　晚蚕沙三钱，包　橘叶三钱　桑白皮三钱　浙贝母三钱　青皮炒，一钱半　白蒺藜去刺，炒，三钱　枇杷叶三钱

二剂。

［十诊］（5月31日） 症情更见改善，前方去青皮、白蒺藜，加女贞子三钱、云茯苓三钱。

二剂。

［十一诊］（6月2日） 心肺之阴渐复，肝亦得舒。再予养肺阴，培脾土，以资根治。但尚需静养一时，免致反复。处方：

北沙参三钱　东白芍炒，一钱半　牡丹皮一钱半　白前三钱　冬瓜子三钱　大麦冬三钱　川石斛三钱，先煎　云茯苓三钱　肥玉竹三钱　橘络一钱　晚蚕沙四钱，包

另用白扁豆一两、莲子一两，分四次煮粥服之。

按：本例血瘀阻于肝络，气聚不畅，是为肝着。法效《金匮要略》旋覆花汤，以旋覆花为主药，散肝经之气；青葱管通阳调气；不用新绛以和血，而代以当归须、红花、鳖甲煎丸等物，治有形之瘀阻；唯恐药力未充，故助以逍遥法，但除去柴胡，加用晚蚕沙、白蒺藜等，以祛经络之风。此外配合理气之品，使金不制木，则肝得疏而瘀得行。经过八诊后，主症基本消失，继进养营培土，胃纳逐见增加，渐得恢复。6月12日其母来说，已照常工作矣。昔唐容川曰："肝着，即血黏着而不散也。"通过临床实践，信而有征。

——《上海市中医文献研究馆丛刊：临床心得选集（第二辑）》

胃脘痛三例

案一 耿某，男，62岁。

［初诊］（1961年9月21日） 脘中胀痛三日，按之坚硬，胸痞呕恶，舌苔白腻，脉象沉弦。痰浊湿邪困于中宫，阳气不得运行，肝胃不和。治投温运。处方：

小川黄连姜汁炒，六分 淡干姜一钱二分 生甘草一钱半 制半夏一钱半 陈皮炒，一钱 白豆蔻一钱，研，后下 光杏仁四钱 枳椇子五钱 葛花三钱 佛手花一钱 附子理中丸三钱，包

二剂。

［二诊］（9月23日） 痰滞逗留不清，阳气未畅。药后胸痞已宽，腹部微胀，胃气未和。再投降逆和胃。处方：

小川黄连姜汁炒，六分 淡干姜一钱四分 生甘草一钱半 陈皮炒，一钱二分 焦枳壳二钱 制半夏三钱 淡竹茹姜汁炒，二钱 光杏仁三钱 佛手片一钱 云茯苓三钱 附子理中丸三钱，包

二剂。

案二 张某，女，57岁。

［初诊］（1962年9月26日） 日来胸痞泛恶，呕吐酸苦水涎，舌苔白腻，脉象沉数，便闭。痰滞湿热交阻中宫，正虚挟邪。拟平肝和胃法。处方：

玉枢丹二分，研末，姜汤先送下 小川黄连姜汁炒，六分 淡吴茱萸一钱 淡干姜一钱半 枳实片炒，一钱半 淡竹茹姜汁炒，一钱半 制半夏二钱 陈皮炒，一钱 生甘草七分 大腹皮一钱半 佛手片一钱 光杏仁三钱

一剂。

［二诊］（9月27日） 投和胃平肝，呕吐渐减，舌中白腻未化，胸痞脘胀，脉象濡数，便闭纳少。再参前法出入。处方：

玉枢丹二分，研末，姜汤先送下 小川黄连姜汁炒，七分 淡吴茱萸一钱二分 淡干姜一钱二分 制川厚朴一钱 焦苍术三钱 枳实片炒，一钱半 淡竹茹姜汁炒，一钱半 制半夏二钱 陈皮炒，一钱 生甘草六分 火麻仁四

钱，打

一剂。

［三诊］（9月28日） 昨投和胃平肝，呕吐已减，胸中渐畅，大便尚结，舌白，脉转弦数。症势尚未安定，还需温化。处方：

制川厚朴一钱 焦苍术三钱 淡干姜一钱半 淡吴茱萸一钱 制半夏三钱 陈皮炒，一钱 枳实片炒，一钱半 淡竹茹姜汁炒，一钱半 火麻仁四钱，打 生甘草五分 乌药片三钱 玉枢丹三分，姜汁先送下

二剂。

［四诊］（9月30日） 二剂后便通，下既畅，上乃和。原方去玉枢丹、苍术、火麻仁，服二剂而安。

案三 蒋某，女，55岁。

［初诊］（1962年2月18日） 数日来脘中作痛，饥饱皆作，头晕目眩，舌白，脉濡。此胃阳虚馁，气机不宣。治予温阳理气。处方：

制附块一钱半 淡干姜一钱 制半夏一钱半 陈皮炒，一钱 焦六曲三钱 枳壳炒，一钱半 青皮炒，二钱 代赭石一两，包 良附丸三钱，包 醋炒延胡索三钱 佛手片一钱 焦麦芽三钱 炙甘草八分

二剂。

［二诊］（2月22日） 脘中痛仍不已，舌苔薄白，头晕纳少。肝逆犯胃，胃气不和。治从前法，佐以疏肝和胃。处方：

理中丸四钱，包 制附块一钱半 淡干姜一钱 小青皮三钱 乌药片三钱 陈皮炒，一钱 江枳壳一钱半 制半夏一钱半 青木香一钱半 路路通三钱 淡吴茱萸八分 醋炒延胡索三钱 炙甘草一钱

五剂。

［三诊］（2月27日） 两投温中降逆和胃之剂，脘痛较减，头目尚觉眩晕。此肝气盛而生热所致，况胃气有余，亦能化火。胃为多血多气之腑，当佐以和营疏理之治，使火得平而肝得条达，病自能安。处方：

旋覆花五钱，包 新绛一钱半 延胡索醋炒，五钱 当归须酒炒，三钱 藏红花八分 川楝子醋炒，四钱 赤芍炒，一钱半 牡丹皮炒，一钱半 栀子一

钱半　青葱管一钱半　橘叶三钱　薄荷四分，后下　左金丸五分，开水先送下

五剂。

按：胃脘痛由于饮食内伤者，病先在胃，继则脾运濡滞，清浊不分，中焦为之痞满，脘部痛楚，病多属实。久延失治，水谷之精微，失于灌溉，势必形成虚证。但虚证之中，因挟有痰湿，每致引起泛恶，或吐苦，或泛酸。吐苦为虚，泛酸为实。其间亦有肝木犯胃而泛酸者，如张景岳说："火气不能生土，则脾胃虚而肝邪侮之，故为酸也。"治之当以温中止痛。如不效而兼有头晕目眩者，更应从厥阴探索。曾忆二十年前在某医院治一呕吐患者，面黄脉弱，舌红，大便不通，服任何药物必吐，思纳而不能进。先用黄连一钱，研末，装入十个胶囊中，分十次，用干姜煎汤吞下。初进仍作吐，继则渐能进服。待一钱服完，至明晨只吐两次。乃仍用干姜、黄连如前法外，处以温中和胃通便之汤剂。三剂后，即吐止便通，复经调理一个月而愈。因此，余治胃脘痛，虽以温中为主，然亦不离苦寒，如脘痛而兼有呕吐者，干姜、黄连必须同用，所谓苦降辛开，胃气得和，呕吐自止。如上案一、案二，皆有呕恶，故均用淡干姜、小川黄连；案三无呕恶，则除去黄连。历来以此为法，疗效尚佳。

——《上海市中医文献研究馆丛刊：临床心得选集（第二辑）》

便泄二例

案一　周某，女，40岁。

［初诊］（1962年7月25日）　两日来形凛恶寒，身热不扬，胸痞泛恶，口不渴饮，便泄稀水，脉濡，舌白。证属内困寒湿，外感表邪。治宜温化疏和。处方：

粉葛根三钱　川桂枝一钱半　炒陈皮一钱　广木香一钱半　焦苍术四钱　东白芍一钱半　赤茯苓三钱　猪苓三钱　车前子三钱，包　制川厚朴一钱　生甘草五分　南山楂炭三钱　老生姜二片　玉枢丹分半，开水先送下

二剂。

［二诊］（7月27日）　便泄已止，胸痞已宽，但湿滞与表邪未尽，脾胃运行未复。舌白，脉濡。再用前法。处方：

制川厚朴一钱　生甘草五分　车前子三钱，包　东白芍一钱半　焦苍术二钱　制半夏一钱半　川桂枝一钱半　老姜二片　炒陈皮一钱　南山楂炭三钱　大腹皮一钱半　缩砂仁八分，杵，后下

二剂。

［三诊］（7 月 29 日）　表邪渐清，湿滞已化，脾胃运行之能尚弱。舌苔薄白，脉来仍濡。续予温化和脾。处方：

制川厚朴一钱　焦苍术二钱　广藿香梗三钱　佩兰梗一钱半，后下　南山楂炭三钱　焦麦芽三钱　炒陈皮一钱　制半夏一钱半　佛手片一钱　白蔻仁一钱，杵，后下　老生姜二片

三剂。

案二　张某，女，53 岁。

［初诊］（1961 年 1 月 28 日）　腹鸣便泄二日，胸痞，舌白，脉濡。此乃中阳不振，致胃气不和，脾气不运。治予温中以扶脾胃。处方：

制附块一钱半　炮姜炭三分　焦苍术三钱　春砂仁一钱，研，后下　炒陈皮一钱　青皮一钱半　江枳壳一钱半　补骨脂盐水炒，三钱　焦麦芽三钱　煨木香一钱半　白扁豆三钱

二剂。

［二诊］（1 月 31 日）　脾肾阳虚，纳谷不化，便泄腹鸣，脉濡，舌白。治再温中培土。处方：

制附块一钱半　焦苍术三钱　补骨脂盐水炒，四钱　春砂仁一钱，后下　炮姜炭六分　怀山药土炒，四钱　煨木香一钱半　炙升麻一钱二分　煨葛根一钱二分　炙甘草七分　煨肉豆蔻二钱

三剂。

［三诊］（2 月 3 日）　脾肾阳气渐复，便泄已止，舌苔已净。脾胃升降有节。再予益肾健脾，培养其本。处方：

制附块一钱半　炮姜炭五分　炙升麻一钱　焦白术三钱　春砂仁一钱，杵，后下　煨木香一钱半　炒陈皮一钱　补骨脂盐水炒，三钱　怀山药土炒，五钱　白扁豆三钱　制半夏三钱　北秫米三钱，包

三剂。

按：上列便泄两例，一为湿滞感邪而便泄，方投解表化湿，三诊即愈。一为脾肾阳虚而便泄，方用温阳固涩，三诊乃安。同时便泄而病因各异，立法施治，要在临床辨证。

——《上海市中医文献研究馆丛刊：临床心得选集（第二辑）》

淋症二例

案一 王某，男，34 岁。

［初诊］（1961 年 8 月 18 日） 少腹作胀而痛，溲则不痛，但溺后自觉有浊，病延月余，脉象沉濡。此为淋病，治投分利。处方：

粉萆薢四钱 川黄柏盐水炒，一钱半 川木通一钱半 川桂枝一钱半 干石菖蒲一钱半 肥知母盐水炒，一钱半 石莲子三钱 泽泻三钱 生甘草梢一钱 车前子三钱，包 怀山药土炒，三钱

三剂。

［二诊］（8 月 22 日） 淋病渐减，但湿热逗留未清，膀胱气化未和。腹胀已松，再投清利。

前方去桂枝、山药，加莲须三钱、乌药二钱。

三剂。

［三诊］（8 月 26 日） 太阳之气化未和，小溲混浊不清。治再清理膀胱。处方：

川萆薢三钱 车前子三钱，包 肥知母盐水炒，二钱 泽泻三钱 川木通一钱半 莲子心一钱 乌药片三钱 女贞子盐水炒，三钱 石莲子五钱 川黄柏盐水炒，二钱 海金沙五钱

三剂。

［四诊］（8 月 30 日） 小便尚浊，膀胱气化未复。脉象细濡。此气虚下陷，治以益气法。处方：

生黄芪三钱 怀山药土炒，三钱 干石菖蒲一钱半 石莲子五钱 明党参三钱 益智仁盐水炒，三钱 乌药片三钱 川牛膝盐水炒，三钱 炒白术三钱 茯苓四钱 海金沙六钱 芡实五钱

连服六剂而瘥。

案二 邵某，男，35岁。

［初诊］（1962年8月14日） 血淋二月余，溲下则痛，窒塞不爽，舌白，脉濡。此肾家湿热蕴伏。拟先化瘀利湿。处方：

粉萆薢四钱 小蓟炭三钱 肥知母盐水炒，一钱 飞滑石四钱 川木通一钱二分 蒲黄炭三钱 十灰丸四钱，包 泽泻三钱 车前子四钱，包 川黄柏盐水炒，一钱 藕节炭四钱 干石菖蒲一钱半

三剂。

［二诊］（8月17日） 湿热蕴结膀胱，血淋二个月不已。瘀血阻塞，溲则疼痛。治与分利。处方：

小蓟炭三钱 炙乳香去油，八分 炙没药去油，八分 土牛膝盐水炒，三钱 车前子四钱，包 蒲黄炭三钱 肥知母盐水炒，二钱 飞滑石四钱，包 泽泻三钱 川黄柏盐水炒，三钱 藕节炭四钱 川木通一钱半 十灰丸三钱，包

五剂。

［三诊］（8月23日） 下陷之湿热渐化，膀胱之气化已畅。血淋二个月，得分利行气之剂已止。舌白，脉濡。再与分化。处方：

粉萆薢三钱 赤芍一钱半 川木通一钱半 小蓟炭三钱 川黄柏盐水炒，一钱半 土牛膝盐水炒，三钱 泽泻三钱 制乳香七分 制没药七分 肥知母一钱半 车前子三钱，包 十灰丸三钱，包

五剂。

按：上列两案，一为气虚之淋病，但下焦蕴有湿热，应予清利。湿热既化，则以益气为主。一为湿热侵入血分而成血淋，故于渗湿之中，佐以清热凉血。此乃察其病因而选药耳。

——《上海市中医文献研究馆丛刊：临床心得选集（第二辑）》

癃闭二例

案一 周某，女，23岁。

［初诊］（1961年12月29日） 湿热伏于膀胱，气失运行，阴无阳

不生，阳无阴不化。遍体浮肿，小腹胀满，小便不利，已经三日，胸痞纳少。治予温运气机，佐以渗湿。处方：

广木香一钱半　江枳壳一钱半　制半夏三钱　陈皮炒，一钱　粉萆薢三钱　泽泻炒，三钱　通关滋肾丸四钱，分4次开水送下

四剂。

［二诊］（1962年1月5日）　肾脏阳气稍振，膀胱气化渐旺。小溲已畅，面部肢体尚有浮肿，脉象濡细。拟投温肾化湿。处方：

川桂枝一钱半　淡附片一钱半　淡干姜七分　制半夏一钱半　陈皮炒，一钱　缩砂仁五分，研，后下　桔梗二钱　粉萆薢三钱　泽泻炒，三钱　川牛膝盐水炒，三钱　补骨脂盐水炒，三钱　青娥丸四钱，包

六剂。

案二　余某，男，50岁。

［初诊］（1961年5月2日）　三年前癃闭，由某医院诊治而愈。近日复癃，少腹胀大，坚硬刺痛，小溲完全闭塞，脉沉，舌白。此气机不调，湿热与瘀血窒塞。治投温通。处方：

肉桂片一钱　焦白术四钱　赤茯苓五钱　猪苓五钱　泽泻炒，五钱　蟋蟀干四钱　上血珀五分，开水先送下　萹蓄三钱　川木通一钱半　川牛膝盐水炒，三钱　瞿麦三钱　红藤四钱

二剂。

［二诊］（5月4日）　膀胱气化失司，小溲虽通，仅有点滴，溺时刺痛。湿热瘀血阻滞，阳气不运。再拟温通治之。处方：

肉桂片一钱半　川黄柏盐水炒，三钱　肥知母盐水炒，三钱　焦白术四钱　赤茯苓五钱　猪苓五钱　泽泻炒，四钱　萹蓄三钱　瞿麦四钱　蟋蟀干三钱　制乳香去油，一钱半　制没药去油，一钱半　当归尾一钱半　川牛膝盐水炒，三钱

一剂。

［三诊］（5月5日）　连投温运，阳气未复，但小溲较前略多，腰部酸痛，大便不行。瘀凝气滞。再当温运为主。处方：

肉桂片二钱　川黄柏盐水炒，三钱　肥知母盐水炒，三钱　半硫丸五钱，包　桑螵蛸六钱　乌药片四钱　焦白术五钱　赤茯苓四钱　猪苓四钱　泽泻炒，四钱　火麻仁四钱，打　蟋蟀干三钱　益智仁盐水炒，五钱

二剂。

［四诊］（5月7日）　症情如前，方宜增损。处方：

肉桂片三钱　广木香一钱半　酒炒大黄六分　川黄柏盐水炒，三钱　肥知母盐水炒，三钱　焦白术五钱　赤茯苓四钱　猪苓四钱　泽泻炒，四钱　更衣丸一钱，开水先送服三分之一　益智仁六钱　蟋蟀干三钱

二剂。

［五诊］（5月9日）　投温下法，小溲虽通，大便仍不行，少腹作胀已减，腰部尚觉疼痛，舌白，脉沉。再拟前法加峻。处方：

肉桂片三钱　广木香一钱半　焦枳壳二钱　酒炒大黄二钱　焦白术五钱　陈皮炒，二钱　赤茯苓四钱　猪苓四钱　泽泻炒，三钱　制半夏三钱　益智仁六钱　蟋蟀干三钱　淡干姜一钱

一剂。

［六诊］（5月10日）　连投温下，大小便已畅行，少腹胀痛亦除。兹宜益气扶阳为之调摄。处方：

潞党参玄米炒，二钱　焦白术三钱　云茯苓三钱　炙甘草一钱　肉桂片一钱　益智仁三钱　淡干姜一钱　赤茯苓三钱　泽泻炒，三钱　制半夏一钱半　陈皮炒，一钱

三剂。

按：《素问·宣明五气论篇》云：“五气所病……膀胱不利为癃，不约为遗溺。”如案一，由于心情不舒，气化不宣而成癃，故治以理气为主。然昔贤柯韵柏曰：“肾中有火，始能致水。”因而参用滋肾丸。二诊时更加肉桂、附子，病乃得痊。案二，溲便两闭，虽为湿热瘀血所滞，然患者年届半百，阳气已衰，正如《灵枢·口问》云：“中气不足，溲便为之变。”故处方于温肾扶阳之外，佐白术以健中气。经五诊而二便得畅，六诊时即以四君益气，淡干姜、肉桂片温阳，病即霍然而愈。

——《上海市中医文献研究馆丛刊：临床心得选集（第二辑）》

治虚黄验案

杨，女性，六十三岁。

［初诊］肝脾不调，气机室塞，腹胀胸痞，小溲不利，面部四肢萎黄，纳少，舌白。治与和胃运脾，温中化浊。处方：

川桂枝二钱　焦茅术三钱　赤猪苓各四钱　泽泻三钱　淡干姜一钱　制半夏一钱半　陈皮一钱　广木香一钱　炒米仁四钱　小温中丸四钱，包　绵茵陈一两

煎汤代水。

［又诊］肝木之气渐平，脾气运行未复，湿邪尚留，脉濡舌白，夜寐欠安。再投温运。处方：

川桂枝二钱　焦白术四钱　淡干姜一钱　佛手片八分　焦麦芽四钱　柏子仁三钱　赤猪苓各三钱　泽泻三钱　炒米仁五钱　缩砂仁五分，研，后下　小温中丸四钱，包　茵陈五钱

煎汤代水。

［又诊］面部萎黄已退，跗肿亦平。脾肾阳气不充，余湿尚留中宫。再投温化。处方：

南沙参四钱　焦白术五钱　淡干姜一钱　补骨脂盐炒　赤苓　菟丝子各三钱　制半夏　鸡金各一钱半　焦麦芽五钱　陈皮一钱　炒米仁五钱　小温中丸四钱，包

［又诊］黄疸之后，脾肾阳气未复，小溲已清，胃纳渐旺，脉濡无力。拟温运脾肾。处方：

制附块六钱　淡干姜五钱　西党参元米炒，一两五钱　怀牛膝盐水炒，一两　炙黄芪一两五钱　焦白术二两　缩砂仁七钱，研　淮山药土炒，一两五钱　炙草五钱　当归身八钱　茯苓二两　广木香八钱　泽泻一两

上药，各研细末和匀，用炼蜜为小丸，每日清晨服二钱，用开水或米饮送下。

——《上海市中医文献研究馆丛刊：黄疸专辑》

哮喘

李姓，38 岁。病经五月，气促咳呛，痰多声嘶，颈脉大动，喘促，汗多，脉象浮滑，日轻夜重。用加味三拗汤治之。川桂枝一钱半，西麻黄（勿去节）一钱半，苦杏仁四钱，陈皮一钱，带节甘草八分，银杏肉廿一粒（炒）。水煎服。

服上方二剂后，气平咳减，续服哮喘膏一年。

李姓，42 岁。患哮喘已经 30 年，发作时气逆声嘶，声音达于户外，不得平卧，咳逆频频，月发一次，痛苦异常。拟先攻表，再治本。用压掌散加味。麻黄三钱，炙草二钱，白果十五个（打烂），皂角三钱，生姜二片，制半夏三钱。清水煎服。

此方连服二帖后，将麻黄减用二钱，皂角减至五分，又服一帖，即喘平哮止，续服哮喘膏。以后略有小发，即服前方一二帖，药量减半，现已完全不发。

附哮喘膏方：干枸骨叶一斤八两，百合白花四两，款冬花四两（以上三味如用新鲜者，须增加三倍用量）。清水炭火浓煎三次，去渣滤清。另用红枣一斤，油秋梨五只，煎浓汁，加入前药，再加冰糖一斤收膏。

——《上海中医药杂志》1962 年第 1 期第 33 页

章　巨　膺

章巨膺（1899—1972），又名寿栋。江苏江阴人。早年任商务印书馆编译所编辑，公余研治医经。1925 年师从恽铁樵，学业大进；后悬壶于上海闸北区。1929 年，与徐衡之、陆渊雷等筹办上海国医学院，负责行政事务，并担任温病学教务。1933 年襄助铁樵函授医学事务所教务，并主编《铁樵医学月刊》，后主持函授教学。1934 年后任教于上海中国医学院、上海新中国医学院。1956 年与程门雪等负责筹建上海中医学院，任教务长。其长期整理研究恽铁樵医学著作，并为之刊印流传，对伤寒、温病学说颇有发挥。著有《温热辨惑》《医林尚友录》《伤寒疗养论》《痧子新论》《中医学修习题解》等。

临证医案

以下所辑诸案皆治验实录，聊示治疗与理论相印证，不足当大匠之规矩也。二十二年八月，巨膺自识。

案一　沈男，住中山路德润坊。

［初诊］十九年二月六日。

发热有汗，头痛，肢酸，咳嗽，喉痒，脉数，舌红，是春温之候，当以辛凉解表。

葛根一钱五分　秦艽一钱五分　连翘三钱　桑叶三钱　杏仁三钱　防风一钱　羌活八分　淡芩一钱　薄荷后下，一钱　象贝三钱　桔梗一钱

［再诊］二月七日。

热减轻，头痛肢酸亦稍瘥，咳嗽喉痒依然，前方中肯，药力尚未及彀。

葛根一钱五分　杏仁三钱　桔梗一钱　薄荷后下，一钱　淡芩一钱　象贝三钱　桑叶三钱　连翘三钱　茅根去心，五钱　防风八分

［三诊］二月九日。

热退尚未净，肢酸头痛已除，咳瘥减，脉象舌色渐渐平正，病将瘥。

茅根去心，五钱　杏仁三钱　橘红一钱五分　枇杷叶去毛，炙，包，三钱　象贝三钱　桑叶三钱　炙草八分

案二　刘男，住宝山路宝光里十七号。

［初诊］十九年六月廿九日。

发热一候，有汗不解。初起形寒畏冷，现在但恶热，口渴索饮甚多，胸脘痞闷，小溲短赤，脉象弦数，舌苔红润，此属温邪，当清之。

葛根一钱五分　淡芩一钱　薄荷后下，一钱　芦根一两　赤猪苓各三钱　川连四分　连翘三钱　法半夏一钱五分　车前炒，三钱　天花粉一钱五分

［再诊］六月三十日。

昨予葛根芩连汤，热依然如昨，只胸脘稍觉舒畅，此外诸症无出入，当守原方。

前方加茅根（去心）五钱。

［三诊］七月一日。

再进葛根芩连，热不解如故。脉数，苔红，口渴，溲少，依然前日光景，汗多而热不从汗解。拟于前方中参用白虎汤意。

葛根一钱五分　川连四分　生石膏四钱　淡芩一钱　茅根去心，五钱　知母二钱　炙草六分　赤猪苓各三钱

［四诊］七月二日。

热减轻，胸闷亦解，脉数较和，舌色转淡，温邪将解。前方中肯，

当减轻其制再进。

葛根一钱五分　连翘三钱　芦根一两　茅根去心，五钱　炙草八分　淡芩一钱　薄荷后下，一钱　知母二钱　猪苓三钱

［五诊］七月三日。

热退已清，胸脘腹部无所苦，是表里均和，脉象舌色平正，当养营调理。

归身三钱　炙草一钱　细生地三钱　白芍三钱　云苓三钱

案三　黄女，住青云路恒裕里三十二号。

［初诊］十九年八月四日。

发热稍觉形寒，头痛骨楚，脉浮数，舌白润，口渴。是温病在表之候，当予疏解。

荆芥一钱　防风一钱　秦艽一钱五分　蔓荆一钱，炒　羌活一钱　淡芩一钱　葱白二个　葛根一钱五分　连翘三钱　薄荷后下，一钱

［再诊］八月六日。

药后得汗，形寒已解，热退未净，头痛骨楚均瘥减，余波未净，还当药。

葛根一钱五分　薄荷后下，一钱　防风一钱　枳实一钱　连翘三钱　秦艽一钱五分　羌活一钱

案四　李男，住虬江路敬止里十五号。

［初诊］二十年一月六日。

形寒发热略有汗意，头重且痛，骨楚而酸，颐肿喉痛，咳嗽不爽。是风温之邪为患。脉弦数，舌白润，病尚在表，当解外。

荆芥一钱五分　薄荷后下，一钱　元参一钱五分　桔梗一钱　淡芩一钱　防风一钱　连翘三钱　马勃一钱　僵蚕一钱　牛蒡子炒，研，三钱

［再诊］一月七日。

前药两进，得畅汗，形寒已解，喉痛稍减，颐肿较软，头痛略瘥，惟热度尚高。还当以前方加减再进。

羌活一钱　防风一钱　马勃一钱　桔梗一钱　薄荷后下，一钱　射干一钱　荆芥一钱　赤芍三钱　连翘三钱　僵蚕一钱，炙　牛蒡子炒，研，三钱

［三诊］一月八日。

热减轻，颐但肿不痛，头痛骨楚均除，风温之邪已成强弩之末。再予疏风清热，病当瘥。

葛根一钱五分　羌活一钱　银花二钱　桔梗一钱　杏仁三钱　连翘三钱　薄荷后下，一钱　赤芍三钱　黄芩一钱　牛蒡子炒，研，三钱

案五　许童，住宝昌路濂溪坊六十五号

［初诊］三月十四日。

脉数疾，舌深红，终日昏沉欲寐，热甚高，似有汗意，咳嗽不畅，口渴索饮甚多，而小溲短少。此温邪在阳明之候，表里热均炽，病情不廉。

川连四分　淡芩一钱　知母一钱五分　象贝三钱　杏仁三钱　葛根一钱五分　芦根一两　赤猪苓各三钱　天花粉一钱五分

［再诊］三月十五日。

热高昏沉依然如昨，唇舌殷红不甚润，脉数疾不减昨日。昨药不应，证势反趋剧，热甚入营，津液有受劫之象，亟宜凉营解热，拟犀角地黄汤。

乌犀尖镑细，冲，二分　丹皮一钱五分　川连四分　黑山栀一钱五分　鲜生地四钱　知母二钱

［三诊］三月十六日。

得犀角地黄汤，热势弛减，舌绛之色略淡润，病势顿见松懈，欲咳不畅。拟减小前方之制，酌加宣肺之品。

乌犀尖镑细，冲，一分　丹皮一钱五分　象贝三钱　桑叶三钱　鲜生地四钱　山栀一钱五分　杏仁三钱

［四诊］三月十七日。

热已大减，舌色逐渐淡润，咳亦爽利。脉象犹有数意，只算是余波，不足虑矣。

鲜生地四钱　杏仁三钱　炙草六分　知母一钱五分　象贝三钱　桑叶三钱　葛根一钱五分

案六　钱童，住天通庵路滋德里。

［初诊］三月十五日。

先咳数日，然后发热，热不甚。失治迄今已十有三日。叹热无汗，神情烦躁，齿燥鼻孔干，口渴引饮，胸脘腹部似觉胀满，舌干血红，根有黄苔，脉数而弦，重按有力。病不过春温时行之邪，失治变重。星星之火，势成燎原。深虞津液受劫，致有变端。

鲜生地四钱　葛根一钱五分　黄芩一钱五分　知母二钱　生石膏三钱　川连四分　丹皮一钱五分　天花粉一钱五分

［再诊］三月十六日。

自病起迄今，只得大便二次，近六七日不更衣，腹部按之略痛，舌苔黄色较昨显著。脉实有力。照此情形可以下夺。拟调胃承气法。

生军一钱　元明粉八分　淡芩一钱　枳实一钱　甘草八分　川连四分

［三诊］三月十七日。

予调胃承气汤，得大便不多，热度弛减，烦躁差，腹部尚觉胀痛。当是前方药力嫌轻，拟再微利之。

制锦纹一钱　甘草一钱　川连四分　白芍三钱　元明粉冲，六分　枳实一钱　淡芩一钱

［四诊］三月十八日。

再进调胃承气，复得畅便，腹中即觉舒畅。热退未清，烦躁已除，舌苔已将化，病已出险入夷。只须清热调理，以善其后。

葛根一钱五分　归身三钱　甘草六分　云苓三钱　淡芩一钱　白芍三钱　枳实一钱

［五诊］三月十九日。

热已退清，脉象舌色均好，病已除，当谨慎将护。

归身三钱　白芍三钱　甘草一钱　云苓三钱　潞党一钱　细生地三钱　白术炒，一钱五分

案七　陈男，住华路华兴里。

［初诊］二十年四月十日。

发热有起伏，日晡之后热渐重，黎明之后热渐轻，如此者已七八日。口味作苦，胸胁略痛，耳窍失聪，脉象数似有弦，意此温邪在少阳之分。前人所谓邪欲出表而不能透达，欲陷里而未得空隙者，此证类是。拟仿达原饮法。

青蒿一钱五分　淡芩一钱　槟榔六分　柴胡八分　白薇一钱五分　白芍三钱　甘草六分

［再诊］四月十一日。

热起伏依然如前，不过入夜较轻。脉搏舌苔无出入，再当以前法继进。

青蒿一钱五分　淡芩一钱　甘草六分　枳实一钱　白薇一钱五分　白芍三钱　葛根一钱五分　竹茹一钱五分

［三诊］四月十二日。

热起伏不如前之明显。口渴耳聋，脉弦数，舌红，热壮时汗甚多，汗出热弛减而不退清。病型与前日不同，阳明温病之候也。

生石膏三钱　葛根一钱五分　甘草六分　薄荷一钱　淡黄芩一钱　知母一钱五分　连翘三钱　山栀炒，一钱五分

［四诊］四月十三日。

改用白虎汤之后，热减无弛张之状，是药已中病。脉至数已和缓，舌红亦淡润，病将愈于阳明，不致复有变迁。

葛根一钱五分　连翘三钱　芦根一两　赤猪苓各三钱　淡芩一钱　薄荷一钱　甘草六分

案八　朱女，住青云路恒裕里四十二号。

［初诊］四月十一日。

病温三日，热高在三十九度外。有汗不解，头胀痛颇甚，胸胁胀满不舒，入夜稍有谵语，脉象弦数，舌苔微白，病将传里，清之。

柴胡六分　川连四分　山栀一钱五分　蔓荆炒，八分　羌活八分　葛根一

钱五分　淡芩一钱　知母一钱　赤芍三钱　枳实一钱

［再诊］四月十二日。

头胀痛瘥减，胸痞闷稍舒，热不减如昨，脉象舌色无变异。前方中病，药力尚不及彀。

前方加连翘三钱、薄荷一钱、豆豉三钱。

［三诊］四月十二日。

热低减，而胸脘痞闷反较前日为甚。头但胀不痛。证情似结胸，拟内外并治。

葛根一钱五分　川连四分　赤芍三钱　枳实炒，一钱　茅根去心，五钱　法半夏一钱五分　瓜蒌仁去油，三钱

另，淡豆豉五钱，石菖蒲三钱，葱白三个，酒药圆子二个。

右药共捣烂和热饭做为饼。裹以毛巾放胸口。饼冷再蒸再熨。

［四诊］四月十四日。

用内外并治法良效，胸脘痞闷顿除，热又减低，脉象犹带数，只须清热以靖余氛。

葛根一钱五分　山栀一钱五分　炙草六分　淡芩一钱　茅根去心，五钱　知母二钱

案九　张女，住宝兴路宝兴里。

［初诊］四月十二日。

恶寒，发热有汗，头痛骨楚咳嗽，目赤头重，是春温病型，当解热疏风宣肺。

荆芥一钱　羌活八分　杏仁三钱　桑叶三钱　秦艽一钱五分　防风一钱　葛根一钱五分　象贝三钱　蔓荆炒，八分

［再诊］四月十四日。

目赤，头重，发热有汗，咳呛有痰均瘥减。辛凉轻剂疏之。

桔梗一钱　杏仁三钱　防风八分　羌活八分　橘红一钱五分　象贝三钱　荆芥一钱　赤芍三钱　桑叶三钱

案十　陆男，住中山路寿源里十三号。

［初诊］四月十九日。

发热十日，口渴烦躁，谵妄昏沉，六七日不大便，温邪挟滞于阳明胃腑，脉象滑数有力，舌苔糙黄而垢，热结津伤，其势猖獗。拟大承气汤，急下存阴。

生军二钱　厚朴四分　天花粉三钱　枳实一钱　石膏四钱　知母二钱　全瓜蒌三钱，元明粉一钱同捣

［再诊］四月二十日。

药后得畅便，热遂弛减，谵妄略除，神识稍清，拟改仿凉膈散意。

生军一钱　连翘三钱　淡芩一钱　竹茹一钱五分　天花粉三钱　芒硝冲，八分　山栀一钱五分　甘草一钱　薄荷后下，一钱　知母二钱

［三诊］四月二十一日。

投凉膈散复得大便，热又低减，神识已清，病将瘥，当清余热。

知母一钱五分　连翘三钱　葛根一钱五分　竹叶一钱五分　薄荷后下，一钱　山栀一钱五分　炙草六分

案十一　刘志新君，住北四川路克明路口顺大里七号。

［初诊］十八年七月三日。

昨晚微觉形寒，入夜遂热。刻诊热高三十八度半，有汗，肢酸，舌边缘如犬牙错状，微白不甚红而质润，脉不甚数，此时行暑湿之候。

制小朴四分　葛根一钱五分　薄荷后下，一钱　六一散包，一钱　藿香一钱五分　茅术炒，六分　连翘三钱　荆防各六分　荷叶一角

［二诊］七月四日。

进解表化湿清暑剂，病无出入，热乍有退时，继又形寒，热再作，大便溏泻三次，腹微痛，脉象舌色如昨，暑湿之邪有传变，或出于少阳为疟，为陷于太阴为痢，病势且前进。

六一散包，三钱　制小朴四分　木香煨，一分　扁衣炒，一钱　连翘三钱　藿香一钱一分　青蒿三钱　槟榔八分　葛根一钱五分　薄荷一钱　藿香正气丸包煎，三钱

［三诊］七月五日。

昨日药后，大便溏泻已差，腹痛亦除，不致转属为痢，惟热依然乍起乍落，时觉形寒，舌薄白，口味甜且苦，脉弦数，暑湿之邪转为疟型。参疟治法。

柴胡八分　葛根一钱五分　淡芩一钱五分　姜夏一钱五分　陈皮一钱五分　小朴五分　藿香一钱五分　炙草一钱　六一散包，三钱

［四诊］七月六日。

予小柴胡汤，病情依然。寒热分际极明显，脉弦口苦，疟型毕具。前方中肯，不须更张。宜先寒冷时进药。

昨方加常山六分，红枣三个。

［五诊］七月九日七月七日、八日另延他医。

寒热起落依然如前日光景，病经一候，舌苔不见燥化，白色反厚，可知湿邪奇重，疲乏无力，口味作淡，皆湿征也。拟于小柴胡中参燥湿剂。

柴胡八分　小朴五分　茅术炒，一钱　草果煨，八分　槟榔八分　淡芩一钱　姜夏一钱五分　常山六分　红枣三个　炙草一钱

［六诊］七月十日。

昨日药后，迄今午未作寒冷，但热不解，依然在三十八度半上下。舌苔白厚如昨，脉搏至数尚不甚数，疲软嗜卧，皆湿象。湿与热为缘，尚非旦夕可愈。

小朴四分　益元散包，三钱　姜夏一钱五分　薄荷后下，一钱　藿香一钱五分　茅术炒，一钱　葛根一钱五分　连翘三钱　桂枝四分　甘露消毒丹包煎，三钱

［七诊］七月十一日。

前日病型是疟，近两日病情为湿温，病能则为暑湿。既转为湿温，则缠绵不得速已，当徐俟湿化，然后热解。幸毋焦急，守方继进。

昨方加川连四分，淡芩一钱。

［八诊］七月十三日。

两进葛根、芩连及桂枝、厚朴。热度较减，舌苔白色稍化，不思饮

食不足虑，多日不更衣亦不足患。脉无恙，神情面色均好。病势缠绵为意中事。只能守苦寒解热温燥化湿办法，若欲出奇制胜鲜有不偾事者。

小朴四分　槟榔八分　葛根一钱五分　连翘三钱　黑山栀三钱　猪苓三钱　茅术炒，六分　姜夏一钱五分　淡芩一钱　薄荷后下，一钱　碧玉散包，三钱　甘露消毒丹包煎，三钱

［九诊］七月十五日。

温燥化湿，苦寒清热，两剂之后，病情无大出入，热始终在三十八度半左右。有汗而不解，即因湿邪未化之故。昨日大便通行，今日略思进食，皆不足为病愈之联，宜耐心待时。

前方加荷叶一角，藿香一钱五分，炒苡仁四钱。

［十诊］七月十八日。

舌苔较化，脉亦调，热度低减，别无所苦。再予轻剂清热化湿，愈期不远。

葛根一钱五分　连翘三钱　小朴四分　碧玉散包，三钱　藿香一钱五分　茅根去心，五钱　薄荷后下，一钱　茅术一钱　荷叶一角　苡仁炒，四钱　甘露消毒丹包煎，三钱

［十一诊］七月二十日。

热仍不退，湿邪未化故也。近来胃纳略起，大小便调，仍当前方之制。

前方茅术改六分。

［十二诊］七月二十二日。

热退减不清，舌苔逐渐清化，口味不复觉淡，湿邪将化，热自不成问题。仍守前方，不须更张。

前方小朴改三分，茅术改四分。

［十三诊］七月二十四日。

尚有些微余热未净。舌色已平正，脉亦静和，大小便调。只须清解余热，无复余事。

白薇一钱五分　淡芩一钱　黑山栀三钱　六一散三钱　藿香一钱五分　葛根一钱　薄荷后下，一钱　甘露消毒丹包煎，三钱

［十四诊］七月二十六日。

热退已清，神情爽慧，舌色脉象均好，病已除，予养营调理善后。

归身三钱　炙草一钱　六一散包，三钱　生熟苡仁各四钱　白芍三钱　云苓三钱

［十五诊］七月二十八日。

热退四日，进清补养营调理中肯，仍守方继进可也。

潞党参二钱　白芍三钱　六一散包，三钱　炙草一钱　白归身三钱　云苓三钱　生熟苡仁各四钱

案十二　周恒元夫人，住宝山路辅德里。

［初诊］十八年八月二十九日。

产后病温，寒热起伏，十余日不解，迭经中西治疗不应。刻诊热高三十九度外，头汗甚多。下颔时时移动，俨然动风之象。胸闷、骨楚、泛恶、呕吐、入夜不得酣寐。脉搏弦细而数，舌边红绛。产后营血虚竭，温邪久不解，将有痉挛之变，有大危险。

青蒿三钱　丹皮炒，一钱五分　全当归三钱　细生地四钱　秦艽一钱五分　白薇一钱　淡芩一钱　赤白芍各三钱　天麻三钱　川连三钱　吴萸炒，四分　法半夏一钱五分

［二诊］八月三十日。

昨予四物酌加解热定风药。药后良好，口唇已不移动，风象已定，热亦较减，呕吐亦止。

病势虽有有减无增，然而危险仍在。

全当归三钱　青蒿三钱　丹皮三钱　川芎一钱　细生地四钱　赤白芍各三钱　淡芩一钱　法半夏一钱五分　白薇一钱　秦艽一钱五分

［三诊］九月一日。

两进养血柔肝药，风象既定，热低减。前者口渴颇甚，现在渴亦较减，惟干呕作恶，大便略溏，舌红稍见燥象，热在营分。营血既虚，不任峻药。产后病此，良为可虑。

鲜石斛三钱　细生地三钱　白薇一钱五分　川连三分　丹皮一钱五分　杏

仁三钱　全当归三钱　青蒿三钱　赤芍三钱　淡芩一钱　法半夏一钱五分

［四诊］九月二日。

迭进养血和营清热剂，能得酣寐，口渴较差，惟热则依然如前。产后营虚，温邪久恋不解，委实可虑。拟于昨方中多加清热之品。

钗石斛三钱　青蒿三钱　淡芩一钱　全当归三钱　天水散包，三钱　鲜生地三钱　白薇一钱五分　葛根一钱五分　川连三分　丹皮炒，一钱五分　甘露消毒丹包煎，三钱

［五诊］九月三日。

昨日进药后，至今晨寅卯时热退清，辰巳时热复升，然较之昨日热低减一度，足见前药中彀。脉搏至数较减，舌色依然如前。还当守昨方之制。

鲜生地三钱　青蒿三钱　淡芩一钱　丹皮炒，一钱五分　天水散包，三钱　钗石斛三钱　白薇一钱五分　云苓三钱　葛根一钱五分　全当归三钱　黑山栀一钱五分　白芍三钱　川连四分　甘露消毒丹包煎，三钱

［六诊］九月初四日。

今日黎明热减不退清，早晨仍升高，与前日光景相仿佛。刻诊颜额度甚温和，再从前方加减。

鲜生地四钱　全当归四钱　白芍三钱　葛根一钱五分　淡芩一钱　青蒿三钱　钗石斛三钱　天水散三钱　白薇一钱五分　枳壳炒，一钱　丹皮炒，一钱五分　甘露消毒丹包煎，三钱

［七诊］九月九日（九月五日至八日改延他医）。

迭进养血和营祛邪法，均从产后感时病方法论治，热已逐渐低减，早晨已至常温温度，乃改弦易辙，遂致昏妄谵语，或且痛哭，少腹按之略痛，小溲作痛，是产后尚有瘀血未净之征。拟于前方中酌加祛瘀之药。

全当归五钱　青蒿四钱　柴胡八分　桃仁打，三钱　细生地三钱　赤白芍各三钱　鳖甲炙，三钱　红花一钱五分　草梢一钱

［八诊］九月十日。

昨方从柴胡青蒿鳖甲散及四物汤加减。药后神情爽慧，谵妄已除，小溲痛亦减，据云昨夜未得酣寐。刻诊两颧发热且红，脉至数略减，舌色已淡，热度依然如昨，定属虚热无疑。

人参须另煎，冲，八分　赤白芍各三钱　白薇一钱五分　法半夏一钱五分　草梢一钱　全当归三钱　青蒿三钱　鳖甲炙，三钱　柴胡一钱　红花一钱五分　细生地三钱　黑姜五分

［九诊］九月十一日。

再进青蒿鳖甲散加去瘀药，获效颇良，热较昨低减，舌红转淡，脉尚带数，不任重按。所苦者小溲后溺管刺痛不已，湿热下从膀胱而达，亦佳象也。

前方去柴胡、红花、白薇，加木通八分、滑石三钱。

九月十三日改方去木通。

［十诊］九月十五日。

近数日来情形良好。热度最高达三十八。左乳下痛已除，惟小溲后溺管刺痛不已，口中上颚有泡，此阴伤之故，亟当养阴。

人参须另煎，冲，一钱五分　天麦冬去心，各三钱　败龟板四钱　升麻四分　全当归三钱　炙鳖甲三钱　西洋参另煎，冲，一钱五分　青蒿三钱　大元参一钱五分　细生地四钱　生草梢一钱　炙黄芪三钱　白芍二钱　牡蛎煨，三钱

［十一诊］九月十七日。

诸恙悉差，惟小溲已溺管刺痛不除。今晨复增咳嗽。咳虽不甚，然总是节外生枝，久病之躯，良非所宜。前方养阴，药力尚不及彀。

前方去升麻、牡蛎、鳖甲、青蒿，加杏仁及象贝各三钱、琥珀四分。

［十二诊］九月十九日。

迭进育阴之剂，溺管刺痛已除，口中上腭之泡亦除，病将愈，惟咳嗽不差，拟六味加镇咳剂。

大熟地三钱　萸肉六分　人参须二钱，另煎，冲　归身三钱　杏仁三钱　细生地三钱　泽泻八分　大元参一钱　白芍三钱　五味子六分　怀山药三钱　云苓三钱　天麦冬去心，各三钱　法半夏一钱五分　川象贝各三钱

案十三　周童，住新闸路辛家花园甄庆里十一号。

［初诊］二十年十一月十七日。

发热甚壮，达三十九度外。暵而无汗，唇焦齿干，神识昏糊，时有

谵语，舌红苔燥，脉搏实数，始病迄今已两候矣。先是，初病仅形寒、发热、头痛而已。先一日进桂枝、柴胡。后一日投大黄、芒硝。继而又予附子、茅术、厚朴等，前后四剂，遂恶化如此，病属时行感冒，不过普通热病而已。治不如法，病变至此，挽救殊难。

川连四分　葛根一钱半　薄荷后下，一钱　黑山栀三钱　淡芩一钱　连翘三钱　玉泉散包，三钱　丹皮三钱

［二诊］十一月十八日。

进葛根、芩连，病情依然如昨。辛凉疏散失治，苦寒清里不应。先须救治药误，取效良难，仍宜前方继进。

前方去玉泉散，加生石膏三钱。

［三诊］十一月十九日。

两进苦寒不应，热壮如前，反舌强言蹇，苔燥而黑，神志昏糊呆滞，谵语更甚，大便稀水，腹部按之略略拒按，病属阳明实证。刚燥误于前，阴阳液竭，当援急下存阴之例，进大承气汤。

生军后入，一钱半　厚朴四分　元明粉冲，一钱　枳实一钱　川连四分

附注：是日病家另延他医诊治。方案有热邪闭陷，势将动风，至危绝险等语。药用至宝丹，蝎尾等。周父雄万先生同日执两张不同之方剂，彷徨不知何去何从，乃焚香祷告，拈阄得予方为定。

［四诊］十一月二十日。

进大承气之后，大便畅行，舌苔黑燥略减，热度亦稍稍低减，病有转机，拟仿凉膈散意。

制锦纹后下，一钱　黑山栀三钱　连翘三钱　黄芩一钱　丹皮三钱　元明粉冲，八分　竹叶一钱五分　川连四分　薄荷后下，一钱

［五诊］十一月二十一日。

热虽减，尚在三十八度上下，神志亦不清楚，溲便于床不自觉，日夜不得入寐，里热尚炽，危险仍在，还当重剂泄热。

凉膈散包煎，三钱　黑山栀三钱　朱茯神三钱　薄荷后下，一钱　川雅连五分　丹皮三钱　连翘三钱　紫雪丹冲，二分

［六诊］十一月二十二日。

诸恙如前，只神志乍有清爽时。舌苔燥绛，仍略有黄苔，药中病而见效不速，煞费周章。

前方去紫雪丹，加甘露消毒丹三钱、大生地三钱。

［七诊］十一月二十三日。

神志稍稍清楚，而呆滞如前。溲便不自觉，日夜张目，不得入寐。虑其转为脑病，殊觉棘手，舌仍红绛干燥如昨，且以舌征为据，仍守原意。

紫雪丹冲，二分　川连四分　凉膈散冲，三钱　薄荷后下，一钱　连翘三钱　鲜生地四钱　山栀三钱　朱茯神三钱　葛根一钱半　黄芩一钱

［八诊］十一月二十四日。

舌苔燥红之象略减，神志似觉敏活，入夜稍能入眠，惟热高有时仍达三十九度，病情仍在吃紧中。

前方去紫雪丹。

［九诊］十一月二十五日。

舌质渐润面色仍红，黄苔已化清，入寐时间较多，神志略清，惟热依然不减。

鲜生地四钱　山栀三钱　浮萍一钱　连翘三钱　黄芩一钱　川连四分　茅根去心，五钱　薄荷一钱　葛根一钱五分　甘露消毒丹三钱

［十诊］十一月二十六日。

热低减，脉至数亦缓，舌质润，色泽不复绛，神志清楚，溲便能呼唤，峻岭已逾，涉坦途矣。

前方去浮萍。

［十一诊］十一月二十八日。

前方二进中肯，热仅三十八度，舌色脉象渐趋平正，不足虑矣。

前方去川连。

［十二诊］十一月二十九日。

据云昨夜热又高，反出三十九度外。口渴颇甚。刻诊热不甚。舌苔脉象均好，不足为变端，仍守苦寒清热法。

鲜生地四钱　黄芩一钱　丹皮三钱　葛根一钱半　青蒿一钱一分　川连四分　连翘三钱　山栀三钱　天花粉三钱　白薇一钱一分

［十三诊］十一月三十日。

热逐渐递减，不后增剧，知饥欲食，大是佳事，谨慎将护，愈期不远。

前方去川连。

［十四诊］十二月一日。

热减未清，能食能寐，脉舌悉合正轨，进补尚非其时，当俟热退之后。

青蒿一钱一分　淡芩一钱　云苓三钱　丹皮三钱　钗石斛三钱　白薇一钱五分　山栀三钱　鲜生地三钱

［十五诊］十二月十一日。

据云七八日中热已退清，能食嗜卧，惟昨日又复有微热，大病之后当补，否则有枝节。昨今微热，失补故也。

青蒿一钱　归身三钱　鲜生地三钱　炙草二钱　白薇一钱　白芍三钱　丹皮二钱　钗石斛三钱

［十六诊］十二月十三日。

热退清，诸恙悉差。即当清补营养善后。

西洋参二钱　白芍三钱　钗石斛三钱　炙草一钱　归身三钱　云苓三钱　鲜生地三钱

——《章巨膺论伤寒》

醉　　樵

生平不详。

无锡张聿青先生湿温验案一则

光绪二十四年春，鄙人负笈于长泾儒医张蓉舫夫子门下，张师于前一年湿温甚重，特请聿青先生到泾诊治，药两进而病退，张师出示此方，当即录存。今查张氏医案中，未将此方编入，亟为附印，以备同道之参考。

湿体，而吸冬令温煦之气，湿与温合，而为湿温，湿与热蒸，经风未澈，症及半月。头痛畏风难罢，而咳未全除，热势起伏，热起则心胸烦闷，齿垢苔霉底质，口腻不渴。《温病·舌黑》条下明言：邪热劫夺，真水内亏。物穷则化，以致水来克火，齿垢之理亦然。果尔，则当大热神烦，必欲引外水以济其急，万无即已劫阴，而独不渴之理。今以经风未尽，在里之邪，不能假道而出，遂使热蒸于胃。而痰湿抑遏，其炎结为霉垢，与水涸实有不同，高明者必当鉴及也。刻下大便屡行，而犹频转矢气，脐下按之板滞，《金匮》云：阳明病，频矢气者，有躁矢，当下之。无如大便屡行之后，气每下注，便后有黏腻之物，随之而下。湿热之邪，欲趋其地，虽不得不行续攻，似以暂缓一步。脉象弦滑而散，右寸带浮，尤为湿温之热蒸湿腾，经有余风，腑有留滞之佐证，拟从三焦宣化，兼澈经邪，湿化气宣，蒸腾之炎自解矣。管见所及，尚乞主载，并希指谬。

豆豉三钱　桑叶八分　赤猪苓各三钱　光杏仁三钱　白蔻仁五分　姜半夏二钱　广玉金一钱半　淡芩一钱半　苦桔梗二钱　广橘红二钱　方通二钱　冬瓜子四钱　白苡仁三钱　滑石三钱

——1936年《江阴县国医公会五周年汇刊》第47～48页